（中文翻译版）

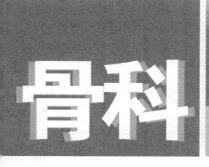

骨科 临床研究方法手册

Basic Methods Handbook for Clinical
Orthopaedic Research: A Practical Guide and
Case Based Research Approach

主　编　Volker Musahl

Jón Karlsson

Michael T. Hirschmann

Olufemi R. Ayeni

Robert G. Marx

Jason L. Koh

Norimasa Nakamura

主　审　张英泽　李幼平

主　译　付维力　李　箭　周宗科

科 学 出 版 社

北 京

图字：01-2020-5323

内 容 简 介

  本书全面系统介绍循证骨科和骨科临床研究方法，包括如何进行临床研究、统计学基础知识、年轻临床研究人员的实用工具箱、如何撰写综述和系统评价 /meta 分析、如何进行卫生经济学研究等。本书以临床实用案例和情景为基础，在鲜活的临床案例中阐述临床研究方法。还用较大篇幅系统介绍如何撰写文章和书籍、如何审稿、如何参加学术会议、如何开展多中心合作、如何制定临床实践指南等。

  本书适合临床骨科和运动医学医师，尤其是年轻的骨科医生、研究生、博士后等参看阅读，也可作为从事循证医学、统计学、临床研究工作的相关人员的案头参考工具书和实用指南。

图书在版编目（CIP）数据

  骨科临床研究方法手册 /（美）福尔克尔·穆萨尔（Volker Musahl）等主编；付维力，李箭，周宗科主译 . —北京：科学出版社，2020.11
  书名原文：Basic Methods Handbook for Clinical Orthopaedic Research: A Practical Guide and Case Based Research Approach
  ISBN 978-7-03-066518-8

  Ⅰ.骨…　Ⅱ.①福…②付…③李…④周…　Ⅲ.骨疾病－诊疗－手册　Ⅳ.R68

  中国版本图书馆CIP数据核字（2020）第204116号

责任编辑：王海燕 / 责任校对：申晓焕
责任印制：赵　博 / 封面设计：吴朝洪

First published in English under the title
Basic Methods Handbook for Clinical Orthopaedic Research: A Practical Guide and Case Based Research Approach
edited by Volker Musahl, Jón Karlsson, Michael T. Hirschmann, Olufemi Ayeni, Robert Marx, Jason L. Koh and Norimasa Nakamura
Copyright © ISAKOS, 2019
This edition has been translated and published under licence from Springer-Verlag GmbH, part of Springer Nature.

科 学 出 版 社 出版
北京东黄城根北街 16 号
邮政编码：100717
http://www.sciencep.com

天津市新科印刷有限公司 印刷
科学出版社发行　各地新华书店经销
*
2020 年 11 月第 一 版　开本：880×1230　1/32
2021 年 1 月第三次印刷　印张：18 3/4
字数：574 000
定价：168.00 元
（如有印装质量问题，我社负责调换）

译者名单

主　审　张英泽　河北医科大学第三医院
　　　　李幼平　四川大学华西医院
主　译　付维力　四川大学华西医院
　　　　李　箭　四川大学华西医院
　　　　周宗科　四川大学华西医院
副主译　张永刚　四川大学华西医院
　　　　李　棋　四川大学华西医院
译　者　（按姓氏笔画排序）
　　　　马　彬　兰州大学循证医学中心
　　　　王　娟　河北医科大学第三医院关节科
　　　　王　斌　山西医科大学第二医院骨科
　　　　卢　静　四川大学华西医院
　　　　田冬梅　北京大学医学部应用语言学系
　　　　代志军　浙江大学医学院附属第一医院
　　　　邢　丹　北京大学人民医院骨关节科
　　　　吕　军　暨南大学附属第一医院临床研究部
　　　　朱彩蓉　四川大学华西公共卫生学院流行病与卫生统计学系
　　　　李　涓　成都中医药大学养生康复学院
　　　　杨　旻　安徽医科大学第二附属医院
　　　　吴爱悯　温州医科大学附属第二医院骨科
　　　　张　辉　北京积水潭医院运动医学科
　　　　张淑涵　北京大学第三医院运动医学研究所
　　　　陈　刚　四川大学华西医院骨科

陈　伟　河北医科大学第三医院创伤急救中心

陈　俊　复旦大学附属华山医院运动医学科

陈春慧　温州医科大学附属第二医院骨科

陈拿云　北京大学第三医院运动医学研究所

周　权　常德市第一人民医院科教科

周　旭　江西中医药大学循证医学研究中心

孟玲慧　首都儿科研究所科技处循证医学中心

赵嘉国　天津市天津医院骨科

拜争刚　南京理工大学循证社会科学与健康研究中心

姚立东　四川省第五人民医院骨科

唐　新　四川大学华西医院骨科

黄添隆　中南大学湘雅二医院骨科

梁少宇　四川大学华西医院临床研究管理部

梁茂植　四川大学华西医院临床研究管理部

葛　龙　兰州大学公共卫生学院

蒋艳芳　北京大学第三医院运动医学研究所

熊　燕　四川大学华西医院骨科

译 者 序

"Health For All（人人享有健康）"是 WHO 和 UN 对全球全民健康的承诺和不懈的奋斗目标。"健康中国 2030"是中国政府对全国人民和全球标准的承诺与担当。骨科作为极其重要的临床医学学科，在满足患者不断增加的服务需求中不断创新发展。循证医学的方法、理念、标准、规范与骨科新理念、新技术和新产品的有机结合，再集成骨科临床的诊治水平、效果、质量及可及性的优势，推动了循证骨科临床研究与转化的发展，为国内循证骨科学的发展提供了机会和条件。

美国匹兹堡大学著名骨科专家 Volker Musahl 组织 18 个国家的 136 名权威骨科医师、知名临床研究方法学家，通力合作，撰写《骨科临床研究方法手册》，2019 年由国际权威学术组织国际关节镜—膝关节外科与骨科运动医学学会（International Society of Arthroscopy, Knee Surgery and Orthopaedic Sports Medicine，ISAKOS）和 Springer 出版社联合出版。全书聚焦 10 个主题共 55 章，涉及循证骨科和临床指南制定，临床研究尤其是开展和实施大型多中心研究，如何开展合作研究、如何撰写及修改论文、申请项目、如何参会等实用方法学工具。

付维力教授 2019 年参加坎昆 ISAKOS 双年会时，发现该书可以填补目前我国循证骨科和骨科临床研究方法学的空白，打开我国骨科临床研究与世界同行的交流渠道。在征得原书主编和出版社的同意，并获准科学出版社立项后，迅速组织国内骨科一线医师，临床研究者、管理者和决策者，循证医学与临床流行医学方法学家，统计学家，语言学家等通力合作，高质量完成翻译工作。希望能为想做和正在做循证骨科临床研究的一线骨科医师提供方法、流程、标准和实例分析，帮助有志者走得更快、更顺利。期待读者反馈该书的不足与改进建议，帮助该书的编者和译者不断改进。

该书的出版发行，将有助基于我国骨科临床特点的临床研究能够借力循证方法，生产更多高质量的骨科临床证据，为国家制定政策，为临床制定指南提供证据支持。亦有助培养掌握循证实践与服务理念、意识、方法和技能的新一代临床骨科医师，在服务"健康中国 2030"的战略目标中，作出骨科人应有的贡献。

李幼平

四川大学华西医院中国循证医学中心

中国循证医学中心创建主任

中国 Cochrane 中心创建主任

WHO ICTRP 中国临床试验注册中心创建主任

四川大学华西医院终身教授

中国医师协会循证医学专业委员会副主任委员（1～3届）

四川省医学会循证医学专业委员会创建主委

译者前言

随着骨科先进诊治理念和创新在中国的生根发芽，临床骨科新技术、新产品不断涌现。循证医学在我国也得到了长足的发展，但是还远远不能满足临床骨科研究的需求。我国学者在 WHO 国际临床试验和中国临床试验网站上注册的临床试验数量和质量与欧美国家还有很大差距，关键在于缺乏规范标准的临床研究设计和循证医学手段，高质量的临床研究论文很少。国内临床骨科医师在追求手术技术改进和治疗理念完善的同时，更应展示我们基于诊治大量临床病例基础上的创新和经验，但是专家个人经验往往在证据级别分级中属于最低级别。循证医学和临床研究方法如何在骨科落地和升华是我们面临的最大问题。迫切需要一本骨科临床研究方法手册工具书来指导骨科临床实践和规范临床研究方法。2019 年付维力教授去坎昆参加 ISAKOS 双年会，发现由 Volker Musahl 教授领衔主编的《骨科临床研究方法手册》是一本不可多得的骨科临床研究参考工具书。

本书提供循证骨科学及骨科临床研究方法学全方位的知识，介绍了一系列常见研究方法和研究类型的典型案例，帮助研究人员提高在研究展示、介绍和报告方面各个层次的经验。全书分 10 个部分共 55 章，包括循证骨科、如何开始临床研究、统计学的基础知识、年轻临床研究人员的实用工具箱、如何进行临床研究、如何撰写综述、如何撰写系统评价/meta 分析、如何进行卫生经济学研究、如何完成多中心研究和进一步有价值的信息。不同于一般单纯的临床研究方法学理论和方法阐述，本书以临床实用案例和情景为基础，在鲜活的临床案例中阐述临床研究方法。本书另一个特色是实用性，除了临床研究方法外，还用较大篇幅系统介绍了如何撰写文章和书籍、如何审稿、如何参加学术会议、如何开展多中心合作、如何制定临床实践指南、如何协调研究相关多方面的关系等，这些都是满满的"干货"。本书适合临床骨科和运动医学医师，尤其是年轻的骨科医师、研究生、博士后等参考阅读，也可作为从事循证医学、统计学、临床研究工作的相关人员的案头参考工具书。

在本书即将付梓之际，感谢张英泽院士、李幼平教授对我们工作的肯定，感谢参与翻译的骨科医生和研究人员、循证医学和临床研究方法学家、统计学家、语言学家等多个团队的辛勤工作和付出，感谢华西医院和骨科的领导和同事，感谢家人的全力支持和理解。最后，还要感谢华西医院近年来对临床学科科研发展的支持，本书由李箭教授领衔的四川大学华西医院学科卓越发展1·3·5工程项目（编号ZY2017301）资助出版。我们在翻译的过程中力求体现原书的原汁原味，希望本书的出版能够填补目前国内这一领域的空白，极大地促进我国骨科医生的临床研究水平和诊治规范，为骨科临床研究方法的规范化和标准化贡献力量。同时利用好国际接轨的临床研究方法标准和规范，总结中国骨科的丰富临床病例多出成果，为中国骨科多做贡献，也更期待中国特色相关领域专著能够早日问世。

付维力　李　箭　周宗科

四川大学华西医院骨科

目　录

第一部分

循证骨科

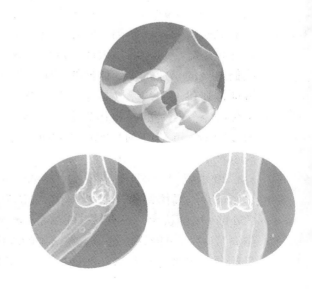

第1章

什么是循证医学

一、循证医学的历史

纵观医学历史，某些治疗策略的调整显然是基于偏好、信念和理性。某些"治疗经验"由资深临床医师传授给下一代临床医师。长久以来，这种医学实践传承的方式根深蒂固。但后来，一些先驱开始改变这种方式，他们提倡将那些经验性证据整合纳入医学实践，这表明了一种科学方法，包括对现有证据的观察和批判性评价是获取患者最佳医疗可靠结论的基础。早在1753年，James Lind 就发表了有关英国海军坏血病的早期著名"试验"研究，但直到1962年，美国食品药品监督管理局（Food and Drug Administration，FDA）才颁布了 Kefauver-Harris 法案，该法案要求在确定药物疗效之前应依法开展人体临床试验。从当今的临床医师和研究人员来看，一种药物疗效的确定显然需要以多年的试验研究作为基础，而在疗效声明前未进行全面的临床前和临床研究显然是不合理的。因此，这提醒我们应反思这一现象，那就是在我们所处的领域，关于证据的评价正处在相对快速的发展期。那么导致证据评价发展的原因是什么呢？是什么导致我们在临床决策时放弃了传统不受控制的经验作为主要依据，而是朝着循证医学（evidence-based medicine，EBM）实践的方向努力？又或者这一现象是否真正出现了？

20世纪初，波士顿麻省总医院的骨外科医师 Earnest A. Codman 提出了最终结局体系的设想，该体系被认为是现代循证医学发展的基础。Codman 医师认为，只有通过评估某一治疗措施的结局指标，即"最终结局"，才有可能评价这一治疗措施的临床效果。他主张必须对每个接受治疗的患者进行足够长时间的随访，以确认治疗是否达到了满意的效果。如果记录显示治疗失败，则应该调查导致失败的原因，并采取适当的行动以防止未来再次出现类似的失败。然而，在 20 世纪初期，这是一个激进的想法，Codman 医师因此而遭到了强烈的批评，以至于他失去了在麻省总医院的工作岗位。如今我们认为 Codman 医师提出的方法是医学发展到以实证为基础过程中的一座里程碑。"循证医学"一词的出现被认为是医学史上最重要的范式转变之一。"循证医学"由 Gordon Guyatt 于 1991 年定义，是加拿大安大略省汉密尔顿麦克马斯特大学住院医师课程的一部分，旨在教育临床医师如何在日常工作中根据可信度评估、结果批判性评估和科学证据整合来执行和解释科学证据。此概念随后在全球范围内被广泛接受，一些以循证医学为基础的指南随后也被发布。而现代科技尤其是信息学领域，如大型在线数据库和科学期刊的迅速发展，极大推动循证医学的完善和整合。因此，随着循证医学的理念被确立，各专业领域实施循证医学的必要性推动了医学实践进入一种以科学方法为基础的新时代。

二、循证医学实践的定义

循证医学的实践需要将当前最佳证据整合到临床决策过程中，从而照顾到每一个患者。因此，这一实践的目的在于认真和客观地使用科学证据。为实现这一目的，需要获取足够数量的临床相关信息资源，包括已发表的文献，涉及基础科学研究、临床试验、诊断试验、预测因素及治疗干预的有效性等；当然也包括个人经验和专家意见。经验丰富的临床医师所拥有的专业知识也应纳入循证医学的范畴。循证医学涉及科学和统计知识的使用，这些知识可从上述信息资源中获得和积累。此外，循证医学还涉及应用这些来源进行批判性评估：在这种临床情况下，最强有力的证据在临床决策方面提出了什么建议？但是，仅通过科学证据而不依靠临床专业知识来进行临床决策也是对循证医学理念的误解。循证医学实践也要结合患者自身的选择和意愿，在医护人员和患者之间应当建立类似于大脑与心脏之间具有协同作用的良好关系，这一理念与为每个患者提供最佳医疗的理念相一致。因此，循证医学以三个同等重要的基本原则为特征，即当前可获得的最佳研究资料、个人临床经验及患者选择和意愿。

三、可获得的最佳证据

大量原始研究文献需要一种系统的方法来评估和合成数据。在"循证医学"一词形成之前，麦克马斯特大学的 David Sackett 致力于系统地审查科学文献以进行"批判性评估"和提取证据进行分析。总结已有证据的理念是循证医学发展的基础，循证证据信息源及图书信息科学的发展有效帮助了数据的提取，促进了此类总结的创建。如今，找到最佳证据变得无比便捷，各类软件程序和数据库几乎可以立即生成信息。许多有价值的资源可以为临床医师提供最佳证据，包括系统评价和基于证据的临床实践指南。Cochrane 数据库可提供涉及众多主题的详细深入的系统评价，也包括骨科及其亚专业领域相关的随机临床试验。

（一）证据的分级

对证据等级的划分有助于解释某个主题的大量文献。但是，并非所有研究都是可靠的，因此在寻找最佳证据时，需要进行系统的质量评价。证据等级的划分以"证据水平"表示，这主要取决于研究设计的质量和预期的偏倚风险。尽管证据等级划分有多种版本，但最常用的版本来自于牛津大学循证医学中心网站 www.cebm.net。在此版本中，随机对照试验（randomized controlled trials，RCT）被视为单个研究的最高级别证据（Ⅰ级），专家意见和非对照研究则被视为最低级别的证据（Ⅴ级）。观察性对照研究处于两者之间，其等级划分进一步取决于研究设计是采用了前瞻性或回顾性方法。此外，根据研究类型的不同，证据等级的评价也略有不同，并且，每种研究类型有其特定的标准。根据牛津大学循证医学中心版本中提出的证据等级评估的系统方法，研究类型可分为以下几类：治疗性研究、预后性研究、诊断性研究、患病率研究及经济/决策分析。每种研究类型具有专属的证据等级确定系统，在特定等级中也建立了相应的亚组（如等级Ⅰa、等级Ⅰb等）。

证据等级			
I	meta 分析、系统评价、RCT	IV	回顾性病例系列研究
II	队列研究	V	专家意见
III	病例 - 对照研究		

　　证据的等级划分可反映研究的适用性、可重复性和普遍性。因此，高级别证据的研究应显示出这些因素的优越性。Grant 等系统评价了过去 15 年内发表在三大主要运动医学期刊上文章的证据等级，其结论显示，随着时间的推移，I 级和 II 级研究的百分比有所增加，尤其是 2010 年，近 25% 的研究属于 I 级或 II 级研究。尽管 IV 级和 V 级研究逐年减少，但这些研究仍属于运动医学文献中最常见的证据等级（2010 年为 53%）。同样，另一个专门研究前交叉韧带重建相关研究的证据等级的系统评价结果显示，1995—2011 年，少数（约 10%）已发表文献的证据等级为 I 级。但是，必须指出的是，循证医学并不仅依赖于 I 级的 RCT，这是对循证医学常见的误解。所有类型研究设计的研究都对循证医学有贡献，在收集证据时需要考虑每种研究设计的优势和局限性。推荐分级评估、制定和评价（Grading of Recommendations Assessment, Development, and Evaluation, GRADE）系统是评估证据质量的重要工具。这一系统改变了提高研究各方面可信度的方式，并为当前证据的评价提供了一种标准化模式。GRADE 系统不仅包括对研究设计进行评价，还对包括偏倚风险、精确度、研究结果之间的变异性、适用性、效应量和剂量反应梯度的严格评价。在系统地合并研究结果时，无论每个研究的等级如何，GRADE 系统可确保对其进行深入评价，并能够评价来自不同类型研究设计的信息。这一点尤为重要，因为它避免了因研究设计（如 RCT）产生的对结果确信程度的片面关注。RCT 是确定干预效果的金标准，但也并非没有局限性。比如，必须严格评价 RCT 结果的普遍适用性，因为患者入组遵循了严格的标准，且这些试验通常在世界某个地区或高度专业的中心才能进行。为评价某一干预措施在"真实世界人群"中的效果，观察性研究设计反而是一种重要的设计。因此，我们应承认每种研究设计的优势和局限性，并应基于几种研究设计的累积结果来建立证据。

GRADE 分级系统

编码	证据质量	定义
A	高	进一步研究不太可能改变当前我们对效果评价的确信程度，研究基于： ● 几个高质量的研究 ● 一个大型的高质量多中心临床试验
B	中	进一步研究可能会影响或改变当前对效果评价的确信程度，基于： ● 一个高质量的研究 ● 几个有局限性的研究
C	低	进一步研究很有可能会影响或改变当前对效果评价的确信程度，基于： ● 一项或多项有严重局限性的研究
D	极低	效果评价非常不确定，基于： ● 专家意见 ● 没有直接的研究证据 ● 一个或多个有严重局限性的研究

（二）假设检验的评估

研究效能评估是循证医学理念的重要组成部分。低效能的试验容易发生 β 错误（Ⅱ型错误），如果这类试验结果应用于临床实践则可能产生不利影响。Ⅱ型错误指一项研究得出了两种干预措施之间不存在差异的结论，而在实际中两种干预措施之间存在差异。在进行研究时，研究人员应尽可能纳入足够大的样本量，从而最大程度地降低发生Ⅱ型错误的风险。同时，在实际差异存在的情况下，最大限度地提高得出两种干预措施之间存在差异结论的概率，这就是所谓的研究效能。研究人员可接受的Ⅱ型错误产生概率为20%，这意味着有80%的概率出现正确结论，相当于80%（1－β）的研究效能。在研究开始前进行效能评估，可确保试验达到足够大的样本量。效能评估还能确保研究的可行性，样本量过大反而会导致资源、时间的浪费和研究无法完成。此外，从伦理学角度来看，招募超过必要数量的患者也是不正确的。预先开展效能分析是最有效的方法，但该分析同样可在研究完成后进行，以检验研究结果的有效性。有趣的是，Lochner 等对有关骨科创伤的随机试验中的 II 型错误发生率进行了系统评价，发现在纳入的 117 个试验中 II 型错误发生率为 91%。这提示了此类试验存在得出假阴性结果的高风险，强调了进行研究效能严格评估的重要性。

四、让循证研究深入临床工作

一个完善的研究问题是循证医学的基本组成部分。然而，相关研究问题只能通过对当前临床实践的反思与识别知识鸿沟来创建。比如，一个研究问题可以是某种特定情况、预后、治疗或诊断的呈现。通过 PICO 原则，有助于系统地分辨一个研究问题的重要组成部分，这一原则最常应用于 RCT。PICO 原则对应患者特征、干预措施、对照措施和结局指标。

PICO 原则制定研究问题	
患者特征（P）	确定调查的目标人群，包括人口统计学、临床特征（如诊断和疾病状态等）和临床场景
干预措施（I）	想要调查的具体干预措施是什么？包括所有类型的治疗和诊断试验
对照措施（C）	想要调查的对照措施是什么？与干预措施区分，如当前标准治疗、安慰剂或空白对照
结局指标（O）	确定干预措施和对照措施效果的测量方法。结局指标可能是干预措施/对照措施的直接结果，也可能是副作用。确定有效的、可行的、可重复的主要和次要结局指标

一个具体可行的临床问题将有助于接下来寻找可获得的最佳证据。

精确的检索策略和完善的研究问题相结合，有助于在海量的科学文章中找寻到与研究问题相关的文献。医学文献分析和在线检索系统（the Medical Literature Analysis and Retrieval System Online，MED-LINE）数据库被认为是最全面的数据库之一，因其可提供医学原始文献和二次文献，成为医护人员的最佳首选。随后，需要对文献进行研究设计和证据等级相关评价。对于繁忙的临床医师而言，高级别证据的"滤后资源"具有重要价值，一个制作精良的系统评价完成了对证据的综合，是典型的"滤后资源"实例。Cochrane 协作网将系统评价定义为"采用系统和明确的方法来识别、选择和批判性评估相关研究，并从纳入研究中收集和分析数据，从而对某一个明确提出的问题进行评价。统计方法（如 meta 分析）可能会或不会用于分析和总结纳入研究的结果"。尽管系统评价中的信息已经经过了仔细检查，读者仍有责任对纳入研究进行严格评估，并将其与系统评价的原理和特定问题联系起来。系统评价的执行应当遵循严格的预先设定好的纳入和排除标准，从而确定符合条件的文献。应明确说明检索策略，文章的纳入及关键质量评估过程应当是透明的和可重复的。重要的是，无论研究结果如何，应对文献检索到的所有文章进行客观评估，并确保符合标准的文章均被纳入。否则，系统评价会出现明显的选择性偏倚风险。最后，如果进行了 meta 分析，读者应对数据提取、数据汇总及用于定量合成数据的统计方法进行评估，其中包括数据的异质性评估。系统评价和 meta 分析优先报告条目（the Preferred Reporting Items for Systematic Reviews and Meta-Analyses，PRISMA）声明有助于促进系统评价，也可在评估系统评价时应用。一般而言，大多数期刊都要求作者在发表系统评价的同时发布 PRISMA 声明。此外，其他有价值的系统评价和 meta 分析的资源有 Cochrane 系统评价数据库（Cochrane 协作网）和疗效评价文摘库（Database of Abstracts of Reviews of Effects，DARE）、英国国家健康研究所（National Institute for Health Research，NIHR）。

筛选后的资源存在一个缺点，那就是证据的合成需要花费时间，如果仅依靠此类信息源，则有可能错过最新的研究。此外，新发疾病、干预措施或新技术相关的原始研究数量通常不足，难以开展系统评价。自"滤后资源"发表后，未经"过滤"的资源或原始研究提供了最新的研究，并且可包含发表过的重要结论。想要在原始研究中找寻可获得的最佳证据，临床医师需根据自身研究的主题采取循证方法。对于读者而言，只有通过时间的累积和接受教育才能掌握这些技能。在当代循证医学世界中，发展这些技能几乎是必不可少的，并且鼓励人们进一步了解如何独立确定研究的有效性和适用性。推荐强度分级（the strength of recommendation taxonomy，SORT）系统是评估研究质量的另一种适用工具，当临床医师未能通过 RCT、meta 分析或系统评价找到所需信息时，该工具将非常有用。在对单个研究进行质量评估时，SORT 系统既可以单独使用，也可以作为证据等级划分的补充，其中包括 A、B、C 三个编码，A 代表最佳证据。

	SORT 分级系统
编码	定义
A	连贯的、高质量的、以患者为导向的证据
B	不连贯的、质量有限的、以患者为导向的证据
C	共识，以疾病为导向的证据，惯例，专家意见，诊断性、治疗性、预防性或筛查性研究的病例系列研究

　　对于临床医师而言，在对文献进行全面审查并明确可获得的最佳证据之后，最重要的是随后将最佳证据应用于临床实践。在实践中，应具备提供此类医疗保健的实际条件，同时应确保患者的需要和偏好被纳入治疗中。循证医学的完整应用，依赖于以患者为中心的医疗保健及科学的治疗方法。这意味着临床医师作为该领域的专家，应提出基于证据的可选治疗方案，而最终决策应由临床医师与患者共同参与制定。

五、循证医学的未来

　　Gordon Guyatt 和 Benjamin Djulbegovic 最近在 *The Lancet* 杂志上发表了一篇文章，回顾了循证医学的发展历程，并强调了循证医学的未来方向。他们认为，循证医学的发展已引导了多项相关举措的开展，例如，对医疗质量的衡量、试验注册、改进的出版标准、终止临床实践中不正确的干预措施及对过度诊断（不足）和过度治疗（不足）的识别。然而，他们也指出循证医学未来仍面临着若干挑战，有待进一步发展。其中一个主要挑战是如何确保快速制定或更新系统评价和实践指南，以适应当今新证据的发布速度。为了实现这一目标，既需要依靠经验丰富的研究团队快速对证据进行全面总结，也需要依靠电子信息手段（如电子平台、自动化和文本挖掘软件）促进这一目标的实现。总而言之，循证医学应当和技术变革协同发展，例如使用各种类型的电子设备访问病历和数据，以及借助社交媒体与患者和社会进行接触。此外，尚需确立一套完善的医疗保健决策理论。作者强调与其他学科（比如认知和决策科学）的合作也可为医师提供实用的工具，可促进共同决策的实现，从而使临床医师和患者获得高效、积极的体验。

　　循证医学正处于持续发展阶段，它是为全球范围内提供最佳卫生保健决策的基石。循证医学作为医学的重要组成部分，临床医师和研究人员都应接受并学习如何掌握循证医学。虽然循证医学和临床经验仍然可能存在对立的情况，这也强调了单独评估每个案例，在发现知识鸿沟时重新评估当前实践并进行进一步研究。

要点

- 循证医学实践以三个同等重要的基本原则为特征：当前可获得的最佳研究、医师临床经验和患者意愿。
- 每种研究设计均有其优势和局限性，在对可获得的最佳研究进行评估时，应综合多种设计类型研究的结果。
- 应充分利用几种实用工具，以对文献进行严格评估。
- 循证医学正处于持续发展阶段，是现代医学的重要组成部分，其中涉及对当前实践的不断重新评估，以便为进一步的研究找出知识鸿沟。

（李　涓　张永刚　译）

第 2 章

临床证据分级

一、前言：为什么需要证据分级

并非所有的证据都是"平等的"。在信息时代，数据和结果可在数秒内进行传播，如何确保证据的准确组织和分级就显得至关重要。研究者必须能够高效辨别所阅读信息的质量和应用价值，才能更好地将临床研究转化为改善患者医疗质量并提供改变实践的证据。对于研究者，可基于有条理的证据分级，以更好地为其临床问题选择最佳的研究设计，本章的下一节内容将对其进行详细的阐述。对于读者，证据的分级可使研究结果的解释与适当的临床背景相结合，并且可与其他研究结果进行优势对比。选择合适的研究类型可最大程度地减少研究偏倚，并提高研究的质量、有效性和可靠性。尽可能地减少研究偏倚最终可能会改善临床决策的质量。目前，对发表文章的质量和强度进行分级的重要性已经广泛形成共识，许多期刊都开始要求作者在提交论文时声明其证据等级。

二、证据等级与研究类型的选择

目前临床证据的等级通常用"金字塔"的形式呈现，读者可根据不同的证据等级来选择研究设计。图 2-1 为证据金字塔示意图。早在1979 年研究者首次提出对研究证据进行分级并给出推荐意见，此后，已有多位研究者对其基本框架进行完善和论证。原始证据或者未经筛选的证据主要是对原始数据的直接观察和解读。二次证据或经过筛选的证据则依靠对原始研究中已经发布的数据进行重组和解读，基于以上研究证据可汇总更大的数据量以得到更加有效的结果。虽然证据等级有助于从"二次"证据中去解读"原始"证据，并可视化呈现研究类型的相对强度，但并未解决如何将特定的研究设计应用于研究者所面临的临床问题。使用"PICO"框架 [即患者 / 问题 / 人群（Patient/Problem/Population）、干预（Intervention）、比较 / 对照（Comparison/Control）、结果（Outcome）] 可引导形成恰当的临床问题，并针对该临床问题选择合适的研究设计类型。"PICO"框架可用于清楚地概括临床问题的关键变量，以便进行后续数据的收集和分析（图 2-2 呈现了PICO 的基本框架）。以前交叉韧带（anterior cruciate ligament，ACL）重建主题为例，我们将介绍和解析临床证据的等级，并演示如何将不同等级的证据用于回答不同的临床问题。以下首先介绍原始（未筛选）

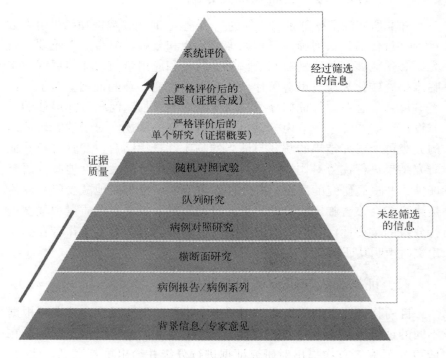

图 2-1　循证医学证据金字塔

图 2-2　PICO 结构使研究者可系统地发展一个完整临床问题的所有组成部分

研究证据，主要包括专家意见、病例报告、横断面研究、病例 - 对照研究、队列研究和随机对照试验（RCT）。

三、原始 / 未筛选研究

（一）专家意见

在循证医学和同行评审普及之前，专家意见是一种将研究结果传递给大众的主要的"临床证据"形式。实际上，多年来影响外科医师治疗决策的骨科文献中有很大一部分都是基于专家意见和病例系列。由于专家意见的产生主要依赖于个人（或群体）的观察和经验，并缺乏可重复的或方法学的研究设计，因此有学者认为它不能够划分到证据的等级框架中去。为避免研究结果仅依赖于个人观察结果的情况，可通过汇集和适当概括多个权威专家的意见来强化专家意见的可靠性。以 Zantop 等的研究为例，该研究对来自世界各地的 20 名小组成员进行 ACL 重建技术和康复方案的调查。该研究的目的是总结专家小组的集体实践，以向临床医师介绍当前主要用于 ACL 重建的技术惯例。作者将"专家"定义为确定在特定学科中对国家医学图书馆做出贡献或在国际会议上汇报临床证据的人。专家意见提供了一种有效的方法，让整个临床界了解当前的研究趋势和实践中的不足。然而，由于专家意见设计存在专家组偏见、小样本量和缺少严格数据收集流程等缺点也限制了它们的总体影响和相对重要性。尽管存在上述不足，一个高质量、全面的专家意见所提供的信息可能比一个设计拙劣的临床研究更有实用价值，因此，它们仍将是医学文献一个重要的组成部分。

（二）病例报告

病例报告记录了作者认为有意义的单个或小部分患者的事例或结果。无论其结果是阴性还是阳性，它们都有助于指导未来患者的医疗实践。以下为 Huth 概括医学文献的病例报告的 4 个主要方向：

1. 从前未知的综合征或疾病的特殊病例。

2. 以前从未报道过的提示两种疾病之间存在某种关联的病例。

3. "离群值"，其特征明显超出某特定疾病的通常范围。

4. 某种干预措施疗效或不良反应与预期的应答不符或先前未曾识别。

在骨科领域，手术并发症是不容忽视的。尽管在以往发表的有关骨科的文章中很少报道关于手术并发症的结局，但病例报告可帮助外科医师更好地了解和规避潜在的风险。以 Heng 等发表的一个病例报告为例，报告的结果显示，一例 35 岁男性患者在 ACL 双束重建术后发生通过 2 条股骨隧道的股骨远端骨折。作者在查阅了相关文献后进一步确定此为该领域的首例病例，因此将此病例报告进行撰写并发表。临床医师在阅读此报告后，会有助于其进一步优化改进手术技术，或进一步认识和了解可能使患者出现类似并发症的特定危险因素。然而，尽管作者在报告中提到了产生此类并发症的可能机制，但由于缺少实验结果的论证，他们的结论很大程度上还是基于猜测而得出的。病例报告提出一个可验证的假设以便今后进行进一步的研究论证，并为读者提供一个简明扼要的知识点，但是在调查和回答特定临床问题方面的价值是很有限的。病例报告的局限性还包括缺乏普遍性、无法建立因果关系、发表偏倚及对结果"过度解释"的风险。

（三）横断面研究

横断面研究着眼于目前正在发生什么，常用来确定特定时期某一疾病或诊断的流行程度。让我们以下面的一个关于 ACL 重建主题的横断面研究为例，Farber 等研究了"目前美国职业足球大联盟（Major League Soccer，MLS）的队医主要采用哪种 ACL 损伤管理策略？"。作者选择聚焦回答一件目前正在发生的事情，而不是试图去建立任何一种时间、因果或相关关系。为回答这个问题，研究者进行了一个调查，他们要求被调查者提供治疗 MLS 球员时采用特定的手术技术。值得注意的是，尽管这个研究和前面专家意见中所列举的 ACL 的例子相似，都是基于调查得出结论，但是我们可根据选择参与者的方式和试图研究的问题类型来对这两种研究类型进行区分。横断面研究确定了一个特定的研究群体，而不是一个定义较松散的"专家"群体，在本案例中，选定的特定研究群体是 MLS 的队医，并选择了一个特定的研究问题对他们进行调查，在完成资料收集后对调查获得的数据进行统计分析。横断面研究的主要缺点在于无法得到暴露因素和结果之间的时间或因果联系。在本例中，虽然研究可确定目前 MLS 的队医采用的是哪种流行重建技术，但它既未得出接受了某种干预措施患者的相对结局，也未能得出导致受伤风险的危险因素。总的来说，虽然横断面研究不能得出多个变量之间的趋势或联系，但其价值在于能够收集和呈现大量可归纳的研究数据。

（四）病例 - 对照研究

病例 - 对照研究从已经发生并确定的选定结局的患者开始，以没有发生该结局的患者作为对照，比较两组人群间暴露和危险因素的差异。因为病例 - 对照研究是由果及因，所以在研究设计上属于回顾性研究。此外，由于患者的结局是由研究者选择的，所以病例 - 对照是分析罕见病根本病因和危险因素的理想研究设计。例如，假如已经确定了一组 ACL 单束重建失败的患者。当我们考虑为什么会发生这种情况时，就会产生一个疑问，"是什么导致这些患者手术失败的？"，此时，病例 - 对照研究就可回答这一问题。Parkinson 等通过长期随访确定了123 例符合纳入标准的 ACL 单束重建患者。在 2 年的随访中，ACL 单束重建失败患者的内外侧半月板损伤、股骨隧道较浅的发生率较高，且患者年龄普遍较低。由此可得出结论：内侧半月板损伤是 ACL 单束重建失败的最主要的预测因素。虽然病例 - 对照研究在临床研究中起着非常重要的作用，但同样存在局限性。尤其是病例 - 对照研究容易产生回忆偏倚，即研究参与者对先前暴露因素回忆的准确性和完整性存在偏差。例如，在一个关于导致慢性 ACL 损伤的危险因素的研究中，相比于正常对照人群，存在 ACL 损伤的人群回忆他们的受伤史及潜在危险因素时往往更全面，这两组人群数据收集过程中的差异导致了偏倚的产生。病例 - 对照研究的另一个重要缺点是其回顾性特点决定了其不能作为推断暴露因素和结局之间进行因果联系的良好指标。例如在上述案例中，研究所重点强调的是内侧半月板缺失与 ACL 重建失败之间存在相关性，而非内侧半月板损伤导致 ACL 重建失败的因果联系。因此，在探究暴露与结局间的因果关系时通常使用前瞻性研究。

> 比值比（odds ratio，OR）是临床流行病学研究中病例 - 对照研究中的一个常用统计指标。反映的是疾病和暴露的关联强度。它能够很好地回答在疾病危险因素研究中的一个问题：与没有暴露在危险因素中但最终患病人群相比，暴露在危险因素中的人群最终患病的可能性是多少？

（五）队列研究

病例-对照研究是要探寻造成结果的原因，队列研究关注的则是将会发生什么样的结果。研究者主要是观察被研究样本的结果而非控制干预措施，因此队列研究适用于研究暴露因素、疾病和危险因素的自然发生过程。与病例-对照研究不同，队列研究可分为回顾性和前瞻性两类，这是队列研究的独特之处。下面我们以两个队列研究为例来具体阐述两种队列研究的基本原理。

在前瞻性队列研究中，研究者在研究开始时收集患者的暴露因素，然后在研究结束后分析结果。2014 年，多中心 ACL 翻修研究（Multi-center ACL Revision Study，MARS）小组纳入了 1205 例患者来研究移植物的选择对 ACL 翻修术后的影响。研究者假设，相较于同种异体移植物，自体移植物重建能提高患者的运动功能和活动水平，并且能够缓解骨关节炎的症状和降低移植失败率。所有患者在术前填写调查问卷和测量功能评分作为基线数据；随访至少 2 年之后，让患者再次填写调查问卷并测量功能评分，最终比较两组采用不同移植物重建患者的临床结局差异。可以看出，在上述前瞻性研究中，作者选择一组暴露于某些因素（使用自体或异体移植物）的患者，对他们进行一段时间的随访，最后对他们的长期临床结局进行比较。

回顾性队列研究则是指研究者先收集患者过去一段时间的暴露信息，然后再分析从那时开始到其后某一时点或直到研究结束为止这一期间内的结果。Kim 等采用了此研究设计方法比较了双束 ACL 重建术与保留残端缝合联合单束 ACL 重建术的患者术后关节功能和稳定性。研究者选择了在研究开始前 5 ～ 8 年的 44 例采用残端牵张缝合并行单束 ACL 重建的患者（第 1 组）和 56 例采用双束 ACL 重建术的患者（第 2 组）作为研究对象，对两组患者至少超过 3 年的随访结果进行比较发现两组疗效差异没有明显的统计意义。本例研究旨在确定在过去一段时间内采用了不同的干预手段（暴露因素）进行治疗的两组患者的进展情况及对他们的结局进行比较。对于此类问题，回顾性队列研究设计是最佳选择。

不管是前瞻性还是回顾性队列研究都可提供两组患者之间具体的结果。在骨科手术中，队列研究的结果可为手术干预的有效性提供经临床验证可靠的参考依据。虽然开展一项队列研究（尤其是前瞻性队列研究）十分烦琐并且需要投入大量的资金，但它们可提供暴露因素和结果之间的时间顺序，阐明潜在因果关系，得到可信的且具有临床价值的证据。因此，一个经过严格设计的队列研究可能具有与 RCT 相似的说服力。

> 相对危险度（relative risk，RR）与比值比类似，是在队列研究中普遍使用的一种指标，它表示暴露组与未暴露组中结果发生的比较概率。以一个检验某些危险因素的结果为例，该研究回答了"暴露于某一危险因素和未暴露的组相比，发生疾病的风险哪一组更高？"虽然 RR 值和 OR 值之间的区别不大，但是它至关重要。

（六）RCT

RCT 是最可靠的研究设计之一，曾被称为循证医学的"金标准"。研究者将研究对象分为干预组和对照组，由于研究者可调节相关的暴露或干预措施，因此 RCT 在本质上是属于前瞻性的。一个典型的 RCT 可前瞻性地比较暴露组和对照组（或替代暴露组）之间是否存在差异。以 Mayr 等的 RCT 为例，作者旨在研究"如果一组需要进行 ACL 重建的患者被随机分配接受单束或双束重建，经过长期随访后，两组患者的结果会有何不同？"。因此，64 例符合标准的患者随机分配到单束重建组和双束重建组接受不同的干预措施。在两组患者完成手术至少 2 年后，对患者进行主观及客观的膝功能评估。结果显示，两组患者的结果差异没有显著的统计学意义，这意味着两种手术技术的临床效果和价值相同。RCT 具有严谨性和针对性的研究特点，被证明其相较于其他的研究设计更能有效地验证暴露与结果之间的因果关系。

RCT 基本原则之一就是"随机"。通过将研究对象按随机化原则分为试验组和对照组，研究者不仅能够减少潜在的偏倚因素，还能提高研究的内在真实性。如果采用恰当的随机分配方法，那么研究对象被分到试验组和对照组的概率是出于偶然性而非研究者个人偏好，这可最大程度地降低已知或未知的患者因素可能对研究结果造成的影响，并提供最高质量的数据。正如 Kim 等提到的，尽管目前有很多方法实现随机化，但它们的基本目的均是为了将 RCT 的研究对象随机分配。

　　意向处理（intention-to-treat，ITT）分析是 RCT 实施过程中的一种重要策略。即无论在试验中发生什么事件（如失访、试验程序偏差、中途退出治疗等），均按最初分组（治疗组或对照组）情况进行结果分析，以保证对所有参加随机分组的患者均进行分析。ITT之所以重要是因为它能够在患者不依从或中途退出试验的情况下最大程度地减小偏倚并提高研究数据的有效性。再次以 ACL 重建术为例来进一步阐明其概念。比如有 100 例 ACL 损伤患者，采用随机化的方法将其中 50 例患者分配到手术重建组（试验组），将另外 50例患者分配到非手术治疗和物理疗法组（对照组）。在获取患者知情同意后开始为期 2 年的研究计划，以了解评估两组患者在 2 年研究期内的情况。然而在试验进行期间，对照组的 10 例患者由于感觉改善不佳，通过其他方法寻求手术治疗。那么现在应如何处理由于两组患者的变动而改变的数据？ ITT 主张不论试验后续情况如何，当初所有参与随机分组的受试者均纳入原来的组分析。如果在分析时剔除对照组退出的 10 例患者，那么现在该组中剩余的 40 例患者在临床上代表更健康且更有倾向性的患者样本，从而使结果出现偏倚。换言之，就是在对照组中表现较差的患者更容易选择退出试验。2006 年进行的一项脊柱患者结果研究试验（Spine Patient Outcomes Research Trial，SPORT）可很好地说明上述问题。501 例准备接受腰椎间盘切除术的腰椎间盘突出症患者被随机分配到了两组，一组接受标准的开放椎间盘切除术，另一组接受非手术治疗。虽然最初对患者进行了随机分配，但手术组中仅有 50% 的患者在 3 个月内进行了手术，而在相同的时间内，非手术组中有 30% 的患者接受了手术治疗。研究者对数据进行 ITT 分析的结果显示，手术组与非手术组相比，两组的治疗效果差异很小或没有差异。但这是由于两组患者之间存在实质性的交叉而得出的结论，因而无法确定治疗效果的优劣性，这也是进行一项 RCT 的主要局限性。根据 ITT 分析，如果将所有参与随机分配的受试者均按原组纳入分析，研究者可改善计划依从性并降低偏倚。但是进行 ITT 分析而导致的结果则是由于不依从和中途退出的患者会稀释阳性数据，从到导致研究结果趋于保守。ITT 也存在局限性，如果大量的患者改变治疗方式，则有可能导致无法提供准确的数据。ITT 的一种替代分析方法是"接受治疗分析"，是指按受试者实际接受的干预所得结果进行相应的分析，与最初分配到哪个组无关。SPORT 就同时说明了两种分析方法如何从同一患者组中产生截然不同的结果。除了进行 ITT 分析（如上所述）外，SPORT 中的研究者还使用接受治疗分析的方法进行了数据分析，结果显示在 2 年随访期内手术治疗的效果具有明显优势。尽管这表明 ITT 分析在某些情况下会低估手术的真实效果，但接受治疗分析法也存在明显的局限性，就是其不能按照原始随机化方案对混杂因素进行控制。

尽管 RCT 代表原始证据的最高水平，但其仍然存在不足之处。只有在理解"临床均势"原则的基础上才能充分讨论 RCT 的局限性。这一原则表明，研究者和医学界对试验组和对照组之间的对比治疗效果处于不确定的真实状态。理想情况下，在临床均势原则的假设下进行的 RCT 防止了对优于对照组的患者故意中止治疗，因此得以有较高的伦理基准。在专家团体尚未商定最佳治疗方案的情况下，在临床均势的假设下采用随机化的方法选择患者将要接受的治疗（或不接受治疗）措施从伦理上说是必要的。在骨科手术中，"假手术"正好能阐释这一概念。假手术类似于"安慰剂"，因为假手术给患者造成一种自己正在接受治疗的错觉，但实际上没有接受手术治疗中的重要步骤。一方面，假手术组能够准确反映治疗组的疗效；另一方面，它又增加了对照组患者无法接受合理治疗的可能性。但总体来说，目前的研究倾向于在伦理实践、临床均势和明确的知情同意的条件下，假手术在骨科临床试验中仍有无可替代的重要意义。

进行一项 RCT 的主要挑战不仅在于所需的巨大费用、人力和资源，而且在缺乏伦理管理和规范报告标准的情况下，RCT 可能会提供错误的信息，从而在之后的诊疗实践中损害患者健康和利益。尽管 RCT 被认为是临床试验研究设计的"金标准"，但它并不是产生可靠证据结果的唯一选择。我们建议，如果临床问题可通过如上所述的所谓的"低质量"研究设计得到更准确和有效的解答，那么仍然可考虑采用它们进行临床研究。

四、二次 / 筛选研究

二次研究证据主要包括两种研究设计类型：系统评价和 meta 分析。

二次研究证据不是直接检索和解释数据，而是用一种新的方式汇总和解释原始研究证据。因为它代表了特定主题的最佳证据的整合，所以传统上认为二次研究结果代表了最高级别的证据。尽管二次研究证据的价值较高，但仍有学者质疑其证据的有效性，他们认为与设计良好的原始研究相比，目前医学界可能高估了二次研究证据的价值。由于骨科文献中缺乏高质量的 RCT，所以是否应将方法学上存在研究设计缺陷的试验和非随机性试验纳入系统评价已成为热议的话题。系统评价或 meta 分析的结果受到其纳入的原始研究质量的影响。所以纳入低质量的原始研究会降低其结果的有效性。如果纳入与研究的临床问题无关的原始研究或陈旧的研究，则会降低 meta 分析所得出结论的质量，从而导致其对提高诊疗标准或实践没有任何价值。因此，Audigé 等对现有的骨科文献及大量纳入非随机对照试验和异质性较大的研究的系统评价进行回顾，最终得出结论：在解释二次研究证据的结论时一定要谨慎。

（一）系统评价

系统评价是针对某一特定的临床问题，通过全面收集、分析和评价相关的原始研究数据，得出有关干预措施的综合效果。研究者通过系统评价可得出如下结论：针对某一研究主题，现有的文献从总体上说明了什么？我们再次以 ACL 重建手术为主题举例说明系统评价。在评估男性和女性患者之间 ACL 重建手术的结果有何不同时，Ryan 等对现有的文献进行了系统评价，最终纳入了 13 篇符合标准的研究，主要进行分析的结局指标包括"移植失败风险""对侧 ACL 损伤风险""膝关节松弛"和"患者报告结局"，系统评价结果发现男性、女性患者在 ACL 重建手术的相关结局上差异没有临床差异。虽然系统评价能对大量数据进行定性讨论，但是通常无法对数据进行直接的统计分析。同时，虽然系统评价需要对文献进行全面的检索，但是最终可纳入分析的研究与纳入标准密切相关，意味着作者可通过更改纳入排除标准，随意操纵纳入文献以加强其个人论点。

（二）系统评价与 meta 分析

与系统评价一样，meta 分析同样需要对拟解决的临床问题进行全面的文献检索，但是 meta 分析必须对数据进行统计分析。因此，在进行 meta 分析会要求纳入分析的文献数据具有相对同质性。在进行 meta

分析时，通常使用"固定效应"模型或"随机效应"模型。在 Mantel-Haenszel 固定效应模型中，研究者假设一个真实的效应量是纳入所有研究的基础，且研究间所有观察到的变异都是由偶然机会引起。Der Simonian 和 Laird 随机效应模型考虑了研究之间的异质性程度，使得固定效应模型可能得出不正确的结论，因此是评估研究之间异质性的最佳选择。

由于针对同一研究主题的不同数据可能采用不同的度量、单位、结局评分等来呈现，因此进行 meta 分析比较困难。比如，我们想要找到一种综合分析方法。Desai 等进行了一项 meta 分析系统比较了已经发表的文献中有关进行单束和双束 ACL 重建患者的结局评分和体格检查结果，该 meta 分析共纳入 15 项研究，970 例患者，且纳入研究同质性较好。结果显示：统计学上双束重建技术有助于改善膝关节运动，但在改善临床重要结局上，单束和双束技术的效果差异并不明显。与系统评价一样，meta 分析也因容易受到作者决定是否纳入研究而产生偏倚。

（三）PRISMA

为了提高系统评价和 meta 文章报告的质量，2009 年，Moher 等发布了"PRISMA"声明。该声明详尽说明了设计和执行系统评价和 meta 分析所必要的条目和方法，以期提高和标准化二次研究证据的质量。强烈建议准备撰写系统评价和 meta 分析的研究者在一开始就阅读并遵守 PRISMA 指南。

五、证据分级

虽然本书已详细对"证据分级"进行讨论，但因为它们的建模与证据分层结构类似，在这里我们将对证据分级做一简单介绍。表 2-1 来自 Wright 等发表在（*Journal of Bone and Joint Surgery*，JBJS）上的一篇文章，该表对证据分级及其相应研究设计做了详尽概述。不仅阐明了不同研究类型得出数据的相对强度，还建议对数据的质量进行统一分级。

六、骨科文献证据变化趋势

在过去的几十年中，骨科文献的数量和质量都在不断变化。

表 2-1　治疗、预后和诊断研究背景下的临床证据水平和研究设计

证据分级	治疗研究—调查治疗结果	预后研究—调查疾病的结果	诊断试验—调查诊断试验
I级	1. 随机对照试验 　a. 差异显著 　b. 无显著差异，但置信区间同较窄 2. I级随机对照试验的系统评价（研究同质）	1. 前瞻性研究 2. I级研究的系统评价	1. 在连续患者中测试先前制定的诊断标准（具有普遍适用参考的金标准） 2. I级研究的系统评价
II级	1. 前瞻性队列研究 2. 低质量随机对照试验（如80%的随访） 3. 系统评价 　a. II级研究 　b. 非同质I级研究	1. 回顾性研究 2. 先前随机对照试验的未治疗对照研究 3. II级研究的系统评价	1. 在连续患者中制定诊断标准（具有普遍适用参考的金标准） 2. II级研究的系统评价
III级	1. 病例-对照研究 2. 回顾性队列研究 3. III级研究的系统评价	病例报告	1. 非连续性患者的研究（没有一致应用参考的金标准） 2. III级研究的系统评价
IV级	病例报告（无对照或历史对照、对照组）		1. 病例-对照研究 2. 参考标准较差
V级	专家意见	专家意见	专家意见

摘自 JBJS: 85-A (1), 2003.

Cunningham 等在 2013 年发表了一项研究，他们回顾了过去 10 年中发表在骨科学领域影响力最大的 8 个期刊的文献，以确定已发表证据的数量和水平趋势。研究发现在 2000—2010 年，每年研究数量持续增加，且在同一时期，Ⅰ级和Ⅱ级研究的数量显著增加。然而，尽管数量有所增加，但是大量的文献仍为Ⅲ级和Ⅳ级研究证据，并建议研究者针对特定临床问题发表最高水平的证据。这一结论后来在 Grant 等的一项研究中得到了证实，他们发现Ⅰ级和Ⅱ级证据研究的数量有所增加。此外，他们还强调，与预后和治疗性研究相比，增加最多的是诊断性研究证据。

要点

● 尽管已开发证据强度的层级结构，但进行研究设计时应首要考虑"我想回答什么问题？"。

● 证据强度更高的研究如果没有解决最初试图解决的问题，那么该研究也是没意义的。

● 尽管 RCT 可能代表临床证据的"金标准"，但对于某些特定问题，RCT 可能并不是最佳选择。

● 尽管我们鼓励发布高质量证据，但我们强调必须确保每项科学研究均始于精心设计的临床问题，然后再进行研究设计。

（葛　龙　译）

第3章

偏倚和混杂

一、前言：什么是偏倚

临床研究中偏倚是指排除了对问题没有偏见考虑的任何研究局限。偏倚是研究的最大障碍，因其可能歪曲研究结果、削弱真实关联或产生虚假关联，从而破坏研究可信度。偏倚可分类为随机偏倚或系统偏倚。在研究中随机分配缺乏精度时，会产生随机偏倚；当研究人群的特定子集集中缺乏精度时，会产生系统偏倚（图 3-1）。

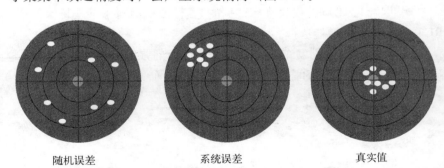

随机误差　　　　　　系统误差　　　　　　真实值

图 3-1　可视化图示：偏倚导致的随机误差或系统误差使结果偏离真实值

偏倚可在研究各阶段发生，包括研究设计、样本选择、数据收集、数据分析和研究结果解释，甚至可能发生于发表过程中。报告有统计学差异结果的稿件比报告阴性结果的稿件发表率更高，这会导致发表偏倚。研究的每个阶段都易受到常见类型偏倚的影响，研究者认识这种趋势有助于避免偏倚。以下将介绍如何解决研究每个阶段可能出现的偏倚。

二、研究设计阶段的偏倚

在研究设计阶段，两种最常见的偏倚类型是方案偏倚和混杂偏倚。

(一) 方案偏倚

在骨科研究中，方案偏倚可能发生于手术方案确定和选择过程中。在研究中选择手术方案时需重视文献证据，尤其是 RCT 证据。若仅根据个人看法而非文献证据支持选择手术方案，则可能导致偏倚。Lim 等的研究发现这点在骨科手术中尤其常见。该研究评价了不同类型骨科手术的 RCT 证据级别和支持程度。根据该研究的标准评估，在所有骨科手术中，仅 37% 手术有至少 1 项 RCT 支持。因此，在研究设计过程中，经常发生未基于文献证据选择手术方案的情况。

(二) 混杂偏倚

产生混杂偏倚的基本条件是存在一个或多个风险因素与暴露和研究结果均独立相关。这些因素称为混杂变量、混杂因素或混杂因子，主要影响非随机观察性研究。若未能识别这些风险因素，会影响研究中暴露与结果间的关联。RCT 可通过随机化过程大幅降低或消除混杂效应，故受混杂因素影响程度较小，这是 RCT 成为临床研究设计金标准的最重要原因之一。

1. 测量和控制混杂因素　研究中不可能完全消除所有混杂因素的影响，但可采取措施减少某些变量的混杂效应。若问题中混杂因素可测量，则可减少或消除其效应。仅当某混杂因素精确度水平可测量时，才可降低该因素的混杂效应。混杂偏倚可通过限制和匹配等方法测量，也可通过多因素分析进行控制。在研究设计阶段，可用限制和匹配方法减少混杂因素的影响。

2. 限制　限制的原理是限定某变量在研究人群中的变异程度。引用 Gerhard 等的解释："变量必须可变，才能与暴露产生关联"。如在一项仅针对非吸烟者的研究中，吸烟无法成为混杂变量。

临床案例

举一骨科研究中限制混杂因素的基本案例。在年轻运动员 ACL 损伤研究中，若探讨年轻运动员性别与发生 ACL 损伤间的关联时，运动类型可能成为一种混杂因素。即运动类型与暴露（性别）和结局（ACL 损伤发生率）均相关。某些运动员（如美式橄榄球或艺术体操）主要为男性或女性，而切削和旋转运动（如足球和长曲棍球）的 ACL 损伤率最高。由于运动员的运动类型可明确确定，故可通过改良研究设计消除该混杂效应。制定纳入和排除标准是控制这类混杂变量的方法之一，可限制仅纳入一项或一类特定运动的运动员。

3. 匹配　匹配是预防混杂变量影响研究结果的另一种方法。匹配与限制一样在研究设计阶段实施。限制将研究局限于某些人群，而匹配是针对特定混杂因素建立均等分布于比较组。匹配的目的是建立除关注暴露因素外各种特征均相似的两个组。需注意：匹配变量越多越难匹配，故针对少量混杂变量更容易建立匹配比较组。当然，研究将更易产生残余混杂，故需仔细权衡。

临床案例

骨科研究文献中有很多匹配对照研究，*The Bone & Joint Journal* 中的文章《病态肥胖患者的全膝关节置换术》是其中之一。Amin 等在该项研究中评估了全膝关节置换术后 4 年结果，关注的暴露因素是体质指数（body mass index，BMI）。病态肥胖组 41 例进行了初次全膝关节置换术（total knee replacement，TKR）；作者选择 41 例非肥胖患者行 TKR 作为对照组。匹配病态肥胖组与对照组的年龄、性别、诊断、假体类型、侧别和术前功能评分，以限制这些因素对 TKR 结局的混杂效应。

---

4. 避免混杂因素导致的偏倚　在设计研究时，可通过控制患者选择和收集适当数据降低混杂因素导致的偏倚。患者选择阶段的方法包括随机化、限制或匹配。

因为随机试验可增加避免未知混杂因素（即无法预测的混杂因素）的可能性，故随机试验的证据级别最高。当随机化无法实施时，可使用限制和匹配（如上所述）。在研究设计时确保能收集潜在混杂因素的数据，也有助于在分析阶段降低其影响。

三、患者招募阶段的偏倚

招募患者阶段可能发生选择偏倚和（或）失访偏倚。在招募时，治疗组和对照组（或比较组）若不均衡差异，会发生选择偏倚。有偏向选择会导致实际样本人群与预期人群有显著差异，降低研究的内部真实性（图 3-2A）。

因研究在某些方面特征导致治疗组或对照组（或比较组）患者更可能脱落或失访，发生失访偏倚（也称转移偏倚）。这种偏倚可能会降低普遍性，因研究结果仅能代表保留于研究中患者（图 3-2B）。

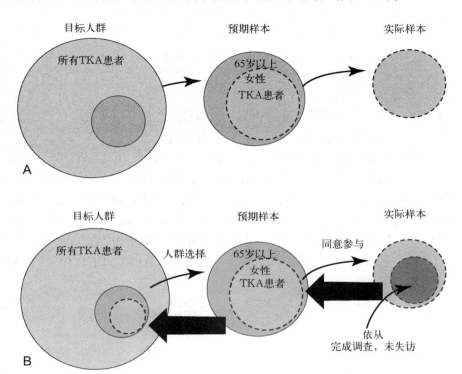

图 3-2　A. 选择偏倚可能导致样本人群与预期研究样本不同；B. 失访偏倚可能导致样本人群无法外推至预期目标人群

（一）选择偏倚

选择偏倚发生于招募受试者进入研究时，可为随机性或系统性。在回顾性研究中，是由已知的关注结局驱动研究问题，故选择偏倚的风险显而易见。然而，前瞻性研究中也可能发生选择偏倚。前瞻性研究的各对比组中个体可能存在系统性差异。例如，一项比较手术或非手术治疗 ACL 损伤结局的研究中，选择或未选择手术患者间可能存在差异，如活动程度、损伤严重程度或年龄，这些因素比治疗本身更能影响结局。这些混杂因素中一部分可通过收集相关数据和在分析中做出解释加以控制，但其他与治疗组或对照组系统相关的因素（如达到损伤前运动水平的心理动力），则可能很难或无法检测或测量。此外，还可能存在其他未知因素导致患者选择手术或非手术治疗，并影响结果。

　　在任何研究设计中，选择正确的对照组或对比方案对降低选择偏倚至关重要。由于时间推移总会引起一些偏倚，故应尽量避免采用历史对照。

　　选择偏倚在观察性研究中更常见，但也可能出现在随机试验中。例如，招募三级医院（RCT 通常如此）的患者可能有不同的疾病或社会经济特征，导致研究结果与就诊于社区医院的患者有系统性差异。

　　在骨科（或其他外科专科）RCT 中，同意随机分配可能是实现无偏选择的一个重要障碍。这很正常，因为很少有患者愿意被随机分配于接受手术或不接受手术，甚至去接受一种特定类型手术。例如，在脊柱患者结果研究试验（Spine Patient Outcomes Research Trial，SPORT）中，参加研究的随机手术 / 非手术组合格患者比例比同期观察性队列研究低很多（图 3-3）。愿意参加随机分组的患者比例很小，表明这一群体中的个人可能具备不同于其他患者的特殊个性、疾病或其他特征，可能会影响结果。故对这些患者的研究结果不能外推至一般腰痛患者人群。此外，因试验中患者人数少，随机化减小未知混杂因素效应的可能性被降低。

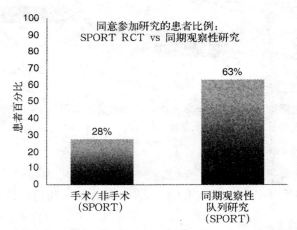

图 3-3　SPORT 中同意随机接受手术或非手术治疗的合格患者比例远低于同意进入同期观察性队列研究的患者，该队列研究中患者可选择是否接受手术

　　因为失访可能导致研究人群与目标人群明显不同，即使两组患者失访比例相对均衡，也会影响研究外推性。例如，因研究地点离家距离导致的特定种族或社会经济地位患者失访，即使对照组和治疗组均受影响，也将扭曲结果。各期刊对发表RCT所需达到的随访率略有不同。

JBJS 要求 I 级 RCT 随访率至少达到 80%。

　　减少 RCT 中选择偏倚的方法包括提高合格标准以限制异质性和减少混杂、延长招募周期和增加研究地点数量。骨科和其他外科专业研究中患者入院率较低，随机化获益不大，故不能犯教条主义，恰当控制混杂因素的前瞻性观察性研究证据水平可能最终高于 RCT。

　　（二）失访偏倚

　　失访与未失访患者特征不同，当研究中患者脱落会产生失访偏倚。患者可能因健康状况不佳或对治疗不满意而死亡或退出研究，也可能会因为依从性差而失访。当两组的失访比例严重不均衡时，可能会导致结果分析发生错误。例如，在探讨某手术结局的研究中，若患者因在其他医院接受翻修手术而退出研究，将导致并发症发生率降低。记录患者退出研究的原因可降低该偏倚。

　　在 SPORT 研究中，依从性差和接受交叉治疗导致失访偏倚水平较高，破坏了研究的预期结果（图 3-4）。

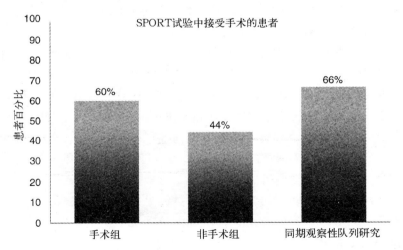

图 3-4　SPORT 研究中手术组和非手术组的手术率相似，导致无法区分两组结局。因依从性差，手术组中实际接受了手术的患者比例低于预期，而在研究开始后非手术组中交叉接受了手术的患者比例高于预期

　　减轻失访偏倚可能需要采取措施降低失访，如在所有患者都可到达的地点开展研究或采用简便的结果测量方法（如简表调查和将问卷

翻译成患者母语）以降低随访难度，也可能需要限制或减少接受交叉治疗可能。最后，记录研究中患者失访原因可能有助于在数据分析时解释失访的影响。

四、数据收集阶段的信息偏倚

信息偏倚可能源自观察者的检测或测量偏倚，也可能源自研究对象的反馈偏倚。

（一）检测或测量偏倚

在研究数据收集阶段，若结局评估工具不合适或使用不当，可能会产生检测偏倚。引起检测偏倚的原因可能为测量工具校准不当、访谈员或评分员的偏见及暴露或结果分类错误。

在骨科研究中，未使用标准化方法诊断目标疾病是检测偏倚的一种常见原因。此类偏倚在回顾性研究中更常见，因为研究者无法控制研究中每例患者的诊断方法，并可能不了解做出特定诊断所依据的数据或过程。在前瞻性研究中，可通过标准化数据收集方案（包括但不限于制订诊断方案）减小检测偏倚。

在一项探讨髌股疼痛（patellofemoral pain，PFP）与髌股软骨成分相关性的研究中，荷兰的研究者进行了 PFP 患者与健康者对照的比较。研究者制订了标准化清单，受试者符合其中至少 3 条标准可诊断为 PFP。对所有患者采用单次验证的 MRI 评估软骨成分。如此，研究者通过使用前瞻性研究设计将检测偏倚的风险降至最低，前瞻性设计可指定研究对象进入研究的诊断标准，并可使用标准化的 MRI 方案评估 PFP 患者和健康对照者的软骨成分。

使用盲法可预防因访谈员或评分员偏见导致测量偏倚。其他避免观察员错误导致偏倚的方法包括明确测量标准、使用多种方法验证结果和标准化测量方案。

（二）应答偏倚

研究中受试者可能会无意地给出有偏差的应答。霍桑效应是指人们在受到关注时可能做出较大改进的一种现象。应答偏倚的另一个例子是受访者倾向于取悦访谈员，尤其是在访谈员是医务工作者的情况下。要求回答敏感问题也可能导致应答偏倚，患者可能因过于尴尬而不说真话。

在回顾性观察性研究设计（如病例系列、病例 - 对照研究和回顾性队列研究)的数据收集阶段,回忆偏倚是一个严重问题。回忆偏倚是指调查或访谈要求研究对象回忆自己的过往,但研究对象的记忆和报告有误,无意间导致研究产生误差。前瞻性队列研究可避免回忆偏倚,因为是实时向研究对象获取数据。

Gabbe 等为调查骨科研究中典型问题的回忆偏倚大小,同时采用前瞻性监测和回顾性自我报告两种方法比较了 70 名澳大利亚社区足球队员 12 个月内的受伤史,发现两者存在显著差异,且回忆偏倚与问题的详细程度成正比。即随着被询问受伤史详细程度的增加,能准确地回忆起过去 12 个月受伤情况的社区足球队员比例下降。所有受访者均能准确回忆起是否曾经受伤,但只有不到 80% 的受访者能正确回忆受伤的次数或身体受伤部位。当要求受访者同时回忆受伤次数、身体受伤部位和诊断结果时,其准确性进一步降低。

Gabbe 等的研究不仅显示了回忆偏倚对研究结果的影响程度,还发现当研究者需询问受访者病史时仅简单提问便可提高回答的准确性。

降低应答偏倚的其他方法包括:在问卷或访谈延后询问敏感问题、使用经过验证的调查工具及在研究关注的暴露或治疗发生后尽早询问。

五、数据分析和解释阶段的偏倚

在数据分析和解释阶段,有机会降低研究早期阶段无意或不可避免引起的混杂偏倚和其他类型偏倚。分层/亚组分析可用于发现混杂因素,多变量建模可用于调整已知的潜在混杂因素。

时间-事件分析有助于减小失访引起的偏倚。倾向评分匹配可有效减小选择偏倚。

倾向评分

倾向评分由 logistic 回归模型生成,包括所有可能影响临床医师医疗决策潜在的重要因素,因此是用于估计患者遵从治疗途径的可能性,而非结果的可能性。使用回归系数给每例患者分配范围为 0 ~ 1 的倾向评分,表示患者接受参考治疗的可能性(通常为标准治疗)。分数 0 表示无机会接受治疗,分数 1 表示绝对确定接受治疗,分数 0.5 表示无偏倚的随机分配。

给每例研究对象分配倾向评分后,可执行多种分析,如模拟随机化的倾向评分"匹配"。特定手术倾向得分为 0.576 的患者可与其他治疗类型倾向得分接近 0.576 的患者匹配。有多种方法可优化该匹配过程，若执行恰当，两组相关特征将保持平衡，从而最大程度地减少潜在选择偏倚。可通过绘制匹配前后每个变量的标准差实现可视化（图 3-5）。标准差可用于比较数据集中每个独立变量在各组间平衡性。Cohen 提出一种比较两样本平均值的 Cohen 效应量指数。标准化差值 > 0.1 时认为变量不平衡。从示例可见，匹配前有 14 个变量不平衡，匹配后所有变量均平衡。实际上，除 2 个变量外，所有变量的平衡性都获得了改善。

此示例中，倾向评分匹配前（菱形）两组患者的 15 个变量间存在

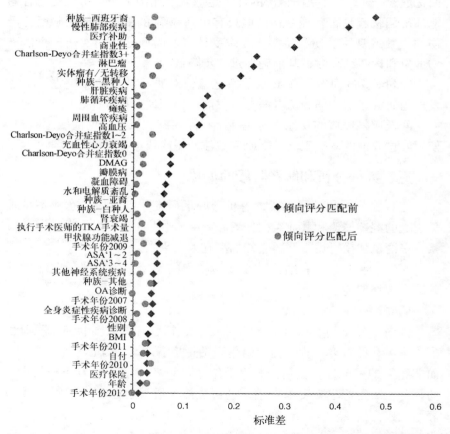

图 3-5 通过计算 42 个变量（沿 x 轴）的标准差，匹配样本队列中接受两种不同膝关节手术的患者。标准差（沿 y 轴，也称 Cohen 效应量指数）是以合并标准差为单位比较两组样本平均值，故标准差 ≥ 0.1 表示该变量显著不平衡

不平衡（标准差 > 0.1）；倾向评分匹配后（圆圈）后，这些变量影响每例患者分配于特定治疗组的可能性变得更为平衡。

严格意义上，随机化可消除来自未知混杂因素的偏倚，而倾向匹配仅能平衡已知混杂因素。但因匹配过程平衡了所有可测量的变量，故也降低了未测量的混杂因素影响。

尽管如此，骨科研究者仍有责任回顾已有文献，以确定在创建倾向评分时最能代表重要信息的标准化变量列表。倾向评分匹配已被用于关节置换和创伤等骨科研究。

倾向评分匹配的缺点是可能需要大量患者，尤其是标准治疗组。此外，在创建比较组时，匹配常会忽略大量可用的研究人群。故也提出了逆概率加权法（inverse probability of treatment weighting，IPTW）作为匹配的替代方法，用于调整混杂因素。采用 IPTW 时，倾向评分在加权回归中用作权重。加权可使两组临床特征恢复平衡，并可使用整个样本，而不仅是匹配患者子集。

六、发表偏倚

即使有良好的研究设计和实施，研究仍可能在发表阶段出现偏倚。作为有主观情感的审稿人，其偏见可影响研究的发表。Emerson 等（JAMA，2010）使用虚假稿件投稿，结果表明阳性结果比阴性结果更易发表。该文还报道了 *Journal of Bone and Joint Surgery*（JBJS）和 *Clinical Orthopaedics and Related Research*（CORR）中存在阳性结果偏倚。Okike 等（JBJS，2008）则报道了另一类偏倚，他们发现来自美国或加拿大的稿件更有可能被 JBJS 接收发表。这些研究表明，即使经过同行评审的论文，读者也需识别其潜在偏倚。

要点

● 开展骨科研究时需知晓混杂因素和偏倚的影响。

● 随机化、匹配和研究设计选择等技术可能有助于降低混杂和偏倚的影响。

（周　旭　译）

第4章

骨科研究中的伦理规范

一、前言

几千年来，科学一直在追寻有关人体健康问题的答案。科学知识的进步在造福人类的同时，一开始就存在难以界定伦理学研究边界的困境。然而，优先保护受试者的理念开始形成全球共识。不幸的是，由于未能确保伦理学研究，人们在过去的岁月里付出了沉重的代价。经历早期的教训之后，形成了开展和评估人体研究的指导原则。通过法规的完善和监管部门对创新研究方案的审查评估，使这些指导原则日益规范。

首先，在开始一项临床研究前必须明确研究目的。研究设计的目的应达到对增进健康、预防疾病和伤害、改进疾病和伤害的诊断及治疗方面的知识更新。为了判别使用人体作为受试者的合理性，研究参与者的潜在风险必须对于参与者或未来患者的潜在利益是合理的，并且在可能获得知识的重要性上也必须合理。对于任何一项研究，都无法预知全部受益和风险，也无法在研究完成之前确定研究效果。对于研究人员而言，这是一个难题，突显了监督和监管机构对确保伦理原则指导人体研究的重要性。

二、历史

早在现代伦理发展之前，就有专家提出了注重个体和保护研究对象这一重要观点。公元前 460 年，希波克拉底被许多人认为是最早促进约束医师的知名科学家。他的信念在希波克拉底誓言中得到了很好的应用，其要求医师使患者受益最大化的方式来践行医学，同时避免无意行为或不符合患者最佳利益的行为,即"不伤害"原则。在本章中，我们将从第二次世界大战期间受试者遭受暴行的后果开始，侧重于阐述现代伦理的发展。

第二次世界大战后的纽伦堡军事法庭阐述了纳粹德国科学家的虐待行径和令人恐惧的"研究"。纳粹的研究包括强迫将人类暴露于冰冻、燃烧装置、芥子气和其他武器中。纽伦堡审判的裁决为开展人体研究所必要的伦理条件进行了规定。

> 最初被称为"允许的医学实验"规则，后来被延伸为"纽伦堡法典"。其主要的伦理原则是自愿同意的要求，科学价值的证据，风险和受益的权衡及研究对象随时终止参与研究的权利。

尽管《纽伦堡法典》没有被正式采纳为法律或专业伦理规范的任何部分内容，但它对当代伦理准则的发展产生了重大影响。

> 随后,世界医学协会（几乎由所有国家医学协会组成）于 1964 年制定了《赫尔辛基宣言》，以提供有关人体研究的指导原则。这些原则的核心是尊重个人及其在参与研究方面做出知情选择的权利。个人的利益高于"科学与社会"的利益。

若干年来《纽伦堡法典》进行了多次修订，但其所规定的原则仍然是全世界伦理研究的基础。远在现代人体研究伦理的早期，涉及人体临床研究的争议始于美国。发表于 1936 年、由联邦政府资助的题为《对黑种人男性非干预治疗梅毒的塔斯基吉研究》的论文越来越引起人们对伦理的关注。该研究始于 1932 年，一直持续到 1972 年，目的是调查不经干预治疗梅毒的结局，几乎涉及整个自然病程。在 1945 年青霉素已作为标准治疗之后，仍继续停止干预，这使该研究声名狼藉。受试者误认为他们在接受治疗，而实际上没有任何治疗。从最初向公众新闻报道到全国范围内引起强烈抗议而使该研究被迫停止，前后经历了近 40 年的时间。

塔斯基吉研究令人震惊的结果引起了公众的震惊，导致国会听证会的召开，会中讨论人体研究中的伦理问题。为了针对这些暴行和其他类似的伦理滥用情况，1974 年国会通过了《国家研究法案》，以解决伦理问题。国会倡议建立"国家保护生物医学和行为研究人体受试者委员会"（简称"国家委员会"），并设立"机构审查委员会（Institutional Review Board，IRB）"。"国家委员会"的任务是建立涉及人体研究的基本伦理准则规范，以确保研究遵循伦理原则。该委员会于 1975—1978 年举行会议，发布了一系列报告，最终报告是 1979 年发布的有关伦理原则的审议摘要。该最终报告的标题为"保护人体研究的伦理准则和指导原则"，后被称为《贝尔蒙报告》。

> 《贝尔蒙报告》界定了临床实践和非必需临床研究的基本伦理原则，以及伦理研究的基本应用准则。

《贝尔蒙报告》确定的三项基本伦理原则包括："尊重原则"，即维护尊重自主权益的重要性；"有利原则"，即要求研究行为对人体不会造成伤害，旨在最大程度受益，同时将伤害最小化；"公正原则"，即要求选择研究对象时，要充分权衡可能存在的获益和风险，以免累及将来的适宜人群。《贝尔蒙报告》提出的这些伦理原则具有重要意义，在设计人体研究方案时常被用作基本"框架"。为了确保人体研究切实满足上述标准，IRB 应运而生（表 4-1）。

表 4-1 《纽伦堡法典》（1949 年）

1. 受试者的自愿同意是绝对必要的。
2. 实验应该收到对社会有利的富有成效的结果，用其他研究方法或手段是无法达到的，且在本质上不是随意和不必要的。
3. 实验设计应立足于动物实验的结果，对疾病的自然历史和其他的问题有所了解的基础上，预期结果将证实原来的实验是正确的。
4. 实验进行必须力求避免肉体和精神上的痛苦和创伤。
5. 事先就有理由相信会发生死亡或残疾的实验一律不得进行，除了实验的医师自己也成为受试者的实验不在此限。
6. 实验的危险性不能超过实验所解决问题的人道主义的重要性。
7. 必须做好充分准备和有足够的能力保护受试者排除哪怕是微之又微的创伤、残疾和死亡的可能性。
8. 实验只能由科学上合格的人进行。进行实验的人员，在实验的每一阶段都需要有极高的技术水平和管理能力。
9. 当受试者在实验过程中，已经达到这样的肉体与精神状态，即继续进行已经不可能的时候，完全有停止实验的自由。
10. 在实验过程中，主持实验的科学工作者，如果他有充分理由相信即使操作是诚心诚意的，技术也是高超的，判断是审慎的，但是若实验继续进行，受试者照样还要出现创伤、残疾和死亡时，必须随时中断实验。

三、机构审查委员会

美国卫生与公众服务部（HHS）基于《贝尔蒙报告》调查结果的指导原则，制定了 IRB 的相关要求。IRB 的目标是通过倡导、坚持和维护受试者的权利来规范涉及人体的研究。如今，IRB 已被广泛认可，并参与了所有由 HHS 和国立卫生研究院（NIH）资助的研究。在1991 年，HHS 提出的最初要求已由美国联邦政府正式颁布为"保护人体受试者政策"。"保护人体受试者政策"成为广为人知的"通用准则"，为 IRB 的组织结构和功能提供了明确的方向，它要求获得知情同意，以及要求机构提供书面保证其研究行为符合联邦法规。相当数量的医学和学术机构已经建立了自己的 IRB，以审查临床研究项目。这使得"通用准则"更加正式化，以进一步规范 IRB 审查所有研究方案以符合伦理规范。

IRB 审查的重要概念是了解何时需要进行审查。审查的必要性直接与确定拟开展研究的风险有关。根据 IRB 原则，风险分为三大类：低于最小风险、最小风险和大于最小风险。低于最小风险意味着受试者没有已知的身体、心理或经济风险。这种情况被认为该研究可免除 IRB 审查。但是，必须通过正式的程序并有足够的文件支持豁免，而不能由研究人员自己简单地确定。与骨科研究相关的研究表明，如果人体受试者参与的是以下一种或多种类别的研究，则是可以免除伦理审查，这包括教育实践和评估，对公共行为的访谈或观察以及不附带受试者身份识别信息的公开数据和生物样本研究。当一项研究的风险很小时，则有资格获得 IRB 指定成员的加急审查。这类研究的常见实例包括：回顾性评估部分日常医疗护理数据的观察性研究，医疗记录中没有特征标识的医学病历文档的评估研究，以及设计的问题不太可能引起患者情绪困扰的问卷或调查研究。被确定为"大于最小风险"（定义超出了患者通常遇到的风险）的研究需要 IRB 进行全面审查。一旦接受审查，委员会将在同意研究开展之前进行全面评估，包括研究设计、信息保密、风险与受益、受试者的选择、研究参与者的识别、患者隐私保护、获得知情同意的过程、知情同意书、研究人员的资格及潜在的利益冲突。获批后，对于持续时间超过 1 年的研究需要进行年度审查（图 4-1）。

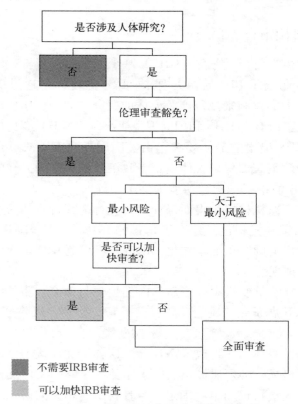

图 4-1　在 IRB 审查之前的监管问题

四、隐私权法规：美国和欧洲

随着 1996 年《健康保险携带与责任法案》（HIPAA）的通过，美国制定了有关人类受试者研究的其他监管指南。

> HIPPA 更广泛的目标是：改善个体市场组中健康保险覆盖面的可移植性和连续性，以达到打击健康保险和医疗保健中的浪费、欺诈和滥用，促进医疗储蓄账户的使用，改善获得长期保健服务和覆盖范围的渠道，简化健康保险的管理，以及其他目的。

尽管该法案初期对医疗服务提供者和保险公司产生了影响，但它也通过对患者隐私保护的干预而持续影响人体研究。2003 年，该条款扩展了对患者隐私保护的关注，该条款要求所有"隐性实体"（指有权访问患者信息的任何人员）都必须遵循 HIPAA 隐私规则。HIPAA 隐私规则的目标是期望规范特定的"个人可识别健康信息"（定义为受保护健康信息，PHI）的使用和披露。患者的 PHI 被认为是与其过去、现在或将来的身体或精神健康有关的信息、其医疗保健的条款，以及过去、现在或将来医疗保健向其个人付款的规定。2016 年，欧盟也颁布了与 HIPAA 相似的立法。为了有助于确保在人体受试者研究期间 PHI 的隐私保护，IRB 的运作是仅传输最少数量的必要信息。IRB 还必须确保在使用加密或密码保护之类的工具以电子方式传输或存储这些信息时，受试者隐私也能得到充分的保护。在美国，违反该法案的行为将受到公开披露、研究限制、罚款和监禁的惩罚（图 4-2）。

1. 姓名
2. 联系信息[如电话或传真号，网站或互联网协议（IP）或电子邮件地址，　小于州的地理地址，邮政编码的前三位除外]
3. 识别日期（比年份更详细，如出生、死亡、入院、出院的日期）
4. 年龄超过89岁（除非年龄在90岁或90岁以上）
5. 社会安全保障号码，病历，保险身份鉴别号码
6. 车辆识别号码（如序列号、车牌号）
7. 设备标识或序列号码
8. 证书或执照号码
9. 生物特征识别（如语音或视网膜印迹、指纹、全脸谱图像）
10. 任何其他唯一账号或证明材料

图 4-2　PHI 列表

五、知情同意

知情同意过程是人体研究伦理审查的基本支柱。本质上，参加研究者必须能够清楚地理解并阐述一项研究的目的、方法、风险、受益及可替代的治疗方案，以认可为"充分知情"。必须允许参加研究者在开始和整个研究期间自由决定是否参加研究，并可以选择随时退出。对于潜在的研究对象是未成年人或智力有限的成年人的情况，可以让具有相同知情同意要求的监管人签署知情同意书。知情同意旨在尊重即将参与和已参与研究受试者的自主权。因此，必须以自愿和非强制方式获得知情同意。由于受试者处于弱势地位，故研究人员与受试者或即将参与研究的患者之间存在权力严重不平等现象，自愿原则可能会存在一定挑战性（图 4-3）。

1. 骨科医师必须用患者可以理解的术语向其解释所推荐的治疗方法、可能的疗效和研究目的。骨科医师必须向患者提供适用的州和联邦法律所要求的最低信息量，至少应包括研究目的、潜在的副作用、替代治疗方法、推荐治疗方法的风险，以及研究方法、目的、参与者的条件和退出研究方案而不会被惩罚的权益等信息。

2. 患者必须理解向他们提供的知情同意信息。骨科医师必须确保患者已经理解基本信息，并且确实是理性决定参与研究。

3. 患者的知情同意必须是自愿的。自愿知情同意要求参加该项目的患者对研究方案以外的所有替代治疗方法有充分的了解。骨科医师必须确信患者的同意不会受到不恰当或过分的影响，例如，如果患者拒绝参加，则担心失去护理或医疗福利。

图 4-3　美国骨科医师医学伦理和专业精神守则的段落Ⅷ.A.

六、评估人体研究方案

NIH 很好地总结了评估人体研究方案的原则，并发表了有关伦理研究设计的推荐指南。上文讨论了知情同意和对潜在受试者的尊重，以下是对其余五项原则的简要阐述。社会和临床价值指的是一项研究是否有可能提供科学答案，从而发现新的和有意义的信息，而且这些信息能否对个体患者和整个社会的患者人群医疗保健产生切实的影响。当探索科学答案时，研究必须具有科学依据，以便为研究结论提供充分的支撑。否则，该研究不仅浪费资源，还会给人体受试者带来不必要的风险。在研究设计过程中，受试者的选择应充分考虑对其可能的风险及受益。正如本章所述，任何研究设计都要考虑这个重要的权重系数，即创造一个最佳的风险获益比。由于科学研究是探索未知事物，因此不可能真正获知干预措施的所有风险和收益。然而，通过努力可实现风险最小化和受益最大化的目标，研究应尝试去避免可预知的安全事件或对受试者的潜在伤害。最后，研究方案必须经过独立伦理审查，以确保遵守上述原则。这就是机构 IRB 扮演的角色（图 4-4）。

1. 社会和临床价值
2. 科学有效性
3. 受试者公正选择
4. 最佳风险获益比
5. 独立伦理审查
6. 知情同意
7. 尊重潜在的和已入组的受试者

图 4-4　人体研究方案设计的七项伦理原则

七、主要研究者的职责

一项研究的主要研究者（PI）对"研究的立题、设计和报告负责"。

　　根据是否有该项目相关的资金，PI 还负责资金的分配。美国骨科医师学会（AAOS）提出的一个关键要素是，尽管 PI 可能对研究的临床目的有看法，但只有在医学界对所涉及的临床问题进行讨论的情况下，这项研究才有理由评估。虽然允许将研究的部分内容委托给其他参与研究的人员，但"授权并不免除 PI 对其他研究者工作的责任"。在研究领域中常被忽视讨论的常见问题是对已完成研究成果的恰当归属和作者的定位。PI 负责确保任何与研究相关的文章都包括"对该研究做出重要贡献的个人"。无论具体贡献大小，出版物的每位作者都应该能够独立地评判出版物的内容（图 4-5）。

　　10. 骨科医师应保证他或她对数据的概念、设计或分析和解释做出了有价值的贡献，起草了手稿或对重要知识内容进行了严格修改，并批准了要发表的手稿版本。

　　12. 骨科医师应确认给予研究者恰当的作者定位，而不是将那些对研究的立题、数据的分析和解释，以及最终文章或报告的起草和修改做出实质性贡献的研究者排除在外。

图 4-5　研究与学术责任专业标准的强制性规定 10 和 12

八、假手术对照

　　假手术对照在骨科研究中的应用和讨论是有限的。这种担忧是显而易见的，因为很难设计一个研究既能够安全地最小化试验风险，同时又提供潜在获益证明这些风险存在的合理性。但是，我们从可靠的数据中知道，安慰剂效应可以显著改变主观结果。因此，一种比较安慰剂作用的研究设计对于明确干预措施的真实效果是理想的设计。此外，研究者虽可以对假手术受试者设盲并收集患者数据，但难以对患者和收集数据的研究者隐藏瘢痕或切口。同样，有证据支持这样的观点，即患者倾向于通过手术干预获得满意的结果。患者期望确信他们选择了正确的治疗选项。所有这些都指向这样的结论：假手术对照是可以接受的，但只有在恰当的程序和研究的目标可以尽量减少对人体受试者的风险。一种通常的应用是当研究的临床干预措施被强烈置疑相对于安慰剂效应而言几乎没有益处。Moseley 等进行了一项研究调查比较关节镜与假手术治疗经非手术治疗 6 个月无效的膝关节炎患者（表 4-2）。

表 4-2 假手术对照指南

1. 对一种特定疗法的治疗价值持怀疑态度
2. 与安慰剂比较，对其预知的获益存在分歧
3. 益处可能来自"手术经验"和术后医护方案
4. 在不考虑试验设计的前提下，尽可能降低假手术组的风险
5. 缺乏更好的疗法

九、资金和潜在利益冲突

传统上，企业界对骨科研究的支持很少。研究项目多来自学术机构及从事研究活动的个人或医学实践。然而，在过去的 30 年中，随着"骨科行业"的发展和繁荣，骨科手术发生了转变。企业驱动的创新大部分来自植入物的开发。在同一时期，研究经费已经从主要由慈善机构或政府资助转向为由企业界资助占多数的态势。这包含了对教育培训，会议和学术研讨会的行业支持。尽管增长的行业支持明显促进了患者治疗方面的积极进展，但也产生了潜在的偏倚和潜在利益冲突的情况。潜在利益冲突导致骨科界的大多数协会和期刊在发表任何研究成果时都要求完整的公开声明。然而，企业融资成功驾驭潜在利益冲突方面仍然是一个明显的挑战。

为了更好地了解这个领域的问题，重要的是去理解对行业资助的研究持有浓厚兴趣的 3 个群体：研究者、研究机构和资助研究的公司。他们对研究的兴趣不一定是并行的，而且很可能有很大的不同。值得庆幸的是，许多机构已经建立了有助于研究经费谈判的部门，以帮助消除或减少利益冲突。显而易见，"当研究人员或研究机构对研究项目有直接的财务利益时，可能会发生伦理问题"。但是，对于研究人员或研究机构而言，财务偏差可能并不明显，而且常常很微妙。AAOS 引用了两条伦理原则，供研究人员在面对经济利益冲突时参考（表 4-3）。从 AAOS 提出的这两个原则可以得出结论，即一旦有人从公司获得资金，他们就不应在整个交易过程中或在参与该项目的过程中买卖该公司的股票。同样，医疗器械的研发者应该避免直接参与对该器械的研究，应将研究投放给一个没有利益冲突的第三方去实施，而该第三方没有从使用该设备中获得潜在的经济利益。但这往往还是无法排除研究人员成为公司的顾问，因为给予他们的报酬与他们的努力是一致的。

表 4-3　经济利益冲突的伦理原则

1. 从伦理而言，研究人员可分享他们所做出努力的经济回报。如果某种药物、设备或其他产品在经济上具有报酬，则研究人员可能会从其贡献中合理地获得利润。骨科-企业学术联合协会专业标准，骨科的医学伦理和职业守则明确允许骨科医师收取特许权使用费。但是，从伦理上讲，研究人员可能不会从其实际努力的价值中获得不正当的利润
2. 应消除潜在的研究偏倚，特别是研究者的个人利益与研究的潜在结果之间存在直接利益关系的情况下更应如此

临床案例

下述为 AAOS 指出的关联利益冲突的违背伦理行为示例。

● 故意谈判以获得超过实际资助研究及有关机构和专科日常管理费用的经费。
● 研究者买卖公司的股票，而该骨科医师却正在研究该公司的骨科器械。
● 研究者接受激励报酬去修改数据。
● 研究人员接受资助公司的过多报酬，以评估或解释该公司产品的数据。
● 在报告由该公司制造的设备的研究时，未公开披露其与资助公司的合作研究或咨询安排。

临床试验注册

研究伦理道德行为的另一个方面是准确而完整地报告结果。考虑到数据的选择性发布（例如，药物试验中仅报告阳性信息）可能会导致误导性的结论报告，促使国际医学期刊编辑委员会（ICMJE）要求对任何分配患者到干预研究的试验必须进行临床试验注册。基于发表的考虑，这些研究必须预先注册在可公开访问的数据库中，例如临床试验注册网页（clinicaltrials）、政府或世界卫生组织（WHO）的国际临床试验注册平台。

要点

● 涉及人体受试者研究的伦理学实质是尊重参与者的自主权和健康权。

● 现代伦理始于第二次世界大战的结束，随后在 1947 年提出了《纽伦堡法典》指南。

●《贝尔蒙报告》确定了三项基本的伦理道德原则：尊重，有利和公正。

● 设立了机构审查委员会，以规范人体研究并确保遵守伦理道德规范。

● 知情同意书要求患者能够理解和阐述研究目的、方法、风险、收益及可参与的替代方法。

- 指导人体受试者研究方案设计的七项原则：社会和临床价值、科学有效性、受试者公平选择、最佳风险获益比、独立伦理审查、知情同意和尊重潜在受试者。

- 尽管存在合理的顾虑，但是当可以设计一种方案，旨在最大程度地降低风险的同时能提供潜在的最大收益，假手术仍然有作用。

- 人们越来越关注与企业资助相关的潜在利益冲突，因此，在正确导向该领域时，研究人员必须了解与利益冲突相关的若干伦理道德原则，这一点至关重要。

- 从伦理上讲，临床试验注册对降低选择发表的风险很重要，也已成为大多数医学杂志发表的主要标准。

（史小媛　梁茂植　译）

第 5 章
利益冲突

一、前言

利益冲突是一系列可能导致风险的情况，它将使关乎主要利益的专业判断或行动受到次要利益的不当影响。这是美国国家科学院医学研究所在 2009 年对医学科学产生的利益冲突的定义。随着世界各国政府对研究和教育经费的日益削减，越来越多的研究者正转向企业寻求研究支持。这种情况下生物医学研究者与企业的关系更为紧密。在美国，71% 的研发资金来自企业，其次是政府（21%）和私人基金会（4%）。尽管这样各有益处，但研究者与企业的关系仍然会产生利益冲突，这可能会有损医学研究的主要目标。几项系统评价和相关研究为此提供了大量证据，证明与企业关联的临床试验更有可能获得有利于企业的结果。除资金的利益冲突外，还存在来自其他方面的利益冲突。

二、利益冲突的定义

利益冲突定义中的三要素分别为主要利益、次要利益及其冲突。主要利益包括促进和保护研究方法和结果的完整性，以及患者和研究参与者的利益。次要利益包括但不限于经济利益，还包括对职业发展的渴望、对个人成就的认可，以及有利于朋友和家人或学生和同事。只有次要利益在专业决策中所占权重高于主要利益时，才会引发争议。对于研究者而言，提供客观公正的科学证据应优先于经济利益。第三要素，即实际冲突，指特定一方实际上是否受到次要利益的影响。相关经验和研究都表明，在某种条件下的专业判断可能更多受到次要利益而非主要利益的影响。

从上述简单的事实来看，利益冲突确实是值得探讨的主题。企业与学术研究者之间的经济联系存在着固有的风险，可能会影响到指南的制定或研究的结果。利益冲突的相关政策通常合理地关注到经济利益和经济关系。此外，"知识产权的利益冲突"也可能发生，Guyatt 等就此做了定义：学术活动可能会产生对特定观点的依赖感，从而可能过度影响个体对具体建议的判断。

潜在的利益冲突可能源于作者所担任的专业职位，例如私人诊所雇佣或任职于与特定医疗领域有关的咨询委员会。另外，研究者可能会在获得经费、发表文章、职业发展或得到终身职位等方面感到压力，大学对研究者科研成果的要求进一步增加了这种压力。当这些因素与研究发生冲突时，个人利益也可能使研究者的判断产生偏差。此外，当学术利益冲突包括发表原创研究论文及通过同行评议而获得政府或直接关联指南推荐的非营利组织的经费资助时，会特定视为"重要"，而仅参与已被认可的但不排除具有一定推荐性的新指南研究组，则被视为"不太重要"。而关注经济利益冲突，其原因并非因为经济利益必然会比其他利益更容易引起腐败，而是因为相对而言它们更客观和可量化。

三、承认利益冲突及其重要性

经济利益冲突和学术偏见会对临床实践的推荐产生影响。骨科医师若与企业相关利益发生冲突，则可能会影响用于指导骨科患者治疗的科学报告，而这些报告对患者和学界都非常重要。首先，骨科研究的传播会因此受到与企业利益相关冲突的影响。利益冲突可能影响不同于出版期刊的影响因子和文章引用率。目前已经发现，医学文献的高引用率与企业资助和有利于企业结果的报告有关，此外也关联期刊的影响因子。甚至在最近一项专门针对骨科杂志的研究中发现，高级别的证据、大的样本量、多中心的代表性，以及涉及非营利性组织或营利性公司公开披露其利益冲突等因素都与骨科的高引用率有关。一种可能的解释是，获得外部资金支持的研究者更有可能发表科学性更高的文章，从而更有可能被引用。

经济和（或）学术利益冲突产生的偏差可能来自于此类冲突，这将以某种方式影响决策的能力，而这种方式对决策者而言完全是隐匿的。数据的访问也有同样的顾虑。在企业支持的研究中，研究者通常无完全的数据访问权，这造就了研究者无意偏倚的新观念。企业赞助商甚至可以阻止发布不利于他们的研究结果。实际上，利益冲突与人有关，与公司或组织无关。大多数参与研究的人并未认识到这些利益冲突对其判断力的影响。声明或承认利益冲突并不会减轻影响。当公开披露研究协调员可以减轻提供咨询者的罪恶感时，就会发生道德许可。由于接受建议者已被警告，因此可能产生更多有偏倚的建议。即使研究者可以保持公正，并声明不存在任何利益冲突，但也应该提醒编辑和审稿人在评审和发表方面存在的潜在利益冲突。

实际的利益冲突、显著的利益冲突和潜在的利益冲突之间存在着区别。感知到的利益冲突可能与实际的利益冲突同样重要。经济利益冲突是影响公众对研究信任度的重要因素。感知的利益冲突可能会破坏公众对公共部门服务、机构流程和公共机构质量的看法和信任。

对偏倚的结果，甚至是虚假结果的担心都是合理的。一些研究人员认为，科学期刊关于研究者财务与其工作之间关联的披露政策对预防或识别偏倚帮助甚微。此外，如果宣告有经济关联，有价值的研究会被读者抛弃，即使研究结果不受资助经费的影响。影响读者认知的另一种情况是前瞻性随机对照试验中对照组的选择偏倚。这种偏倚由于选择了不合适的对照和有偏向的出版物，从而导致偏向选择由资助研究的公司生产的产品。在最近的一项研究中，对可能影响药企资助的药物临床试验的研究结果、研究方案及质量进行了研究，结果营利性组织资助的试验的质量在方法学上没有发现比其他独立的资金来源资助的试验更差。然而有建议认为，对方案的影响会导致对试验产品的偏好，而对结果的影响则会偏向于有利于利益方的解释。考察该主题的另一种方式是，倾向性会使公司偏向资助可能有利于促进自身利益的研究项目并操纵其研究的过程。最后，就患者、专业人士和研究者认知与营利组织的经济关联而言，他们认为研究证据的质量会因经济利益受到损害，应该披露经济关联以使读者通过自己的独立判断去解读研究结果。

四、利益冲突管理

机构、专业组织和政府制定政策来代表公众解决利益冲突问题，以实现并保持高标准的管理。尽管对违反披露政策的研究人员进行惩罚也可能有助于预防，且存在利益冲突并非意味着任何个人的动机不当，但当此类政策旨在预防或减轻其对研究完整性的影响而不是发生后的惩罚时，其效果最佳。为了避免这些类似的错误，并为制定和应用此类政策提供指导，需要一个分析利益冲突的架构。利益冲突政策不仅应解决与企业的经济关系可能导致的偏倚或信任度丧失的担忧，而且还应考虑这种关系在特定情况下的潜在利益。

利益冲突管理的 3 个关键步骤：①识别相关的可疑关系；②解决现有关系；③披露相关关系给读者。基于伦理或实践原因，可能无法消除冲突。

临床试验注册的要求之一是要回答关于企业资助的研究和研究报告中有关利益冲突的问题。临床试验的注册将确认试验品研究的基本方法、研究结果的分析程序，以及评估和报告的主要临床终点在试验开始和数据分析之前已经详细界定。在美国，卫生与公众服务部对利益冲突的管理和研究的客观性进行了联邦监管。

基本上所有医学期刊都要求作者披露潜在的利益冲突。遗憾的是，各期刊之间的披露格式不一致。学术出版中的利益冲突管理涉及多个方面：研究者、编辑和出版者，以及读者。认识到利益冲突的可能性是第一步，处理这个复杂问题的困难在于利益冲突的声明。管理出版中利益冲突的责任均衡分布在作者、审阅者、编辑和读者之间。

对于研究者和作者而言，有必要意识到那些可能会对结果和观点产生偏倚的情况。潜在的冲突可能包括既得利益集团提供的资金或实物的支持。最清楚和最容易确定的是与出版物直接相关的研究经费来源，但是这种支持还可能包括会议资助、有偿演讲活动和奖励。管理这些潜在的利益冲突首先包含对潜在或实际利益冲突的意识和认可，以及提交后的声明。坚持合理的学术原则，例如数据要真实，不夸大其词又非公开不足，是帮助管理潜在冲突的一种措施。在一些国家，研究者除了要报告资金外，还必须在演示文稿和出版物中公开利益冲突和自己的同事，在某些情况下，还得公开研究对象。

在审阅稿件时，审稿人需要牢记潜在的利益冲突并时刻保持警惕。审稿人需要检查用于支持陈述的参考文献是否得到恰当的利用；提出的主张是否合理；负性的发现是否得到了公正的报道；结论和建议是否与研究中可能隐匿的观点相称。编辑还需要以作者和审稿人相似的方式考虑自己的个人利益冲突。他们的工作是制定政策，以确保作者和审稿人的利益不会扭曲出版决定。在认知这种冲突中，最困难的群体是读者，即医疗专业人员，因为他们必须找到自己的方法来解读结果。意识是解决问题的钥匙，而问责是他们的责任，用以质疑出版的材料是否受到作者、评审者或编辑利益冲突的影响。

要点

- 重要的是应认知发生冲突并不意味着做错事。
- 冲突是指增加产生偏倚可能性和风险的情况，对此应采取措施以确保研究的完整性。
- 目标是通过公开和法规提高透明度，以便使研究的读者去思考与冲突相关的潜在影响。
- 有时需要基于研究的事实和性质进行仔细判别。

（赵芸芸　梁茂植　译）

第6章

临床研究中的伦理

一、前言

塔斯基吉梅毒试验。1932 年，位于阿拉巴马州的美国公共卫生服务局和塔斯基吉研究所开始了对非洲裔美国男性梅毒患者的观察性研究。这项研究名为："未经治疗的黑种人男性梅毒患者感染的塔斯基吉研究"，研究目的是证明梅毒的治疗方案。约 600 名受试者（其中 400 名患有梅毒）没有被告知其疾病。尽管可以使用铋、砷、汞和后来的青霉素作为治疗方法，但未为受试者提供治疗。怀疑接受过砷或汞注射治疗的受试者立即进行了替换。正如在 1964 年 1 月第 14 届性病研究的最新进展年度研讨会上的一篇论文中所报道的那样，"为了弥补这一点，在研究中增加了 14 名年轻未经治疗的梅毒患者"。在媒体报道之后，该研究于 1972 年结束。当时由 9 个人组成的调查小组发现，在受试者同意参加此研究之前，研究人员未向受试者提供任何信息。这项为期 40 年的试验，未被知情告知的受试者成为医学史上时间最长的非治疗性研究的受害者。塔斯基吉梅毒试验展现了在临床研究中对弱势群体的剥削、知情同意的必要性和少数人群的诱导。至此之后，各个级别的涉及人类受试者的临床研究都采用了道德准则和监管委员会来监管研究。

二、临床研究中的法规和道德准则

在准备和进行涉及人类受试者的试验时，研究人员必须遵守国际、联邦和机构准则以保护受试者。美国 HHS 的"通用规则"，各个机构的 IRB 及 1996 年的 HIPAA 是临床研究中伦理的 3 种主要监管措施。这三项措施都是在 1964 年通过世界医学协会的《赫尔辛基宣言：涉及人体医学研究的伦理原则》之后制定的。

（一）《赫尔辛基宣言》

《赫尔辛基宣言》（DOH）被认为是临床研究中伦理学的金标准。在当前情况下，DOH 适用于人体受试者、数据和材料（世界医学协会）。DOH 的中心原则是保护参与临床研究的所有患者的健康和权利，并主张对人类研究的安全性、有效性、效率、可及性和质量进行持续评估。它最初由 14 个简短的陈述组成，概述了进行人体研究的道德准则。自成立以来，DOH 已进行了 7 次修订，1975 年（东京），1983 年（威尼斯），1989 年（中国香港），1996 年（南非萨默塞特），2000 年（爱丁堡），2008 年（首尔）和 2013 年（巴西福塔莱萨）。到 2014 年，DOH 已包含 37 条详细原则。声明的依据来自《纽伦堡法典》。这一重要的道德守则是在纽伦堡针对纳粹战争罪行的审判结束时制定的，其中包括对大屠杀受害者进行暴力性人体医学试验。

（二）通用规则

美国 HHS 颁布了有关人类研究的道德行为的法规。《HHS 联邦法规法典》第 45 篇第 46 部分保护人体受试者于 1981 年制定，并于 2009 年更新。该政策俗称《通用规则》，在联邦机构进行或由联邦机构支持的研究中，旨在保护人体受试者。它要求研究人员提供知情的书面同意，全面披露拟进行研究的益处和可预见的风险，并声明在任何时候受试者有拒绝参与的主体权利。为弱势群体、孕妇、人类胎儿、新生儿、囚犯和儿童提供了更多的保护措施。HHS 和其他 15 个联邦部门和机构在 2015 年提出了对《通用规则》的修订。更新的目的是反映自《通用规则》制定以来 35 年来的研究变化，目标包括加强尊重和加强知情同意，特别是对于长期使用不明身份的生物标本；加强可识别个人隐私信息的安全保障措施；对研究风险分级和对多中心研究伦理审查流程的简化和校准监督。HHS 征求了公众对新的《通用规则》的意见，截至 2016 年 1 月。

（三）机构审查委员会（IRB）

《通用规则》还规定，由联邦部门或机构外部组织进行或支持的研究必须符合开展研究的 IRB 的要求。与《通用规则》一样，IRB 的目的也是为人体受试者研究提供道德和监管。在机构层面，他们确保研究遵守外部法律、政策和法规。《通用规则》和 IRB 都遵循 1979 年《贝尔蒙报告》中定义的道德原则，主要包括尊重、有利和公正原则。由 IRB 批准的研究需要持续进行年度审查。

(四)《健康保险携带与责任法案（HIPAA）》

除了保护临床研究受试者本身之外，受试者可识别身份的个人信息也应受到保护。1996 年 HIPAA 旨在为涉及人的研究受试者增加隐私保护。这包括姓名、病历号、出生日期、社会安全号码、地址或身份证明照片等可用于识别特定研究受试者的隐私和安全信息。随着电子病历变得越来越普遍，安全性和隐私问题扩展到可识别数据的在线存储，法规也必须改变。在 2000 年、2004 年、2009 年和 2013 年，HIPAA 也随着技术的进步，进行了修改和扩展。

HIPAA 隐私规则保护个人身份健康信息，于 2000 年引入，并于 2003 年在全国范围内强制实施。通过保护所有权和特定受保护健康信息（PHI）的传输，隐私规则旨在保护与个人相关的健康信息，同时促进数据流以最大程度地提高医疗质量。PHI 包含可用于识别受试者的任何信息。HIPAA 隐私规则在临床研究中的实施也引起了批评。2007 年，JAMA 发表了一项研究，其中超过 2/3 的接受调查的流行病学家在实施 HIPAA 隐私规则后认为"该法案对涉及人的健康研究产生了实质性的负面影响"。为了涵盖电子 PHI 的保护，HIPAA 安全规则（HSR）于 2003 年颁布。

三、种群代表伦理问题

临床研究中缺乏不同种族和不同民族受试者的情况，阻碍了对异质人群疾病最佳治疗的研究。为了解决这个问题，国会通过了 1993 年《国立卫生研究院（NIH）复兴法案》，旨在促进临床研究受试者的多样化。除极少数情况例外，《国立卫生研究院（NIH）复兴法案》要求美国国立卫生研究院（NIH）资助的临床研究包括妇女和少数群体成员。临床研究多样化的监管法律出台 20 年后，少数人参与癌症临床试验的机会仍然很少。临床研究的其他领域包括心血管疾病、呼吸系统疾病、精神卫生服务和药物滥用，少数人群参加研究机会较少的情况依然存在。

尽管有立法规定，但纳入标准的障碍可能会阻碍纳入少数群体。临床试验越来越需要英语流利度。医护人员的不信任和对临床研究缺乏理解也导致少数族裔参与率低。少数族裔进入临床研究机构的机会减少，同时影响招募的多样性。

四、论文发表的伦理问题

（一）数据造假和不当操作

最引人关注的造假研究之一是 Andrew Wakefield 博士的病例系列研究，该研究结果表明 MMR 疫苗（麻疹、腮腺炎和风疹联合疫苗）与自闭症之间存在关联。Wakefield 博士于 1998 年发表在英国医学杂志《柳叶刀》上，引起了主流媒体的关注。因此，英国面向幼儿的 MMR 疫苗接种率从 1997 年的 83.1% 降至 1998 年的 69.9%。2004 年，原始文章的 13 位作者中的 10 位发表了一篇标题为《撤回解释》的单页评论。同时，《柳叶刀》杂志的编辑们也承认 Wakefield 等缺乏经费披露，并重申"论文的适用性、可信性和有效性"。2010 年，《柳叶刀》撤回了 Wakefield 博士的文章。

这个例子说明临床研究伦理学的许多重要方面。研究人员没有报告准确的发现，并从一个不具代表性的小病例系列中得出推测性结论。作者的这些不道德行为因《柳叶刀》杂志不负责任的出版行为而雪上加霜。出版商未能要求其适当披露利益冲突，特别是那些揭示了 Wakefield 博士与研究结论有关的经济收益的利益冲突。此外，《柳叶刀》只是在文章发表 12 年后，撤回了造假文章。文章撤回后，调查记者 Brian Deer 在英国 *BMJ* 上发表了多篇文章，揭示了 Wakefield 博士与律师 Richard Barr 的关系。正在对疫苗生产公司提起诉讼的 Barr 向 Wakefield 博士通过法律援助基金提供了 40 万英镑，同时还代表反疫苗组织（JABS）。Barr 利用与 JABS 的关系招募患者支持 Wakefield 博士的研究。

但是，诸如 Wakefield 博士这样的情况并不常见。尽管数据造假难以监控且可能被漏报，但根据美国公共卫生服务局的数据，在 0.01% 的科学家中存在确认的数据虚假、伪造和剽窃的案例。Wakefield 博士通过数据篡改故意隐瞒造假，而不当操作则指的是伦理研究实践中的无心之过。除了数据造假和不当操作外，临床研究还有许多其他方面必须遵守良好的临床实践。其中包括利益冲突披露、自引和掠夺性期刊。

（二）利益冲突

临床骨科研究中的利益冲突是个人、经济或学术参与等任何情况，可能会影响研究者的工作。研究人员必须为项目申报书、手稿出版物和会议汇报提交利益冲突声明。因为它为进行的研究提供了背景材料。文章的作者、编辑和同行评议人员等在确定研究的发表或发表过程中应披露任何相关利益冲突。在国际上，许多骨科杂志都遵循国际医学期刊编辑委员会（ICMJE）制定的"学术研究实施、报告、医学期刊编辑与发表的推荐规范"。ICJME 利益冲突包括与工作相关的财务活动及所提交工作之外的相关经济活动。相关的经济活动可能包括与相关实体的关系，如政府机构、基金会、学术机构或商业赞助商，赠款，人事费，特许权使用费，领导职务，非金融支持。

（三）自引

自引是指引用同一期刊的文章。医学期刊的自引率是由自引次数除以该期刊在指定时间段内的总引用次数得出的。在骨科学杂志中，许多因素会影响自引率的差异。由于专业性强，自引率在亚专业期刊中最高。包括脊柱、关节镜和 FAI 在内的专业骨科学期刊的自引率分别比普通骨科学期刊 CORR 和 JBJS（Am）高 2 ～ 3 倍。如果自引率达到或超过 20％，则归为"高引"。

自引率与医学期刊影响因子的计算有关。根据《科学引文索引》，医学期刊的影响因子"衡量的是前 2 年在该期刊上发表的论文在特定年份收到的平均引文数"。围绕自引率的操纵影响期刊的影响因子。对于以自我引用为主的期刊，对期刊学科的真正贡献可能会被歪曲。

（四）掠夺性期刊

垃圾邮件的增加归功于开放获取出版物的存在，这种出版物只有很少甚至没有同行评议。"掠夺性期刊"经常要求作者为处理和同行评审过程支付高额费用，而没有后续工作。科罗拉多大学丹佛分校的图书馆员 Jeffrey Beall 创造了这个名词，并提出第一批掠夺性期刊清单。他警告说，这些出版商"利用作者付费模式，破坏学术出版，并促进科学家的不道德行为"。2017 年，被用作政府标准的掠夺性期刊清单从 Beall 网页中删除。但是，诸如耶鲁大学图书馆系统之类的机构继续推荐它和其他类似的列表。

由于审稿过程有限或不存在，提交给掠夺性期刊的文章会迅速发表。另外，尽管有负面宣传，但已发表的文章经常没有被编入索引。未索引的文章无法通过在线检索。

波兰的人类行为科学家旨在通过系统的研究来揭示掠夺性期刊的问题，在该研究中，虚构的科学家创建了档案，并申请了 360 种期刊的编辑职位。虚假的在线账户、期刊和书籍出版物以及教职职位（均无法验证）被编译为虚假的应用程序。在提交虚假申请的 360 个编辑职位中，有 120 个是期刊引用报告（JCR）索引的期刊，有 120 个列在开放获取期刊目录（DOAJ）中，还有 120 个来自 Beall 的掠夺性期刊列表。来自 Beall 列表中的 40 种期刊和 DOAJ 中列出的 8 种期刊接受了申请。假编辑的名字叫 Anna O. Szust 博士，类似于波兰语"欺诈（Oszust）"。所有担任编辑职务的提议均被拒绝。

要点

- 在临床研究的许多层面和过程中，伦理道德考量都很重要。
- 研究人员，伦理审查委员会成员、出版商和同行审查者都为维护临床研究中的高道德标准做出了贡献。

（李　娜　梁茂植　译）

第二部分

如何开始临床研究

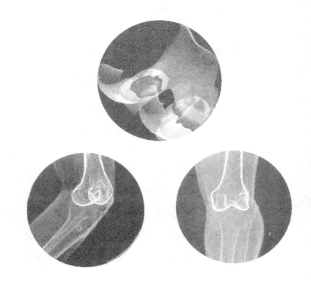

第 7 章

如何开始：从想法到研究问题

一、研究问题和我们每天的决定

为了给患者带来尽可能好的结果，骨科医师每天都需要面临做各种决定。正如 Sackett 描述的那样，循证医学是"用当前负责的、明确的和具有判断依据的最佳证据来决定患者的个体化医疗方案"，这是为患者选择最佳治疗的系统方法。外科医师所做的医疗决策都要以数据为指导。骨科医师是一个天生热衷探索的群体，他们注重观察，精练医术，乐于接受新颖、创新的技术和方法。在这种情况下，他们做出的许多决策都是基于有限的证据基础，或者骨科专业原理的推断。在临床大环境中，用这些决策去解释已知和未知的各种变量时要经得住各种挑战和客观评价就显得尤其重要。验证最新进展和创新，组织和回答临床问题是临床研究过程中最基本的一步。通过这种方法，外科医师和科学家用科学原理来指导实践，再用实践来丰富科学理论，最终达到最优化患者结局的目的。

二、研究问题的重要性

阐明一个与临床相关的、精心设计的和可回答的研究问题，解决知识鸿沟是进行临床研究的先决条件。不能低估研究问题的重要性，因为它会影响研究设计、时间、成本和可行性。确定纳入和排除标准对于科研问题至关重要，最终影响研究的外在有效性。例如，如果一项研究调查一组特定疾病高风险患者，随后推论到更广的人群就可能不恰当。因变量和自变量也在是研究问题早期形成的。Hulley 等提出"FINER 标准"来帮助构思科学问题。根据此标准，研究应该具有可行性（Feasible）、兴趣性（Interesting）、创新性（Novel）、符合伦理

(Ethical) 及相关性 (Relevant)。当构建一个科学研究问题时，应该符合该标准的每一个要素，忽略任何一个要素都可能阻碍调查研究的进展。

三、研究问题的类型

研究问题可采取多种形式。然而，许多作者将它们分为四大类：①干预试验的安全性和有效性研究；②病理进程的病因学研究；③疾病或病理过程诊断研究；④疾病的预后研究。

"干预"研究大致包括手术、改良手术、药物治疗或其他形式的治疗如康复治疗。评估干预研究的科学问题示例如下：

● 在高危患者中，与单纯关节内前交叉韧带（ACL）重建术相比，联合外侧关节外肌腱固定术是否能降低移植物失败率？

● 关节镜下肩袖修复术后选择性 COX-2 抑制剂是否影响疼痛控制和愈合？

● 与加速康复方案的非手术治疗相比，急性跟腱断裂的手术治疗是否能降低再断裂率？

病理进程的病因学研究旨在确定病因或病理过程的危险因素。潜在的病因是多方面的，包括创伤、退变和遗传。与干预研究不同，病因学研究中调查的因素通常不由外科医师控制，因此研究设计通常不同。疾病病因的研究问题示例如下：

ACL 断裂是男性足球运动员患膝关节骨关节炎的危险因素吗？

● 肩关节镜术后感染的危险因素是什么？

研究疾病或病理过程的诊断思路大致包括临床检查技术和生化、血液学、病理学或放射学检查。示例如下：

● 胫骨内侧开放高位楔形截骨术后，与 X 线片相比，高分辨率计算机断层扫描在诊断外侧铰链骨折方面是否具有更高的灵敏度？

● 在 ACL 断裂的临床诊断中，Lachman 试验、前抽屉试验和轴移试验的敏感性和特异性如何？

● 术前 MRI 能预测不可修复的肩袖撕裂吗？

不管采取非手术或手术干预治疗，向患者传达预期结果的预测非常重要。在一些病例中，如果感兴趣的结局是次要病理，预后研究和病因学研究非常相似。例如：

● 在无症状肩袖撕裂患者中肩袖撕裂病变进展的中期风险是什么?

● ACL 重建术后回归运动的概率是多少?

● ACL 重建是否能有效预防继发的半月板损伤和骨关节炎的发生?

四、确认"知识鸿沟"

当没有充足且完整的数据来充分指导临床决策时,就存在"知识鸿沟"。当把一个想法凝练成一个研究问题时,首先必须确认这个问题还没有得到了满意或完全的回答,这就确认了一个知识鸿沟。在开始一项漫长而耗时的研究之前,研究人员评估现有文献是很重要的。文献综述的深度各不相同,从特别的数据库检索和叙述性综述到对特定主题进行结构化系统综述或 meta 分析,其本身就是一种可发表的研究,本书将在后面的章节中讨论。

从本质上来说,系统的文献综述方法将对现有数据进行更全面彻底的评估,从而引导研究者更深入完整地确定研究问题。通常,这超出了准备研究问题所需的范围,然而实际上,为了做系统评价,我们必须从所研究的问题开始,以便锤炼出与该主题相关的文章。通常,一个研究问题由临床经验或难点中产生,热衷于此的研究者会对相关文献感兴趣,了解已有的相关信息。如果没有查到,那么就可以建立知识鸿沟。即使针对某个特定科学问题的研究确实存在,但在报告的结果中仍可能存在实质性的知识鸿沟或冲突。研究者应该考虑这些研究是否可以改进,例如,更多的患者数量或更多的方法学控制和结果报告。

其中一个例子就是正在进行的"稳定性"研究,它强调了系统评价在这种情形中的作用。这种对现有文献的严格评价也可能有利于获得研究项目的资金,并且经常作为系统评价可以发表。在系统评价和 meta 分析中,确定计划中和正在进行的研究也很重要。近年来,研究者开展临床研究前都要求注册临床试验,检索临床试验注册数据库是认识该研究的一种方法。PRISMA 为系统综述和 meta 分析提供了基于证据的"金标准"指南。

五、PICO 方法

PICO（首字母缩略词，分别代表患者、干预、比较、结局）方法是一种开发临床研究问题的公认方法。结构化方法可以指导我们认真推敲研究问题的每一个要素。在随机试验中，使用这种格式的研究问题框架已经被证明与随机试验更好的整体报告质量相关。关键是定义特异性。一些作者在首字母缩略词"PICO"中加入了时间或时间框架（T）要素，即"PICOT"。这种方法特别适合于调查干预的安全性和有效性；然而，在开发其他类型的研究问题时，也可以应用类似的原则。

（一）患者

研究的纳入和排除标准要能反映患者人群，这会影响研究的外在有效性（即研究结果可应用于什么对象），并将影响招募率、事件发生率和伦理应用。例如，宽松的入组标准可能会加快招募率，而针对特定情况关注高风险人群可能会增加事件发生率。定义诸如"高风险"这样的术语很重要，并且可以从初始文献综述中阐明明确的科学问题。纳入未成年人可能会影响伦理批准或知情同意程序。

定义患者组时要考虑的因素包括人口统计学因素（如年龄、性别）、骨骼成熟度（骨骼不成熟或成熟）、干预的性质（翻修或一期手术）及可能影响治疗结果的因素，如既往病史和其他情况（如韧带松弛）。

患者人群可以通过病理病程进一步分型。在评估半月板根部修复效果的研究中，例如，创伤性和退行性病变患者半月板损伤修复效果是不同的。研究一种新的生物制剂对软骨修复的效果可能不适用于所有膝关节退行性变患者。就骨关节炎诊断而言，炎性或创伤后关节炎的诊断必须区分，因为它们具有疾病不同发展过程。

在随机对照试验中，随机过程的目的是在治疗组之间均匀分布已知和未知变量，以消除混杂；然而，定义患者群体是为对纳入研究的对象进而外推人群结局设定界限。

（二）干预

研究中的干预措施应该进行详细定义，坚持科学的可重复性原则。目的是让其他人重复研究或将干预措施应用于他们自己的患者。干预描述中所需的细节将取决于手术、药物治疗或其他治疗计划。就手术而言，应包括术前、术中和术后过程的详细描述。具体细节可能包括移植物张力调整和康复方案中的肢体固定位置。对实施手术医生的详细规定也很重要；在评价干预时，由住院医师和主治医师实施的手术可能会是一个需要考虑的混杂因素。另一方面，这可能更准确地反映了真实世界的适用性，也是研究者定义研究问题希望达到目标的重要性的很好示例。就药物而言，还必须列出具体细节。例如，对富血小板血浆（PRP）的研究应清楚详细描述其制备方法，包括白细胞的含量、注射的次数和间隔时间。

（三）对照

对照描述的详细程度与干预描述同等重要。在所谓的"安慰剂对照"研究中，对照可以是安慰剂，或者在所谓的"头对头"对比研究中，对照可以是替代干预方案。例如，后者包括手术治疗与非手术治疗的比较，如理疗、康复或支具等。

有时，对照是另外一组患者群体，其中干预措施保持不变，但是患者群体不同。例如，评估 70 岁以下与 70 岁以上患者之间的肩袖修复失败率。

（四）结局

试验结局代表了研究中的因变量。结局可能不止一个；然而，至少应该有一个主要结局。结局可以多种形式，包括影像学、临床或患者报告的结局指标。例如，像"失败"这些术语需要明确是翻修、移植物断裂、症状未改善或患者满意度低等此类问题。确定结局的诊断方法或诊断标准（即临床检查、放射学评估或其他对阳性结果有严格定义的评估方法）也应当详细描述。研究问题还应包括一个时间框架，例如，研究随访 6 个月和 6 年的 ACL 重建失败率是否会产生不同的结局？

六、假设检验

随着研究问题的展开，作者旨在通过一番严格的调查后接受或是拒绝假设。

应该在研究开始之前提出假设。零假设认为各组之间没有差异，干预并不优于对照组。假设可以是单侧假设，也可以是双侧假设。单侧假设是陈述与组间差异相关的方向趋势。例如，单侧假设可能指出，与髌腱移植物相比，采用腘绳肌腱移植物重建 ACL 后，患者的报告结果评分更高。双侧假设是腘绳肌腱移植物和髌腱移植物重建 ACL 的结局不同。在双侧假设中，腘绳肌腱组患者的报告结果评分可能更高或更低。

临床案例

案例：稳定性研究

ACL 重建后的移植物再断裂仍然值得关注，尤其是对于重返运动的年轻患者。采用外侧关节外肌腱固定术联合 ACL 重建是降低失败率的一个可能的解决方案。

确定"知识鸿沟"

通过系统文献回顾，我们了解到联合外侧关节外肌腱固定术与 ACL 重建对减少膝关节轴移有统计学意义。然而，由于内部有效性、样本量、方法一致性及方案和结果的可变标准化不足，根据现有的数据并不能得到上述结论。研究者设计了一项研究调查在高风险人群中联合关节外肌腱固定术是否可降低移植物失效的风险。

PICO 方法

● 患者

年龄在 14 ~ 25 岁骨骼成熟的男性和女性伴膝关节 ACL 损伤。移植物断裂的高风险指 2 种或 2 种以上的竞技旋转运动，≥ 2° 轴移及一般的韧带松弛（Beighton 评分≥ 4）。排除标准：做过任一膝关节 ACL 重建、多发韧带损伤（2 组或 2 组以上韧带需要手术治疗）、关节软骨缺损需要手术治疗（不包括关节清理）、超过 3° 不对称内翻或无法完成结果问卷的患者。

● 干预

除标准 ACL 重建术外，试验组联合行外侧关节外肌腱固定术。该术式是一种改良的 Lemaire 术，制备髂胫束 1cm × 8cm 并保留髂胫束 Gerdy 结节止点完整。移植物穿过腓侧副韧带（FCL）下方，用钉固定在肌间隔股骨远端靠近 FCL 股骨止点处。屈膝 70° 中立位固定，对移植物施加的张力最小，然后用 1 号 Vicryl 可吸收外科缝线绕回缝合游离端。

● 对照

四股自体腘绳肌腱解剖重建作为对照组。如果移植物直径小于 7.5 mm，半腱肌则需三折（五股移植物）达到更大的移植物直径。使用前内侧技术钻孔制备股骨隧道，并将移植物股骨端悬吊固定，胫骨端面螺钉固定。

● 结局

主要结局：术后 24 个月移植物失败，定义为术后 24 个月出现不稳定症状需要进行 ACL 翻修术、轴移试验阳性或较对侧轴移试验更大。

次要结局：由患者报告的放射学和临床检查结果。

研究问题的 FINER 标准

F	可行性	● 足够数量的受试者 ● 足够的专业技术 ● 在时间和金钱上负担得起 ● 范围可控
I	兴趣性	● 得到答案可以引起研究者、同行和学界兴趣
N	创新性	● 与之前研究的确认、反驳或扩展
E	符合伦理	● 研究要经过伦理审查委员会批准
R	相关性	● 科学知识 ● 临床和卫生政策 ● 未来研究

PICOT 标准

P	患者 / 人群	● 感兴趣的特定患者群体
I	干预	● 研究的干预措施是什么
C	结果	● 与干预相比较,主要的替代方法是什么
O	比较	● 你打算如何完成、测量、改进或影响结果
T	时间	● 确定评估结局的适当随访时间

要点

● 结构化的、可回答的研究问题是研究项目进行的必要前提。

● 确认"知识鸿沟"是从想法到研究问题过程的第一步,需要回顾现有的文献和正在进行的研究。

● PICO 方法是规范临床问题的基本结构。

● PICO 模型的每个要素都需要注意细节和清晰的定义。

● 在开始研究试验之前,需要花时间凝练一个经过深思熟虑的研究问题。

(梁少宇 李 棋 陈 刚 唐 新 熊 燕 译)

第8章
如何撰写研究计划书

一、前言

对于初学者来说，理清研究思路的第一步很重要，也可能较为困难。在进一步的研究过程中，年轻的科学家会发现，撰写一个简短全面的研究计划书，既可节省时间又能解决研究过程中的问题。如果计划书做得好，它肯定是研究项目中最有价值的一部分，因为它促进了研究的后续执行和后续写作。

许多初级研究人员很难开展他们的第一个研究项目，这有很多原因。

第一，大多数科研思路来源于资深的骨科医师在日常实践中遇到的问题。但是当他们把研究的思路讲给年轻的研究者时，后者由于还没有掌握深层次的骨科知识，初次接触这些思路通常不能完全理解。因此，来自前辈的良好指导有助于年轻的研究者开始探索未知研究领域。

第二，在许多国家的医学院中，学校可能很少开设与科研相关的具体课程，而且学校对年轻研究者所遇到的困难没能及时关注，这导致许多骨科住院医师可能并不具备基本的科研技能。

第三，从一个年轻研究者的角度来看，把宝贵的时间花在研究计划的准备上是在浪费时间。在这个不发表研究就会被淘汰的时代，年轻的研究者更需要去做研究，在会议上发言，最终实现发表研究的目的。

第四，目前年轻人普遍存在的"拖延症"，总是会觉得有下次会议的机会或者投稿提交还未到最后期限。最终这种拖延可能会使年轻研究者在截止日期以前为了按时完成摘要而仓促地收集数据。这种手忙脚乱下完成的工作，难免会降低科学工作的质量，往往写出不合格的摘要。

显然，一份好的研究计划书会促进你的研究不断有序推进。同时，伦理委员会或基金受理机构也强制性规定在申请伦理批件或者申请课题时需要一份完备的研究计划书。

二、什么是研究计划书

研究计划书是研究项目的核心文件，包括科学、伦理和法规等方面的注意事项。它应提供关于研究项目设计和实施的详细资料。研究计划书是一份全面的指南，也是伦理委员会和基金受理机构等对研究进行外部评估所参考的主要文件。

然而，研究计划书的目的是对研究的想法、计划和过程分析给出一个简明的描述。写作风格应简洁明了。甚至对于没有医学背景的外行人来说，也要容易理解。如果我们把研究计划书想象成一个食谱，那么它应该能让厨师或读者做出一份相同的食物。

正如一项研究往往是跨学科合作的结果，包括临床医师、科学家或统计学家等各种不同的职业，所有相关团体都应从早期阶段开始参与，每个团体都需要投入大量的时间和精力。

一份完善的研究计划书所必备的条件如下。
- 向当地伦理委员会申请伦理审批。
- 向基金受理机构申请科学基金项目。
- 与合作者的讨论，构建和明确研究想法。
- 促使研究者重新思考研究计划，并在早期阶段发现可能存在的问题和障碍。
- 明确定义每个研究人员的职责。
- 为研究制订预算和资金计划。
- 为研究的每一步都规定一个清晰的时间表。
- 帮助监控研究进度。
- 方便后续文章的写作。

每个研究方案都遵循相似的基本结构。然而，重要的是研究计划书的结构可能因研究而异。例如，为了让伦理委员会批准而撰写的研究计划书，可能会与申请基金项目的研究计划书略有不同，但都应严格遵守基金受理机构或当地伦理委员会的规定。

一般来说，研究计划书可以分为以下几个部分。

- 标题页
- 背景
- 研究目标（目的）
- 假设
- 材料和方法
  ——研究设计
  ——研究对象
  ——样本量
  ——研究过程
  ——结果评价工具
  ——数据收集
- 数据管理
- 统计分析
- 伦理注意事项
- 时间点和时间轴
- 利益冲突
- 保险
- 参考文献
- 附录

为了利于研究的起步，研究者应考虑以下需要回答的问题。

- 本研究要解决的临床问题是什么？
- 关于问题和主题，我们已经知道了多少？
- 本研究的研究设计是什么？
- 纳入和排除标准是什么？
- 调查了哪些研究对象？
- 所选择的结果评价工具是什么？
- 研究的主要或次要指标是什么？
- 有哪些干预措施？
- 实验设置是什么？
- 如何进行数据收集？
- 数据是如何处理和分析的？
- 统计方法是什么？

- 是否有任何伦理问题需要考虑？
- 时间安排是什么？
- 设置了哪些关键点？
- 如何募集资金？

对上述问题的明确回答有助于填写研究计划书的每一部分。因此，我们可以继续推进，一步一步地完成。

三、标题页

标题页包含了最重要的信息。在这里，研究人员应该给出该研究的完整标题，以及所有参与者的姓名和单位。

需要谨慎地选择标题，因为它会明确反映所研究的内容。标题需简洁明了。标题不应提出问题，但应概述主要目标，包括研究类型，如"RCT"。标题也可以提到研究对象。

每个研究小组成员的单位必须是完整的。每一位研究小组成员的联络资料，包括电邮地址、电话及传真号码，应在此填写。

情况允许的话，如果研究得到公司或资助机构的支持，请说明研究赞助方。

四、背景

应明确说明主题背景。仔细引导读者进入主题，同时避免不相关的信息。篇幅不要在背景信息上超过两页。根据经验，要限制参考文献不超过 20 ～ 30 篇。背景中只描述最重要的信息。一定要了解读者是否真的需要该参考来达到其研究目的。背景部分有助于读者聚焦研究。

说明研究者进行研究的原因是非常重要的。研究者应该让读者明白为什么要进行研究项目，以及最初的研究思路是什么。由于需要对这一领域的知识充分理解，所以应该对现有的文献进行系统评价。系统评价有助于总结当前的证据，并允许把研究思路放在更广泛的科学背景下。背景部分需要从长远的角度出发，逐步接近主题。

明确研究问题是计划书的核心。所提出的研究问题应该能够填补现有的知识空白。在理想情况下，研究问题应该代表了解释背景的逻辑结果。这里的问题应该尽可能精确。

这一部分决定了研究的方向。显然，如果研究者不能给出一个合适的研究问题并解释这里的假设，最好重新考虑，不要浪费个人资源和时间来进行这项研究。FINER 标准和 PICO 原则有助于确定研究问题和思路。

许多研究计划书存在的主要缺陷是没有一个明确的研究问题，或者有过多的研究问题。这可能会在研究项目中引出好几项感兴趣的研究问题需要回答。然而，研究者应该专注于最重要的研究问题。次要研究问题通常具有探索性，因为样本量的计算是基于主要研究问题。一个研究项目如果承载过多的研究问题，会使研究者失去重点，也会让读者感到思路不清。另外，研究者还必须考虑到每个研究问题都需要做出一个相应的结果假设。提前定义研究问题和目标有助于避免研究者只报告阳性结果而不报告阴性结果（避免报告偏倚）。

五、研究目标（目的）

在对研究问题进行文献综述后，研究者需要明确定义研究的目标、结果和假设（表 8-1）。

设定的研究目标不宜过多，通常我们建议设定研究目标最多不要超过 5 个。如果研究人员最终决定设定的目标不止一个，就应该明确区分主要目标和次要目标或结果。

表 8-1　研究人员制定了研究目标的 SMART 标准

S, specific	具体的
M, measurable	可测量的
A, achievable	可实现的
R, realistic	真实的
T, time-related	与时间相关的

实例

探讨股骨假体设计是否影响不伴髌骨表面置换的全膝关节置换术（total knee arthroplasty，TKA）中髌骨负荷和功能评分。

本研究的主要目的是探讨不同股骨形状的未行髌骨表面置换的 TKA 模型（P 组）和（A 组），SPECT-CT 检测髌骨骨示踪剂摄取（BTU）的分布是否有差异。由于股骨假体旋转不良，髌骨高度和 TT-TG 是已知的可能导致髌骨应力增加，从而导致 BTU 增高的原因，计算这些可能的偏倚参数，并比较两组间的差异。

次要目的是比较术后 1 年和 2 年的功能结果。

对结局进行准确定义是结局评估标准化的前提，注意评估测量时间和单位。如果首选已有的定义或标准，一定要清楚说明引用来源。另外，研究者如果要比较结局时，需要在计划书中说明比较的总体目标，使读者明白这样做的目的是为了说明干预的优效、等效或者非劣效性。

有时候，结局指标不太容易确定。一些是主观临床结局指标（如疼痛）；而另一些是可测量的临床客观结局指标（如关节活动度）。

替代终点指标相较于长期临床指标获得快，在一定程度上可作为后者的替代指标。但前提是干预对替代指标的影响必须与对临床结果的影响相一致。而通常这种影响很难预测，因此应该只能谨慎地使用替代指标。

此外，研究人员需要识别所有潜在的混杂因素，而混杂因素被定义为歪曲治疗或者暴露对预期结果的影响的附加因素。然而，它们对暴露和结果都有影响，而不是只影响两者的因果关系。最终表现为导致治疗和结果之间的相关性被夸大或掩盖。因此，应该慎重考虑。理想情况下，混杂因素在随机对照研究中不同组别是均衡分布的，但在观察性研究不同组中分布往往不均衡。

临床案例

在一项调查体力活动与膝关节疼痛关系的研究中，年龄就是一个明显的混杂因素。年轻人通常更活跃，而膝关节疼痛的风险却更低。如果年轻人运动多疼痛少的比例不是均等分布的，那么运动和膝关节疼痛之间的联系可能被高估了。

Vavken 等对 126 项发表在高影响因子期刊上的对照研究中是否考虑到混杂因素的影响进行了调查。虽然有 16% 的研究讨论了混杂因素，但他们没有在随后的分析中进行调整校正。只有 1/3 的作者严格控制了混杂因素的影响。然而，混杂因素在研究方案制订阶段就应被确定，这样在之后的数据分析中才能及时准确地进行调整。

六、假设

假设是基于对变量间关系的假定，以零假设进行描述。零假设是指变量之间不存在任何关系，而研究者将对这种说法提出质疑。因此，假设表示同预期的冲突，统计检验能够揭示零假设是真的或假的概率。当零假设被否定时，备择假设作为研究者的期望结果被提出。

七、材料和方法

方法部分需要解释如何对假设进行检验，关键在于找到最佳的研究方法。通常在初稿之后，研究者要考虑所有合作者的意见，对研究方法部分进行批判性修改。对研究方法的精准描述是研究方案中最重要的部分。首先要说明研究设计，然后继续对研究对象进行描述。要让读者理解研究者对研究对象、纳入排除标准（研究人群）和研究内容（研究过程）的确定流程。要详细地解释研究过程中的每个步骤，只有这样才能便于独立的读者模仿和重复该研究。

> 研究方法包括以下几个方面：研究设计、研究对象、样本量、研究过程的描述、数据收集和管理、统计检验。

八、研究设计

研究类型和设计需要准确的定义和描述。原始研究和二次研究是很容易被区分的，原始数据意味着研究者的真实研究（如临床、实验和流行病学研究），而二次研究是对既有研究结果的再次加工（如系统评价、meta 分析）。虽然在实践过程中往往具有挑战，但是研究者应始终以能够提供最佳科学证据和质量水平的研究类型为目标。

九、研究对象

纳入研究对象的情况需要进行详细的描述。通过绘制流程图来呈现研究对象的招募、筛选、纳入和排除标准，可以帮助读者更好地理解这个过程（图 8-1）。

合格标准要连同纳入排除标准一起被提出，纳入标准决定了哪些人会成为研究对象，其他标准限制则会成为排除标准。

要明确说明如何及怎样选择研究中使用的样本量。样本量的确定需要基于样本数量的计算。其中，要充分考虑对儿童、认知障碍的成年人等弱势人群的纳入。

提供一份详细和明确的合格标准清单，如下例所示。

患者的参与完全出于自愿原则，可以在任何时候以任何理由选择退出，并且承诺医师对患者后续诊疗不产生任何影响。

实例

研究对象签署参与临床研究的知情同意书，并归置在临床研究案例档案中。

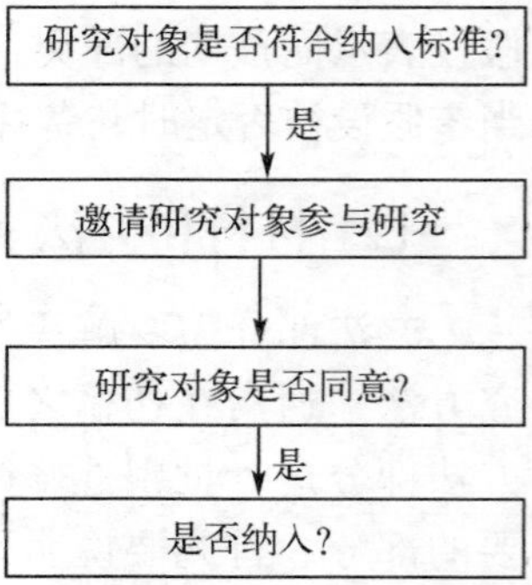

图 8-1　纳入过程流程图

十、样本量

选择合适的研究样本对研究的成功至关重要，它能确保研究具有充分的检验效能和科学的推论。样本量大小的选取各有考量，小样本量可能不足以验证差异，而大样本量在一定程度上存在着资源浪费。

十一、研究过程

研究过程部分需要研究者清晰地描述研究对象将要做什么、如何做及何时进行。同时，要详细地描述干预方案的流程。

十二、数据收集

数据收集部分要清晰描述数据收集人员、数据获取和记录的方法，以及数据收集的周期。记录数据收集的地点和关于患者招募、接触和随访的相关事件。

说明数据的收集工具（如电子或纸质表格），并解释所用工具的验证手段以确保其科学性和合理性，使用结果测量要注明参考文献。如果研究者想要开发新的数据收集工具，如清单或问卷，则需要提供所有的信息并将原始文件作为附件添加到研究方案中。

实例

这是一个回顾性病例系列研究。除临床常规项目外，不进行其他任何检查。所有数据储存在骨科研究中心的一个集中电子数据库里。数据收集已经通过伦理委员会批准。

十三、数据管理

研究者需要对包括数据录入和监测在内的数据管理进行全面描述。对研究者如何确保隐私保护（如匿名化）、数据的存储时间等内容进行描述。同时，声明数据的访问权限，向相关人员强调医疗保密。可能的话，增加 IEC 和认证机构关于允许数据访问的声明。

介绍数据录入的方法和数据分析使用的工具，最好制订一个数据分析的规划来呈现需要对哪些变量进行何种测量，以及要应用的统计检验。同时，要提及缺失数据的处理办法。

十四、统计分析

研究者需要具备基本的统计知识。借助咨询专业统计学家可能有助于提高研究方法的质量，研究者需要将研究问题转化为统计问题，所以最好是有专业统计学家能够参与研究过程。所有统计相关的信息必须包括在足够详细的范围内：探索性或描述性统计、显著性水平、结果类型、置信区间等效应测量、样本类型（配对或非配对）、数据分布（非正态或正态分布）和使用的统计软件。

此外，仅给出应用的统计检验的名字还远远不够，要对选择一种统计检验的原因和目的进行说明。

实例

一项探讨股骨假体设计是否影响不伴髌骨表面置换的全膝关节置换术（TKA）中髌骨负荷和功能评分的研究。使用描述性统计（均值、中位数、四分位数、极差、标准差）来评估患者的人口统计学特征。所有平面（矢状面、冠状面和旋转面）上的力线和 TKA 假体位置以角度表示。记录两组对应象限的 BTU 均值和绝对相对值，采用 t 检验进行两组间的比较。

髌骨高度、外倾角和假体力线角度与目标区域的 BTU 强度的相关性采用非参数 Spearman 相关系数进行检验。t 检验比较两组术后 1 年和 2 年的 KSS 评分。

所有数据将由独立的专业统计学家进行分析。

十五、伦理注意事项

这一部分对申请伦理委员会批准特别重要，需要仔细阅读。并需要伦理委员会成员之间就伦理风险问题进行讨论。为每个研究对象提供风险 - 收益评估，告知其参与研究的潜在收益、风险或造成的不便等信息。有必要的话证明纳入弱势群体的合理性，以及研究人员根据研究方案和 GCP 进行研究的声明。

另外，研究方案的任何更改都需要向伦理委员会和监管部门进行修改。

实例

这项研究将根据《赫尔辛基宣言》和 GCP 标准进行，根据国家法律获得当地伦理委员会的伦理批准。

十六、时间点和时间轴

创建一个时间点和时间轴的表格有以下几个原因：督促研究员设定一个时间框架并考虑重要的截止日期和目标；帮助读者清晰迅速地了解研究进程的先后顺序；向评审人展现项目的可预见性和可完成性。

十七、利益冲突

诸如行业相关的财务或非财务关系等利益冲突需要进行披露。如果存在，需要注明研究的赞助者，声明赞助者作出的贡献，以及研究者将从中获取的利益。

这些信息能够帮助判断研究可能存在的赞助者偏倚。大多数期刊都要求公布所有作者的信息，并以缩写的形式对相关作者信息进行简单陈述。

实例 1

作者之一（XY）是一名公司顾问。

实例 2

这项研究是由公司资助的，外部资金来源对调查没有任何影响。

实例 3

本文作者声明不存在任何利益冲突。

十八、保险

研究的赞助者应该提供临床试验保险。进行临床研究需要对患者在参与过程中遭遇的严重不良事件（如受伤）进行补偿。然而，不同国家地区的临床试验保险的规则和要求不同，因此，研究人员需要查看当地的保险政策。

实例 1

赞助者将确保并维持整个研究期间符合国家规定的临床试验保险的全部效力，并出具保险凭证。

实例 2

研究类型为回顾性研究，未向研究对象提供保险，因为患者不会有任何风险，也不必在后续调查中露面。

十九、参考文献

应按照学术论文的要求提供原始的参考资料，并按要求顺序编号。对引用进行实际标注，只有被引用的文章才能添加到研究方案中。引用数量不超过 30 ～ 40 条。

二十、附录

附录添加在文末，特别是针对一些经费申请。附录的内容可能包括知情同意书、研究问卷或病例报告表（CRF）、伦理委员会的批准（如果已经获得）及主要负责人和合作研究人员的简历。

要点

- 撰写一个简要全面的研究计划书是研究项目的第一步。
- 它有助于研究的执行和后续的撰写过程。
- 确保你的研究计划书包括关于研究思路、研究计划和深入分析等方面的所有相关信息。
- 此外，作为一个全面的指南，它是对研究进行外部评估的主要参考文件。
- 研究计划书可以对任何人传达研究的目的及意义。

（拜争刚　译）

第9章
伦理审批流程

一、生物医学伦理的重要法规文件

1947 年纽伦堡审判（也被称为"医生审判"）期间，在纽伦堡军事法庭颁布《纽伦堡法典》之前，还没有公认的人体研究伦理法典。《纽伦堡法典》包括 10 项伦理声明，旨在防止滥用人体受试者作为研究对象，并建立了受试者参与研究的自愿原则（表 4-1）。尽管《纽伦堡法典》从未被任何国家或国际机构正式采纳，但它被认为是人类医学研究中最具影响力的文件之一，并为之后颁布的法规奠定了基础。

《赫尔辛基宣言》最初由世界医学协会（WMA）于 1964 年制定，目的是建立一套涉及人体研究的伦理原则。该宣言被广泛认可，是涉及人体受试者医学研究（包括人体生物样本和数据信息研究）的基石。该宣言最初为内科医师编写，其后拓展为向更广泛的研究领域提供伦理指南。《赫尔辛基宣言》的基本原则包括尊重个人、自我决定权、保护隐私权及做出知情决定的权利。该宣言明确医师的责任仅在于受试者，对受试者权益的考虑应优先于科学价值及社会利益。《赫尔辛基宣言》历经多次修订，最近一次修订（2013 年）主要是解决与资源匮乏国家相关的问题，例如，试验后获得干预措施的机会，试验过程中受试者伤害的处置和赔偿，代表性不足人群参与试验的机会，以及研究结果普及的需求。

二、美国生物医学人体研究的历史

针对塔斯基吉梅毒试验中反映出的伦理问题，美国 1974 年颁布的《国家研究法案》成立了"国家保护生物医学和行为研究人体受试者委员会"，以确定进行人体研究的伦理原则和指南。塔斯基吉梅毒试验是美国公共卫生服务局在 1932—1972 年间进行的一项前瞻性临床研究，旨在研究阿拉巴马州患有梅毒的乡村非裔美国男性患者未经治疗的自然进程。受试者始终未被告知诊断结果，尽管后来发现青霉素可有效治愈该病，但受试者仍未得到相应治疗。直到一名叫彼得·巴克斯顿的吹哨人向媒体披露了这一事件，这才引发众怒，迫使美国针对人体研究的法律法规发生了重大改变。同期，美国其他有争议的研究项目包括"斯坦福监狱试验"（1971 年），试验中受试者无法中途退出；以及"MKUltra"计划（1950—1973 年），受试者未被告知参与了试验。

1978 年，国家保护生物医学和行为研究人体受试者委员会发布了《贝尔蒙报告》，该报告为规范人体受试者研究确立了三项基本原则：尊重、有利和公正。上述伦理原则的应用涉及了知情同意（尊重）、风险/利益评估（有利）和受试者选择（公平）。

三、《通用规则》

1974 年的《国家研究法案》为涉及人体受试者的研究制定了一套指南，并引入了伦理审查委员会（IRB）的概念。《人体受试者联邦保护政策》概述了伦理审查委员会的基本规定，由联邦 15 个部门和机构出版了《通用规则》并编纂成法典。《通用规则》还概述了伦理审查委员会的基本规定、知情同意和合规性保证。由这些联邦机构实施的任何研究都必须遵守"保护人体受试者的基本政策"（也被称为《联邦法规法典》第 45 篇公共福利，第 46 部分保护人体受试者）。

伦理审查委员会是一个独立的管理机构，其职责是审查和批准有关人体受试者的研究，旨在保护人体受试者的权利和福祉。伦理审查委员会，以及通常的人体受试者研究，均由人体研究保护办公室(OHRP，隶属于 HHS) 监管。伦理审查委员会的工作目标包括：确保研究取得受试者的知情同意及知情同意的相关文本；确保将受试者风险降至最低；确保研究设计合理且不会使受试者承受不必要的风险；确保受试者公平入组；有充分的数据与安全监察保证；以及使受试者的隐私得到保密。伦理审查委员会也有权终止或暂停任何不符合政策的研究。伦理审查委员会由科学家、普通社区成员、医师和律师组成，平均有

14 名成员。一项研究发现，在伦理审查委员会的医师成员中，最常见的是内科医师，而骨科医师通常少见。

《通用规则》还包括关注弱势群体，如孕妇、胎儿、体外受精、囚犯和儿童的条例。《联邦法规法典》第 45 篇第 46 部分 B 项为孕妇、胎儿和存活率不确定或不能存活的新生儿提供了特殊保护，要求研究必须直接有益于母亲和（或）胎儿；否则对胎儿的风险必须最小化，并且研究目的必须是"发展重要的生物医学知识，而这些知识通过其他任何手段无法获得"。《联邦法规法典》第 45 篇第 46 部分 C 项对囚犯提供了特别保护，以确保他们在不被利用的同时，给予平等机会参加研究。

四、涉及儿童和青少年的研究

儿童和青少年是骨科研究受试者的一个重要群体。重要的是，这是一个需要额外保护的弱势群体。必须仔细评估风险和获益，以优先考虑患者的福利，同时能识别积极的潜在研究获益。这种风险 / 获益评估通常会影响到受试者的纳排标准，以及研究活动如何影响诊疗标准。

根据定义，儿童研究的主要差异之一是他们无法提供知情同意书。取而代之的是"儿童对参与研究的肯定同意"[见第 45 篇第 46 部分 402（b）]，同时父母或法定监护人可以合法地允许孩子参加研究 [第 45 篇第 46 部分 402（c）]。获得知情同意的过程应考虑到儿童的成长阶段，并为儿童提供机会，以讨论他们是否愿意参与、其对参与决策的控制程度及某些信息是否会与父母共享。通常，当地的 IRB 将为需要儿童同意的年龄和条件提供指导。

如果研究涉及急性疾病或损伤，研究人员和伦理审查委员会应该提供"持续的许可和同意"，以适应对儿童医疗和精神状况变化的不断了解。当"研究对青少年的健康和福祉"很重要，且"没有豁免许可就无法合理或实际地进行"或"研究涉及青少年在没有父母许可的情况下可以接受的治疗（可能因州法律而异）"时，伦理审查委员会应考虑豁免青少年受试者的父母许可。此外，研究人员还需要提供证据，证明青少年有能力理解研究内容及其作为受试者的权利，并且研究方案必须包含保护青少年的权益及他们面临风险的保障措施。

五、IRB 提交和审批流程

《通用规则》[第 45 篇第 46 部分 102（d）] 对涉及人体受试者的研究定义为："设计用来开发或者贡献通用性知识的系统学术研究，包括研究开发、测试和评估"。大多数涉及人体受试者的研究遵循此定义，随后需要伦理审查委员会（IRB）审批，但是有一部分研究似乎遵循此定义而不需要 IRB 监督。这包括某些质量改进和质量保证项目、病例报告和病例回顾研究。美国食品药品监督管理局（FDA）提供的两项通用指南表明，如果研究人员寻求在科学 / 国家期刊上发表论文或在国家会议上发表演讲，或者如果结果适用于更广泛的情况，则质量改进或质量保证项目将构成人体研究。对于病例系列研究或病例报告，尚没有关于这一特定领域的监管指南。如果对某项特定研究是否需要 IRB 审批存在任何疑问，建议在开始研究之前咨询 IRB。

IRB 提交过程可能是一项艰巨而耗时的任务，可能涉及多次修改和版本修订。这在涉及多个 IRB 的多中心试验中尤其难以处理，而且机构之间的差异可能会阻碍多中心研究。英国的一项研究发现，提交的研究中只有 24% 未经修改就获得批准。拒绝提案的常见原因是设计不当的同意书、研究设计不佳，受试者的风险不可接受及伦理和法律原因。给年轻的研究人员经历 IRB 审查提供一些建议，包括与经验丰富的导师合作，熟悉研究中心的 IRB 指南和流程，以及在提交之前与 IRB 讨论研究方案。

联邦法规确定了三个审查级别：快速审查、全面或集合审查及豁免审查。如果研究仅对受试者构成"最小风险"，则该研究可能适合于快速审查。"最小风险"的定义是，"在研究中预期的伤害或不适发生的概率和程度不高于受试者本身在日常生活中或在常规体检或心理测试中所遇到的风险"[第 45 篇第 46 部分 402（i）]。表 9-1 列出了基于上述定义可能适合进行快速审查的研究。对于最小风险研究，IRB 审查过程存在很大的可变性。这些研究未经全面 IRB 审核，通常会由小组委员会或伦理办公室内进行行政审查。

表 9-1 OHRP 快速审查类别

1. 仅满足以下情形中 1 条的药物和医疗器械的临床研究： (1) 不需要新药临床试验申报的药物研究 (2) 对不需要研究器械豁免申请，或者该医疗器械已经批准上市并正在获批的范围内使用
2. 采集血液样本（手指采血、足跟采血、耳垂采血及静脉穿刺）
3. 以非侵入性方法为研究目的的前瞻性生物标本收集
4. 通过非侵入性措施收集数据（不包括 X 线和微波）
5. 涉及已经收集或将被收集用于非研究目标的材料研究
6. 为研究收集语音、视频、数字或图像记录
7. 关于个人或群体特征或行为的研究，或涉及访谈、调查等的研究
8. 继续审查先前由 IRB 批准的研究，但有如下情形者： (1) 新受试者登记已经结束，或者所有受试者都完成了与研究相关的干预措施，或者研究仅剩长期随访部分 (2) 尚无受试者登记，也未发现其他风险 (3) 剩余的研究工作仅限于数据分析
9. 继续进行的研究审查(未在新药临床试验申报或研究器械豁免下进行，第 2 ~ 8 项都不适用的情况下)，IRB 已确定研究所涉及的风险不超过最小风险，且未发现额外风险

　　如果一项研究符合联邦定义的六种豁免类别之一，则可以免于审查。示例包括在既定或公认的教育环境中进行的研究，对现有数据、文件、标本的回顾性研究，以及口味和食品质量的评估 [完整列表请参见第 45 篇第 46 部分 101（b）]。但是，研究的审查豁免必须由 IRB 做出，如果豁免已被允许，则无须 IRB 进一步通告。一项研究如果构成"大于最小风险"，则需要进行全面审查。示例包括 I、II 和 III 期临床试验，涉及弱势人群的研究及包括研究设备的研究。

六、知情同意

　　《通用规则》在第 45 篇第 46 部分 116（3）中规定了知情同意的基本要素。

　　● 试验涉及研究的陈述，解释研究目的及预期受试者参与期限，对需遵循试验步骤的描述及指出哪些步骤是试验性的。

● 描述任何"合理可预见"风险和不适。

● 描述受试者或其他人的任何合理可预期获益。

● 披露可能对参与者有利的适当替代干预措施（如有）。

● 陈述维护受试者数据保密程度（如有）。

● 对涉及高于最低风险的研究，应解释是否有任何补偿，或者如果发生伤害，是否有任何可采取的医疗措施。

● 解答关于研究和受试者权益相关问题的联系人，以及对受试者造成伤害时的联系人。此外，IRB 可能会在需要时要求提供其他要素。

●"无法预料"的风险（如受试者妊娠则对胚胎或胎儿的风险）。

● 研究者可在未经受试者同意的情况下终止受试者参与研究的预期情况。

● 受试者可能产生的额外费用。

● 受试者决定退出研究的后果和"有序终止"参与研究的程序。

● 当研究过程中出现重大新问题，可能影响到受试者继续参与试验的意愿时，将向受试者提供该新信息的声明。

● 参与研究受试者的大概数量。

下述情形知情同意流程可加快或被豁免：如果研究被视为"最小风险"；如果豁免或变更不会对受试者权利和福祉产生不利影响；如果不豁免或变更要求，研究无法实际进行；如果有关信息将在研究结束的适当时机提供给受试者。

研究表明，受试者对知情同意的理解常是不准确或不完整的。此外，IRB 审批研究所需的最重要的变更之一就是对同意书的修改。一项系统综述发现，使用多媒体和强化同意书在提高受试者的理解度方面成效有限，但让一名研究团队成员或一名中立的教育者与受试者进行一对一的交流，则被认为是提高他们理解度的最有效途径。重要的是当受试者在同意书上签字，研究者在知情同意过程中的义务并没有终止。如果研究者认为义务终止了，他们可能"不遵守伦理标准，对受试者造成严重伤害"。例如，研究者或研究团队的成员应在研究的任何时候都能够回答有关该研究的问题。

要点

● 制度法规和法律的存在是为了保护研究中的人体受试者。

● IRB 的流程可能较困难，通常需要进行多次修改，但在提交前与 IRB 交流沟通是富有成效并值得推荐的。

● 获得恰当的知情同意（遵循第 45 篇第 46 部分 116 的要求），并铭记受试者在同意书上签名后，研究者的义务并未终止。

（韩玉榕　庞　昭　梁茂植　译）

第 10 章

如何评估患者结局

一、前言

在骨科领域中，无论是在特定病理背景下，还是从更广泛意义上分析特定外科技术时，我们需要能够报告我们所做的任何操作的结果。显然，经过任何治疗后（无论是采用非手术治疗还是手术治疗）能够通过特定标准展示的临床结果，均被定义为结局。例如，关节镜下Bankart 修复术后可能测量到的结果是临床医师测量术后肩关节活动范围或患者恢复到以前运动水平能力。

在概率论中，结局是给定事件的预定义的结果，也被理解为某种事件最终实现的结果。结局对于确定和评价我们的干预是有用的，例如，该事件是医疗干预（如关节镜手术），结局则可能是测量到的某些结果（如手术后一定时间运动能力的恢复水平）。

请注意，一种干预或事件可能有多种结局；但在某一结局内，结果是相互排斥的。例如，一个患者在 ACL 重建术后 3 个月，不能同时具有Ⅱ级松弛和Ⅲ级松弛两个结果。

事件的结局需要预先定义，也就是说，如果你想报告一个结果，你需要知道如何用同行理解的可重复的术语来定义。此外，结局应当是可测量的。通常来说，结局评估工具是可测量的量表、评分或评级，这样才能以标准化的方式评估结局并在患者组内或与其他组进行比较。利用结局评估工具可在相同或不同的时间点可靠地、可重复地记录患者的健康或功能状态。

二、有哪些类型的结局评估工具？它们的用途是什么

结局评估工具可以是定量工具，也可以是定性工具。定量工具测

量的结果为数值，可以是连续的（如利用 KT-1000 关节测量仪测量胫骨的位移值为多少毫米或肩关节被动外旋度数），也可以是不连续的（如一个人爬楼梯的阶梯数）。定性工具测量的结果更具有主观性，如触诊或运动时关节的灵活性，或手术后的总体满意度。

根据适用领域的不同，结局评估工具可以进一步区分，例如，全面评估健康状况、特定疾病或具体的某个关节、器官或部位的结局评估工具。

根据报告来源，结局评估工具可分为基于临床医师或独立观察者的工具与患者报告的工具。

临床医师报告结局评估工具：在这类工具中，结局是由患者以外的人员（如医师、技术人员或研究者）通过客观测量获得的。典型示例为：

- 利用 KT-1000 关节测量仪测量胫骨向前位移（毫米）。
- 手工检查肩外展的程度。
- 通过 X 线测量膝关节内翻度数。

患者报告结局评估工具：这些结果工具是由患者报告的，通常是主观的结果，例如：

- 利用视觉模拟量表测量静止时肩部疼痛的程度。
- 执行打开门把手、拧瓶盖或从卧室步行到浴室等活动的能力。
- 恢复至患病前运动水平的程度。

此外，患者报告体验评估（patient-reported experience measures，PREM）是患者实时反馈医疗质量的工具，常用于以下三个领域：患者安全性（包括卫生和人身安全），临床有效性（术中及术后医护的结果）和患者体验（同情，尊严，尊重等）。实际上，PREM 与 PROM 两种结局评估工具之间仅存在较弱的关联。英国的研究者使用由来已久的 PREM 和充分验证的 PROM——牛津大学髋膝关节评分（Oxford hip and knee scores）——分别评估了髋膝关节术后的结果，该研究证实了两个结局评估工具的差别。

患者报告结局评估工具（PROM）在观测患者对临床活动的满意度方面十分重要。这些结局有时候被称为"主观"结局，由于可能被错误地认为是"非客观"结局，所以应避免使用该评估工具。

然而，为什么 PROM 对临床结局的测量如此重要呢？

首先，它不仅能够测量给定手术或治疗的"客观"指标，还能够测量患者生活质量受到的实际影响，这也是进行某项治疗的主要原因。

其次，卫生政策更偏重于关注患者的健康。PROM 是一种有效的评估工具，可通过患者直接获取临床干预结果的信息。因此，它不仅可以测量这些干预的影响，还能够指导我们寻求新的解决方案。

如前所述，PROM 也可分为两类：

一般健康状况：这类工具收集患者的整体健康和功能状态；可以应用于复杂病因学研究，甚至能够跨越不同文化和教育背景的患者。

特定的疾病 / 关节 / 部位：这类工具用于测量疾病对患者的影响。特定疾病的评估工具的适用对象为受疾病影响的患者亚组，可以测量疾病变化的影响。它们的优点是测量疾病的一般影响，而不是与疾病位置相关的影响。特定部位（关节）的评估工具测量某种疾病对特定部位的影响；可用于评估该部位的不同病因。它们的缺点在于，如果存在一个以上的病因，则不能分辨出具体的病因。例如，如果患者同时存在肩袖损伤和继发性冻结肩，那么 ASES 自我评估量表评分可能受到影响。它们的优点是可测量特定部位的微小变化，而且简单易行。

PROM 的常见类型（患者状况的主观自我测量）	
一般健康状况	
例如	医疗结果研究简表 [Medical Outcomes Study Short Form（SF）36]
特定的疾病	
例如	西部 Ontario 和 McMaster 大学骨关节炎指数评分（Western Ontario and McMaster Universities Osteoarthritis Index，WOMAC）（髋 / 膝骨关节炎）
特定的关节 / 部位	
●上肢	臂 - 肩 - 手功能障碍指数（Disabilities of the Arm, Shoulder, and Hand Index，DASH）
●肩部	美国肩肘协会自我评价简表 [American Shoulder and Elbow Society（ASES）Self-Evaluation Form Score]
	肩关节活动水平评分（Shoulder Activity Level）

●肘部	牛津大学肘关节评分（Oxford Elbow Score）
●手腕	患者腕关节 / 手自我评估问卷（Patient-Rated Wrist/Hand Evaluation Questionnaire，PRWHE）
●髋部	髋关节功能障碍和骨关节炎评分（Hip Disability and Osteoarthritis Outcome Score，HOOS）
	髋关节结果评分（Hip Outcome Score，HOS）
●膝部	WOMAC
	膝关节损伤和骨关节炎评分（Knee Injury and Osteoarthritis Outcome Score，KOOS）
	IKDC（主观表）
	Lysholm 评分
	Tegner 活动量表（Tegner Activity Scale）
●足踝	足踝活动测量（Foot and Ankle Ability Measure，FAAM）
	足功能指数（Foot Function Index，FFI）
	踝关节骨关节炎评分（Ankle Osteoarthritis Scale，AOS）
●腰部	Oswestry 腰痛功能障碍问卷量表（Oswestry Low Back Pain Disability Questionnaire，OSW）

三、如何为我的研究选择合适的患者结局评估工具

在骨科研究中经常使用各种结局评估工具。设计研究时尤为重要的是选择最佳和最合适的结局评估工具。如果选择了错误的结局评估工具，研究的科学价值会降低。

首先，研究人员应根据研究目的确定具体的评价内容。以研究的部位为基础，例如膝关节、肩关节或其他部位，联合相关的参数，例如疼痛、主观功能和（或）满意度，选择恰当的结局评估工具。

现实中，我们可以参考已发表的类似研究，来帮助选择合适的结局评估工具，获得新的灵感。

每个结局评估工具的性能可通过计量学工具进行评价，包括可信度、效度和反应度。可信度通常利用评估的一致性和准确性进行评价。一致性（或重复性），可以通过连续测量的组内相关系数（intraclass correlation coefficient，ICC）或离散测量的 Cohen 系数进行评价。如果这些系数大于 0.8 则测量的一致性是可接受的。准确性通常利用测量的标准误（standard error of a measurement，SEM）来评价。ICC 的大小反映了测试者区分受试者的能力，而 SEM 则量化了原始测量值的误差大小。

效度是指结局评估工具如何准确地评价预期结果。每个结局评估工具都有一个特定的评价领域，研究人员应考虑选用的结局评估工具在多大程度上达到了研究目的。例如，KOOS 评分在评价骨关节炎相关的膝关节主观症状和功能方面具有良好的有效性，而在运动相关的膝关节损伤和治疗方面的有效性较差。

研究人员还应考虑结局指标的反应度。反应度是指当时间改变伴随（或不伴）临床干预时，结局评估工具能够检测出相应临床重要改变的程度。如果选择的结局评估工具的反应度较差，则将遗漏具有临床意义的结果。最小可测变化值（minimal detectable change，MDC）和最小临床重要差异（minimally clinically important difference，MCID）通常用于评价结局评估指标的反应度。

MDC 是根据 ICC 和结局指标的标准差计算得到的，反映测量误差的范围。如果结局指标的变化值低于 MDC，在技术上则可视为无变化。即使结局指标的变化值超过 MDC，仍不能确定患者是否感受到了改善或恶化。但是，超过 MCID 的改变极有可能显著影响患者的感受。每个结局指标均有其 MDC 和 MCID，但并不总是可以参考的，尤其是文献中的一些新的结局指标。研究者应该了解所选结局评估工具的反应度，最好选择 MDC 和 MCID 适当的结局评估工具。

通过考虑实际情况可以做出进一步的选择。这些需要考虑的因素有易用性、适用性和可负担性。调查问卷应易于使用和理解，只有这样，非专业人士（如患者）才能毫无困难地回答问卷。大多数结局评估问卷是用英语编写的，对于一些非英语国家的调查对象来说可能会出现语言问题，因此有必要对问卷进行适当的翻译和跨文化改编。恰当的翻译问卷将非常有利于使用，但可能并不适用于所有的语言。错误的翻译或患者的误解可能会降低问卷评估的质量。如果问卷没有可用的翻译版本，研究者应亲自进行翻译并进行验证。此外，评分应简单实用，便于解释。

当您设计一项临床研究时，应使用目标领域广泛认可的至少一种 PROM 和一种基于临床医师的结局评估工具。否则，研究的结果将无法与已经报道的结果进行比较。如果是很少使用的结局评估工具，则可能需要其他的结局评估工具来评估研究结果的临床和（或）科学影响。

大多数临床结局评估工具不需要执行成本，但在少数情况下，如 SF-36，需要额外的成本来收集和分析数据，这限制了该结局评估工具的应用。

以下是您在研究过程中选择最佳结局评估工具时应考虑的问题。通过这些条目，您可以选择技术上可靠且实用的 PROM。
- 技术问题
- 它可靠吗？
组内相关系数（ICC）和测量的标准误（SEM）适用于连续数据，而 Cohen 系数适用于离散数据。
- 它是否适合您的研究目的？
- 它是否能够回答您研究的问题？
应该检查结局评估工具的 MDC 和 MCID。
- 应用问题
- 在相同研究领域中，它是否常用？
- 它是否简单易用，方便分析？
- 对患者而言，它是否容易阅读和理解？
- 它是否容易获取，且价格可以接受？

临床案例
一位医师创新地提出一种新的 ACL 重建术后的康复方案。他想论证新康复方案的临床优势，因此，考虑进行一项临床研究。该研究的目的是比较年轻运动员在 ACL 重建后接受常规康复方案与新康复方案的短期（2 年）临床效果。除了膝关节稳定性的临床评估（包括 KT 测量）外，通过 IKDC 评分作为医师报告结果指标。由于患者年龄小且随访时间相对较短，本研究选择 Lysholm 评分和 IKDC 主观评分作为患者报告结局评估工具。在这种情况下，KOOS 评分当作补充，但由于与研究目的缺乏相关性而未报告。

要点

- 患者的结局评估工具是每项临床研究所必需的。

　●患者的结局评估工具有多种选择，研究人员应该选择最恰当的一组来达到研究目的。

　●挑选结局评估工具时需要明确研究目标，列出实际可用的备选项，并根据其可信度、效度和反应度决定一个或多个选项。

（代志军　译）

第11章

临床研究结局评价的基础

一、前言

WHO 对临床研究结局的定义是"个体、群体或人群中可归因于一项或多项干预措施的健康状况的变化"。持续追踪医疗机构的政策、项目和实践以价值为导向的调整对衡量临床研究结局至关重要。结局评价主要受国家医疗保健标准和财务激励措施的影响,旨在最大限度地减少浪费及控制医疗服务相关的成本。临床结局评价可包括健康相关因素或健康系统相关因素,这些因素可代表医疗资源利用和(或)患者主观的感受。追踪临床结局使医疗机构可以识别医疗资源分配的变化,从而正确地在组织内协调医疗保健实践行为。此外,它还提供了一种循证实践模型来决定何种医疗干预最适合本地患者群体。最后,临床结局的透明度使医疗机构能够做出有助于改善患者医护的医疗决策,最终降低成本。

由于临床干预的影响,人们越来越关注各种临床结局的评估。许多重点被放在临床及转化研究的增长上,旨在满足临床医师和(或)科学家对科学的好奇心。但是作为研究指导的临床管理,其重点是要应用适当的科学方法以准确地评估医疗干预如何影响患者的结局。在本章中,我们将讨论这些结局评估以指导致力于研究的临床医师,并使年轻的研究人员具备必要的工具恰当地设计他们的临床研究,采用合适的方法对基于临床问题的结局加以评估。

二、结局评价原则

结局评价是客观检测基线时的治疗措施对患者功能所产生的影响。治疗一旦开始即可使用相同的指标确定其进度及治疗的功效。适当的结局评价有利于我们评估医疗干预措施的质量。最有用的结局是建立在离散参数和不同时间点上的。测量工具应该在很小的误差范围内是准确的。结局评价也应该是可靠的，即可被训练有素的操作者重复出相同的结果。当被其他用于跟踪结局的测量验证时测量工具的结果应可与其保持一致。由此，结局评价的目的就是为评估患者结局改善、患者满意度及医疗保健相关的成本负担提供基线的测量结果。

三、各种数据库的选择

监管机构的目标是使数据收集及使用的程序简化，因此，临床研究人员应了解哪些数据源最适合回答其临床问题。FDA 建立电子数据库的目的也是将其授权给有意义的应用。了解各种数据库是如何产生的十分重要。通用数据库来自行政登记、健康保险注册、临床过程的采集，患者调查及临床试验等。众多数据库各有其优缺点（表 11-1）。恰当收集、维护和使用不同数据库可使对医疗处置和结局的评估更为精准，更能满足患者群体的利益。临床研究人员应该对使用的数据库持批判的眼光，并应持续寻求完整收集医疗数据并进行结果评估的改进。

表 11-1　各种数据库的优缺点

数据库来源	优点	缺点
行政数据	● 标准化编码系统 ● 电子化辅助功能 ● 取消识别后易于访问	● 数据采集目的是用于计费，而非质量报告 / 医疗 ● 精确性问题
医疗记录	● 最全面的医学图片 ● 可及的电子化版本	● 造价昂贵及数据隐私保护 ● 数据泄露风险
患者调查	● 聚焦于患者结局和满意度的体验 ● 使用反映结局可靠性已经过检验的问卷，如 PRO 等 ● 结果更易于患者和研究者理解	● 患者对问题有误解 ● 医疗护理期间反馈会存在差异 ● 问卷和实施成本高昂 ● 活跃患者会导致抽样误差

续表

数据库来源	优点	缺点
标准化临床数据	● 数据集更全面 ● 数据集已经存在 ● 跨多个领域对医疗护理结局进行评估	● 可能存在不完整数据 ● 可能反映基于地区人群标准的不同医疗实践
共享数据 /国家数据库	● 可加强对个体临床试验结果的理解 ● 可将多个研究进行汇总以提高科学严谨性和应用 ● 提高医疗准确性	● 可导致不正确的结论 ● 不同研究间缺乏人群的同质性 ● 不同研究终点的定义可能不同

FDA 旨在实现电子化数据源库

● 消除不必要的重复数据。
● 减少数据转换可能导致的错误。
● 鼓励在访问期间输入源数据。
● 促进数据的远程监控。
● 促进实时访问以进行数据审查。
● 收集准确而完整的数据。

定性研究

● 提出问题。
● 强调人员和流程。
● 确认临床实践比完成一个任务重要。
● 结果应放在定性研究问题的上下文中。

四、定性方法

数据库的主要关注领域是使用医疗数据对临床定性结局进行评价。2010 年以患者为中心的结局研究所（Patient-Centered Outcomes Research Institute，PCORI）发展起来，定性研究的数量也随之增加。PCORI 由国会资助建立，旨在帮助患者了解与他们的医疗健康相关的决策。定性研究以患者的需求、体验及期待为优先考虑。定性研究可以对临床实践加以分类，这在定量研究中是罕见的。定性研究方法包括一对一访谈，重点小组研究及调查。

临床质量测量 (clinical quality measures，CQM)

医院绩效的临床质量测量
- 死亡率（22%）
- 医疗安全（22%）
- 再入院率（22%）
- 患者体验（22%）
- 医疗效率（4%）
- 医疗时效（4%）
- 医学影像的有效使用（4%）
- 其他 MSK 并发症

定性研究也试图解决无法由大型数据汇总直接解释医疗质量这一不足之处。注重质量改善的项目可促进医疗结局的问责制和透明度。临床质量结局评价可通过衡量或量化医疗过程、结局和组织结构以建立医疗标准。医疗组织及研究人员使用诸如死亡率、再入院率和并发症作为改善高质量医疗和成本目标的参数。这些目标包括有效、安全、高效、以患者为中心、公平和及时的医疗。此外，医疗保险和医疗补助中心使用了几种临床定性测量来计算医院整体绩效的质量表现。

五、基于表现的结局评价

基于表现的结局评价已经在包括生物力学和运动学研究在内的骨科领域使用了数十年。基于表现的结局评价常通过对患者某些方面的观察对其功能状态做出评价。收集客观数据的优势在于结果可被无偏差地重现。尽管基于表现的结局评价应用十分广泛，其实许多有效性或与临床结局的相关性也尚未得到验证。临床结局评价可能被不恰当地应用于结局评价未经设计或有效性未经评估的人群。临床结局评价用于临床调查测量之前，应针对当前目标人群加以修正或验证。但是，基于表现的结局评价提出了一种客观的方法来确定患者的功能潜力。

六、自我报告的结局评价

医疗结局不仅是所提供医疗质量的代表，也反映了患者体验的医疗服务。自我报告的结局评价定义为基于患者体验和接收到的信息的收集。很多评估当成被个体期待所强化的重要性。这些结局可能包括疼痛评分、患者满意度评分及患者报告结局（patient-reported outcomes，PRO）。具有挑战性的是鼓励医疗保健专业人员像关注疾病活动评估一样专注患者个体对疾病影响的看法，旨在通过共同决策以改善患者自身认为重要的结局来提供患者为中心的医疗服务。

七、患者报告结局的评估

（一）PRO 的发展

PRO 通常是基于表现和自我报告的综合，可提供患者活动和满意度的全面情况。PRO 是由患者完成的衡量他们自我功能评判和健康经验证的标准化问卷。PRO 的采集在美国医师实践中越来越普遍。对医师、患者和临床调查人员来说，PRO 都是一种有用的工具。医师已经采集 PRO 很多年了；但历史上他们仅用 PRO 来确定各种治疗方法的功效。

在过去的几年中，患者自我评估的重要性日渐增加，转变为患者的观点和意见对临床评估和进展是不可或缺的。患者可以积极参与医疗决策以帮助指导他们的治疗和理解可能的改进或变化。每个患者对治疗的反应都是独特的。因此，标准化问卷是否被患者准确地回答是十分重要的。当医师仍停留在教育患者时，患者可通过自我报告症状、进展和医疗相关的生活质量保持一定的自主度。医学专业人员、研究人员、医院管理者、甚至保险公司仍在使用这些信息指导，评估哪一种治疗方法在临床及经济上是最有效的。目前以价值为基础的政策不断推进，将导致 PRO 使用价值进一步提升。骨科领域内择期手术的比例较高，很可能受到影响。

（二）在全系统性能平台收集 PRO

传统意义的 PRO 的收集是通过电话或临床访问进行管理的。数据记录在纸质表中，然后再手动提取或转换为临床数据库。该系统对于跟踪临床结局的完整性和准确性效率不足。在《患者保护与平价医疗法案》范围内授权的意义是激励医疗保健系统不仅要实施适当的电子病历（electronic medical record，EMR），也要建立旨在数据收集、分析和解释的系统。EMR 的使用为优化 PRO 数据收集提供了机会。

全系统性能平台的发展可确保数据收集的一致性。要优化 PRO 收集，应该在疾病的不同时间段和一系列医疗过程中有一个标准化的系统代替患者完成特定的 PRO 问卷。这个平台可嵌入 EMR 数据库中，设计预先的标记或添加"红旗"标识以提醒医疗保健提供者何时对患者进行下一组调查。然后将这些信息存储在 EMR 中，并可作为大数据集的一部分来评估对患病人群的影响。这些信息也可作为患者个人 EMR 的一部分加以检索和查看，来跟踪患者情况随时间推移的发展变化。评估患者 PRO 随时间推移结果的变化，使医师能依据患者日常活动和总体健康状况信息来进行共同决策。

尽管临床和研究中收集和利用 PRO 可获得巨大的收益，但将其应用于整个医疗系统仍面临许多挑战。为了确保 PRO 数据能准确评估，其信息应全面、完整，在疾病状态的各个阶段的关键节点采集。数据集的任何变异都会使其使用和结局数据的有效性受到限制。

（三）PRO 的使用

患者报告结局创造了促进共同决策的环境。将患者意见纳入的决策通常会令患者感到更加自在，因其可在指导治疗方面发挥更积极的作用。尽管在骨科研究中追踪 PRO 变得越来越普遍，将结局转化为临床实践仍存在困难。尽力支持指导临床决策，PRO 结果的收集和评估应具有临床相关性。为实现这个目标，应根据特定的骨科问题或疾病过程来验证特定的 PRO，特别是评估一般健康状况的 PRO，可能会或不会受到骨科情况很大的影响。

临床案例

急性踝关节损伤的患者可能会采集 SF-12 评分和 PROMIS-10 评分以反映其较差的基线健康状况。假设该患者接受手术治疗，其 SF-12 评分或 PROMIS-10 评分会发生有限的变化。而足踝特异临床结局评估量表，如 AOFAS、GRC 和 FAAM 评分可以做出更准确的评估。另外，如这个患者被纳入一项临床研究当中，随访 3、6 和 12 个月时还会进行评估，就会产生很大的选择偏倚。因此，医疗干预后的 PRO 的变化和术前、术后原始评分同等重要。

虽然这个例子不是研究的直接结果，在临床决策过程持续使用 PRO 可以帮助形成临床指南并影响使用该 PRO 开展的大样本研究结果。这种类型的临床意义应该在所有临床结局测量相关的临床调查目的之内。将临床意义放在结局相关的研究设计的最前面，可使研究者更好地提出正确的问题和收集适当的数据来解决结局差异的根本原因。

（四）将 PRO 与疗效比较研究相关联

为提高 PRO 收集的效率，EMR 提供了一种收集和汇总数据的新方法，有利于共享决策的过程。疗效比较研究（comparative effectiveness research，CER）尝试对现有各种医疗干预措施进行汇总调查，旨在确定几种骨科损伤最优处置方案。因此，CER 的目的是多方面的，但这正好与 PRO 数据的利用目的一致。PRO 结果进行关联可提供一种关于诊断、治疗、预防和监测骨科疾病状况的循证方法。必须采取全面综合的方法，以确保在医学研究中能考虑照顾到不同类型的患病人群。只有考虑到人群多样性的 PRO，才能有效教育患者，并让他们了解到根据他们的具体情况，何种治疗才具有最佳疗效。不幸的是，目前许多受到此类医疗干预影响的患者会被排除或选择退出科学研究。作为科学研究者和临床医师，应基于某些既定的研究结果考虑某些应用的临床意义。当 PRO 的实用性得到证实时，其对 CER 附加值的更好理解可帮助我们制定最佳实践并对其进行更正式的定义。

> **临床案例**
>
> 一名 54 岁中度活跃的距骨软骨损伤的患者，在接受关节镜手术后发展成为踝关节炎，考虑行踝关节融合术。用特定部位的 PRO 评分适当随访，如"足踝功能测量"（FAAM）、美国骨科足踝协会评分（AOFAS）和整体变化评定（GRC），因为这些评分与踝关节功能表现密切相关，其结果揭示患者足踝功能有很大改善。此外，与一般健康相关的结局评分，如 SF-12 或 PROMIS-10，也可能表明患者的功能得到改善，也许在外科手术干预范围内患者功能状态或健康几乎没有改善。对于该患者，踝关节融合或置换术可能是个错误的选择，并导致更严重的并发症，同时花费更多的医疗资源，却没有相应的临床收益。

要点

● 从以体量为基础的、以医师为中心的医疗转变为以价值为基础、以患者为中心模式引发了治疗方式有效性评估的改变。

● 在评估医疗干预措施并确定在不同的患者群体中是否需要改良治疗时，应考虑使用反映高质量和成本效益治疗的具有真正价值的临床结果衡量标准。

●这些原则应作为结局评价和临床结局调查研究设计的基础。

患者报告结局

- PRO 数据应全面、完整，并在疾病状态的关键阶段收集。
- 关联 PRO 结果可提供骨科疾病诊断、治疗、预防和监测的循证途径。
- 更好地了解 PRO 对于 CER 的附加值有助于发展最佳实践。

（孟玲慧　译）

第12章

可用的评分工具类型

一、前言

任何类型的研究都需要对其结果进行测量。关于"研究"的最早记录可能要追溯到公元前 550 年。《圣经·旧约》中的《但以理书》记载：巴比伦国王尼布甲尼撒规定，所有巴比伦人的餐食只包括肉类和葡萄酒，因为这类食物可保障国民的健康，但少数有素食倾向的皇室年轻人反对这种饮食。国王下令让这些人在 10 天内只喝水和吃豆子，然后评估他们的营养状况。令国王吃惊的是，吃豆类比吃肉、喝酒的人营养状况更好。自此，国王允许这种饮食方式继续。

研究和结果测量在豆科植物和营养领域已日趋成熟，但相对而言，严谨的临床研究仍处于初期阶段。从尼布甲尼撒国王的豆类实验到最早的临床研究，经历了 2000 多年。直到 20 世纪初，结果研究之父 Ernest Amory Codman 开始倡导"最终结果"系统，该系统的基本理念是每家医院对于所治疗过的每个患者都要进行长时间的追踪，以确定治疗是否有效。然后，查明"如果治疗无效，为什么无效？"，以避免将来出现类似的问题。这个想法和理念（他的同行们对此反响很差，他也最终因此失去了在麻省总医院的工作）促使 Codman 研发了第一个注册表，并坚信"最终结果"理念一定会成为全国医疗实践标准实施的一种方式。

从 Codman 的"最终结果"理念到第一个 RCT 的开展实施，又过去了 40 年的时间。1946 年，全球开展了第一个 RCT，该试验比较了链霉素和安慰剂治疗肺结核的疗效。此后，又过了近 50 年，加拿大安大略省麦克马斯特大学（McMaster University）的年轻内科医师

Gordon Guyatt 创造了"循证医学"这一名词。越来越依赖患者报告结局测量（patient reported outcome measures，PROM）的现代骨科研究仍处于起步阶段。

> 1992 年 11 月出版的 *JAMA* 首次提到"循证医学"一词。2001 年，在首次亮相仅仅 9 年后，该短语就出现在超过 2500 个出版物中。

二、评分工具的类型：患者报告还是观察者记录

在临床研究中有两种主要的评分工具：PROM 和观察者结局测量（observer-recorded outcome measures，OROM）。前者完全依赖患者输入（如长期性、频率、严重性、症状的影响、不稳定性、受限程度等），而后者则关注观察到的可测量指标（如膝关节松弛、关节软骨损伤程度、功能能力等）。两者没有孰优孰劣，相反，只有两者携手合作，才能全面地反映患者的健康状况。

> **临床案例 1**
> 我们以 Svensson 等 2006 年开展的一项研究，更好地解释和说明 PROM 结合 OROM 的实用性。作者比较了使用骨 - 髌腱 - 骨（bone-patellar tendon-bone，BTB）或四股半腱肌 / 股薄肌（semitendinosus/gracilis，ST/G）自体移植进行 ACL 重建的女性患者的 PROM、膝关节松弛度和功能测试结果。随访 2 年后，研究人员发现两组在 PROM、松弛度（使用 KT-1000 关节测量仪）或功能（单腿跳测试）方面无统计学差异。单独使用一种结果测量方法并不能提供全面的结果，说明在这一人群中 BTB 和 ST/G 移植物之间无差异。而且，使用两种类型数据进行的大范围系统评价和 meta 分析也强调了同时利用这两种工具进行多结果测量的重要性。

三、患者报告结局测量量表：一般的、关节特异性的和通用的选择

总的来说，骨科，尤其是运动医学，传统的结果测量标准（如死亡率）往往不能很好地反映干预效果。这是因为骨科（尤其是骨科运动医学）对生活质量的影响远大于对生存数量的影响。然而，生活质量通常是多维度（如疼痛、功能、活动受限等）的结果，往往更难测量。而且，这一挑战并非骨科所独有。因此，在过去 20 年里，针对 PROM 的开

发和相关验证的研究得以大幅增长。

PROM 是非常有效的调查问卷，患者填写后可实时跟踪分数，观察特定患者的变化，并且可与其他患者的分数进行比较。虽然最初设计用于临床研究，但由于其结果易被医疗工作者理解，可用于指导患者医疗，因此，逐渐发展成为患者常规医疗的一部分。

PROM 涵盖众多的评估项目，包括一般健康评估、关节特异性评估和通用评估等。而且，PROM 的评估清单亦很多，且几乎每天均有增加。因此，本文将重点回顾当前研究或文献中最常用的 PROM 评估清单。

> 在过去的 10 年中，PROM 不仅是一种研究工具，还是衡量医疗效果的重要指标，其中来源于个体的 PROM 数据可用于指导患者治疗决策的制订，汇总的 PROM 数据可用于计算医疗工作者的绩效。目前，PROM 正逐渐成为全球多个机构的"治疗标准"。2015 年，AAOS 委员会组建了质量结果数据（Quality Outcomes Data，QOD）工作组，以进一步研究和评估 PROM。

四、一般健康 PROM

一般健康 PROM 旨在量化患者的整体健康状况，包括身体健康和精神健康。其中，三个最常用的一般健康 PROM 分别是退伍军人兰德 -12 项健康状况调查问卷（Veterans RAND 12，VR-12）、患者报告结局测量信息系统（PROMIS）Global 10 和欧洲五维健康量表（EuroQol-5D，EQ-5D）。

（一）VR-12

VR-12 是"医疗结果研究"的副产品，由兰德公司开发 [其名称是研发（research and development）的缩写]。"医疗结果研究"是一项涉及 2.2 万多例患者的横断面研究，目的是开发用于监测患者结果的实用工具。36 项简明健康量表（36-item Short-Form Health Survey，SF-36）是"医疗结果研究"开发的工具，其特点是进行生活质量测量，并利用分值来解释患者治疗效果的变化（如 SF-36 得分越低，表明"健康状况不佳"的人群在接受某种干预后可能表现更差，原因是他们的健康状况较差，而不是干预本身）。研究者对 SF-36 进行了一些小的改良，将"新"问卷发放给近 2500 例美国退伍军人，开发了退伍军人兰

德 -36 项健康状况调查问卷（Veterans RAND-36，VR- 36）。VR-12 由 VR-36 衍生而来，尽管其只有 VR-36 问卷条目的 1/3，却能得到准确的 VR-36 估计值。VR-12 通过 7 个维度测量与健康相关的生活质量，包括身体功能、由于身体和情感问题导致的角色限制、身体疼痛、精力 / 疲劳、社会功能、心理健康和一般健康，其结果被报告为两个分数——躯体组成分数（physical component score, PCS）和心理组成分数（mental component score，MCS）。

另一种常用的一般健康 PROM 是 SF-12（SF-36 的简化版）。与 SF-12 相比，VR-12 的优势在于易获得性（SF-12 的版权目前归一家私营公司所有），其采用基于条目应答理论的五分制评分标准（与 SF-12 相比，VR-12 采用"是 / 否"选项），有助于减轻极值对测量结果的影响。此外，VR-12 还包括两个问题来评估患者对健康状况随时间变化的感知。和 VR-12 一样，SF-36 也可公开获取，但它比 VR-12 更长，而且测量并不能提供更多有价值的信息。

临床案例 2

VR-12 等一般健康 PROM 的实用性和重要性在大型 RCT 中得到了验证。最近发表在《新英格兰医学杂志》上的一篇文章使用 VR-12 评估强化血压控制对生活质量的影响 [数据来源于收缩压干预试验（Systolic Blood Pressure Intervention Trial，SPRINT）]。作者的结论是，强化血压控制并不会对 VR-12 测量的 PROM 产生负面影响。

（二）PROMIS Global 10

患者报告结局测量信息系统（Patient-Reported Outcomes Measurement Information System，PROMIS）Global 10 是另一种一般健康 PROM，2004 年由 NIH 开发。该工具包含 10 个问题，分别调查患者的身体功能、疲劳、疼痛、情绪困扰以及社会健康。PROMIS 10 Global 和 VR-12 PCS 及 MCS 之间已被证实具有可比性，可将 VR-12 PCS 和 MCS 分数转换为 PROMIS Global 10 直接比较两者的测量结果。

（三）欧洲五维健康量表（EQ-5D）

欧洲五维健康量表（EQ-5D）由一个跨学科的五国小组于 20 世纪 80 年代开发，该小组的目的是研发一个简短的一般健康测量工具，最终确定了 5 个问题，每个问题强调一个维度，包括行动能力、自理能力、日常活动能力、疼痛或不适、焦虑或抑郁。另外，每个问题均包含 5 个级别。

从 2009 年开始，EQ-5D 被英国国家医疗服务体系（National Health Service, NHS）视为一种医疗标准，广泛应用于所有接受选择性全髋和全膝关节置换术（以及关节特异 PROM）患者的术前及术后管理。

五、关节特异性的患者自我报告结果测量

尽管一般健康 PROM 是有效且信息丰富的量表，但在大多数骨科研究中并未被用作主要的终点结局评价工具。可能的原因是，当其单独使用时，PROM 缺乏评价骨科干预治疗的真实影响所需的反应能力。

例如，将 VR-12、PROMIS Global 10 和 EuroQol-5D 在膝关节镜手术患者中两两比较，发现三者具有同等的反应度。然而，这些一般健康结果对干预效果的反应度都不如膝关节损伤骨关节炎结果评分（Knee injury Osteoarthritis Outcome Score，KOOS）好，KOOS 是一种关节特异性 PROM。因此，这也支持了这一观点，即在骨科中一般健康结果和关节特异性 PROM 应同时进行测量。

以下是对关节特异性 PROM 的简要讨论。如前所述，这个列表并非详尽无遗，而是仅仅提供了可用于收集高质量骨科数据的关节特异性 PROM 的部分工具。

（一）Oswestry 功能障碍指数（ODI；脊柱）

Oswestry 功能障碍指数（Oswestry Disability Index，ODI）于 1980 年制定，用于评定腰痛患者的功能情况。共 10 个条目，评分范围为 0～5，包括疼痛程度、自理能力、行走能力、就坐能力、站立能力、移动能力、性功能、社会活动和睡眠质量，分数越低表示功能障碍程度越轻。ODI 是评定腰痛的"金标准"，这一结论已在大型 RCT 和 meta 分析中得到验证。

（二）颈椎功能障碍指数（NDI；脊柱）

颈椎功能障碍指数（Neck Disability Index，NDI）是 ODI 的修订版，用于颈椎功能状态的评估。NDI 也有 10 个条目，并且评分方式与 ODI 相同，是广泛应用于评估颈椎健康的 PROM 之一。该工具通常用于大

型随机试验，也常作为 meta 分析的主要结果。和 ODI 相同，NDI 也具有良好的计量性能。

（三）臂－肩－手功能障碍评分（DASH）和快速 DASH（手－腕－肘）

臂 - 肩 - 手功能障碍评分（Disabilities of the Arm, Shoulder, and Hand Score，DASH）由上肢协作小组（Upper Extremity Collaborative Group，EUCG）制定，并由 AAOS、肌肉骨骼专业协会理事会（Council of Musculoskeletal Specialty Societies，COMSS）和工作与健康研究所的成员联合倡议使用。DASH 于 1996 年首次提出，旨在评估从肩到手的上肢疾病。该工具共包含 38 个条目，每个条目以 Likert 五分制评分，较低的分数表明存在较小的功能障碍。DASH 的独特之处在于，其是根据患者完成一项任务的能力来评估，而不管完成这项任务需要使用哪侧手臂，这亦是该工具的优势和局限性。

快速 DASH 是 2005 年研发的简化版本，仅有 11 个条目，但与 DASH 有良好的相关性。

（四）美国肩肘外科医师协会的肩关节功能评价标准（ASES；肩）

美国肩肘外科医师协会的肩关节功能评价标准（American Shoulder and Elbow Surgeons Standardized Shoulder Outcome Score，ASES）是双重结果测量的后半部分。评估的前半部分包括一组医师评分的问题，在文献中通常没有报道。后半部分由患者完成，包括 10 个条目，每个条目得分从 0 到 3 分，分别评估疼痛、不稳定性和使用受影响的肩关节进行日常活动的能力。满分 100 分，分数越高表示肩关节功能越好。ASES 肩关节结果评分已被证实可广泛应用于包括肩关节不稳定在内的肩关节疾病的诊断。

（五）西安大略肩关节不稳定指数（WOSI；肩）

西安大略肩关节不稳定指数（Western Ontario Shoulder Instability Index，WOSI）于 1998 年制定，用于评估肩关节不稳定。该量表由 21 个条目组成，包括身体症状、运动 / 娱乐 / 工作、生活方式和情绪四部分。每个条目以 100mm 视觉模拟评分量表（Visual Analog Scale，VAS）进行评分，总分为 2100 分，分数越低表示肩关节功能越好。由于该问卷的应用范围很局限，仅限于肩关节不稳定的患者，因此用来报告最小临床重要差异很合理，目前涉及该评分的文献报告数量为 220（10.4%）。

（六）牛津大学肩关节评分（OSS；肩）

牛津大学肩关节评分（Oxford Shoulder Score，OSS）是牛津大学研究人员于 1996 年开发的包含 12 个条目的 PROM，旨在测量手术干预对于除肩关节不稳定外的各种肩关节疾病诊断。每个条目以五分制评分，然后计算 12 个条目的总分，分数越高表示肩功能越好。OSS 有较好的信度、效度和灵敏度，可用于测量肩关节术后的恢复状况。

（七）髋关节功能障碍和骨关节炎结局评分（HOOS），HOOS 关节置换评分（HOOS JR；髋）

髋关节功能障碍和骨关节炎结局评分（Hip Disability and Osteoarthritis Outcome Score，HOOS）是 Roos 及其同事于 21 世纪初制定，共包括 40 个条目。该工具包含了 WOMAC 工具的所有内容，并增加了两个用于评估运动 / 娱乐功能和髋关节相关生活质量的维度，因此，HOOS 总共包括 5 个维度（疼痛，其他症状，日常生活自理能力由 WOMAC 评估）。

HOOS（和 KOOS）的独特之处在于，它们没有计算总分，每个维度单独评分，产生 5 个分值，得分范围为 0 ～ 100 分，分值越高表示髋关节功能越好。这既是 HOOS（和 KOOS）的优势，又是其局限性，分量表对特定维度的变化可进行更加细致的评估，但无法计算总分，会导致更明显的极值效应，并限制了 HOOS 分数与其他计算单一分数 PROM 的可比性。HOOS 已被证实具有良好的计量性能。HOOS 的另一优点是对短期和长期研究都具有良好的反应度。

HOOS 关节置换评分（Joint Replacement，JR）是由 6 个问题组成的 HOOS 简化版，由特种外科医院（Hospital for Special Surgery，HSS）的 Lyman 及其同事开发，它涵盖了"疼痛"和"日常生活活动"两个维度的问题，已被证实可用于全髋关节置换术患者。

（八）膝关节损伤和骨关节炎结局评分（KOOS），KOOS 关节置换评分（KOOS JR；膝）

与 HOOS 一样，膝关节损伤和骨关节炎结局评分（Knee Injury and Osteoarthritis Outcome Score，KOOS）是 Roos 等于 20 世纪 90 年代末开发，包含了 WOMAC 的全部内容，并在此基础上增加了两个和 HOOS 相同的维度（运动 / 娱乐功能和髋关节相关的生活质量）。在某些方面，WOMAC 的纳入凸显了 KOOS（和 HOOS）的局限性，因为两种最常见的膝关节手术（ACL 重建和关节镜下半月板切除术）通常在无骨关节炎的年轻人群中进行。然而，将 WOMAC 纳入问卷的好处是，KOOS（或 HOOS）可用于前瞻性队列研究或针对可能发生骨关节炎（无论是原发性或创伤后）人群的纵向数据库开发。

KOOS 已被证实可用于从骨关节炎到 ACL 断裂的各种膝关节疾病。尽管在大型随机试验中使用了一种称为 KOOS4 的"总体"评分方式（尚缺乏支持以这种方式使用 KOOS 分量表的证据），KOOS 各分量表目前仍为单独评分。KOOS4 代表 4 个 KOOS 分量表得分的平均值（同样的，KOOS5 代表所有 5 个 KOOS 分量表得分的平均值），可用于评估会同时影响多个 KOOS 分量表得分的干预措施的结果。KOOS 已被证实具有良好的计量性能。与 HOOS 一样，KOOS 也适用于短期和长期研究。

KOOS JR 是由 7 个问题组成的 KOOS 简化版，由提出 HOOS JR 的同一个 HSS 小组开发，并已被证实可用于全膝关节置换术患者。

（九）国际膝关节文献编制委员会膝关节主观评估表(IKDC–SKF；膝)

国际膝关节文献编制委员会膝关节主观评估表（International Knee Documentation Committee Subjective Knee Form, IKDC-SKF）由 Irrgang 等于 2000 年初构建，包括 10 个问题，涉及症状、运动水平和功能。IKDC-SKF 是一个可用于各种膝关节疾病的 PROM，已被证实有较好的信度、效度及针对多种疾病的反应度。原始分数转化为百分制，分数越高说明膝关节功能越好。

（十）Marx 活动水平量表（膝）

Marx 活动水平量表（Marx Activity Rating Scale）由 Marx 及其同事于 2001 年首次提出。该量表包含 4 个条目，评估患者在过去 12 个月内参与跑步、急停、减速、旋转等活动的峰值频率，每个条目 0 ～ 4 分，满分为 16 分，分数越高，说明参与上述活动的频率越高。

（十一）Tegner 活动水平分级（膝）

Tegner 活动水平分级是 Marx 量表的替代评估工具，其要求患者说明他们在膝关节受伤之前参与的最高活动水平，以及他们目前能够参与的最高活动水平。得分范围从 0(因膝关节疾病无法工作)到 10 分(国家 / 精英水平的竞技运动，如足球、橄榄球)。

> **临床案例 3**
>
> 骨科多中心网络数据库（Multicenter Orthopaedics Outcome Network，MOON）的"ACL 重建前瞻性队列研究"是运动医学最大最著名的研究之一。MOON 队列目前包括近 3500 例 ACL 重建患者，且 80% 以上的患者完成了术后 2 年、6 年和 10 年随访。在 ACL 重建队列中，MOON 组是最早使用 PROM 作为主要结果的组之一。MOON 的研究者选择了 KOOS、IKDC 和 Marx 三个 PROM 作为其结果测量工具。

（十二）足踝功能测量（FAAM；足踝）

足踝功能测量（Foot and Ankle Ability Measure，FAAM）是 Martin 等于 2005 年提出的一种结构特异性 PROM，用于评估腿、踝和足部疾病。FAAM 由两个独立的分量表（"体育"和"日常生活活动"）组成，包含 29 个条目，以 Likert 五分制评分。每个分量表的原始分数被单独保存并转换成百分比，分数越高表示功能越好。FAAM 已被证实信度、效度良好，且对有关腿、足与踝的一系列疾病有较好的反应度。

（十三）足踝功能障碍指数（FADI；足踝）

足踝功能障碍指数（Foot and Ankle Disability Index，FADI）也是由 Martin 等创编，包括 FAAM 的全部内容和另外 5 个问题（4 个与疼痛相关，1 个与睡眠相关）。FADI 与 FAAM 的评分及结果解释方式相同。此外，FADI 与 FAAM 一样，已被证实具有良好的计量性能。

（十四）足踝结果评分（FAOS；足踝）

足踝结果评分（Foot and Ankle Outcome Score，FAOS）是 KOOS 对应的小腿评分，其与 KOOS 的分量表形式和问题数量相同。与 KOOS 一样，要对 5 个 FAOS 分量表分别评分，范围 0 ～ 100 分，得分越高表示功能受限越小。

（十五）跟腱断裂总评分（ATRS；足踝）

跟腱断裂总评分（Achilles Tendon Total Rupture Score，ATRS）用于评估全跟腱断裂患者的结果，包括 10 个问题，具有良好的计量性能。

六、单项结果测量

虽然上述的 PROM 从患者的角度提供了症状和功能方面的重要细节，但它们在临床上通常很难解释，尤其是在基线阶段。单项结果测量，如简明评估数字量表（single assessment numeric evaluation，SANE）和患者可接受症状状态（patient acceptable symptom state，PASS），在临床中更易于解释和管理，并且可以与较长的 PROM 结合提供额外的信息。

（一）SANE

SANE 仅包含一个简单的问题："您如何评估当前（关节）的正常百分比（范围 0 ～ 100%，100% 是正常）？"尽管 SANE 很简单，但它与较长的 PROM，如 IKDC（用于膝关节相关的诊断）、ASES（用于肩关节相关的诊断）和其他 PROM 密切相关。SANE 的优势在于其简洁性（一个问题）和可解释性（从患者的角度）。

然而，SANE（和其他单项结果测量）的主要局限性在于其多维性，当患者报告的 SANE 分数低时，其可解释性将受限，因为临床医师或研究人员无法识别不良结果的驱动因素（如患者可能有疼痛、功能不良、症状增加或三者组合）。

SANE 通常与其他 PROM（如 IKDC 或 ASES）一起使用，而不作为独立的 PROM。

（二）PASS

PASS 是另一个在过去 10 年中逐渐广泛应用的单项结果测量工具，认为是患者"感觉良好"的阈值。虽然针对 PASS 的问题有多种版本，但最常见版本是"考虑到您日常生活中的各种需求可能会因关节疼痛及活动和参与的限制而受到影响，您对当前的关节状态是否满意？"目前关于 PASS 的大部分研究旨在确定与 PASS 相关的其他常用 PROM（如 KOOS 或 IKDC）的阈值。目前尚不清楚 PASS 的完成是由症状程度的变化还是由症状阈值的达标所驱动，这也是现有研究正在探索的领域。

与 SANE 一样，PASS 通常与其他 PROM 一起应用，而不作为独立测量工具。

七、观察者报告结局量表

患者报告结局测量从患者的角度提供了关于疾病的症状、对生活质量和功能状态的影响等丰富的信息，然而未能涵盖某些相对医师更为重要的变量（如 ACL 重建后的松弛测量）。因此，观察者报告结局测量也是临床研究中的重要工具，包括体格检查测量、功能测试和成像分类方法。可用的 OROM 清单甚至比常用的 PROM 清单还要多，因此，本章的这一部分主要回顾选择 OROM 时需主要考虑的重要特性。

（一）体格检查测量

体检检查测量可分为两大类——传统的"动手"技术和仪器技术。

1. 传统的"动手"技术 传统的"动手"技术包括基本的体格检查变量，如关节活动范围（range of motion，ROM）和强度，以及更精细的检查技术或特殊测试（如 Lachman 试验、半月板试验、肩关节特殊体征检查等）。在设计研究时，如果要选择这些 OROM 中的任何一个，必须考虑测量的可靠性（内容和内部评估者）、可重复性和再现性等特征。

2. 仪器技术 仪器技术，如使用 KT-1000 关节仪或 Telos SD 900 测量膝关节松弛度，可用于最小化测量误差，从而增加测量结果的可靠性。然而，与使用"动手"技术相比，仪器技术通常大大增加了研究成本。

（二）功能测试

骨科研究中常用的另一类 OROM 是功能测试。一个常用的功能测试示例是前交叉韧带重建后的跳跃测试。在理想情况下，功能测试弥补了 PROM 和单纯 OROM 之间存在的缺陷。然而，功能测试往往受限于测量结果的可靠性和可重复性问题。

（三）成像测量技术

成像测量技术是其他常用的 OROM。此类措施的示例包括 Kellgren-Lawrence 分级标准和国际骨关节炎研究协会（Osteoarthritis Research Society International，OARSI）分级评分，两者都用于评估与膝骨关节炎相关的影像学变化。其他示例包括改良的 Outerbridge 量表、全器官磁共振成像评分（Whole-Organ Magnetic Resonance Imaging Score，WORMS）和膝骨关节炎评分系统（Knee Osteoarthritis Scoring System，KOSS），以上工具都可为磁共振图像提供标准化和可靠的评估方式。

要点

● 多种评分工具可用于临床研究。

● 在临床研究设计时，认识到结果测量工具的优缺点十分重要。

● 没有完美的评分工具，最合理的临床研究通常采用多种工具组合，包括 PROM（一般和关节特异性）和 OROM。

（马　彬　译）

第13章
健康评价的发展和解释

一、什么是结局评价，为什么要评价健康结局

1948 年 WHO 将健康定义为"身体、精神和社会全面健康的状态"。理想化的健康概念是一个全面的理论框架，对于那些试图在个体内部量化健康以提供决策信息，或在群体内部或群体之间量化健康以提供更广泛的临床建议的人来说是存在问题的。健康评价非常复杂，其设计需要考虑 3 个目的，即鉴别、评估和预测。此外，结局评价还可以是重要结局的替代物，或者结局评价本身对患者就十分重要。

(一) 结局的鉴别、预测和评估

为给研究选择合适的结局评价指标，结局评价的目标必须明确，并与研究的目标、被调查人群和研究方法相一致。例如，用于区分个体的工具既可用于确定患者是否有资格参与研究，也可作为区分个体是否患病的一种诊断工具。又如，Kellgren-Lawrence 评分系统用影像学资料对膝关节骨关节炎（OA）的严重程度进行分类，结合临床症状一起用于鉴别轻度和重度骨关节炎患者。

预测工具的另一个用途是预测未来事件。例如有证据表明，对患者 ACL 重建术后的起跳落地生物力学测试可预测再损伤，因此一些临床医师用作指导患者可否恢复运动的指南。

最后，评估性测量工具是用于评估变化的，最常用于评估治疗的效果。例如，如果研究者希望确定有氧运动方案是否能改善膝关节骨关节炎患者的生活质量、疼痛和活动能力，需要在干预前、后对其进行所有项目的评估性测量，来评估分数是否有所提高。同样，如果研究者的目标是比较 2 种或 2 种以上疗法的疗效，那么每组患者将在目

标终点完成评价性测量，以便进行组间比较。

（二）替代结局和对患者有意义的结局

替代结局对患者不一定是必要的，但可被认为是对患者直接重要结局的代表。早期的骨科研究通常仅依靠影像学、性能测试或生理测试等替代结局来提供治疗是否成功的证据。当今，在投入开展实用性的大规模研究之前，采用替代结局进行小规模、解释性或概念证明性研究，借以提高研究的人群适用性。例如，肩关节的活动范围是肩关节功能的替代指标，但不是功能的直接测量指标，因为一个人完成目标活动可能并不需要全关节活动度，或者可找到一种方法来代偿活动度损失，以同样的效果完成目标任务。其他常见替代结局的例子有：关节间隙狭窄的放射成像作为疼痛和功能受损的替代结局，骨密度作为脆性骨折风险的替代结局，力量是功能能力的替代结局等。

尽管替代测量是健康的重要决定因素，有助于为损伤提供解释或预测患者未来的重要健康问题，但结局的直接测量指标仍是衡量患者疗效及改变实践建议的直接依据。如不良结果的发生率（如死亡、心肌梗死、卒中、术后再手术等）和患者报告结局评价（PROM）。

PROM 是一种由患者完成的主观评估，要求他们对自己的健康看法进行评分。一些 PROM 只包括与功能能力相关的问题，称为患者报告的功能能力问卷 [如下肢功能评分（Lower Extremity Functional Score，LEFS），而其他 PROM 则试图从更全面的角度来衡量健康状况，并包括询问身体、心理的项目，社会福利工具等 [如 12 项简明问卷（12-Item Short-Form Survey，SF-12）、西安大略肩袖（Western Ontario Rotator Cuff，WORC）指数]。后面的指标被称为健康相关生活质量（health-related quality-of-life，HRQOL）相关指标。

HRQOL 评价通常分为两类：特殊疾病类和一般类。特殊疾病类指标旨在询问患者有关直接受疾病影响的身体感受（如 WORC 指数是针对肩袖损伤患者）。而一般类指标从非特定、高度适用的角度提出有关健康的问题。因此，虽然针对疾病的指标对健康变化更为敏感，但一般类指标的范围更大，可以跨不同的健康状态进行解释，包括对健康人群。

通常，被广泛接受的结局评价作为测量结果被发表，并提供证据证明该测量是准确且精确的，并能检测目标人群的变化。如果没有这方面的证据，那些工具被应用于临床或作为研究的一部分之前，可能需要首先评估其测量特性，否则将会有收集到无法解释数据的风险。

二、结局测量的测量特性

（一）信度

信度是指结局评价的精确度，评估在健康状况稳定的人群样本中重复给药时是否产生一致的结果。每个结果评分由两部分组成：患者的真实评分和随机误差。当随机误差很小时，结局评价被认为更可靠，因为患者的测试表现将更可靠地反映他们在结局评价上的真实得分，而且重复测试的可变性较小。

我们可以用两种不同的方式来考虑信度：一是相对的，测量工具能在多大程度上区分不同个体间的差异；二是绝对的，重复进行测试产生一致结果的程度。对工具相对可靠性最有用的估计是 SEM。

SEM 与原始变量的单位一致，是对个体评分误差的估计。如果误差的大小是已知的，它可以用来传达单个患者在结局评价上得分的准确性，也可用来创建一个阈值，以确定得分的变化是否超过测量误差的实际变化。具体来讲，SEM 是患者内方差的平方根（根据一组稳定个体在重复测量中的得分差异计算）。

临床案例

案例情景：患者 ACL 重建后 1 年，判断其是否可重返运动状态的标准之一，是对 4 种不同的单跳测试（前跳、三级跳、跳远和 6m 定时单跳）患者肢体的对称性指数（limb symmetry index，LSI）是否至少达到 90%。患者完成双下肢向前跳距离，LSI 为 80%。您想了解与本次测量相关的误差。2007 年 Reid 的一项研究对所有 4 种单足跳测试 LSI 进行了评估，报告显示单足跳 LSI 的 SEM 为 4.94%。要在患者 80%LSI 的周围设置一个 95% 置信区间，需要将 SEM 乘以 1.96（设置 95% 置信区间对应的 Z 值），以确定可能结果范围的上限和下限。在这种情况下，个体 LSI 结果的 95% 置信区间为 ±6.84%。换句话说，个体的 LSI 可能低至 73%，高至 87%。作为一名决定患者是否可以重返运动的临床医师，如果 LSI 实际为 73%，您可能要对患者重返运动的风险加以评估。

在绝对信度方面，最常用的方法是重测法、评价者内信度和评价者间信度。重测法可靠性假设患者的健康状况保持稳定，但可能存在与测试方式相关误差引起的结果变化。例如，跌落垂直跳跃测试要求受试者从一个箱子中垂直下落，落地后尽可能地向上跳跃。正如你所想象的那样，尽管在连续 3 次测试中，个体的膝关节稳定性状态不太可能改变，但个体每次起跳落地生物力学都可能有很大的不同。定期工具校准也是实现良好的重测可靠性的一部分。

组内相关系数（ICC）评分解释

ICC 评分范围从 0 到 1，越接近数值 1，表明可靠性越好。Shrout 和 Flesis 在 1979 年提出了 ICC 评分的一种常用解释：

ICC < 0.4 可靠性差

0.4 < ICC < 0.75 可靠性一般或良好

ICC > 0.75 可靠性好

评价者内信度是对同一评价者多次测试评分间的一致性进行评价。当对如何执行或解释测试存在一定的主观性时，评价者内信度是一个重要的度量属性。例如，使用量角器来测量活动范围会产生一些误差，因为解剖标志的位置和仪器放置位置可能在重复测量时有所不同。评价者间信度衡量的是多个独立评价者评估结果之间的一致性，了解是否多个评价者负责评价患者的预后是很重要的。例如，可能有多个研究助理（research assistant，RA）在您的诊所工作，他们将为您的监测数据库采集测量数据，或者多个 RA 在不同的地点工作，参与多中心研究。通过标准化协议和为负责结局评价的人员提供培训机会，通常可以提高评价者内信度和评价者间信度。

尽管对于任何信度评价的可接受测试间隔时间范围没有形成一致的意见，但其长度应该是这样的：真正的变化是不可预测的，但又不能太过接近，以至于个体或评价者记得他们之前的评分，而导致一致性被高估。统计学用 kappa 值作为表达水平的绝对可靠性的指标 [如肩关节抬离（lift-off）试验测试是否存在肩胛下肌撕裂]，对于有序结局指标用加权 kappa 值（如 Kellgren- Lawrence 分级将骨关节炎分为 0、1、2、3、4 级），或对于连续性结局指标，如大多数 PROM，采用组内相关系数（intraclass correlation coefficient，ICC）。

　　然而重要的是，结局评价提供的结果是可重复的，但重复性并不保证有效性。例如，膝关节骨关节炎患者完成 ACL 断裂的风险评估可能非常可靠，但由于问卷缺乏背景和意义，因此无法提供有关疾病进展的有用信息。信度很重要，但我们需要效度来为结局评价提供意义。

　　（二）效度

　　评估一个结局评价的效度就是提供证据，证明一个工具能够度量它想要度量的内容。重要的是即使在其他人群中已有足够的效度证据，对目标人群仍要进行效度评估。效度评价方法有几种，此章中我们将描述表面效度、内容效度、标准效度和结构效度。

　　表面效度是评价效度的一种浅显且不充分的手段。基本前提是专业知识可能不足、方法不系不全面的人会对该工具是否足够衡量其意图发表意见。

　　另一方面，内容效度是通过系统地操作可全面代表其结构的内容来实现工具的开发。例如，当一个工具正在开发时，如果项目是由大量具有罹患该病经验的样本人群（包括患者、医护人员和家庭成员，以及专家）组成，则内容效度可能会实现。在开发之后，对内容效度的适当评估涉及大样本患者群体和专家，他们使用设定的标准来确定与特定健康问题相关的健康结构是否已被全面囊括。例如，一份新调查问卷旨在测量足踝疾病患者的生活质量，可以先将项目纳入健康的大类别（身体、社会、心理），然后进一步划分为包括疼痛、日常生活能力、工作期望、参与家庭和社区角色、焦虑、抑郁等可能的主题领域。

　　标准效度是将新工具的结果与目前可获得的最好方法（通常被称为"金标准"）的结果相比较，以评估它们之间的关联；关联越大，标准效度的证据就越多。例如，开放手术一度是评估肩袖完整性的唯一手段。像磁共振成像和超声一样，当磁共振成像和超声等先进的成像技术出现时，就会将这些成像方法与手术观察到的结果进行比较，以确定其准确性。在这个例子中，手术观察结果作为黄金标准。敏感性和特异性之类的统计指标通常用于评价准确性。

　　真正的金标准通常用于测量结构、生理学、物理功能和性能，但很少用评估 HRQOL。对于这种更抽象的评价内容，我们使用一个健康理论框架来评估其效度，根据这个框架，我们假设如果工具准确地捕获了结构，它应该如何工作。这种效度被称为结构效度。

为评估结构效度，我们假设新结局评价和健康相关方面相关性的大小和方向，以确定新测试是否表现出预期效果。例如，我们假设随着疾病严重程度的增加，生活质量评分将降低（定向假设），严重程度和生活质量之间关联将减小（预期程度）。作为构建这些假设的一部分，通常将新工具的性能与旨在评估相似属性（聚合效度）的结局评价进行比较。例如，可以假设随着新的疾病特异性生活质量问卷得分的增加，一般健康相关生活质量量表 12 项简明问卷（SF-12）的 PCS 也会增加。

相反，区分效度评估的是，当测量目标结果时，结局评价是否比设计用于评估一般或无关结构的工具表现更好。例如，研究者可以将新的膝关节骨关节炎特异问卷与一般的心理健康评价方法（如 SF-12 MCS）进行比较，并预见心理健康与骨关节炎相关生活质量仅非常弱相关。

标准效度和结构效度都在一个时间点上进行评估，如前所述，称为横截面效度；或者，随着时间的推移，评估新工具变化是否与现有评价变化相关。如果我们回到一个新的膝关节骨关节炎特异问卷的例子，我们可以假设，随着时间推移，SF-12 的 MCS 可能保持相对不变，尽管膝关节骨关节炎特异问卷有小到中等的变化。在设计用于评估治疗前后健康状况的临床试验时，选择在相关研究人群中证明了纵向结构有效性的结局评价是很重要的。

虽然很重要，但对于希望依据结局评估结果对临床提出推荐的研究者来说，仅有效度是不够的。虽然效度表明结局评价与健康状态变化相关，但缺乏可解释性。健康状态变化的可解释性从我们最后两个测量属性即变化的敏感度和反应性开始。变化的敏感度指当发生变化时，一种结局评价方法检测健康变化的能力，但不能提供任何关于变化对被治疗者重要性的解释。相反，反应性描述了结局评价从患者的角度检测有意义变化的能力，无论变化有多小。

（三）反应性

评估反应性需要一个在临床上很重要的指标。确定反应性的传统方法是使用基于锚定（患者定义）或基于分布（统计）的方法。两种方法的目的都是定义最小临床重要差异（minimally clinically important difference，MCID）。MCID 最初由 Jaeschke 等在 1989 年提出，是知情方（患者 / 临床医师）认为重要的（无论是有利的还是有害的）目标结局的最小变化，将导致相关方考虑如何调整治疗。

使用基于锚定的方法要求患者在预期变更前后填写新的问卷，并填写整体变化评定（global rating of change，GRC）问卷。GRC 要求患者指出他们是否已改善、保持不变或恶化；如果他们已经改善，进一步需报告他们改变了多少。通过计算患者的平均变化分数来估计 MCID，这些患者表示他们在 GRC 上的变化是"虽然很小但很重要的"。

当从基于分布的角度确定反应性时，研究者可构造两个正态分布：第一个是根据在两次测量中本应保持稳定的患者变化分数构造的，第二个是根据预计在两次测量中发生变化的患者变化分数构造的。MCID 值应大于第一个分布中的大多数分数，小于第二个分布中的大多数分数。

三、结果的解释：偏倚和精度

一旦适当的结局评价用于收集数据，挑战就变成了以有意义的方式呈现数据。对于那些没有大量使用相同结局评价经验的人来说，简单地呈现数据统计检验结果（如 P 值）或者总检验结果（如组间前后的平均变化量）是通常没有意义的，这在强化研究计划之外极为罕见。

仅呈现 P 值的问题（假设无效假设 H_0 为真的概率）是因为受样本的可变性和样本量的影响，P 值具有高度的样本特异性。P 值并不表示效应的大小、结果的再现性或差异的重要性（如差异是否足以改变临床实践？）。特别是，如果样本高度同质和（或）样本量相当大，即使差异很小且不重要，研究结果也可能达到统计显著性。另一方面，在异质性样本和（或）小样本的研究中，一个重要的差异可能永远不会达到统计显著性。临床医师在检查或报告结果时，不应仅关注 P 值，还应考虑精确性指标，如样本量和置信区间。在决定研究结果的权重时，理解偶然性或随机抽样误差的作用也很重要。

（一）随机抽样误差和样本量

临床研究的首要目标是研究结果适用于人群总体。当进行研究时，参与者只是人群的一个样本。样本越小，就越有可能招募到不具代表性的样本。样本越具有代表性，该样本观察到的治疗效果也越有可能适用于人群总体。当样本量变大（接近总体规模）或将重复研究的结果汇总到一起时（如在 meta 分析中），可降低随机抽样误差。样本量估计考虑了群体中个体之间的变异性和期望差异的大小，并估计了克服随机抽样误差所需的样本量。虽然较大样本量有助于克服随机抽样误差的风险，但无法克服由于故意招募不具代表性的样本而产生的抽样偏差（如仅选择那些最有可能作出反应的、依从性好的样本等）。

> **置信区间**
>
> 　　置信区间允许读者解释研究结果的临床意义，而不仅仅是统计学意义。在解释统计显著性和置信区间时，需考虑：
>
> 　　如果 $P < 0.05$（差异有统计学意义），则置信区间下限是否包括不重要的差异？如果是，结果有利于治疗是肯定的；如果否，结果是不确定的。
>
> 　　如果 $P > 0.05$（差异无统计学意义），置信区间上限是否包含重要的差异？如果是，结果是不确定的；如果否，治疗肯定是无效的。

　　在下一节中，我们将介绍在报告或解释研究结果时包含精度估计（如置信区间）的重要性。但即使是置信区间也不能克服随机抽样误差；因此，采用小样本量（通常通过确定过大的不甚合理的预期效应获得）或高选择性抽样方法时人们应该始终保持警惕。

　　（二）置信区间

　　置信区间表示预期实际效应的范围。选择 95% 置信区间意味着如果在人群中重复地进行代表性抽样，有 95% 的把握确定人群真实均值将包含在该区间内。无论采用何种汇总方法来显示结果（如相对风险、比值比、平均差等），都应报告置信区间。因此，与其依靠 P 值来得出研究结果的结论，不如提供置信区间上下限来解释结论。依据置信区间上、下限得到的结论一致，且样本量足够大且有代表性时研究才可能得出明确结论。

　　例如，再手术相对风险的 95% 置信区间为 $3.5 \sim 8.6$（$P < 0.05$）；置信区间的上下限传递着同样的信息，即一组手术的风险比另一组大得多。在这种情况下，该研究可得出明确的结论；如果是一项具有代表性大样本研究，则该研究证明了一种干预措施比另一种干预措施获益更大的结论，且令人信服。另一方面，如果再手术相对风险 95% 置信区间为 $1.01 \sim 10.5$，则置信区间下边界意味着一组与另一组相比再

手术的风险接近，而置信区间上边界则意味着一组再手术的风险比另一组高 10 倍。在这种情况下，即使 $P < 0.05$，仍可能无法明确地得出风险存在差异的结论。

解释 PROM 结果的置信区间更具有挑战性，具体来说就是如何判定差异结果具有实际意义的问题。

四、报告和解释结果

(一)解读患者个体的改变

为确定单个患者得分随时间改变的原因是由于真实效应，而不是误差，可以计算最小可测变化（minimal detectable change，MDC）。MDC 的定义是真实改变而非误差的阈值，其计算公式为 SEM $\times z$ 值 $\times \sqrt{2}$。考虑前面的示例，其中跳跃测试 LSI 的 SEM 为 4.94%。根据第一跳测试（LSI=80%）的结果，已经要求患者再接受 6 周的理疗，这次主要是训练落地生物力学和运动专项训练。完成这一额外康复后，新的 LSI 值为 95%。对于 MDC（95），其 z 值是 1.96，这意味着跳跃测试的 LSI 需要改变约 14cm，以便临床医师确定改变是真实的，而不是测量误差。在我们的场景中，两次 LSI 差异为（95 ～ 80）15cm，因此，临床医师可以确定发生了真正的变化。此外，第二次 LSI 的 95% 置信区间下限为 88%，这非常接近建议患者恢复运动的 90%。

(二)解释组内患者的改变

要报告组内变化的结果，可报告变化量大于 MDC 阈值的患者比例，或者更有价值的是展示从术前到术后变化的均值，并使用 MCID 来解释差异 95% 置信区间。例如，如果 PROM 的 MCID 是 10 分，而前后的平均改变分是 15 分（95% 置信区间是 5 ～ 25 分），那么置信区间下边界意味着并非所有的患者都会发生重要改变，因此，这项研究无法得到干预可以为患者提供重要改善的结论。另一方面，如果改变前后评分的 95% 置信区间为 11 ～ 19 分，那么（如果样本量足够大）研究可以自信地得出结论，干预很可能为大多数患者提供重要改善。

(三)解释患者的组间变化

为报告患者的组间变化结果，可比较每个组内变化量大于 MDC 阈值患者的比例，或者更有意义的是呈现组间差异的均值，并使用 MCID 来解释该差异的 95% 置信区间。但 MCID 存在一个问题，在大多数 PROM 研究中，大多数 MCID 的价值主要是由患者组内变化所决定（如我们的信度部分所述），适用于解释干预前 - 干预后研究，但不适用于解释组间变化的研究。这是为什么考虑到从术前到全膝关节置换术后观察到的变化量。从全膝关节置换术后恢复，我们期待相当显著的改善。例如，Kahn 等研究包括 172 例全膝关节置换患者，术前 WOMAC 总评分约为 35 分，术后约为 12 分；围绕均值的 95% 置信区间变化为 20 ～ 24 分。如果 MCID 约为 15 分，那么研究可以得出结论，接受全膝关节置换患者有重要的改善。

然而，当两组都接受全膝关节置换时，组间变化的均值是多少呢？也许两组使用了不同类型的植入物，在这种情况下，所有患者都有望从全膝关节置换中获益，研究的目的是衡量组间差异的大小。我们并不期望组间差异会像组内差异那么大，特别是当两组都接受积极治疗时（而不是与不治疗比较）。Goldsmith 等 1993 年的一项研究确定组间 MCID 明显小于组内 MCID（20% ～ 40%）。因此，如果组间 MCID 在 5 分左右，那么在 Victor 等比较两种不同的全膝关节置换植入物（n=131）时，组间差异的均值为 3 分（95% 置信区间 10 ～ 15 分），因为置信区间的上下边界刚好为 5 分（可能存在重要差异），我们认为研究效能不足；不幸的是通过两个边界值均得出两种植入物存在差异的结论。为得出两种植入物无显著差异（由 WOMAC 测量）的明确结论，两者 WOMAC 的置信区间都不应该包括 5 分。

需治疗人数　需治例数（number needed to treat，NNT）是使用 PROM 显示组间比较结果的最后一种方法，也许是最直观的一种方法。NNT 是用试验性治疗来预防额外的不良结果所需要的患者平均数（如与临床试验中的对照组相比，使其中一个患者接受治疗后获益所需要治疗的患者数）。它定义为绝对风险降低的倒数（1/RD）。因此，有可能确定每个治疗组中超过 MDC 阈值的患者比例，并将结果呈现为 NNT 或未达到至少使一名患者（与对照组相比）获得有临床意义的改善，所需干预治疗的患者数量。因此，若 NNT=5，这提示，与对照组相比，接受试验性治疗将有 20% 以上的患者出现改善。

临床研究结束时提供的数据的临床意义取决于目标样本中结局评价的既定测量特性。群体差异和统计显著性是呈现数据的方便方法；然而，研究者在呈现分析结果时更应包括对数据所包含的临床意义，以提高数据可读性和改变临床实践的价值。

要点

● 结局测量的发展使临床医师能够更好地评估复杂的健康框架，这些工具已经成为健康研究的一个组成部分；它们被用来证明患者的健康状况发生了重大变化，并为临床治疗的有效性提供决策依据。

● 信度、效度和反应性是为临床医师对目标样本进行结局评价的适用性评价提供证据的测量属性。

● 从结局评价中收集的数据应使用易于解释和传递结果的临床意义的统计数据。

解释健康结局评价的清单

1. 研究的目的是什么？

选择的结果指标是否适合研究目标 / 设计？

2. 结局指标在相关人群中是否被证明是有效和可靠的？

3. 如果目标是评估变化，结局评价是否能够检测研究人群中的重要变化？

（1）是否有一个报告的 SEM 来解释个体的变化？

（2）是否有报告的 MCID 来解释组的变化？

4. 组间差异是否存在置信区间？

（1）对 95% 置信区间下边界的解释是否提供了与 95% 置信区间上边界相同的结论？

（2）当考虑随机抽样误差（与样本量有关）和抽样误差（与总体代表性有关）的风险时，结论的确定程度有多少？

5. 如果根据临床相关性给出合理的结果，研究是否得出了适当的结论？

（孟玲慧　译）

第 14 章

如何记录临床研究及避免研究中常见的错误

一、前言

在过去的 20 年里，组织一项临床研究的复杂性急剧增加。据报道，1995—2005 年，研究过程（测量、问卷、随访等）的数量和频率年增长率高达 8.7%。与此同时，合格标准的纳入受试者数量每年增长超过 12%。因此，现在招募足够数量的患者需要更多的时间，而患者的入组保留率较低。对研究方案的额外限制，以及最佳临床实践指南的出现，不可避免地导致了更重的管理负担和更长的研究时间。

从骨科医师的角度来看，这些变化常视为进行临床研究的巨大障碍，因为这种演变与当前临床现实的演变完全相反，后者通常由不断增加的经济压力和临床生产力导致。因此，用于临床研究的时间和资源正在减少。临床研究通常是多中心的，由时间精力有限的研究生或住院医师一线开展，尽管这可能有助于他们在临床工作中取得进步。同样，他们往往也很难获得专门和专业工作人员的支持。然而，骨科医师需要熟悉和遵守相关国际要求，以继续产生高质量的研究，并能够与其他医学专业竞争。

临床研究应依照临床试验规范标准（GCP）进行。一项前瞻性研究，无论是观察性队列研究还是对照试验，都需要多个地方卫生机构、独立伦理委员会（IEC）/ 机构审查委员会（IRB）、数据保护机构、保险机构和（或）医院的批准授权。虽然这些批准授权可能因国家或医院的不同而有所不同，但在所有的法律要求得到满足之前，不应开展研究。

遵循法规有时是费时费力的，其结果是推迟临床研究开始。然而，研究者可以有效地利用这段等待时间来建立和完善研究的框架体系。有效沟通能减少时间浪费，并保持研究进展，从而及时完成和发表研究。在研究进行的过程中，如果准备不足、研究提前终止、受试者招募延迟、患者失访率高、数据质量低或数据分析延迟，则可能会出现一些无益的后果。因此，深刻认识研究的整个过程及其常见错误是在高影响力期刊上发表高质量研究的关键。

本章节的目的是：①概述实施一项研究中需要遵守的法律；②提供实用的建议从而充分利用法律要求的现场文件，来组织研究并避免在研究监测和数据处理中出现常见错误。还将讨论研究各阶段之间的联系，以及这些如何阻碍研究者发表论文。

二、现场文件：定义及用途

现场文件应能证明主要研究者正在按照标准和适用的法规要求开展研究。例如在进行稽查时，可由法律当局或赞助方进行审查。这里列出了研究期间可在现场获得的最少文件清单，这份清单主要包括之前提交给官方的一些文件。本章对如何正确使用这些文件进行研究提供指导。

（一）方案、病例报告表、患者信息、知情同意书及修订

本节应包括提交给 IEC/IRB 的初始研究方案及所有可用的后续修订版本。后者是 IEC/IRB 要求的对最初提交方案的更改版本。

病例报告表（case report form，CRF）是一种纸质或电子文档，用于记录研究方案所需的所有数据，如患者人口学特征数据、研究干预措施、结局和不良事件（adverse event，AE）。不应将其与本章后面描述的源文档相混淆。CRF 的空白副本及 PROM 和 AE 必须在现场提供。在同一个活页夹中还应包括招募受试者所有文件的最新版本，即向患者提供的信息、知情同意书（informed consent form，ICF）及招募受试者使用的所有广告资料（报纸、电台、海报、传单等）。

在研究方案中，CRF 或患者信息可能在研究过程中发生变化（如在研究方案修订之后）。为避免浪费时间，重要的是要准确评估方案的更改可能对其他研究文件（如 CRF、PROM、AE）产生的影响，及时提交修订的最新版本。

（二）独立伦理委员会（IEC）／机构审查委员会（IRB）的批准／赞同意见和年度报告

现场文件活页夹中还必须包括研究中期或年度报告，从 IEC/IRB 收到的批件及证明研究方案及其修订已经得到法律机构的审查和批准文件。

（三）签署知情同意书（ICF）

参与研究必须是自愿的，患者的决定不得受到研究者或工作人员的影响。如果患者同意参与一项研究，则其知情同意将以有书面、签名和日期的 ICF 形式记录。后者证明该研究已向患者解释并得到其理解，患者的同意是自愿的。当受试者不能给予知情同意时，应获得法律上授权代表的同意书（如未成年人必须由家长代表签署）。

（四）源文件

源文件是指原始文档、数据和记录（如病历、化验报告、X 线图片等）。它们应是可归档的、可辨认的、同时期的、原始的和准确的 [attributable，legible，contemporaneous，original，accurate（ALCOA）]，并区别于 CRF。对于收集到的所有数据，应明确提及源文档（医疗文件），以使主要研究者或独立观察者能够再次确认数据（甚至在研究完成后数年）。

（五）已签名、注明日期及完成的 CRF

如果在研究期间研究数据记录在纸上，则必须保留文件并在本部分记录。对于电子版病例报告表（electronical CRF，eCRF），研究结果可以由经过授权的工作人员直接输入到电子表格中，以避免纸张抄写。在这种情况下，eCRF 也可被视作源文件。FDA 已经为此提供了指导意见，明确说明了何时将 eCRF 视为源文件。

（六）不良事件和严重不良事件通报

不良反应（AE）是指"受试者、使用者或其他人身上发生的任何不利的医疗事件、意外的疾病或伤害或不利的临床征象（包括实验室检查结果异常），无论是否与所研究的医疗设备相关"。在研究过程中所有 AE 均应报告。如果 AE 已经整理到 eCRF 里，相关规则也同样适用。此外，严重不良事件（serious adverse events，SAE）必须在发生后的规定时间内上报给 IEC/IRB 和医院，如果有赞助方，也应报告给他们。SAE 通常包括所有导致患者死亡、危及生命的疾病或伤害，对身体器官或功能造成永久性损伤及发生住院治疗的事件，且这些不论是否与参与研究有关（如不论是否与研究设备 / 技术 / 药物有关）。任何为了预防疾病、伤害或损害而进行的医疗干预也被认为是SAE。

> **临床案例　关于不良事件的讨论**
>
> 　　某女士在全膝关节置换术后 3 个月前来就诊。在手术前她同意参与一项上市后研究。体检时医师发现她有膝关节僵硬，需要在麻醉下进行手法松解。临床协调员在场，医师要求填写不良事件（AE）表。经过讨论，医师和协调员同意报告为严重不良事件（SAE）。尽管膝关节僵硬是全膝关节置换术后的一种常见并发症，它导致患者住院，这种干预对于防止进一步损害是有用的。尽管该事件可能与手术医疗器械（膝关节置换术）无直接关系，但是依然应该向赞助方和医院报告 SAE。

　　（七）受试者筛选、登记和退出记录

　　筛选和登记记录报告了所有经过筛选并了解研究的患者。它用于报告筛选的结果（筛选有可能会失败），通常包括以下项目：研究者姓名、地点、患者姓名首字母、签署同意的日期、同意书版本、筛查日期、筛查失败的原因、退出 / 排除的原因、分配的研究代码和工作人员姓名首字母。任何退出或随访期间失访将分别填写在退出记录里。

　　研究记录可以使研究更有效和更有组织。记录筛选失败原因的文件（如患者拒绝参与研究或患者的年龄超过了纳入年龄上限）可以提供有关研究团队招募和保留患者能力的信息，这些资料可能有助于调整招募周期。

　　（八）受试者识别代码列表

　　这个记录使主要研究者能够跟踪登记的受试者名称和分配的研究代码之间的对应关系。此名单是保密且安全的，如果它是电子版本则由密码保护。只有主要研究者和授权员工有权限看到这个列表。

　　（九）研究人员和培训记录

　　主要研究者可通过签名表将任务委派给他的员工。所有被授权人员（合作研究人员）的签名和姓名首字母，用于筛选受试者、评估纳入 / 排除标准、收集患者同意书、在 CRF 上填写条目和（或）更正、进行测量等。一份完整的培训记录可证明所有工作人员都接受过研究操作的培训。

（十）主要研究者及合作研究者的简历

这些文件能证明研究人员有进行研究和（或）为受试者提供医疗监护的资格和能力。

（十一）根据研究提供的其他现场文件

除了先前引用的文件外，如果方案包括已知的技术步骤，则建议报告出在试验过程中可能发生的任何更新，包括正常值、证明、认证或质量控制的更新。从科学的角度来看，这些可能有助于在分析数据时跟踪任何离群值或异常值，并有助于正确地解释数据。

如果在研究过程中收集并储存了生物样本，为避免重复测试，记录保留样本的位置和识别过程是很重要的。

如果研究包括对产品的调查（如医疗器材），那么研究者手册和更新版、处理研究产品的说明、市场授权 [如欧洲市场准入强制标准（European Conformity，CE 标志）] 及装运和储存的步骤必须在现场提供。

最后，如果该研究是由赞助方赞助的，还需准备其他相关文件，如最新的保险、相关方之间的财务协议、文件访问的监测访问报告、监测结果及除实地访问以外的任何相关通信，包括信件、会议记录、电话记录等。

临床研究应按照临床试验规范标准（GCP）进行。在研究过程中，对方案的任何实质性修改都需要获得 IEC/IRB 的批准。

知情同意是通过书面的、签署的、注明日期的 ICF 记录下来，可证明信息是得到研究者的解释和患者的理解，并且患者是自愿同意的。

源文件是来自医院的原始文件、数据和记录，而 CRF 是纸质或电子文件，用于根据研究方案报告假名化的数据（例如文件上没有患者的名字，只有分配给患者参与的研究代码）。注册受试者名称和分配的研究代码之间的对应关系必须由主要研究者单独保存。

受试者筛选、登记和退出记录用于报告对患者的筛选、筛选结果及任何退出或失访情况。

所有 AE 均应报告（患者随访期间的所有异常发现）。SAE 必须在发生后的指定时间内（通常在 24 小时内）向 IRB/IEC 和医院报告。

主要研究者可以将任务委派给他的员工，并记录在签名表和培训记录里。

三、研究监管

一旦备齐了所有需要的监管文件，理论上研究就可以开始了。除了 GCP 要求外，可能会建议根据预期的手稿质量进行研究。例如，主要研究者必须意识到，失访率超过 20% 将不可避免地导致结果的证据水平较低。因此，应确保对患者的随访及提前处理评审过程中可能提出的各方面的问题。为了更好地规划研究，在开始之前，可以参考现有研究报告的要求和声明清单进行核对。

（一）主要研究者的职责

主要研究者的职责是负责研究合理进行。他们负责在临床研究期间保护参与受试者的权利、安全和健康。在研究期间，无论是否将任务分配下去，主要研究者都应确保以下几方面：

- 这项研究的开展符合研究方案的规定。
- 如果没有事先获得 IRB/IEC 对修订研究方案的批准，不允许私自偏离方案进行研究。
- 任何偏离方案的研究应都记录下来并且做出解释（如若主要研究者希望消除对受试者的直接危害，可能会不可避免地出现与研究方案不符的程序）。
- 经调查的医疗器械或药品，要按照批准的方案使用。
- 在 RCT 中，只有按照方案才能拆除编码（非盲法）。
- 获取和记录患者的同意是根据适用的法规要求进行的。
- CRF 和所有需要报告中的数据都应准确、完整和清晰。
- 研究状况摘要每年向 IRB/IEC 报告。
- 所有的 SAE 须立即报告给管理机构。

上述清单并非详尽无遗，但包括主要研究者在研究期间的主要职责。FDA 提供了关于研究者职责的进一步指导。

（二）交流沟通和授权委托

在研究进行之前和研究期间，与研究团队进行沟通（尤其是委派任务时）至关重要。一线工作人员是反馈（方案偏差、困难、经验和不良事件）和想法的主要来源。理想情况下，在进行一项研究时，主要研究者应该首先通知参与患者诊疗的所有人员（护士、理疗师、放射科医师、秘书等）。这可以通过传达研究的纲要或组织介绍会议来实现。

　　主要研究者也可以考虑通过医师对医师的推荐信通知全科医师，这是一种常见的做法，通过告知全科医师他们的患者所经历的治疗过程，从而在早期发现任何可能的 AE。

　　在研究期间，可能需要专门的研究人员来支持临床工作人员和患者。为了履行临床研究所产生的所有活动，主要研究者可以委派任务，但前提是有研究人员对此进行明确记录，并且委托人员应该经过了相关培训。委托人员应充分了解该研究方案，并应熟悉所研究的情况。此外，主要研究者亦应鼓励工作人员利用网上大量的 GCP 培训课程，取得 GCP 证书。主要研究者也可以计划新步骤的培训课程。

　　（三）受试者入组：筛选、招募、纳入和知情同意

　　知情同意是受试者自愿确认其参与研究意愿的过程。在执行任何特殊操作之前，必须获得每个受试者的知情同意。特殊操作包括标准治疗中未包括的任何活动。

　　为了计划入组，可能会问以下几个问题。

　　1.如何认定合格的患者？　筛选阶段有助于识别潜在的合格患者。如研究包括外科手术操作（如 ACL 重建或全膝关节置换术），鉴于适应证和手术之间的时间足够患者考虑是否参与，最简单的方法可能是通过手术计划来确定患者。如果只有主要研究者可以识别出目标患者，那么只有他们可以向患者提供信息或通知研究团队登记该患者。无论如何，应严格采用纳入 / 排除标准。

　　2.什么可能限制招募？　在第一个月内的登记量是评估研究能否完成的重要预测指标。因此，正确规划如何联系和招募符合条件的患者至关重要。从临床医师的角度来看，招募的阻碍可能包括低估了疾病的患病率导致需要更长的招募时间才能达到预期样本量，时间限制，工作人员不足和培训不足，以及取得知情同意较困难。从患者的角度来看，与常规诊疗流程相比，参与研究的额外需求及对个人信息、数据隐私和知情同意的担忧可能是阻碍他们参与研究的一些因素。

　　3.如何联系符合标准的患者？　对于非干预性研究（如观察性研究），建议采用"选择退出"的招募策略（直接与患者联系，而不是等待患者表达自己的参与意愿）。与电子邮件和信件相比，调查者直接电话联系认为是最有效的招募方法。

主要研究者签署的信件和相关信息也可以预先寄给患者（或在主要研究者的随访期间提供）。信中可以提示联系团队的专门人员以对研究有进一步了解，和（或）通知患者将由团队中的成员与他们联系（在这里指定一个特定的人，以便患者等待这个电话）。

4. 如何报告预先筛查患者？　筛选记录应在内容上严格限制，但应记录尽可能多的合格标准。由于没有患者的知情同意，不应该开始研究步骤或施行干预措施。实际上，此时可以创建一个预筛选表来跟踪筛选/接触患者。此表格应包括筛选日期、可通过病历来评估的纳入准则（如计划 ACL 重建的患者、年龄、移植物类型）及联络日期。只有作为常规临床实践的一部分进行的步骤才可以查看，并且在获得知情同意之前，只有用于确定研究资格的结果才能被用来筛选。

5. 如何指导患者进行研究？　研究者应以通俗易懂的书面和口头形式（电话、访问）语言告知患者相关信息。主要研究者或委派人员应该注意倾听患者的观点，并花时间回答患者的问题。患者确实不太可能参与他们认为难以理解的、需要多次随访的研究。值得一提的是，无论就诊是否为临床常规的一部分，明确提及额外需要的就诊和程序。患者可能确实没有意识到，有些程序仅仅是为了研究目的而进行的，与他们的医疗护理无关。

给患者的信息应包括：

- 关于研究：研究目的、参与时间和随访次数、受试者的参与和职责、副作用、风险和收益及治疗的替代方案。

- 参与研究：基于自愿基础上的参与，在任何时候拒绝参与和退出本研究不受惩罚或利益损失、任何补偿和金额（合适的话）、可能提前终止参与/研究的原因（如患者不配合随访、医疗条件干扰研究方案），如果有可能与受试者继续参与研究意愿相关新的发现，则继续向受试者提供新的信息。

- 数据保护：记录在案个人信息的保密和识别受试者记录的保密，对隐私的保护，以及从第三方获取的假名数据的保密。

- 必要时给予额外的药物治疗，如果发生损伤，则进行治疗和保险赔偿。

- 研究经过 IEC/IRB 的批准。

- 主要研究者 / 研究资助者 / 与研究有关的任何问题和 AE 的联系人。

6. 如何记录患者的同意？　知情同意以书面的、签署的和注明日期的 ICF 的方式记录在案。每一份同意书（通常至少两份）必须注明日期，并由患者和研究者共同签署。主要研究者将对签署 ICF 过程中的任何不当行为负责（错误的日期、伪造的签名、遗漏的同意书）。一份同意书保留给监管者，另一份给参与者。医院也可能需要一份作为电子健康记录的副本。

7. 如果在研究过程中获得了关于医疗设备 / 药物的新信息，或研究方案发生变化，该怎么办？　如果出现有关于风险和（或）收益的新信息，或在研究期间发生重大研究方案修订，主要研究者应确保受试者知情并再次得到参与研究的知情同意书。

8. 如果招募进度如预期般缓慢，该怎么办？　受试者招募和保留情况不佳是临床研究失败的 15 个常见原因之一。主要研究者应能够根据他的设备、患者和研究方案来预测招募率。主要研究者还应能够识别出任何可能妨碍团队招募的因素。因此，在进行研究期间，主要研究者应定期回顾招募信息（如在筛选记录的帮助下）。如果招募率低于预期，则与研究人员讨论可能有助于确定在实践中遇到的困难。研究小组也可以考虑调整给患者的方案和信息，如果太复杂或导致混乱（如过多随访、偏离常规治疗）或考虑延长招募时间。

（四）研究随访：遵守批准的方案和方案修订

1. 研究随访　主要研究者应考虑向研究人员提供一份简要的工作表或检查表，以说明每次随访时应执行的步骤。它可以提醒以确保研究及时完成，且没有任何数据遗漏。

为了有效地组织研究随访，研究团队应考虑以下几个方面：随访窗口（根据研究方案，受试者可以进行随访的天数范围）、空间和工作人员协调配合、辅助科室的支持（如 X 线检查）及研究步骤是否属于临床常规的一部分。

研究人员应注意避免让患者长时间等待研究随访。理想情况下，随访应尽可能与常规随访相一致，并且时间要短。也可建议在方便患者和（或）工作时间以外的地点进行随访。预约应尽快安排（如有手术，在出院时安排），团队应将随访和时间窗口记录在表格或文件中。患者需要填写的调查问卷，如果可能，可在就诊前一段时间发送，并附上预约提醒。如果患者不来就诊,研究人员应尽一切可能与患者取得联系,以避免失访。这些努力应被记录下来。任何确定的后续失访应在退出记录中进行报告。

2. 遵守方案和方案修订 遵守研究方案是必要的。任何偏离或违反研究方案的操作都应记录在案。偏离研究方案定义为对研究方案的变更或不遵守,但对参与者的权利、安全或健康(如缺少访问次数或数据)影响不大。违反研究方案(如不符合纳入/排除标准,未获得有效的知情同意)可能会影响参与者的权利、安全或健康。

如果在研究过程中需要对方案进行重大修改(为了避免偏离/违反方案或其他原因),必须首先获得 IEC/IRB 的批准后再修改。总体来说,约 2/3 的研究方案需要一次或多次修改,尽管这些对研究成本、研究进程和资源有额外的影响。如果能更好地预测到方案中的不一致或错误和招募研究志愿者的困难,1/3 的方案无须再次修订。

"重大"的定义可能因法律当局的不同而有所不同,但一般都包括可能影响受试者的安全、身体或精神完整性或研究科学价值的所有修订。根据欧盟指南,重大修订包括(并非详尽无遗)以下几点。

- 方案修订:研究人群、步骤和监测随访的任何改变,包括主要目标或研究终点或招募步骤的变化(纳入/排除标准、新增患者组等),都被认为是重大的变化。这不包括标题的修改、第三个研究终点的添加或删除、研究持续时间的小幅度增加(<总时间的 10%)或大于研究总时间的 10% 而监测随访保持不变(即没有额外的随访)。

- 研究产品的修订:关于研究产品的任何新信息或制造商提供的任何新信息。

- 其他文件的修订:赞助者/主要研究者的任何变更或产品营销授权的撤销。

重大修改必须得到 IEC/IRB 的批准。对于非重大的修订,可以将其记录下来,并与重大修正案的通知同时提交,或至少通知 IEC/IRB。

对于每个新方案版本,应适当报告日期和版本标识符,突出显示修改,并且应该提供详细的方案更改摘要,包括旧文本、新文本和更改的理由(SPIRIT 指南——条目 3——时间和版本标识符)。通常建议给 IEC/IRB 保留更改痕迹版本和干净协议版本,包括文档历史记录。

（五）安全管理和报告

主要研究者应确保患者参与研究的风险收益始终是有利的。应保证与研究人员之间的沟通，这些研究人员通常是首先观察未预料到风险的人。所有 AE 都应跟进，并应提供详细的书面报告，直到风险消除或得到解决。如果当局认为有必要，则该方案可以修改，ICF 更新以通知患者新的风险。否则这项研究可能会提前终止。

即使进行了委派，主要研究者也有责任实施适当的研究。

不仅要与研究团队沟通，还要将正在进行的研究告知所有涉及患者医护的部门或医师。

组织有效的学习指导，包括以下方面：

- 确定符合条件的患者。

- 与患者的联系和研究信息交流（书面和口头）。

- 同意书签署和现场文件（筛选记录，分配给患者的研究代码）。

- 研究随访（根据随访窗口时间、空间、工作人员和临床常规安排）。

- 每次随访时应执行的步骤。

- 与错过随访的患者取得联系。

四、管理研究数据

数据管理包括在研究过程中收集、处理、操作、分析和存储或存档数据的所有步骤。所有的信息都应记录、处理，并以能够准确报告、解释和验证的方式存储。

（一）数据质量和完整性

质量和完整性是相关的。如果数据质量不好，就无法达到数据完整。数据质量是数据的本质特征。这些应该是可归档的、可辨认的、同时期的、原始的和准确的。数据完整性是指数据的有效性和一致性。应设立机制，防止意外修改或删除数据（即数据备份）。

CRF（纸质或电子表单）的设计是确保研究方案所需数据的关键质量步骤。为了确保数据的质量和完整性，主要研究者应确保 CRF 是标准化的（如日期格式，取件单）。

应注意向研究人员提供如何处理以下情况：

- 机密性：CRF 不应包含任何可用于识别研究参与者的信息。

- 数据丢失：任何字段都不应该留空。参与者未完成的随访、未进行的测试、未进行的检查或遗漏的信息应在报告中注明"未完成""未提供"或"未知"。

-CRF 的完成、更改或校正：在任何格式（纸质或电子）中，都需要记录输入和生成数据的人。任何更改或校正都应注明日期、草签和解释。原始数据应该用一条线划掉，使原始信息清晰可见。正确的数据应该被插入到错误数据旁边，并且表格应签字和标注日期。电子表格也应采用类似的方法。

在进行研究期间应定期查明缺失的数据和（或）差异，特别是如果将 CRF 的完成工作委派给工作人员时。主要研究者还应该定期质控数据库的纳入 / 排除标准、数据有效性和异常值。在患者随访结束时，应填写 CRF 并签字。在研究结束时，应按国家或地方法规规定的时间保存与研究有关的记录。

（二）数据访问、机密性和隐私

自 2018 年 5 月起，《数据保护通用条例》（General Data Protection Regulation，GDPR）将取代《数据保护指令 95/46/EC》，用来保护欧洲居民的数据隐私。这一规定对研究的影响将在另一章中阐述，本章只回顾研究中的关键方面。

隐私意指参加者的资料将会受到保护，未经参加者本人同意，不得透露。保密性涉及主要研究者和他的团队保护患者的信息不被故意或意外泄露，并遵循协议仅向授权方发布信息。

从病例和随访中获取信息时，主要研究者必须保护这些信息的机密性。例如考虑加密数据，限制对研究记录的访问，将研究记录存储在安全区域，并分别单独维护受试者姓名和研究代码（受试者身份代码列表）。

主要研究者或其代表应以书面和口头形式告知研究参与者其个人数据的访问权限（研究小组、IRB/IEC、监管机构、赞助者），以及为确保个人信息的机密性和安全性而采取的措施。参与者还应该意识到，他的个人数据将被保密，即使预期结果将以科学论文的形式发表，也不会公开。

- 尊重 CRF 数据的保密性：使用参与者的研究代码。
- 数据质控：定期识别缺失数据，控制纳入 / 排除标准，检查异常值。所有的信息都应该是准确和可验证的（CRF 中输入的数据应该与患者病历中的数据相同）。不应留空任何字段（注明"未完成""不适用""未知"）。CRF 的任何更改或更正都应注明日期、草签和解释。
- 尊重隐私：仅向授权团队和组织（以及赞助者）开放信息。

要点

- 不管研究相关的任务是否被委派，主要研究者负责整个研究的实施。
- 在整个研究期间应确保遵守法律和 GCP 的要求。
- 监管绑定应该是最新的，知情同意过程应该尊重参与者的权利，数据保密和参与者隐私应持续整个研究。
- 从患者筛选到数据质量的研究过程的组织必须遵守 Deming 循环：计划、与团队的沟通、任务委派、患者登记和随访计划，尊重保密性；开始、招募、数据收集和限制查阅研究记录；检查，定期与团队讨论以确定问题（如不良事件、低入组率）和定期检查数据库以纠正数据丢失和不一致；采取行动，必要时调整。

（代志军　译）

第 15 章

临床试验中选择临床结局指标的框架结构

一、医疗保健中的结局指标

医疗保健的结局指标存在于各个方面，如临床结局指标、治疗过程结局指标、患者满意度结局指标和成本结局指标。因此，在选择临床试验的结局指标时，必须确定哪些结局指标在临床试验中有意义。临床结局指标可能与身体结构和功能受损、活动受限或参与受限有关。治疗过程结局指标通常与资源利用、治疗时间及提供的治疗程序和干预措施有关。患者满意度可能和他们对医疗保健提供者、辅助人员或治疗结果的满意度有关。最后，成本结局通常集中于医疗服务的直接费用或者由于疾病或病理的间接费用。在成本方面，医疗保健的支付改革是产生有意义结局的推动因素，基于价值的支付取代了基于数量的支付方式。在医疗保健中，与为了获得相应结局所支出的成本相比，价值是一个获得性的结局。价值的增加与健康结局的改善和花费方面的考虑有关。因此，要衡量价值，就要准确地衡量健康结局的固有要求。

以患者为中心的结局从患者的角度衡量医疗保健的结果。患者报告结局指标（patient-reported outcomes，PRO）通常是衡量患者对其症状、活动或参与水平的感知。因此，在选择临床试验结局指标时，确定对目标人群产生重要影响的因素至关重要。损害和由此产生的活动受限、参与受限之间的这种影响以患者为中心的结局的关系并不总是直接的，且因人而异。另外，个人最关心的是活动和参与程度。因此，在与患者治疗结局相关的临床试验中，活动和参与程度的措施应是主要的结局指标。

选择结局指标的实际考虑因素包括：测量目的、与患者人群的相关性、计量特性（如可靠性、有效性和反应性）及临床医师或应答者的负担。其他考虑因素还包括：测量的目的是否是区分受试对象或分组，预测当前或将来的状态，还是评估条件随时间的变化。理想情况下，测量值应与给定临床试验中的干预水平相匹配。旨在治疗损伤的干预措施应具有可评估损伤水平的结局指标。同样，旨在减少残疾的试验应具有能够评估残疾水平的结局指标。最后，结局指标的测量应符合研究试验的目的，以提供得出结论所必需的信息（图 15-1）。

		结局测量指标水平		
		损伤	活动受限	参与受限
干预水平	损伤	✓	×	×
	活动受限	×	✓	×
	参与受限	×	×	✓

图 15-1　主要结局测量指标的确定

二、活动和参与指标的测量

有两种主要的评估活动和参与的方法，即基于表现的测量和患者报告的测量。基于表现的测量（performance-based measures，PBM）依赖于评估者对患者在特定体力任务中表现的评估。可以使用所需的协助水平或动作质量的等级量表对表现进行定性评估。也可以根据完成任务所需的时间，完成任务的耐力或测试结果（如跳远、平衡性、速度或时间）进行定量评估。例如，当考虑与急诊或康复环境下的运动有关的结局时，辅助工作的水平尤其重要。与患者报告的测量方法相比，测量身体功能的 PBM 优势包括可重复性好，对变化的敏感性更高（反应性）及更不易受到外部或偏倚的影响。

PRO 由患者或代理人（如孩子的父母）完成，依赖于对症状、损伤和能力的自我认知。PRO 与健康相关生活质量（health-related quality of life，HRQOL）结局可以是一样的或特殊的，每种测量方法都各有利弊。

一般的健康状况测量指标可适用于不同人群，通常可以测量健康的多个方面，例如身体、情感和社会状况。一般健康测量的常见例子是医学结果研究 36 项简表（SF-36）。一种更现代的方法是 PROMIS Global 10，利用了条目应答理论。一般健康测量可以对具有不同健康状况的人群进行比较，并且更有可能发现干预措施的意外效果。但是，与特异健康状况测量相比，它们的应答性较弱。在治疗组和对照组中，当它们用于高性能或低性能的个体时，较难区分它们的分数是尽可能好还是尽可能差，这称为上限和下限效应；表格通常具有与患者和临床医师无关的内容，并且往往会更长且更难得分。

特定的健康状况测量侧重于特定的主要疾病或目标人群的内容，可能创建一个应答速度更快的工具。 为此，特定的健康状况衡量内容仅包括与所研究的疾病或人群有关的 HRQOL 方面。 特定的健康状况测量指标在改善应答方面具有显著优势，易于评分和解释，并且在与所关注的疾病相关性更高的情况下，更容易被患者和临床医师接受。但是，特定的健康测量并不能测量可能影响整体状况的所有健康方面，也不能在不同疾病状态和（或）人群之间进行比较。

疾病、部位或患者特异性量表作为特定的健康状况测量指标。疾病特异性量表是为特定的疾病进程或病理设计的。它的内容反映了患病个体所经历的症状、活动限制和参与限制。 使用的疾病特异量表包括 Lysholm 和 Cincinnati 膝关节评分量表（膝关节韧带量表），WOMAC（骨关节炎特异性量表）及西安大略肩袖指数（Western Ontario Rotator Cuff Index，WORC）。

部位特异性量表是为治疗影响特定部位的各种疾病或障碍而设计。内容反映了特定部位受损可能引起的所有可能的症状，包括活动受限和参与受限。部位特异性量表的例子包括颈部功能障碍指数（Neck Disability Index，NDI），宾夕法尼亚肩关节评分（Penn Shoulder Score，PSS），臂 - 肩 - 手功能障碍评分（Disabilities of the Arm, Shoulder, and Hand，DASH），Oswestry 功能障碍指数（Oswestry Disability Index，ODI）和膝关节结果调查日常生活活动量表（Knee Outcome Survey Activities of Daily Living Scale，KOS-ADLS）。

患者特异性量表由患者定义，通常由患者提供他们无法完成或难以完成的 3 ~ 5 种相关活动列表。通常，这些活动会被给予一个数值评级，通常是 11 分制，0 分代表"不能做"，10 分代表"伤前水平可以做"。具体来说，患者特异功能量表（Patient-Specific Functional

Scale,PSFS)主要用于肌肉骨骼系统疾病自主性不同的患者。事实证明，PSFS 是针对各种肌肉骨骼系统问题有效、可靠且应答性好的指标。患者特异性量表适用于多种情况，有效且易于实施，并且具有足够的计量特征，尤其是随时间变化的应答能力。但是，由于每个个体确定的内容缺乏统一性，患者特异性量表限制了患者之间的比较。

在临床试验中使用结局指标时，应对这些指标进行标准化，以确保具有比较各个结果的能力，从而达到类似"通用货币"的效果。 在缺乏这种标准化的情况下，无法比较研究的结果和结论，并且仍然缺失支持或反驳某一结论的其他证据。目前已经做了一些努力来记录针对身体部位或状况的核心结果数据集。 该核心结果数据集确定了针对特定条件应收集的最小数据集，以便在研究间进行比较。

三、计量因素

在选择结果测量时，计量因素的考虑至关重要。首先，调查人员必须关注结果的可靠性、有效性和反应性。其他考虑因素包括测量的目的、与患者群体的相关性及临床医师或应答者的负担。在选择合适的临床试验结果时，应考虑上述所有因素。

(一) 可靠性

可靠性是测量的一致性和一个人在选择的结果中可以预期多少误差。可接受的可靠性水平是必要的，以确保与测量相关的误差小到足以检测正在测量内容中的实际变化。因此，可靠性的概念为测量的信任度或可预测性。可靠性是临床研究的基础。在缺失的情况下，研究人员对所收集的数据缺乏信心，从而就不能由它得出确定的结论。

可靠性可以在多个层次上进行评估。当评估是否有多个条目测量相同的结构时，例如通过问卷和访谈，可靠性则与内部一致性相关。内部一致性是指量表上的所有条目一致地测量基础条件的程度。内部一致性适用于由多个条目组成的度量，因此与内容抽样相关的度量错误相关。有两种主要的方法来测量内部一致性，即为折半可靠性和测试条目可靠性 。折半法测量的是测试的所有部分同样贡献被测内容的程度，是基于将工具上的条目分成两半并将其结果关联起来。折半法是一种快速、相对简单的建立可靠性的方法。然而，它的使用仅限于只测量一个结构的较大问卷。测试条目可靠性通过条目分析来评估内部一致性，测试中的每个条目都要检查，以确定它与测试中的每个其他条目及整个工具间的关系。通过检查每个条目之间的关系，该测试条目方法不需要折半法所需要的测试长度。

重测信度（内部测试者间和内部测试者）是指在被测的基本条件没有变化的情况下，分数保持稳定的程度。重新测试的可靠性是通过在一段时间内对个体进行两次或两次以上的测试，而此时个体的状态预计将保持稳定。重复测量之间的时间是一个重要的考虑因素。当被测量的条件预期会快速变化时，重复测量之间的时间应该较短。当条件预计不会快速变化时，重复测量之间的时间间隔应该更长。因此，重测信度并不是工具的一个固定属性，而是在特定测量条件下应用于特定人群时测量一致性的程度。因此，本研究中评估重测信度的人群必须是目标人群的代表。用于重测可靠性的可靠性系数取决于数据的类型。对于间隔或比值数据，正态分布数据通常使用 Pearson 相关系数和组内相关系数（intraclass correlation coefficient，ICC）。等级数据或名义数据的重测信度是用百分比一致性或 Cohen kappa 值来衡量的。可靠性值通常以 0～1.0 为标准。如果一个测量是完美的，没有错误，可靠性是 1.0。如果测量值完全是错误的，那么可靠性是 0.0。一般来说，系数值 < 0.50 表示信度差，系数值 0.50～0.75 表示信度中等，系数值 > 0.75 表示信度良好。在临床试验中，为了确保对结果的有效解释，测量值一般应大于 0.90。然而，可接受的可靠性通常是判断的依据，取决于对测量精确度的认识，以便有意义的方式使用测量结果。

在临床试验中，测量结果完全可靠的几乎很少。除了测量工具的局限性外，必须承认的是人类受试者研究还增加了一定程度的不一致性。测量的标准误（standard error of measurement，SEM）是一种用于确定这种限制的精确度量。SEM 估计重复测量在真实分数周围的分布情况。这一标准误与测试的可靠性直接相关，较大的 SEM 与较低的可靠性和较低的得分精度相关。

测量的精度也可通过置信区间来评估。置信区间给出一个估计值范围，该范围很可能获得总体中许多变量的真实得分。置信区间的具体范围由数据的可变性及研究人员希望分配给点估计的置信程度决定。置信区间通常表示为 95% 的置信，但也可以表示为 90% 或 99%。置信区间反映了SEM。传统的95%置信区间是通过SEM乘以1.96来确定的。同样的，用SEM分别乘以1.64和2.58计算90%和99%的置信区间。

最小可测变化（minimal detectable change，MDC）是对可靠性或误差的绝对度量，用于确定度量中真实变化的阈值，即必须看到多大的变化量，以确保该变化量与工具的测量误差无关。当解释结果测量的分数时，知道MDC以确保变化不是测量误差的结果。利用SEM可以确定MDC，并可将其应用于临床研究试验的结果。

（二）有效性

传统上，有效性描述的是一个工具测量所要测量物品的程度。效度强调测试的目标和从相关测量中推断的能力。本质上，有效性决定了你对测试结果的处理能力。有效性意味着测量有一个可接受的误差水平或是可靠的。不准确或不可靠的测量无法提供有意义的测量。建立结果测量的有效性并不像建立可靠性那样简单。通常没有明显的方法来确定一个结果是否准确地度量了它打算度量的东西。因此，研究者必须通过各种手段来确定该测量方法是否具有足够的有效性，以用于研究和实践中。

验证程序是基于可以用来确定结果有效性的证据类型。内容、标准和结构效度是研究者在使用结果测量之前必须在一定程度上确定的基本要素。

内容效度是指工具上的条目充分反映被测内容域的程度。具体来说，内容效度解决了以下问题：工具中是否包括所有重要条目内容，而所有不相关条目内容都被排除在外？内容效度在问卷调查和库存清单中是有用的。

与标准相关的效度是指该工具上的分数反映当前或未来金标准的程度。从本质上讲，这是一个与预后有关的问题，以及评分如何预测个体的状态。当存在适当的标准有效性，从一项试验中获得的结果可以用来代替既定的金标准。标准效度有两种标准形式。标准效度的一个子形式是同时效度，即当两个测量在相似的时间获得时建立效度。当一项测试被认为比已建立的金标准更有效、更经济或更实用时，建立同时效度是很重要的。标准效度的另一种形式是预测效度，它具体地建立了一个测试的结果可以用来预测标准测试的分数。强有力的标准效度允许研究人员或临床医师利用更有效和可推广的结果，同时承认与金标准的相似性。

最后，结构效度是指工具的分数反映其想要衡量潜在结构的程度。结构效度要求一个人证明与结构的其他度量的假设关系。

（三）反应性

反应性包含两个主要方面：内部反应性和外部反应性。内部反应性是指当由量表测量的潜在状况改变时评分改变的程度。本质上它是指工具对随时间产生变化的检测能力。外部反应性反映了一种测量方法对应于参照的健康状况测量方法中的实际变化，以及它的变化范围。对于外部反应性，我们最关注的不是这个测量方法本身，而是外部健康状况标准中的变化。与内部反应性相比，外部反应性取决于参照健康标准的选择，而不是正在调查研究的治疗方法。

目前对评估反应性的最佳统计量仍缺乏共识；因此经常报告的统计量不止一个。当患者的状况改善或者恶化时，测量工具的评分应该以类似的方式改变。然而，对于一种给定的测量工具，存在许多可以影响其变化量的因素。影响反应性的因素包括患者群体（即急性和慢性状况的对比）、治疗的类型、数据收集的时间和变化的结构。反应性统计量包括效应量、标准化反应均数（standardized response means，SRM）、最小临床重要差异（minimally clinically important difference，MCID）和患者可接受症状状态（patient acceptable symptom state，PASS）。

效应量把变化和初始得分标准差联系起来，而且用标准差单位表示。它是一种量化变化范围的方法，而且不会和样本量相混淆。效应量等于 0.5 意味着平均得分变化等于初始得分标准差的一半。通常对于效应量的解释是小效应量一般在 0.20 左右，中等效应量在 0.50，大效应量约在 0.80。

SRM 是效应量之外的另一种选择，用于评估测量工具对实际临床变化的反应性。SRM 是用平均得分变化除以得分变化的标准差得到的。在临床研究中决定要使用的结局测量方法时，SRM 较大的测量方法检测临床变化的能力更强。

MCID 首次被提到是用于更好地确定一种结局测量方法中有统计显著变化是否对患者也有临床显著意义。鉴于这种背景，MCID 代表的是患者认为有益的、最小的得分上的差异。不好的是，存在许多计算 MCID 的方法，而且目前还没有确定标准方法。因此，MCID 的值变动范围很大，这就导致了解释上有很大的困难。确定 MCID 时的一个常量是需要一个以患者为中心的固定问题，比如为了确定患者认为的利益何时发生而对变化做出的整体评级。从本质上讲，MCID 的功能是作为一种对给定测量工具反应性的评测。然而，有时 MCID 可能较少地反映测量工具的反应性而更多地反映治疗方法本身。

PASS 被定义为症状的最高水平，超过了它，患者就会认为自己的状况良好。就像 MCID 一样，PASS 也需要一个固定的问题来确定截断点。这个固定的问题是"考虑到你在日常生活中的所有活动，你认为你目前的状态令人满意吗？"有简单的回答选项是或者否。随着时间的推移，PASS 的截断点似乎是相对稳定的，而且不受年龄或性别的强烈影响。PASS 可以用于患者报告的结局和临床测量，比如疼痛和活动能力。

当兴趣组的平均得分在一个测量工具上表现为不同的点，而且这个测量工具不能在整个测量范围内显示相等的间隔时，天花板效应和地板效应就出现了。从理论上讲，当结局在整个治疗组范围内相等而且所有组的都群集于或接近最好的结局水平时，天花板效应就出现了。相反的，当所有组的表现都几乎是极端地差或者在测量工具量程的最低点时，地板效应就出现了。结局是测量工具不管是天花板效应还是地板效应，都会导致测量工具不能区分在量程任一极端点的患者。一般来说，当 15% 或者更多的受访者得到最好或最差分数时，就认为这种测量工具存在天花板效应或地板效应。

在为临床试验选择结局指标时，应用信度、效度和反应度的概念来评估一个健康相关生活质量的测量方法是至关重要的。不管一个结局测量方法是基于表现还是患者报告的、一般的还是特异的，所有的测量方法都必须进行评估以确保测量中的信度、测量结构中的效度和对干预可能带来变化的检测能力达到可接受的水平。进一步来讲，结局测量应和临床试验提供的干预水平相匹配，针对损伤、活动限制或参与限制的临床试验应当具有相应评估损伤、功能和社会层面问题的结局测量方法。

临床案例

当设计一项研究来检验 3 种不同重建 ACL 手术方法的结局时,研究者需要确定最重要的结局测量方法。鉴于这三种手术技术都已建立,而且这项研究的目的是必须处理整体患者的结局和症状、功能、一般生活质量的改善,所选择的结局测量方法需要反映这些方面。基于表现的测量方法,比如活动度、力量和本体感觉用来检查损伤、症状方面的效果,而且它们是基于那些被认为是重要的与结局相关的基础方面的因素。患者报告结局包括自我报告的疼痛、特异状况和部位特异问卷,以及一般健康状况指数评估整体生活质量。在选择结局测量方法时,研究人员调查了对患者群体有足够信度和高效度而且对变化敏感的测量方法。从而选择 IKDC-SKF 而不是 WOMAC,因为它对于正在经历 ACL 重建的人群有很高的信度。在研究结束时,研究者能够从干预对损伤、活动和参与限制,以及一般生活质量等多方面影响得出结论。因为这些结局在方法学上是合理的,所以研究结果在他们正在研究的人群中具有良好的推广能力,而且可以和文献中类似的研究试验进行比较。

可靠性

	描述	采用的统计量
内部一致性	项目衡量相同特征的程度	α 系数
重测信度	测量工具能够以一致性测量变量的程度 不是测量工具的固定属性 在特定测量条件下应用于特定总体时的测量一致性程度	Pearson 相关系数 r 值 组内相关系数(ICC) 百分比一致性 Cohen K 值
SEM	解释内部一致性和重测可靠性 估计重复测量结果的标准误差的反应稳定性	$SEM = SD\sqrt{(1 - r_{xx})}$ $95\%CI = score \pm (1.96 \times SEM)$ $99\%CI = score \pm (2.58 \times SEM)$
MDC_{95}	表示由于可变性而导致的真实变化最小的变化量	$MDC = 1.96 \times SEM \times \sqrt{2}$

		有效性	
	描述	测定	
内容效度	• 结果充分反映需要测量的内容方面的程度 • 要求结果不受与测量目的无关因素的影响	• 主观测定，无明确的统计量 • 由专家组确定，需要多次修订	
标准效度	• 反映一项测试预测另一项（金标准）测试结果的能力 • 有效性测试最有效的方法 • 通常被分成同时效度和预测效度	• 通过测量之间的相关估计确定	
结构效度	• 测验实际测到所要测量的结构的程度 • 测试能达到其目标测量内容的程度	• 识别和测试结构背后的理论的能力 • 但很难完全实现： - 敏感性估计 - 特异性估计 -ROC 曲线分析 - 相关性分析 - 回归模型	

		反应性	
	描述	测定	
效应量	• 将变化与初始得分的标准差联系起来 • 用标准差单位表示 • 在不与样本量混淆的情况下量化变化程度的方法 • 更强调效应量的大小，而不是统计学上的显著性	效应量 = $([\bar{x}_1] - [\bar{x}_2])/SD$	
SRM	• 反映得分变化的变异度 • 提供了一个测量变化用患者间的评分变化的变异性标化的估计值 • 消除了对样本量的依赖性 • 评分变化的变异度相对于变化平均值较低时会有较大的 SRM 值	$SRM = (\overline{x_2 - x_1})/SD(x_2 - x_1)$	

	描述	测定
MCID	● 确定具有临床重要性的最小变化量 ● 可指示患者管理中的变化	● 测定的方法很多 ● 需要一个以患者为中心的固定问题 ● 在不同的人群中不同疾病可能会有所不同
PASS	● 症状的最高水平，超过了它，患者会感觉状况良好 ● 绝对的健康水平 ● 相对稳定的值	● 需要一个固定的问题 ● 使用 ROC 曲线分析来确定截断点
天花板效应	● 所有得分都集中在或接近最大得分或最佳结果 ● 由于检验的天花板太低限制了可变性	● ≥ 15% 的受试者获得最高分数
地板效应	● 所有的分数都集中在或接近最低分或最坏结果 ● 由于检验的地板太高限制了可变性	● ≥ 15% 的受试者获得最低分数

要点

● 为了全面评估临床试验的结果，临床结局测量方法应包括那些提升和整体人群比较的测量方法，以及那些通过部位或疾病特异性评估对感兴趣的疾病和人群的特异测量。

● 基于表现和患者报告结局都是有用的，患者报告结局是以患者为中心的反应性的关键指标。

● 在选择临床结局时，对测量方法的信度、效度和反应性等计量特性的考虑在它们相关疾病兴趣方面是至关重要的，以确保测量在方法学上可接受。

（吕 军 译）

第16章

患者报告结局指标测量的进展：运用条目应答理论和计算机自适应测试

一、条目应答理论简介

大多数临床结局指标不符合离散分类（如存活或死亡；撕裂或完整），而是需要借助连续统进行测量（如生理功能、疼痛）。患者报告结局指标（patient-reported outcomes，PRO）尤其符合这种情况，其通过固定长度的调查得分，并通过得分将个人对应在被测量的潜在结构连续统上。经条目应答理论（item response theory，IRT）校准的量表可使用个别条目来估计由一组条目测量的对应的连续统上的位置或潜在特质。使用单一条目库中的多个条目来测量相同的内容（如活动或上肢功能），可提高测量的精度。

IRT 是一种现代测量方法，可帮助消除多余的条目，并确保条目库是单维的。IRT 的基本前提是人对条目的表现可通过人和条目的特征来建模。IRT 是一组数学模型，它解释了不同能力水平的受试者如何对一个条目做出反应。随着受试者能力的提高，对条目的"正确"应答的概率也会增加。

例如，运动员对"你能跑一英里吗？"这一条目回答"肯定"的概率比非运动员高。因此，这个条目将更有可能适用于运动能力较强的人。本章不包括对 IRT 基础数学模型的深入介绍，感兴趣的读者可参阅 Hays 的文献。

IRT 校准的前提是条目库是单维的，只测量单个潜在特质，因此可用单项分数表示。否则，如果一个测试询问的是关于身体疼痛和抑郁的问题，应答者可以有明显的身体疼痛但不抑郁，也可以在没有身体疼痛的情况下抑郁。这种假设测试用单一得分则难以解释，因为它衡量的不仅仅是与健康相关生活质量的一个方面。

许多特征都是在极广阔的范围内测定的。与身体功能相关的活动能力很能体现这一点。比如，一个活动不便的人可能卧床不起，需要帮助才能翻身；而世界级的十项全能运动员有很强的运动能力。这两者之间存在一个宽大的连续统，必须加以考虑。其间可以把个人对应在从无法活动到高水平活动能力的连续统的某个地方的问题不计其数。为将个体完美地对应在连续统上，PRO 应该包含可测量特征全范围的问题，包括特征的上下极限。在我们上述示例中，这将包括询问"能否在床上翻身"和"能否跑 400m 栏"，以及其间的所有情况的问题。一个包含大量条目的测量工作量会非常大，完成起来很麻烦，解释起来也很费力。然而，如第 15 章所述，一个只有十项的量表（其精确度）可能会受到下限和上限的影响。

IRT 通过测量极值的功能来校准一组条目（即条目库）。条目库一经校准，就可以用相关连续统来测量个体，而无须管理大量条目。受试者对条目的每个反应都被给出了在潜在特质连续统上的位置估计。

条目特征曲线（item characteristic curve，ICC）可以对条目进行数学描述，表示项目的"难度"和斜率。难度与被测条目的潜在特质水平有关。例如，一个难度为 0.5 的条目，提供了关于潜在特质水平是平均水平 0.5logits 变换的人的最多信息。斜率越大，表明一个条目在相应的难度水平上越有辨别力（即，潜在特质的微小变化可能会改变反应）。为了选择最适合个人的条目，我们应该尽量使条目难度与个人的潜在特质水平相匹配，并在此基础上选择斜率最大的条目（即具有最大辨别力的条目）。

当使用 IRT 对条目进行校准时，会为每个条目分配一个换算系数和难度等级，以便可以将受试者对任何单个条目的反应与对条目库中其他条目的反应进行比较。某方面的测量经 IRT 校准后便可以使用其条目库中的条目子集制定量表对个人进行测试，因此，不同人的量表条目虽不同，却可以通过转换后进行结果的比较。

二、计算机自适应测试（CAT）技术

计算机自适应测试（computer adaptive testing，CAT）算法会选择能提供关于受试者信息最多的条目（即能够对个体潜在特质的位置做出最佳估计的条目）。经 IRT 校准的条目库的很大好处是，能够根据受试者对几个条目的应答准确地预测对许多条目的反应。直觉告诉我们，如果一个人说他不能走 1 英里，那么他也很难能跑 5 英里。临床医师在问诊时，不会问那些没有意义的后续问题，更倾向于那些能够提供关于个体功能的最多信息和价值的问题。使用 CAT 算法管理条目库也是同样的目的。CAT 算法通过呈现与个人紧密相关的条目来提高项目管理的效率。一般来说，受试对应量表上的位置经回答 4 ～ 8 个条目后即可确定。与传统的一般测量方法 [如医疗结局研究简表 36（SF-36——36 个项目）] 或一些特定领域项目 [如膝关节损伤和骨关节炎结果评分（KOOS）——42 个项目] 相比，这大大减少了应答者的负担。

要理解 CAT 的概念，可以参考下面这个例子。根据个体的年龄和性别，对 25 岁女性提出的第一个问题可能是"你走 1 英里有多困难？"。如果受试者表示步行 1 英里没有困难，计算机算法将绕过"更简单"的条目（如"你能走一个街区吗？"），并给出一个更"困难"的条目（"你跑 1 英里有多困难？"）。在每一个条目被实施后，个体的功能水平被重新评估，就这样，能够提供最多信息的条目将被实施，且会及时对当前功能进行评估。该过程反复持续地进行，直到完成实施预定数量的条目为止，或达到预先指定的精度水平。

条目库旨在测量潜在特质的最常见表现。例如，患者报告结局指标测量信息系统（patient-reported outcome measurement information system，PROMIS）身体功能条目库旨在测量一般人群的身体功能，并区分功能"正常"和相对不足的个人。而不是为了精确测量精英运动员或那些几乎卧床不起的人的功能。评估 CAT 测量能力的一种方法是以图形方式查看表示位置与精度。我们将位置相关的分数用 X 轴表示，精度相关的分数用 Y 轴表示绘制成图表。一般来说，U 形图的中心位置的分数范围对应的精度其标准误（SE）一般小于 3.3，而两端的分数则不太精确。

然而，一些测量方法并没有遵循这个 U 形，如图 16-1 中 PROMIS

能力评估的疼痛干扰 CAT 和生理功能 CAT 所示。每项测量都具有良好的精度（即 40 ~ 60 分的标准误＜ 3.3）（θ：－1 ~ 1）。然而，对于疼痛干扰 t 值＜ 40 分（表明疼痛确实干扰日常功能的评分），则存在较差的精确度（SE＞ 5）。同样，对于身体功能评分＞ 55 分的人来说，精确度也很差。考虑到这些结果，疼痛干扰 CAT 可能不适用于疼痛只是带来轻微不便的个人，而生理功能 CAT 可能不适用于功能处于范围最高位的个人。条目库的补充可能有利于上述量表的测量范围的提高。

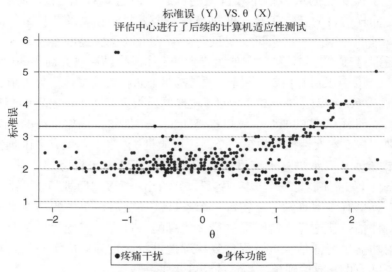

图 16-1 骨科膝关节患者 PROMIS-CAT 评分的样本数据

三、CAT 管理参数

设置 CAT 参数时，用户可以设置条目管理的停止规则。其中最直观的是要管理的条目数。一般，用户可以设定条目数的最小值和最大值，对于 PROMIS 量表，常设置为至少 4 个项目，最多 12 个项目。

第二个停止规则涉及位置估计的总体精度。当估计个人在潜在特质量表上的位置时，我们想知道预估的精度如何。如果 90% 的置信区间（即真实位置）在第 47 和第 53 个百分位之间，估计患者的活动能力在第 50 个百分位是有用的。然而，如果 90% 的置信区间在

30%～70%，我们对这个估计就没有信心了。因此，管理设置通常允许用户确定他们对位置估计感到满意的精度级别。根据数据的使用预期，误差范围可以在 2～10 个标准误差点之间。更高的精度需要条目数量越多，通常精度越高必须管理更多的条目。

　　重要的是要了解条目的数量的设置通常会影响精度要求。如果在三项之后满足精度要求，但最小值设置为 4，则算法将管理第四项。如果管理已经达到项目的最大数量，但未满足精度要求，算法也会停止继续管理项目。

计算机自适应测试

　　● 计算机自适应测试（CAT）使用算法从能提供关于受试最多数信息且经 IRT 校准的条目库中选择条目。因此，两个人可以通过对不同的条目做出反应完成相同的 CAT 管理的结果测量。

　　● 经 IRT 校准测量方法的 CAT 分数只考虑个人对被管理的条目的反应，而不考虑对完整条目库的反应。

　　● 因此，CAT 不需要管理所有条目就可以得出分数。

　　● 因为 CAT 算法对条目管理得到的分数是估计值，所以分数存在相关的标准误。标准误越低，估计值越精确。

　　● 通常，最少 4 个条目，最多 12 个条目；一旦管理了 4 个条目，并且达到了分数估计值的可接受精度水平，则可停止测试。这比管理完整的条目库或固定长度的结局指标测量更高效。

四、CAT 的分数报告解读

　　分数通常用 t 值表示。类似于 PROMIS 测量方法，这些标准值是在有大量标准化、规范化数据集的情况下使用的，并建议将个体与总体平均数进行比较。当用 t 值表示时，期望均值为 50，期望标准差为 10。因此，我们可以预期 68% 的人得分在 40～60，90% 在 30～70，99.7% 在 20～80。我们还知道，个体之间 t 值相差 10 分代表一个标准差。

　　如第 15 章所述，一种量表的计量特性是不固定的。可靠性、反应性和患者可接受的症状状态可能会因人群的不同而改变。在选择一种 CAT 测量方法之前，研究者应该评估是否在相似的人群中使用过。PROMIS 生理功能测量已在骨科人群中常规使用。

t 值说明
- t 值使个人得分与完成结果测量的具有代表性的大量人群的得分标准化。
- 在 t 值上，50 代表总体平均数，10 分代表 1 个标准差。
- 由于 t 值是正态分布的，68% 的人得分在 40 ～ 60，90% 在 30 ～ 70，99.7% 在 20 ～ 80。
- CAT 和简表都提供 t 值。

五、使用简表进行评估

CAT 显然需要计算机，并且取决于管理模式 [例如，研究电子数据采集系统（research electronic data capture system，REDCap）或特定测量网站] 和互联网连接。但是，当没有能够执行上述措施的互联网连接设备时，则需要其他方法。

使用项目特征曲线，可以创建类似于经典固定长度患者报告结局指标调查的静态简表。简表有固定数量的条目，患者对此做出响应。每个条目都有相关的分数；但是，对简表进行评分并不像对旧有的测量方法进行的那样简单，也不是对量表上的分数进行总计或将所获得的分数表示为可能的总分数的百分比。

所有条目得分相加后，评分人必须参考转换表得出 t 值和标准误。转换表通常在管理手册中提供。

在选择一个简表之前回顾转换表可以帮助确定特定的简表能否满足临床科研人员的需要。因为每一个简表的"总分"都与一个 t 值和一个标准误相关，临床科研人员可以回顾与特定简表的 t 值及标准误相关的 t 值范围。例如，可以从 HealthMeasures.org 获得多个 PROMIS 机体功能简表（如机体功能 4a、机体功能 6b 和机体功能 8b）。上述每项测量方法的最大 t 值分别为 57、59 和 60.1；但是，每项测量的标准误均为 5.9 或更大。这些简表都能够测量超过 50 人的群体水平的身体功能；但是，对于在量表上获得最高分数的人来说，位置估计测量的精度可能会下降。另一方面，未达到最大值的原始总分通常与 3 或更少的标准误相关，这通常是可以接受的。因此，在衡量身体功能的最高水平时，这些量表会有一个明显的上限效应。

在必须测量广泛的潜在特质的情况下，可以选择两种形式的简表，一种适用于测量范围的低值，一种适用于高值。由临床医师来判断哪个版本最适合患者。在这种情况下，可能总共需要执行 24 个条目，但任何受试者只要求完成其中的一半，达到一个可接受的精度水平的 t 值即可。或者首先给予具有高度区分性的单个筛选项目，以确定是否应给予哪个版本的简表。依据受试者对筛选项目的反映情况执行相应的量表。

六、扩大和改进内容覆盖范围

对功能的极端情况进行测量时，经 IRT 校准的条目库优于经典的固定长度评估方法，但条目库必须涵盖精确测量所需特质的完整范围。通过添加和校准称为"条目库补充"的新条目来改进测量的计量性能，是基于 IRT 测量的一个显著优势。在条目库被认为不足以衡量某一方面功能的情况下，可以完成补充研究，以增加条目库。补充研究通常寻求扩展条目库的上、下边界，以改进测量范围；但是，也可以想象，条目库可能也需要在潜在特征范围内进行扩大。

一些关于条目库补充的研究，通过与其他现有条目库和旧有指标检测方法的比较，以及对相关的受益群体进行访谈，确定了额外需要补充的条目。比如，一个条目库可能在测量一般的活动能力方面非常出色，但不包括测量由拐杖、助行器或轮椅辅助下的活动能力项目。在这种情况下，可以参考现有的测量方法，例如，可以请现在需要帮助下才能行走的人建议应该添加哪些类型的条目或条目的措辞。以提供一组可用于扩充现有条目库的候选条目。

条目库校准方法是一种更直接的新条目校准方法。在这种情况下，要求个人对现有条目库的大部分（可能是整个条目库）和每个新候选条目做出应答。因为有更多的信息用于校准新项目，所以需要的总体参与者更少。然而，由于需要每个参与者都对大量的条目做出反应，因此负担较重。无论如何，一个条目库不是一个完全静态的实体，它可以通过多次的管理加以扩充和完善。

七、结合旧有测量方法使用 CAT 算法

目前，大多经 IRT 校准的可以用 CAT 算法管理的都是一般测量方法。例如，PROMIS 主要包括测量疲劳、疼痛强度、疼痛干扰、身体功能、睡眠障碍、焦虑、抑郁和参与社会角色和活动的工具。这些都不是特定疾病或特定条件的测量方法，不会问特定的问题，如"最近的肩

袖撕裂如何影响睡眠或身体功能"。如果需要特定疾病或特定身体部位的信息，除一般测量方法外，还应考虑其他旧有的成熟的测量方法。

然而，髋关节相关的特定部位测量或骨关节炎的特定条件测量虽提供了相关患者更详细的信息，但两者的使用一直存在争议。再者，也不可能直接比较肩关节特异指标和膝关节特异指标。当用基于 IRT 的 CAT 进行测量时，则可以评估这些个体是如何受到一般生理功能影响的。

八、CAT 相关的局限

传统患者报告结局指标的测量，管理的条目通常是固定的，在临床应用中很容易编程成电子病历（electronic medical record，EMR）。然而，基于 CAT 的测量需要特定的、专有的算法编程写入电子病历中，目前，这方面在电子病历的实际应用中还没有标准化；因此，临床实际应用是困难的，还没有成为常规。另外，部分程序研究，如 REDCap 系统将 PROMIS CAT 置入其程序中。此外，每个程序的供应商都有网站和应用程序可以管理基于 CAT 的 PRO，但通常代价较高。

基于 CAT 的 PRO 也可能对患者或临床医师缺乏特异性。因为它是一个对特定特征的一般测量，所以它仅含有一般项目。这与传统的 PRO 不同，后者可能是关节或部位特定的，因此包含有关特定损伤、症状或功能的条目。一些评论说，基于 CAT 的 PROS 对于他们的现状并不具有特异性，认为对他们而言没有价值。为了解决和克服这一问题，临床医师必须关注 PRO 并与患者对结果进行讨论。

临床案例

在骨科诊疗中，一个治疗组处理各种类型的骨科疾病。他们很想了解如何在身体功能的连续统上对每一位患者功能进行评估。因此，他们决定在每次就诊时对每位患者管理 PROMIS 生理功能 CAT，以跟踪功能的进展情况。下面描述了患者的 t 值和标准误示例，患者 A ACL 损伤需行重建术，患者 B 半月板退变损伤需行半月板成形术。

由于 PROMIS 物理功能条目库中的条目都是在单个量表上校准的，因此可以直接对分数进行比较。这些人没有对同一条目做出回应并不重要。我们可以清楚地看到，与患者 B 相比，患者 A 在所有时间点的整体活动性都更好。重要的是，对于大多数条目管理策略来说，我们只能在 4 个条目上取得分数。唯一需要 4 个以上条目的情况是当患者 A 处于最高水平的活动能力时，这次测量精度很差。

虽然患者 B 的整体活动能力可能没有达到相同的水平，但当我们考虑到这个个体的疼痛干扰分数时，我们看到手术后疼痛最初有增加的趋势，但最终会减少 t 值 5 分或标准差的一半。这是一个很好的例子，仅需 8 个条目就可以对一个人测量两个部分（身体功能和疼痛干扰）。患者 A 的疼痛干扰评分较低，并且没有随时间发生变化。

然而，由于身体功能条目库并不是每次进行 CAT 时都会问同样的问题，因此，我们不能直接知道患者 A 或患者 B 中存在哪些功能缺陷。这需要进行膝关节特定的指标测量。我们还可以根据患者对其他 IRT 校准项目的响应，估算患者对未管理条目的反应。

	患者 A：ACL 重建			患者 B：关节镜下退行性半月板成形					
	身体功能 t 值评分	标准误	条目数	身体功能 t 值评分	标准误	条目数	疼痛干扰 t 值评分	标准误	条目数
术前	47.7	1.9	4	39.1	1.9	4	57.7	1.7	4
3 个月	44.7	2.1	4	38.3	1.8	4	65.7	1.7	4
6 个月	47.2	2	4	40.6	1.9	4	57.3	1.7	4
12 个月	54.6	2.4	4	45.7	1.9	4	52.8	1.8	4
24 个月	70.3	4.1	12	48.7	1.9	4	52.6	1.9	4

要点

● 使用 IRT 和 CAT 来管理患者报告结局指标可以更快速地评估与健康相关生活质量的各个方面。

● 广泛使用基于 IRT 的测量方法将促进研究之间的比较和更好的进行 meta 分析；然而，CAT 管理尚未成为常规临床实践的一部分。

● IRT 和 CAT 在特定患者人群 PRO 中如何发挥作用还有待进一步研究。

（杨　旻　译）

第三部分

统计学的基础知识

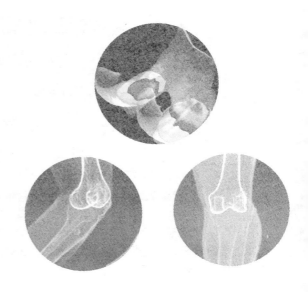

第17章
常见的统计检验方法

一、前言

(一) 常见的研究设计

科学研究通常分为前瞻性 (prospective) 和回顾性 (retrospective) 两类。回顾性研究是指回溯目标人群在过去某个时间点或时间段的情况,可通过问卷调查和病历回顾等进行。前瞻性研究是指观察目标人群在未来一段时间内的变化。纵向研究 (longitudinal study) 具有前瞻性的特性,在未来多个时间点多次观察某些变量的变化 (图 17-1)。

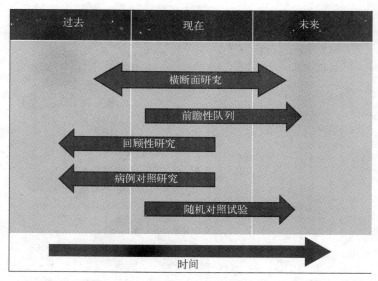

图 17-1 常见研究设计类型的时间轴。横断面研究收集受试者在不同时间点的数据。前瞻性研究识别受试者并对其随访。回顾性研究是回顾受试者过去的情况,最常见的形式是病例回顾

　　观察性研究 (observational studies)，也常被称为描述性研究 (descriptive studies)，指不对研究对象实施干预或治疗的研究。因此，观察性研究无法验证变量间的因果关系。观察性研究既可以是回顾性的，也可以是前瞻性的。与干预性研究相比，观察性研究不仅花费少，还更省时，但其研究结果的证据等级较低，本章后面将会具体讨论这一问题。观察性研究通常用于提出研究假设，以便后续进行更大规模的研究。

　　(二) 观察性研究设计

　　病例报告 (case reports) 是指对单个病例的描述或结果报告。病例报告通常用于罕见的损伤或疾病的报道，样本数一般很少，且没有进行统计分析的必要。病例系列报告 (case series) 是有关多个患有相同疾病或接受相同治疗的患者临床结果的报告。在病例系列报告中，纳入病例数量取决于研究者感兴趣研究对象的临床特征的普遍性，可为几个到几十个不等。病例报告和病例系列报告都不设置对照组，无须进行实验设计，也无法提供所研究疾病的发生率或分布特点等信息。

　　队列研究 (cohort studies) 既可以是前瞻性的，也可以是回顾性的，其研究对象是暴露于危险因素或治疗措施的特定人群。队列研究会收集感兴趣的观察指标如患者损伤和手术后等情况的主观数据 (患者报告) 和客观数据 (临床检查)。研究者通过统计分析以探索不同特征患者之间差别和变量之间的关联，解释临床结果的重要性。前瞻性队列研究和随机对照试验的区别在于前者研究对象的治疗或干预措施不是随机分配的。

　　病例 - 对照研究 (case-control studies) 是观察性研究的一种形式；不同于队列研究，病例对照研究是基于观察对象的结局而非暴露因素，即按是否患病进行分组，比较病例组和对照组对某因素的既往暴露情况。

　　横断面研究 (cross-sectional studies) 指仅搜集某特定研究队列在特定时点的数据，且不对该队列进行随访的研究类型。这类研究可看作感兴趣队列的"快照"，尽管其证据效力不如纵向数据，但若研究者收集到研究对象不同时间点的数据，如诊断后、手术后等数据，也能分析得到患者临床特征随时间变化的规律。横断面研究在描述某一变量的频率和分布，进而分析其与其他变量的相关性方面也非常有用。

（三）实验性研究设计

与观察性研究相比，实验性研究（experimental studies）为了得到某一治疗措施的效果，需为研究对象随机分配治疗或干预措施。实验性研究的数据收集具有前瞻性，即干预在前，结局在后，因此可以分析因果关系。以人为观察对象，并对受试对象进行随机分组的实验性研究称为临床试验（clinical trials）。

实验性研究有多种设计类型。随机对照试验（randomized controlled trial，RCT）是因果关系证据的"金标准"，RCT首先招募一个研究对象的样本，再将纳入的受试对象随机地分配至干预组或对照组。

> 为了能够影响临床实践，研究设计的质量是证据等级的基石。研究证据级别的效度越高，因果推断证据的层次越高。

交叉设计（crossover design）也是一种实验性研究设计。在这类研究中，受试者按照特定的顺序接受处理（干预或对照）（图17-2A）。由于每个受试者都接受了两种处理措施，因此交叉设计所需样本量较少，但是为了确保前一种处理不会影响后面处理的效果，设置合理的洗脱期非常重要。在平行设计（parallel design）中，每组患者只接受一种治疗措施（图17-2B），治疗措施的分配可以是随机的，也可以是非随机的。

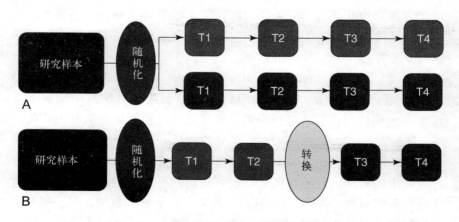

图 17-2　前瞻性、实验性研究设计
A. 平行研究设计 ；B. 交叉研究设计

二、假设检验

　　研究"总体"是所有具有相同临床或科学特征的个体的集合。实际研究中不可能获得总体的信息，因此通常招募一定数量的受试者作为"样本"进行研究。但这里包含了一个假设，即研究样本能够准确地代表研究总体。而随机抽样允许每个个体都有同等的机会进入样本，可以消除选择性偏倚。

　　从样本中获得的数据可以分为连续数据和分类数据。连续数据（continuous data）有无数个可能的值，不能枚举，比如身高、体重、年龄和时间等。相反，分类数据（categorical data）或离散数据（discrete data）的取值数量有限，可以枚举。分类数据可以是二分类（如失败/成功），也可以是多分类（如轻度、中度、严重）。可以用频率分布来概括或描述分类数据研究样本的特征。

　　均值、中位数和众数等描述性统计量用于描述连续型分布的集中趋势（central tendency）。其离散分布则可以通过标准差、极差和百分位数来描述。

　　平均值是用样本中所有观察值之和除以观察人数得到的值。中位数将数据分成两个相等的部分，有一半的观察值低于中位数，另一半的观察值高于中位数。众数则指出现次数最多的观察值。

　　标准差代表研究样本中数据的离散程度或变异度。标准差越大说明数据的变异程度越大，数据范围更广。"极差"即为研究样本中最大和最小观测值之差。此外，与观察值的秩次顺序有关的变异程度指标还有百分数，也称分位数。例如，80% 百分位数的取值是 x，表示样本中 80% 的观测值小于或等于 x，样本的中位数即第 50 百分位数。

　　频数分布有两个重要特征，即集中趋势和变异程度。在正态分布（normal distribution）或高斯分布（Gaussian distribution）中，数据以均值、中值和极值为中心，呈对称分布。在正态分布中，68% 的观测值在均数加减一个标准差范围内，95% 的观测值在均数加减两个标准差范围内，99.7% 的值在均数加减 3 个标准差范围内。

　　偏度是描述数据分布的对称或集中趋势的指标。数据分布可以向左（负）或向右（正）偏斜。通常，过多的离群值会导致偏态分布。

峰度是描述数据分布的峰值或变异的指标。峰度值高，说明数据分布较高尖，样本方差小。峰度值低，则表示数据分布较平坦，样本方差大。

（一）统计推断

统计推断的目的在于将一个有代表性的样本信息外推到总体。统计量可以用来检验受试组之间的关系或差异等假设。统计推断分为参数统计和非参数统计两类。研究者通常希望由样本信息推论总体参数，所以默认采用参数统计。然而，参数统计在数据服从正态分布时是最有效的；如果数据服从偏态分布，参数统计就不一定可靠。若仅仅是数据不满足参数检验所需条件，有大量其他原理相似的非参数检验方法可供选择，总之，检验方法的选择取决于数据类型、数据分布、研究问题及研究设计的类型。

> **临床案例 1**
> 髌腱和腘绳肌腱重建 ACL 的比较研究：一项随访 15 年的 RCT 采用 t 检验比较腘绳肌腱移植或髌腱重建 ACL 患者的主观功能、积液、活动范围和影像学资料等指标。在本研究中，自变量为两组（腘绳肌腱、髌腱移植物），因变量为临床结果（主观功能、积液、活动范围、影像学结果）。

在参数检验（parametric statistical tests）中，均值和标准差是用来比较组间差异和探索变量之间关系的指标。非参数检验中，则由中位数和秩次表示，因为这两个指标对离群值的敏感性较低，结果更稳健；非参数检验也适用于分类数据和小样本资料。

（二）两组连续资料的检验方法

t 检验用于比较两组连续型资料，既可用于配对样本，也可用于独立样本。独立样本 t 检验（independent sample t-test），也称为 student's t 检验，用于比较两独立样本的连续型数据，也可以分析受试者间设计（between-subject design）中获得的两组数据。与独立样本 t 检验对应的非参数检验方法是 Mann-Whitney U 检验。

配对样本 t 检验（paired sample t-test）或相关样本 t 检验（dependent sample t-test）通常用于受试者内设计资料两组的比较，其数据来自同一个体的两次重复 / 连续测量。与配对样本检验对应的非参数检验方法为 Wilcoxon 符号秩检验。

（三）多组连续资料的检验方法

方差分析（analysis of variance，ANOVA）用于 3 组或 3 组以上连续型变量的比较。在方差分析中，自变量是用来对数据进行分类的名义变量或有序变量（如评估膝关节功能研究的分组：ACL 重建、ACL损伤、健康对照组）；因变量是连续性变量，是自变量引起的结果（如每天的步数）。与基于 t 分布的 t 检验不同，方差分析是基于 F 分布，用以检验各组间差异是否有统计学意义（$P < 0.05$ 或 $P > 0.05$），但不能得到各组间两两是否有差异的信息。若方差分析发现组间差异有统计学意义（$P < 0.05$），事后检验（post hoc tests）可以用于探索对组间的两两比较，从而准确地找出差异所在。

重复测量方差分析（repeated measures ANOVA）适用于在一系列不同时间点对同一个因变量进行多次重复测量的资料。重复测量方差分析除了评估纵向研究中受试者的结果指标，还考虑了时间的影响。连续时间点的数据可用于评估某一治疗手段实施前后的变化或疾病随时间进展的情况。弗里德曼检验（Friedman test）是与重复测量方差分析对应的非参数检验方法。

当组间有因变量时，应考虑使用多元方差分析（MANOVA）。当研究者关注的结果需要 2 个或 2 个以上因变量才能描述清楚时，多元方差分析较为合适。例如，如果某一研究关注患者接受不同手术方式后膝关节退变的情况，研究人员可能需要 2 个或 2 个以上相关变量（关节间隙缩小程度及骨赘数量）来量化"关节退变"。其中，手术方式为自变量，通过影像学观察到的关节间隙和骨赘数量为因变量。

协方差分析（ANCOVA）用于控制混杂变量，通过将协变量作为"控制因素"来调整方差分析，得到更准确的组间差异。

与方差分析类似，重复测量方差分析、多元方差分析和协方差分析也需要运用事后检验进行组间的两两比较。Kruskal-Wallis 检验是与方差分析对应的非参数检验方法，适用于独立样本，且数据为分类资料或非正态分布资料的情况。与 Wilcoxon 秩和检验类似，Kruskal-Wallis 秩和检验也采用统一编秩，分组求秩和，再比较各组的平均秩次，而不是算术均数。平均秩次的差异决定了组间是否存在差异。与方差分析类似，也需要运用非参数事后检验来进行 3 组及 3 组以上两两比较。

临床案例 2

在"年龄对参加 ACL 损伤预防项目后生物力学变化的影响"的研究中，单因素方差分析被用来比较参加或未参加预防项目的青春期前和青春期运动员的生物力学差异。

除了评估多组间的差异外，ANOVA 还适用存在多个自变量时评估其效应和交互作用。研究中常见的分组变量有性别（女性和男性）及治疗分配（治疗组和对照组）。由于这两个变量都包含两个选择，可采用 2×2 析因设计进行分析。若析因设计数据呈正态分布，可以使用 ANOVA、MANOVA、ANCOVA 或重复测量 ANOVA（通常称为裂区设计，split-plot design）。析因重复测量方差分析（或裂区方差分析）适用于比较自变量的多个组对结果的影响随时间的变化情况。例如，一项旨在观察关节内注射皮质类固醇（治疗组）或生理盐水（对照组）对改善膝关节疼痛的作用随时间变化（注射后 1 周、注射后 2 周、注射后 3 周）的研究将采用这种设计。这个研究中的两个因素是组别和时间，裂区设计可以分析不同治疗组的疼痛差异、不同时间点的疼痛差异及组别（即治疗分配）和时间的交互作用。

（四）显著性的判定

"保护 α 错误"：如果不同研究组之间需要进行三次比较，Bonferroni 校正方法如下：$0.05 \div 3 = 0.017$。检验水准 alpha 需要 ≤ 0.017（相比调整前为 0.05）才被认为具有统计学意义。

概率值（P 值）是与统计推断有关的，用于确定检验统计量是否具有统计学意义的指标。通常将 P 值（或 α）设置为 0.05 的阈值；这个 P 值指统计检验的结果仅由机会导致的概率，也可以理解为允许由机会导致的结果在 20 次检验中出现一次。所有统计比较中的零假设均是指组间没有差异；如果 P 值小于 0.05（或其他设定的 α 值），则认为结果具有统计学意义，因此，结论是拒绝零假设，组间有统计学差异。如果 P 值高于设定的 α 值，则表明观察到的差异都是机会导致的，不是干预或分组导致的，因此，接受零假设。

统计推断用于检验针对研究对象或研究者感兴趣的样本的特定假设。自变量通常是研究者观察到的或人为施加的用于对数据进行分组的依据。

当组间进行多次比较时，需要用 Bonferroni 校正调整 P 值或检验水准（表 17-1）。随着组间比较次数的增加，得到有统计学意义的结果的可能性也会增加。为了避免这种情况发生，或者"保护 α 水准"，Bonferroni 校正将会降低多重比较时有统计学意义的阈值，即用 α 值（通常是 0.05）除以比较次数；设置新阈值是为了避免由于多次比较可能产生的误差。

表 17-1　*P* 值的解释

零假设	$H_0 = H_1$	P 值 > 设定的 α 值	接受零假设，组间没有差异
备择假设	$H_0 \neq H_1$	P 值 < 设定的 α 值	拒绝零假设，组间存在差异

检验效能（statistical power）是指发现组间差异或实际差异的能力。Ⅱ型错误（β）指总体间实际存在差异但统计检验没有发现其差异。通常将 β 设置为 0.2 或最多为 20%。因此，检验效能（$1 - \beta$）应大于或等于 0.80，即当总体存在差异时，至少有 80% 的可能性能够发现其差异。检验效能随着样本量增加或数据变异性降低而增大。根据这个特点，检验效能分析（power analyses）可以利用替代数据或预试验数据确定研究需要的样本量（表 17-2），以保证足够的检验效能，从而发现总体间存在的差异。正确的检验效能分析要求在 I 型错误概率不超过 5%（$P = 0.05$）且检验效能大于 80%（Ⅱ型错误）的情况下进行。

置信区间（confidence interval）是针对研究样本点估计变异的量化指标，由均值和方差计算得到，代表总体参数落入的范围。样本变异越大，其置信区间也越宽。临床研究常用 95% 置信区间，代表这一范围包含实际总体参数的概率为 95%。

表 17-2　影响样本量的因素

条件	对样本量的影响
测量结果的变异性增加	增加
显著性水平（α）降低	增加
检验效能（$1 - \beta$）增加	增加
效应量或组间均差增加	减少

临床案例 3

在"评估膝关节剥脱性骨软骨炎 (OCD) 影像学愈合可靠性"研究中，ICC 值被用来评估 X 线片诊断 OCD 愈合时读片者间和读片者内的信度。在这项研究中，多名外科医师评估两个时间点的基于 X 线片的膝关节愈合情况，最小间隔为 1 个月。OCD 病变愈合评估具有极好的读片者间信度 (ICC = 0.94)，表明在读片者中评分高度一致性。

效应量（effect size）用于衡量治疗措施的效果，在确定研究结果的临床意义方面非常有用。效应量越大提示均数的差值更大和数据变异更小。效应量的取值范围为零到无穷大，越接近零，表示效果越微弱。Cohen's D 是效应量分类的一种方式，若效应量取值 < 0.2，则为"弱"；< 0.5，视为"中等"；> 0.8，则为"强"。

（五）分类资料的统计方法

卡方检验（chi-square test，x^2）是适用于比较两组或多组分类数据的统计方法，即统计结果为频数时将采用卡方检验进行分析。Fisher确切概率检验（Fisher's exact test）是另一种分类资料的统计分析方法，适用于小样本及 1 个或多个类别中只有极少甚至没有数据点的情况。

（六）关联的测量

两个变量之间的关系或关联的强度用相关性来表示。Pearson 乘积矩相关系数（Pearson product-moment correlation coefficient，r）是用于评估两个呈正态分布的连续型变量之间相关性的方法。r 值的范围为 (−1，1)，其取值越接近 −1 或 +1，表示两变量相关性越强；同理，r 值越接近 0 则表示相关性越弱。r 值为正表示两变量呈正相关关系，意味着一个变量取值较大，另一个变量取值也较大；r 值为负表示负相关，即一个变量取值大，另一个变量的取值反而小。Pearson 相关系数 < 0.33 的为"弱"相关，< 0.66、> 0.33 的为"中度"相关，> 0.66 的为"强"相关。

与 Pearson 相关系数对应的非参数统计量是 Spearman 秩相关系数，适用于呈非正态分布的数据或分类资料。

回归指预测特定结果变量的能力，决定系数（R^2）越大表示回归效果越好。与相关相比，回归分析有一个结果变量可以用一个或多个预测变量解释，这个结果变量被称为因变量，通过预测变量或自变量来进行预测；仅包含一个预测变量时称为简单线性回归，而有多个预测变量时则称多重回归。决定系数的范围为 [0，1]，数值越大说明回归能解释的变异的比例越大，预测效果越好。简单线性回归和多重线性回归的结果变量都是连续型数据。当结果变量是分类变量（通常是二分类）或数据呈非正态分布时，应采用 logistic 回归（logistic regression）。

（七）变量间一致性检验（ICC 和 Kappa）

组内相关系数（intraclass correlation，ICC）用于评估定量结果的一致性或可重复性。这些统计量与相关系数大体相似，仅用于评估数据数组的一致性，通常在信度和效度研究中用以评估两个结果或测量的一致性。组内相关系数也可以用来评估测量人员操作的一致性；例如，多个读片人读取同一膝骨关节炎患者的 X 线片，通过组内相关系数来评价诊断结果的一致性。对组内相关系数（ICC 或 ρ I）的解释见表 17-3。

表 17-3　对 ICC 及 Cohen kappa 系数的解释

ICC（ρI）	值	Cohen kappa（κ）
重现性弱	< 0.4	重现性弱
重现性良好	≥ 0.4，< 0.7	重现性良好
重现性极好	≥ 0.7	重现性极好

应该根据研究者的目标和研究目的选用合适的统计分析方法。若研究的目的在于比较组间差异，t 检验和方差分析是适合的方法。如果研究目的是探索关联或变量值的预测，相关回归则是比较好的选择。

Cohen kappa 系数（Cohen's kappa coefficient，κ）用来评估分类资料评价者间一致性。通常用 kappa 值评估同一定性变量重复测量时结果的重现性。Cohen kappa 的评估准则见表 17-3。

● 为了能够应用于临床实践，证据等级应基于研究设计的质量。对研究有效性的潜在影响越少，证据的层次越高，越能建立因果关系（图 17-2）。

● 统计推断用于检验研究对象或关注的样本测量值等相关特定的假设。独立变量是对研究者观察或干预得到的数据进行分组的依据。

● 比较研究中的统计检验应符合研究目的。应以实现研究者的目标进行分析。

如果研究目的是发现组间的差异，应进行 t 检验或方差分析。如果研究的目的是发现或预测变量之间的关联，则应使用相关或回归分析。

要点

- 统计分析的第一步是根据数据的类型选择合适的方法。
- 有统计学意义指研究结果不是由机会导致的，而是人群真实特征的反应。具有统计学意义并不意味着一定具有临床意义。

（朱彩蓉 译）

第18章

数据的性质

一、定义列表

数据：一个或多个变量数据点的集合。

示例：对一组人群进行调查时所有应答结果的集合，在一项动物研究中对小鼠进行的所有测量结果等。

变量：一种可测量的特征，如血压、年龄或性别。

示例：治疗措施，婚姻状况，糖尿病状况，收缩压，血糖水平等。

观察指标：单个数据。临床研究中，观察对象通常是一个人或动物的某项指标。也称数据元素或数据点。

示例：动物研究中一只老鼠的心率，癌症研究中某个人一个细胞的癌症状态，半月板切除研究中某个膝关节的活动范围，以及研究中某个人的 BMI。

统计量：构成变量的数据点的数值指标。可通过样本数据计算得到。

示例：均值、方差、中位数、最小值和最大值。

样本：收集 / 观察得到的数据，是研究总体的一个子集。

示例：某社区居民的一个随机样本和某段时间内因心脏病发作而在当地三家医院之一住院的所有人。

总体：研究人员感兴趣的所有研究对象的集合。

示例：目前生活在美国的所有女性的集合，患下腰痛的所有美国人，某特定种群的所有老鼠。

二、数据类型

医学领域数据通常分为两类：连续数据和离散数据。数据类型决定了统计分析方法。连续数据，如年龄、身高、体重和 BMI 等，有无限多个可能的取值。例如，年龄可以是任何正数，如 42 或 37.25。离散（也称为分类）数据具有有限个取值，例如，种族、治疗组和研究地点。比如，调查中种族可能为黑种人、白种人和其他，那么每个接受调查的人的种族变量的取值都是三者之一。其他不太常见的数据类型是计数数据和截尾数据。计数数据由表示事件发生次数的整数组成，如随访 1 年中的跌倒次数或每分钟心搏次数。虽然有专门的计数数据分析方法，但通常简单视为连续数据进行分析。当研究指标为从某种措施实施后开始到死亡的年数时，当研究人员感兴趣的事件（如死亡）在研究期间没有发生时，就会产生截尾数据。另一类型的数据是纵向数据，指对受试者在一段时间内反复进行测量的数据。

连续变量的值可以是任何实数。对于连续变量来说，变量值之间的差异，以及对其进行的加法和乘法等算术运算都是有实际意义的，但对于离散型变量则不然。从技术上讲，既然仪器测量的精度是有限的，那么所有连续变量的取值都可视为离散的，即连续数据可看成有很多水平或类别的离散型数据。例如，血压计的精度通常为 2mmHg（很难测到更高的精度）。但若把血压作为离散型数据，水平和类别太多，因此我们仍然把血压作为连续变量来处理。有时，具有多个水平的离散变量，如用于测量疼痛的视觉模拟量表（VAS）或用 Likert 量表测量的变量，也被视为连续的变量进行分析。当把离散变量当作连续变量时，意味着把离散变量的每一个水平间的差异视为等距的。另一个连续变量的例子是 Lysholm 前交叉韧带损伤评定量表，评分从 0 分到 100 分，分数越高，症状越少。

离散型数据有两种主要类型：无序和有序。无序数据没有固有的顺序，如性别、种族和婚姻状况。有序数据按一定顺序排列，如伤害严重程度、教育水平和家庭收入。有序变量水平之间的差异不一定相等。例如，损伤严重程度变量的轻度和中度之间的差异可能与中度和重度之间的差异不同。对于两种类型的离散型数据，每个观测都必须确切地属于离散变量的其中一个水平，并且其水平和分类应该涵盖数据集中所有可能的情况。例如，离散变量种族有黑种人、白种人和其他人三种分类，那么数据集中的每个观测值必须归为黑种人、白种人或其他人中的其中一类。如果一个离散变量只有两个水平，则被称为二分类变量。例如，性别和疾病状况（患病或未患病）。

三、数据描述

描述离散数据比描述连续数据简单。离散数据通常用离散变量各个水平的人数的频率和比例（或百分比）来描述。例如，在一项样本含量为 50 人的关于疾病严重程度的研究中，如果 23 人患有轻度疾病，12 人患有中度疾病，15 人患有重度疾病，那么对变量"疾病严重程度"的描述，就是 23 人（46%）轻度，12 人（24%）中度，15 人（30%）重度。如果变量是二分类的，仅报告该变量其中一个水平的频率和比例即可。例如，在研究的人口学信息相关表格中描述二分变量"性别"时，只需报告女性的频率和比例即可，因为男性数量很容易通过样本量减去女性数量推断出来。研究人员通常用条形图描述离散变量的各个水平的研究对象所占比例。但这是在文章中没有其他图形的情况下，一般用频率和比例进行描述即可，否则，用绘图来描述比例就显得多余了。

二分类变量之间的关系用 2×2 表描述最清晰。表中行表示一个分类变量的不同水平，列表示另一个分类变量的不同水平。表中的单元格的数字为研究中相应变量水平的人数。最后一行和最后一列通常为合计项（也称为边际）。

与离散型数据相比，连续型数据包含更多的信息，具有更多的特征，需要更多的统计量来描述。不同的统计数据分别用来描述连续变量分布的位置（中心）、分散度（离散度）和形状。

分布位置的测量指标用于描述数据集中趋势。例如，算术均数（平均数）、中位数和众数。连续变量的算术均数是用所有观察值的总和除以观察单位数得到的，其计算公式为 $\dfrac{\sum_{i=1}^{n} x_i}{n}$，其中 x_i 表示第 i 个值，n 表示样本含量，$\sum_{i=1}^{n} x_i$ 表示 $1 \sim n$ 个观察值的和，字母 i 称为标记。中位数是数据按照从小到大（或从大到小）顺序排列中位置居中的观察值，中位数的两侧观察单位数相等。如果样本含量为偶数，中位数即为有序数据的中间两个值的平均数。除了人工对数据排序，直观地找到中间值外，还有一个简单的公式可用来找到中位数的位置。假设研究中有 n 个人，按年龄从小到大排序，如果 n 是奇数，那么中位年龄的位置是 $\dfrac{n+1}{2}$。注意，这个公示给出了中位数的位置，而不是中位数。如果 n 是偶数，那么中位数是是第 $\dfrac{n}{2}$ 和 $\dfrac{n}{2}+1$ 位置上数字的平均值。中位数和算术均数只能用于描述连续数据。众数是出现频率最高的变量值，可用于描述连续或离散数据的集中趋势。

中位数也称第二个四分位数。四分位数将有序数列分成四等份。第一个四分位数也被称为第 25 百分位数，用 Q_1 表示。如果数据按顺序列出，那么 25% 的观察值将小于等于第一个四分位数。因为有一半的观察值小于或等于中位数，那么中位数是第 50 百分位数（或第二四分位数），用 Q_2 表示。第三个四分位数，Q_3，也称第 75 百分位，表示 75% 的观察值小于或等于它。

离散趋势指标用以描述连续性数据在平均值附近聚集的紧密程度，常用的有方差、标准差、全距和四分位数间距。方差是离均差平方的均数，通过对每个观察值的离均差的平方求和，再除以观察单位数减 1 得到。如果 n 是样本含量大小，而 $\bar{x}$ 是样本平均值，则样本方差的公式为：$\dfrac{\sum_{i=1}^{n}(x_i-\bar{x})^2}{n-1}$。注意，$\sum$ 表示"求和"，x_i 表示样本中的第 i 个值。$\sum_{i=1}^{n}(x_i-\bar{x})^2$ 表示从第一个值（$i=1$）到最后一个值（$i=n$）的每个值，减去算术均数后，再平方，然后相加。该公式的思想与算术均数的公式相似，只不过这里被 $n-1$ 而不是 n 除。除以 $n-1$ 所得统计量的偏差比除以 n 小。标准差是方差的平方根，代表观察值与均值的平均距离。全距就是最大值减去最小值。四分位数间距（IQR）是第三个四分位数减去第一个四分位数。IQR 描述了中间 50% 数据的离散度。对于所有离散度测量指标，数值越大表示观察值越分散，数值较小表示数据更紧密地聚集在平均数周围。

$$均数 = \dfrac{\sum_{i=1}^{n}x_i}{n}$$

$$n\,为奇数时的中位数位置 = \dfrac{n+1}{2}$$

$$n\,为偶数时的中位数位置 = \dfrac{\dfrac{n+1}{2}+\left(\dfrac{n+1}{2}+1\right)}{2}$$

有关分布形状的指标用于描述数据的总体趋势。例如，一个分布可以是大部分观察值为较大的数值，但包括少数几个极端的离群点，或者是在一定范围内均匀分布的值。分布形状可以是对称的、正态的、双峰的、左偏态的或右偏态的。如果连续变量的值满足对称分布，则其均值，中位数和众数相等。就对称数据而言，观察值的相对位置在中位数的两侧相同。对于中位数左右两侧的同一相对位置的观察值，当中位数以上的观测值比中位数以下的观测值大时，即为右偏态（或正偏态）数据。换句话说，右偏态分布右边有一个长长的尾巴。在右偏态数据中，大多数观察值相对较小且靠拢在一起，而少数观察值非常大。对于中位数左右两侧的同一相对位置的观察值，当中位数以下的观测值比中位数以上的观测值大时，即为左偏态（或负偏态）数据。因为大多数值相对较大，仅有少数较小的观察值，所以左偏态数据在左侧有一条长尾巴。右偏态数据的算术均数大于中位数，而左偏态数据的算术均数小于中位数。偏度指数可以衡量数据的偏度大小。如果数据是对称的，则偏度指数为零；如果数据是右偏的，则偏度指数大于零；左偏态数据的偏度指数则小于零。正态分布是大多数观察值接近中心值（均值），少量观察值分布在均值的两侧（即分布的尾部）的对称的钟形曲线。双峰分布看起来像骆驼的两个驼峰，它有两个中心值。当数据对称时，用于描述分布最好的指标是算术均数和标准差。当数据非对称时，最好用中位数和四分位间距或四分位偏差（四分位间距的一半）进行描述。

$$方差 = \frac{\sum_{i=1}^{n}(x_i - \bar{x})^2}{n-1}$$

$$标准差 = \sqrt{方差}$$

$$四分位数间距 = Q_3 - Q_1$$

峰度是另一个描述分布形状的指标，它描述观察值的分布与钟形（或正态）分布相比是更平坦或更陡峭。若与正态分布相比，分布的尾部有更多观测值，则图形比钟形分布更平坦。若分布尾部的观测值很少，则图形看起来比钟形曲线更陡峭。

到目前为止讨论的所有描述性指标都是统计量。统计量是根据从目标人群中提取的样本数据计算得到的。假设研究目的是探讨一种修复关节的新外科手术技术是否比标准手术临床效果更好。此时，研究总体是所有适合进行这项手术的关节损伤患者的集合。但研究者无法观察整个总体的情况，所以必须进行抽样，通过一个关节损伤患者的样本来观察结果。通常，采用随机抽样的方式抽取样本，即总体中每个个体都有同等的机会被选为样本。随机抽样有助于保证样本的代表性，例如，总体中有 50% 是女性，那么从总体中随机抽取的样本中女性也约占 50%。研究者可采用根据样本数据计算出的算术均数和标准差等统计量来比较两种手术方法的临床结果。本例中，临床效果指标是修复的关节愈合后的运动范围，为一个连续性数据，可考虑采用算术均数或中位数和标准差或四分位间距来描述数据特征。这个例子将用于阐述如何用样本来推断总体，这也是统计学的主要目标。

从总体中抽取样本的方法有多种。若总体的观察单位数用 N 表示，从总体中抽取的某样本的观察单位数为 n。图 18-1 描绘了从总体中抽取的三个样本含量均为 n 的样本。

假设图中的三个样本是按顺序抽取的：从总体中随机选择 n 个个体以构成第一个样本，对其进行测量，然后将其放回总体中。这种抽样方式称为有放回抽样。然后继续重复此过程抽取第二个和第三个样本含量均为 n 的样本。如果我们计算三个样本各自的算术均数，即使样本大小相

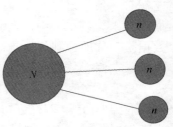

图 18-1　从大小为 N 的总体中抽取的三个样本含量为 n 的不同样本

同且来自同一总体，三个样本的算术均数也不尽相同。究其原因，是因为三个样本由不同的个体组成。因为采用的有放回抽样：抽取样本，测量，放回总体，所以三个样本之间也可能有重叠，也就是说，某些个体可能会出现在两个或多个样本中。因此，每次从总体中抽取样本时，都可以计算出不同的样本均数，且每个样本均数都是总体均数的几近完美的估计值（假设样本大小 n 足够大）。从样本含量为 n 的样本计算出的算术均数是样本统计量，根据总体数据计算出的算术均数是总体参数。样本统计量是总体参数的估计值。由于我们无法测量总体中所有个体，通常总体参数是未知的，但我们可通过对总体进行随机抽样得到样本，用样本统计量来估计参数。样本含量越大，样本统计量越

能更好地估计总体参数。

四、可视化描述

在对数据进行统计描述和统计检验之前，采用统计图对数据进行描述有助于研究者了解数据的类型。数据的描述和分析方法很多，使用哪种方法取决于数据的性质。

茎叶图是用于描述连续性变量的分布或形状的简单图形。此图的优点是图中包含了每个个体的观察值，因此适用于观测单位较少的情况。例如，假设一个仅有 15 个受试者 BMI 值的小样本数据，测量值四舍五入取整数。BMI 是一个连续变量，单位为 kg/m^2。绘制茎叶图的第一步是按顺序列出数据：

18，19，23，24，24，24，25，25，26，26，27，28，30，32，37

茎叶图的茎由前导数字（数的大小基本不变或变化不大的位）组成，叶子由尾随数字（数的变化大的位）组成。茎和叶中的数字均按从小到大的顺序排列。

1|89

2|3444556678

3|027

从该图可以看出，BMI 测量值大致呈山丘状分布：大多数数值在中间，少数数值在两侧尾部。如果观测值较多，作为茎每个数字可以不止一行。

直方图是描述连续变量值的分布形状的图。其横（或 x）轴为变量值，纵（或 y）轴为被观察单位的频率或比例。矩形的高度表示观察值落在矩形宽度指定范围内的观察值的比例或频率。如果变量值的分布是对称的，沿中位数剪开直方图将使图的两个半部互为镜像。山丘形或钟形分布是对称分布的常见类型。图 18-2 为上例中 15 个 BMI 测量值的直方图。

该直方图中矩形的宽度是五个单位，纵轴是数据出现的频率。x 轴给出了每个矩形中测量值的变化范围。直方图提示数据总体呈山丘状分布：大多数数据（9 个观测值）在 23 ～ 28kg/m^2。如果将直方图旋转 90°，图形非常类似于茎叶图。如果矩形的宽度太大，可能会丢失有

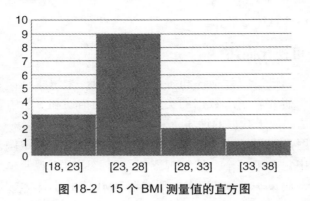

图 18-2 15 个 BMI 测量值的直方图

关分布形状的重要信息。矩形的宽度越小，将有助于展示有关分布形状的更多细节。大多数统计软件都可以自动选择合适的宽度。

适用于展示连续数据分布的另一种图形是箱式图。箱式图展示了四分位数间距、中位数和一些极端值（指比其余数据大得多或小得多的观测值）。如果数据变异大，箱体和边缘就会被拉长。如果变异不大，箱体和边缘就显得矮胖。图 18-3 是上例中 BMI 数据的箱式图。

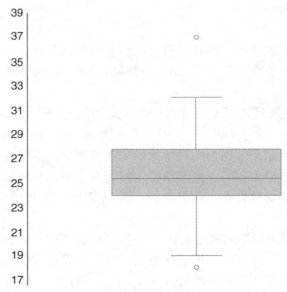

图 18-3 BMI 的箱式图

BMI 数据的第一个四分位数是箱体的底线，中位数是箱体的中线，第三个四分位数是箱体的顶线。当第三个四分位数到中位数的距离比第一个四分位数远时，数据呈右偏态分布，反之，数据呈左偏态分布。图 18-3 提示 BMI 数据轻度右偏。箱式图的边缘是样本中正常范围内数据的最小和最大观测值。离群值定义为大于 $Q_3+1.5*$（IQR）或小于 $Q_1-1.5*$（IQR）的值。箱式图中极端离群点用"点"表示，指大于 Q_3+3*（IQR）或小于 Q_1-3*（IQR）的数据。

因为箱式图可以并排绘制在同一坐标轴上，所以是比较连续变量在分类变量各水平分布的不错选择。例如，对于 BMI 数据，假设获得了受试者年龄信息，分为 25 岁以上或 25 岁以下。图 18-4 很好地展示了连续变量（BMI）与分类变量（年龄类别）之间关系。

从图 18-4 中可以看出，25 岁以上受试者的 BMI 比 25 岁或 25 岁以下受试者高。

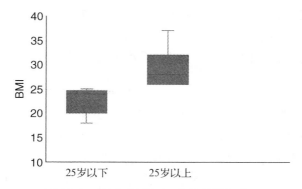

图 18-4　15 个 BMI 测量值的并排箱式图

散点图用于描述两个连续变量之间的关系，同时可揭示潜在的离群值。散点图以一个变量为横轴，另一个变量为纵轴，是揭示数据潜在趋势的比较快捷的方法。例如，如果一个变量的取值较大时另一个变量的取值也较大，散点图显正向关系。如果两个变量之间没有关系，则散点呈无规律的随机分布。如果大多数点聚集在一起，而仅有一个或两个点明显远离该聚类群，则可能是离群值，应核查数据准确性。图 18-5 是 BMI 数据的散点图，该图中以年龄作为纵轴。

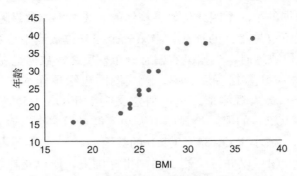

图 18-5　15 名受试者年龄和 BMI 的散点图

图 18-5 显示，随着年龄的增长，BMI 也随之增加。换句话说，年龄和 BMI 之间存在正相关关系。该数据，点（32，20），即 BMI=32 和年龄 =20 的点是离群值。尽管该点从医学角度看是有可能存在的，但在图 18-5 中，它与其余点的增加趋势相去甚远，故有必要核查其准确性。如果随着一个变量增加而另一个变量减小，则两个连续变量呈负相关关系。如果散点图某些值呈正相关，而其他值呈负相关，则提示存在可变相关方向的关系。相关系数可用于描述两个连续变量之间的关联强度。

五、结论

数据分析时，第一步应该确定变量的类型，并选择合适的统计量和统计图对数据进行描述。不同类型的数据具有不同的性质，这些属性决定了哪种统计学检验方法是合适的。统计学检验是基于概率论的，允许研究者基于来自特定总体的样本信息对总体信息进行推断，统计推断是统计分析的首要目标。

（朱彩蓉　译）

第19章

"没有差异" 意味着真的没有差别吗

一、前言

在进行研究时，至关重要的是提出合理的研究假设，以便确定该研究的主要结局指标。此外，研究假设也决定了应采用的统计方法。假设是对现象的解释。零假设（H_0）通常默认陈述实验组和对照组之间没有差异，备择假设（H_1）与之对立，陈述一种措施/干预优于另一种。P 值是衡量拒绝零假设的证据强度的指标，当 P 值 < 0.05 时，零假设通常会被拒绝，这相当于在 H_0 为真的情况下有 5% 的机会拒绝 H_0。统计分析中会犯 I 型和 II 型错误。I 型（或 "α"）错误指 H_0 为真，却拒绝 H_0 所犯的错误。但最常见的统计错误是 II 型（或 "β"）错误：即不拒绝实际上不成立的 H_0，更简单地说，就是错误地给出了 "没有差异" 的结论。本章目的是：①概述导致 II 型错误的几种常见原因；②介绍骨科研究时减少 II 型错误发生可能性的策略。

最常见的统计错误是 II 型（或 "β"）错误：即不拒绝实际上不成立的 H_0，更简单地说，就是错误地给出了 "没有差异" 的结论。

二、从心脏病学获得的经验

心脏病学是医学研究和创新方面最先进的领域之一。早在 1903 年 Einthoven 就开始使用心电图（EKG）。他的目的是开发一种方便廉价的检测方法，来识别心脏传导异常现象并显示异常问题所在的解剖位置。紧随其后的是血管造影术的发展，它不仅实现了异常问题的位置和严重性的可视化，还允许对其进行干预。近年来，心脏病学领域不断创新，催生了高分辨率计算机断层扫描（CT），它可以更精确地了解心脏腔、瓣膜和血管的解剖结构。这项非侵入性检查可以在 10 秒内完成，并可以检测到小至 1.5 mm 的冠状动脉斑块疾病。CT 技术高度专业化的应用使冠状动脉疾病治疗和其他心脏病相关研究发生了飞跃，然而在骨外科领域，尚未达到此高度。

三、骨科领域的任务完成了吗

ACL 损伤是骨科运动医学领域中最受关注的主题，最早一些关于重建断裂韧带技术的描述涉及大的关节切开术。但随着现代外科技术的发展，膝关节外科中也引入了微创外科技术，促进了关节镜辅助进行 ACL 重建术的发展。最初关节镜下 ACL 重建术是使用双切口技术进行的，在这个技术中股骨骨隧道是由外向内钻孔的。随着时间的推移，单切口重建技术逐渐被采用，即通过胫骨隧道（经胫骨技术）由内向外钻股骨隧道。两种技术快速有效；但不幸的是，这两种技术都没有关注最原始的 ACL 解剖结构。这些微创技术相关研究多数基于患者主观报告结果（PRO），这些报告结果显示效果良好。但是，采用 PRO 作为效果指标的外科医师开始观察到各种术后问题，包括膝关节活动范围的丧失，ACL 移植物的撞击及手术失败需要翻修。在中长期随访中，发现大量患者出现骨关节炎。这样看来，早期的 PRO 评价比较局限，掩盖了对 ACL 重建的并发症的充分认识。总的来说，早期的结果表明，ACL 重建技术尚待改进。

四、为什么我们的结果如此之好

尽管外科医师观察到了膝关节活动范围的丧失、撞击、移植物失效和早期骨关节炎等现象，但骨科类出版物依然继续报道经胫骨 ACL 重建术效果良好。观察到的不良结果与报道的良好结果之间的差异可能是由于广泛使用了对实际结果并不敏感的工具，以及随之而来的错误解释。就在 2011 年，一项对骨科医师的调查显示，83% 的受访者仅根据患者是否满意来评估手术结果，而不是根据 KT 关节测量仪、轴移试验结果或长期临床随访来评估。尽管手术技术上不尽完善，但患者满意度评分尚可接受。然而，这种现象完全有可能归因于安慰剂效应，安慰剂效应可能会存在于约 35% 的患者中。此外，研究显示，无论所用治疗的性质和质量如何，50% ~ 70% 的患者会被治愈。因此，在没有准确和精确的结果测量指标的情况下，对治疗实际效果的正确理解很容易被掩盖。

五、ACL 重建相关的循证医学真正循证了吗

关于 ACL 重建发表的各种 I 级研究都集中在各种患者特异性和手术因素上。Lubowitz 等对单束和双束 ACL 重建的对比研究进行了荟萃分析，未发现二者存在任何差异。Foster 和 Carey 等对异体移植与自体移植进行比较，也发现没有差异。Holm 等对比了自体腘绳肌腱与髌腱移植物，没有发现差异。Samuelsso 等比较研究移植物类型和手术技术，也没有发现差异。仔细分析这些研究，我们发现了导致 II 型错误的几种原因，下面详细探讨。

六、研究设计

基础科学研究在骨科领域非常有价值，然而，必须认识到因研究设计不合理带来的弊端。当体外测试参数不能准确反映体内情况时，研究结果就不一定适用于临床实践。例如，大多数有关 ACL 重建技术的生物力学研究仅对进行高水平体育活动时重建的膝关节所要承受的负荷的一小部分进行了测试。

七、患者的选择和治疗分配

患者的选择与分配过程也很重要。具体而言，在比较两个治疗措施时，应尽可能采用随机化方法以避免组间的基线差异进而影响结果。

八、选择适当的结果测量工具

选择与研究假设相应的，最合适的和最灵敏的测量工具对主要研究结果进行测量非常重要，否则将导致错误结论。比如，使用 KT 关节测量仪（MedMetric，圣地亚哥，加利福尼亚，美国）测试 ACL 重建后的膝关节不稳定性，尽管其为评估前后松弛的极佳工具，但在评估旋转不稳定性方面，它几乎没有价值。因此，仅依靠 KT 关节测量仪来比较 ACL 重建技术是不够的。事实上，进一步生物力学测试表明，非解剖学重建技术无法恢复旋转松弛，但可恢复前后松弛。

选择与研究假设相应的、最合适的和最灵敏的测量工具对主要研

究结果进行测量非常重要，否则将导致错误结论。

一项关于 ACL 重建后骨关节炎发生的危险因素的研究评估了 50 例患者术后 6 年的结果。涉及 10 个骨关节炎的潜在危险因素：半月板切除、软骨损伤、髌腱移植、手术年龄、损伤与手术之间的等待时间、术后运动的类型和强度，四头肌力量、腘绳肌力量、股四头肌 - 腘绳肌强度比及残余关节松弛。然而，尽管 X 线片显示存在非解剖性的隧道位置，但隧道位置并未被认为是骨关节炎的潜在因素。然而，依据生物力学研究，该因素应该予以考虑（图 19-1）。

目前已有许多基于临床医师或患者报告的测量膝关节功能的工具。尽管许多测量工具已被证实具有检测膝关节相关功能障碍的能力，但每种工具适用的具体患者类型存在很大差异（膝关节骨关节炎患者与积极运动无骨关节炎的患者）。应该注意的是，患者的活动水平是重要的预后因素，但活动水平并不总是与症状和功能相关。因此，研究设计时，应保证作为因变量的结果指标适用于所研究的患者类型。但迄今为止，在骨科某些领域的研究中，针对患者特征的结局指标的选择比较缺乏。

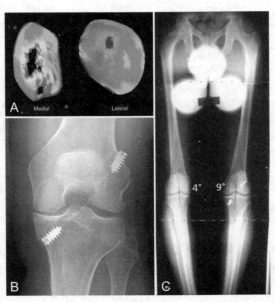

图 19-1 A. 左膝非解剖 ACL 重建术后关节软骨的压力图，显示了内侧间室压力增加；B. 左膝 ACL 重建后的正位 X 线片显示内侧间室骨关节炎伴关节间隙变窄；C. 同一患者的下肢全长位 X 线片显示内翻畸形

国际膝关节文献委员会（IKDC）制定了两种量表："客观"量表和"主观"量表。客观量表以临床医师判断为依据，根据渗出液、运动、韧带松弛、捻发音、取材部位并发症、影像学结果和单腿跳试验等参数将患者分为正常、近乎正常、异常或严重异常。最终患者等级由给定组中的最低等级决定。主观量表以患者报告结果为依据，询问其症状、体育活动以及爬楼梯、下蹲、跑步和跳跃等功能。主观量表应用在 ACL 撕裂、半月板和软骨病理等膝关节疾病时具有较好的信度、效度和反应度。

辛辛那提评分系统将基于临床医生的评估与患者报告的症状和功能相结合，由 6 个部分表组成，总计 100 分：症状 20 分，日常活动和运动功能 15 分，体格检查 25 分，膝关节稳定性测试 20 分，影像学检查结果 10 分，功能测试 10 分。辛辛那提评分系统是最常用的 ACL 重建前后评估 ACL 损伤的量表，具有较好的信度、效度和反应度。

改良的 Lysholm 评分量表是一种用于评估患者膝关节韧带手术后疗效的患者相关量表，包含了 8 个条目的问卷，最高 100 分。膝关节稳定度为 25 分，疼痛为 25 分，关节交锁为 15 分，肿胀程度和爬楼梯各 10 分。此外，跛行，辅助下蹲各 5 分。Lysholm 评分量表于 1982年开发，1985 年进行了修订，是最早采用患者症状和功能作为结果测量指标的量表之一，广泛应用于临床研究。

简明评估数字量表（SANE）是专门评估与大学生年龄相当的患者行 ACL 重建术后而设计的。它简单到仅 1 个问题，即用 0 ～ 100%范围来评估他们膝关节的正常程度，询问患者对自己的膝关节的评分。SANE 使用很方便，但只有对这一个问题理解相似的同质患者队列才有用。

膝关节损伤和骨关节炎评分（KOOS）是另一个基于患者的量表，它由 5 个部分组成：9 个疼痛问题，7 个症状问题，17 个日常活动问题，5 个运动和娱乐功能问题及 4 个生活质量问题。KOOS 除了被用于评估 ACL 重建，还用于半月板切除术、胫骨截骨和创伤后骨关节炎的评估。KOOS 的另一个优势在于它已在多种语言中得到验证。

慢性 ACL 缺损的生命质量量表是根据 ACL 缺损患者、运动医学初级保健医师、骨科专科医师、运动治疗师和物理治疗师的意见共同制定的。它包括 31 个视觉模拟问题，涉及 5 个类别：症状和身体不适，工作上的担忧，娱乐活动和体育运动参与情况，生活方式，以及与膝关节有关的社交和情感健康状况。

用来评估患者身体活动水平的量表有好几种，Tegner 量表可能是骨科文献中最常见的，此量表旨在根据患者的特定运动，将其活动水平分为 0 ～ 10 级。尽管该量表很常用，但还未得到正式验证。Marx 活动水平量表是基于特定的功能而不是特定的运动来设置问题的，而且它包括了活动的频率。该量表包括 4 个问题：评估跑步，停止，减速和旋转 4 个功能。让患者在 0 ～ 4 的范围内为每个功能的频率打分，总共 16 分。与 Tegner 量表相反，Marx 量表已经得到了验证。

> **临床案例**
>
> 35 岁女性患者，主诉右膝疼痛，15 年前行右膝经胫骨单束 ACL 重建手术，未再受伤。自诉膝关节稳定，查体发现 Lachman 试验（1A），前抽屉试验阴性，轴移试验阴性。X 线片结果显示隧道方向是垂直的，而且 MRI 显示 ACL 移植物是完整的但方向是垂直的（图 19-2）。此外，还伴有内侧半月板退变性撕裂。CT 提示隧道位于非解剖位（图 19-2）。患者选择手术治疗半月板撕裂。麻醉下检查结果与之前查体结果大相径庭，提示 Lachman 试验（2A），前抽屉试验（+）和轴移试验（++）。关节镜检查提示移植物是垂直的，内侧半月板退化性撕裂以及内侧间室的晚期退变性改变（图 19-2）。该临床案例说明，不合适的测量工具无法获得准确可靠的临床信息。

九、改进测量方法

尽管使用前述结果和活动量表进行量化很简单，但是对体格检查结果进行客观描述还是一个具有挑战性的命题。例如，轴移试验是确定膝关节旋转不稳定的最常用的检查，但这项检查高度依赖于检查者的技能和患者的依从性。对不稳定程度的等级也依靠检查者的主观判断。2009 年大阪 ISAKOS 会议会前讲习班期间，5 名专家被邀请对下肢标本进行轴移试验。在 2011 年匹兹堡的 Panther 全球峰会上重复了此试验，此次由 12 位专业外科医师对一名在全身麻醉下 ACL 受伤的患者进行检查。在检查过程中，使用加速度计对轴移进行了量化。实验结果没有显示在客观的一致性。究其原因，部分来自于检查者之间的差异，另外，也因为轴移不仅受到 ACL 的影响，还受到髂胫束、关节囊、内侧半月板、外侧半月板和骨形态的影响。为使轴移试验更客观，现提倡将其与加速度计 iPad 应用于程序、电磁跟踪系统结合使用。

为了应对当前广泛使用的体格检查测量指标存在较大变异的问题，研究者们一直在致力于寻找更客观结果测量工具。动态立体摄片可用于体内详细的运动学分析，三维 CT 对于评估 ACL 隧道的位置非常有价值。磁共振成像可用于 ACL 重建后多种目的，如评估移植物完整性、移植物愈合、倾斜角度、隧道位置及半月板和关节软骨的状态等。

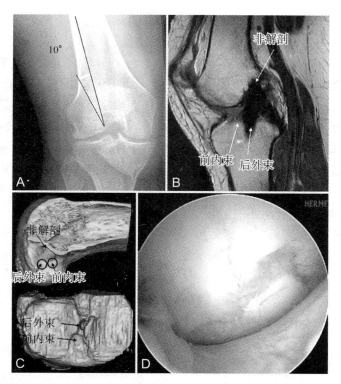

图 19-2　35 岁女性患者，主诉右膝疼痛，15 年前性右膝经胫骨单束 ACL 重建术，未再受伤。检查表明膝关节稳定。A. 右膝 X 线片显示 ACL 重建后的状态，垂直隧道方向提示隧道位置为非解剖位；B. 右膝 MRI 显示 ACL 移植物是完整的，但方向仍是垂直的；C. 三维 CT 扫描，确认为非解剖隧道位置；D. 膝关节镜检查显示内侧间室出现严重的退行性改变，在非解剖位重建 ACL 后，常伴残留的旋转不稳定性

十、结果解释

如上所述，IKDC 评分系统是评估 ACL 重建后的临床结果的常用工具。尽管此量表已经过验证，评估结果分为 4 类：优秀、良好、一般和较差。但许多研究者错误地将优秀和良好两种结果混为一谈，或者把一般和较差归为一类。这样重新归类的初衷可能是为了将结果分为正常/接近正常或异常/严重异常两类，方便统计分析。这一现象也可能是由于 IKDC 分级系统的组成部分，包括轴移试验也具有主观性。或者，也许有研究者认为，评估 ACL 重建后的临床结局时，"接近正常"已经足够好了。然而，尽管传统 ACL 重建术不能完全使膝关节恢复正常，但完全恢复正常是未来重建技术的目标。最新的一项 I 级研究证明了这一点，该研究比较了 ACL 撕裂患者的手术治疗与非手术治疗的结果。最终 121 例患者接受了手术或非手术治疗，虽然进行了随机化，但根据治疗意向原则允许患者改变治疗方法。作者最后得出各治疗组之间没有差异，但更仔细地查看数据发现，在康复组中，最后一次随访时半月板损伤较多（13：1），Lachman 试验异常较多（75%：35%），更多异常轴移试验结果（53%：25%）及 KT 关节仪计测量移位增加（8.3mm 和 6.6 mm）。因此，作者的结论是基于一系列与治疗成功与否不是最相关的因变量做出的。

因此，进行研究时，高度推荐使用对研究目标有针对性的可靠且有效的结果测量工具。例如，对于 ACL 解剖重建术，已经开发了一个评分系统，该量表在两项独立研究中证明具有较好的效度、信度和反应度。

十一、随访的质量和持续时间

随访的质量也至关重要，根据骨科高影响因子期刊的主要标准，高水平前瞻性临床试验的随访率至少应为 80%，理想情况下应超过 90%。此外，患者应按要求至少随访 2 年。

来自这些作者所在机构的两项类似研究发现了结果评估的差异。1996 年进行了第一项关于同种异体移植物重建 ACL 的研究，失败率为 3%。然而，2011 年时，同样的处理措施，但选用了更先进结果测量工具，失败率约为 15%。

要点

- 没有发现差异并不意味着不存在差别。
- 骨科专家应该向心脏病专家学习。
- 在研究和创新方面,心脏病学在医学领域处于领先地位。
- 在进行研究时,形成一个合理的假设至关重要,以便为特定研究确定适当的主要结局指标。
- 研究的假设决定了应采用哪种统计方法,并能够避免出现统计错误。
- 重要的是选择最合适、可靠、有效和敏感的结果工具,以测量假设中涉及主要结果指标。
- 不这样做就会得出错误的结论。
- 研究设计和随访质量非常重要。
- 要想严谨地评估新的手术技术,应设计大样本的随机研究,至少随访 2 年或更长时间,还应保证至少 80% 的随访率。

(朱彩蓉　译)

第 20 章
检验效能和样本含量

一、检验效能

"Power" 是一个强大的单词。它的概念非常灵活，在韦氏词典中有不少于 9 种定义。在本章中涉及的是其最后一条定义：在统计检验中，当备择假设为真时，拒绝无效假设的概率。在临床研究中，效能是指如果诊断、预后或治疗效果的差异确实存在，发现其差异的能力。这是一个理论构想，但具有实际意义。效能适用于任何一种研究设计，无论你要检验的假设是两组不同研究对象之间的诊断测试、预后评估或治疗方案比较，还是同一研究对象某一干预前后的比较。

二、检验效能重要吗

统计检验效能帮助研究者和读者判断研究是否真正回答了感兴趣的研究问题。统计检验效能足够的研究有助于提高诊断和管理骨科疾病的能力，但也存在研究的统计检验效能不足或过度的情况，如以下例子所示。

临床案例 1

一项研究了比较一种骨科罕见疾病两种不同的手术方式，可供研究的对象很少（表 20-1，例 1）。假设我们不知道哪种治疗更有效和（或）更安全，我们将患者随机分为两个治疗组。为了使检验效能最大，按照 1∶1 比例将患者进行随机分配。术前用 100mm 视觉模拟量表评估他们的疼痛程度，患者随机接受手术 A 或手术 B。随机分组后两组患者治疗前的疼痛水平一致（$P = 0.87$）。术后 6 周，再次测量患者的疼痛水平，发现接受手术 A 组患者的疼痛得分为 34，接受手术 B 组患者的疼痛得分为 52，组间相差 18 分。手术 A 似乎对降低患者疼痛更有效？不能这么快下结论。首先我们需要进行统计检验以确定组间差异是否具有统计学意义。令我们惊讶的是，检验结果表明差异并不具有统计学意义，P 值为 0.29。

临床案例 2

　　假想另一项研究比较骨科常见病的两种不同手术方式，可以招募到大量的患者作为研究对象（表 20-1，例 2）。同样将患者随机分为两个治疗组，分别接受手术 C 和手术 D。随机分配有效，两组患者治疗前的疼痛水平一致（$P=0.37$）。治疗 6 周后，我们发现两组患者疼痛水平相比于术前均降低（$P < 0.01$）。手术 C 组患者疼痛水平更低，但是两组间差异仅 2mm（总疼痛分为 100mm）。组间差异统计检验得到 $P < 0.000\ 1$，若按通常设定的检验水准 0.05，差异具有统计学意义。然而，两组疼痛得分均值差别很小，几乎没有临床意义。

表 20-1　统计检验效能不足和过度的实例

	例 1		例 2	
	手术 A	手术 B	手术 C	手术 D
样本含量	5	5	2000	2000
平均术前疼痛 ± 标准差	88 ± 17	86 ± 19	85 ± 38	86 ± 33
平均术后疼痛 ± 标准差	34 ± 25	52 ± 26	38 ± 13	40 ± 14
组间 P 值	0.29		< 0.0001	
统计检验效能	20%		> 99%	

　　上述两个例子的情形完全是因为由统计检验效能不一样造成的。在小样本含量的研究中，两种干预措施的结果差异很大，但统计学检验提示差异不具有统计学意义。相反，在大样本含量的研究中，提示两种干预措施效果的差异有统计学意义，但差异没有临床意义。第一个例子是统计检验效能不足的情形，第二个是统计检验效能过度的情形。

　　检验效能不足，往往是因为样本含量不够，导致真实的效应检测不到。即使效应真实存在，研究的检验效能不够，也无法发现其效应存在。我们因此错失改进临床治疗的机会，这对患者是不利的。如果研究的检验效能不足，研究者在解释研究结果时必须非常谨慎，读者则必须思考研究结果是事实的反映，还是由于检验效能不足造成的。正因为这些原因，编辑可能会拒绝发表检验效能不足的研究。

　　检验效能过度，可能会出现效应有统计学意义，但没有临床意义的情况。参考已知的最小临床重要差异（minimal clinically important change，MCIC）或其他较成熟的临床效果结局指标，可避免对检验效能过度的研究结果的错误解读。

统计检验效能过度的研究可能造成资源浪费，但同时也为亚组分析提供了可能。在例 2 中，尽管总的研究对象中的差异很小，但针对特定年龄范围患者进行的亚组分析显示年轻患者中两种治疗方法间存在具有临床意义的差异。对主要假设来说检验效能过度的研究，可能有足够的检验效能发现患者亚组中有意义的差异。

> 统计检验效指差异真正存在时，发现差异的能力。统计检验效能过度会导致有统计学意义但没有临床意义的结果。统计检验效能不足的研究，往往由于样本含量不足，未能发现真实的效应存在。

三、为什么需要考虑检验效能

无论是在确定组间是否有统计学差异，还是在探索两个变量之间是否存在相关性的假设检验中，检验效能都是必需的。统计检验效能即差异真正存在时发现差异的能力。

这一原理既有科学意义，又有哲学意义。在实施一项研究时，只有在有可能拒绝无效假设的情况下，该研究才值得进行。统计检验效能不足的研究不太可能发表，也不太可能提高我们对物质世界的理解。因此，实施一项统计检验效能不足的研究是不道德的（哲学的观点），因为人类遭受了不必要的实验，承担了受伤害的风险。而且，从检验效能不足的研究中得出的无差异的结果，可能被误认为是所研究的医疗干预没有益处的证据。

> 实施一项统计检验效能不足的研究是不道德的，因为人类遭受了不必要的实验，承担了受伤害的风险。

如果不进行假设检验，检验效能就不一定必需。然而，若要评估两变量的相关性，仍需足够的样本含量。例如，如果想评估超声在诊断侧副韧带撕裂时是否和一种更昂贵的影像学方式有同样好的效果，则需足够大的样本含量，以保证得到超声诊断侧副韧带撕裂能力的可靠估计值。在评估 MRI 和超声检查的效果时，仅纳入 3 名受试者的研究显然不足以回答上述问题。因为这项研究仅可能出现 4 种结果：准确率 0（3 名受试者中，没有谁的超声检查结果与 MRI 一致），准确率 33%（1 人超声检查结果与 MRI 一致），准确率 67%，准确率 100%。

显然，在这种情况下，需要更大的样本含量对超声诊断效果进行评估。很多文献对可靠性研究的样本含量估计方法进行了阐述。

四、检验效能的性质

统计检验效能通常表示为 0 ～ 100%，或表示为 0 ～ 1。它体现了错过一个真实存在的差异发现的概率。统计检验效能的计算方法为 $1 - \beta$，β 为犯 II 型错误的概率，即拒绝了实际正确的备择假设的概率。如果 $\beta=0.2$，那么 $1 - \beta=0.8$，表示有 80% 的能力发现一个真实存在的差异。大多数临床研究中，80% 被认为是可接受的最低检验效能，因为这意味着有 1/5 的概率错过发现真实存在的差异。对于特别有意义的干预措施或研究假设，需要设置 90%（1/10 的概率错过发现真实存在的差异）或更高的统计检验效能。

假想现有的手术方式高效又便宜，但出现不良反应（如围手术期骨折）风险很高，新手术方式既高效又安全，但手术费用高很多。对这两种手术方式的效果进行比较时，我们不想错过发现真实存在的治疗效应的差异，因此需要统计检验效能达到 90% 或更高。如果我们错过了发现新技术在治疗效果方面的优势，尽管新技术更安全高效，它因为价格昂贵，很可能不被用于临床实践。

检验效能由样本含量、变异、频率、检验水准 P 值和最小相关效应量决定。调整这些参数中的任意一个，统计检验效能都会改变。

样本量是在考虑统计检验效能时，科学家们首先关注的。在其他因素不变的情况下，样本含量越大，统计检验效能越高，反之亦然。样本含量是在计算期望的统计检验效能时最容易调整的因素，我们可以招募更多的患者，但影响统计检验效能的其他因素往往很难或不可能改变。

变异指所研究变量的离散程度。研究者间具有高变异的变量往往有较大的标准差。变量变异越大，研究时所需样本含量越大，因为较大的个体间变异会导致组间的差异更难被发现。统计检验效能计算时，变异适用于连续变量，频率（见下文）适用于离散变量。

当一个离散结局或解释变量的频率分布均衡时，研究的统计检验效能会达到最优。当研究指标为发生频率比较低的二项分类（多项分类）变量时，要想获得足够统计检验效能，往往比变量分布均衡的研究需要更多的样本含量。例如,男性和女性研究对象各占 50%,性别间的差异分析将会有最佳的统计检验效能。然而,如果研究时将中间性别(生殖解剖学上看不是完全的男性或女性)(估计活产率约为 1%)作为性别的第三个分类,中间性别在性别分布中频率很低,会对性别间差异研究的统计检验效能产生很大的影响。

P 值表示原假设成立的条件下,统计量出现更极端值的概率。临床研究中检验水准 P 值通常为 0.05,表明如果无效假设成立,错误的拒绝无效假设的概率小于 1/20。如果要使这种错误概率更小,检验水准可以为 0.01,甚至 0.001。在其他因素不变的情况下,检验水准变小,统计检验效能也会相应变小。相反,如果检验水准增大,如增大到 0.1,那么统计检验效能也会随之增大。检验水准通常不作调整,除非有充分的理由。

当同一研究中进行多次不同的比较时,通常调整检验水准 P 值,以满足多重比较的需要。最常见方法是 Bonferroni 校正,即用检验水准 0.05 除以进行比较的次数。如果进行 10 次假设检验,调整后的检验水准为 0.005(0.05/10)。统计检验效能应根据调整后的检验水准重新计算。当比较次数很多时,Bonferroni 校正方法显得非常保守。

效应尺度是指期望发现的效应(组间差异)大小。最好是使用具有临床意义的最小效应量。如果不能基于既往信息(如预试验数据或既往研究)得到期望的效应尺度,则需要结合临床进行判断,但在目前数据驱动信息的时代,可能很难证明其合理性。

需要特别注意与患者报告结局指标(patient-reported outcome measures,PROM)相关的效应尺度,PROM 是骨科研究中常见的结局评价工具。我们经常使用最小临床重要差异(minimal clinically important difference,MCID),有时也称为最小临床重要改变(minimal clinically important change,MCIC)或最小临床重要改善(minimal clinically important improvement,MCII)。这几个概念略有不同,但经常被互换使用,作为比较两组患者 PROM 分数时能够检测到的最小效应尺度。从概念上讲,MCIC 是能够识别研究对象健康状况差异的最小 PROM 分数变化量。在没有既往数据帮助估计效应大小时,MCIC 非常有用。基于分布的 MCIC 通常以 PROM 标准差分数的 0.5 倍作为粗略估计值。最近一些研究表明,上述方法计算的基于分布的 MCIC

实际接近于最小可检测改变（minimal detectable change，MDC）的概念，即 PROM 的校标变异。但当基于锚节点的 MCIC 无法获得时，基于分布的 MCIC 计算方法往往是唯一的选择。

根据经验法则，MCIC 是期望产生差异的最小改变量。这种差异可以体现在受试者的健康、生活质量、满意度或其他具有临床意义的指标上。基于分布的 MCIC 通常比我们预期认为有效的治疗效应要小得多。如果事实如此，可能会导致统计检验效能过度，但同时可以实现亚组分析以确定该治疗对哪类患者最有效（或无效），这种亚组间的差异被称为治疗效应的异质性。

对任一因素的调整均会使研究的统计检验效能发生改变。既然大多数同行评议期刊要求检验水准为 0.05 或更低，因此，检验水准是检验效能计算时最不宜调整的参数。虽然存在检验水准设置为 0.01 或 0.001 的情况，但检验水准大于 0.05 通常是不允许的。

变异和频率可在研究设计阶段进行调整。严格的纳入标准可以使研究人群更具有同质性，从而降低变异，但代价是可能影响研究结果的外推性。例如，如果将研究对象限定为青少年女性足球运动员，虽然降低了变异，但研究结果不能直接外推到大学生男性篮球运动员或其他运动人群。

研究人员可能会为图简便而通过放宽效应尺度来改变统计检验效能，但应格外慎重。如果效应尺度过大，你将会得到一个看似统计检验效能足够的研究，但实际上，即使治疗有效，也有可能没有足够的检验效能发现存在的差异。这时，即使实际效果是有临床意义的，最终也只能得到一个阴性的结果。

因此，调整样本含量是获得足够统计检验效能最具操作性的方法，这也是为什么我们会将样本含量和统计检验效能同等看待的原因。计算样本含量的最好方式是通过设置检验水准和效应量,估计变异和（或）频率，然后计算统计检验效能为 80%（或 90%）时所需的样本含量。另一种方式是设置好其他参数，选择一个目标样本含量，然后计算统计检验效能是否达到了 80% 或更高。如果没有，可以增加样本含量直到达到要求的统计检验效能。

研究者能获得很少的病例（如感染性 TKA 病例）和无穷的可作为对照的研究对象（非感染性 TKA 病例）的情况并不少见。此时，研究可以纳入所有感染性 TKA 病例，然后为每个病例匹配多个对照。每增加一个对照，统计检验效能就会相应提高。为提高研究效率，许多病例对照研究都采用 1：1 匹配。但当病例数较少时，可以通过 2：1、3：1甚至 4：1 匹配来提高统计检验效能，但同时也会牺牲一定的研究效率。实际上，当匹配比例达到 6：1 之后，统计检验效能的增加就很有限了，因再高的匹配比例就不值得了。

最后，还需考虑分析方法，拟采用的统计检验方法也会对统计检验效能产生影响，本章内容未对该问题进行讨论，若需要可咨询相关统计学专家。

> 统计检验效能体现了错过一个真实存在的差异发现的概率，其由样本含量、变异、频率、检验水准 P 值和最小相关效应量决定。计算样本含量的最好方式是通过设置检验水准 P 值和效应量，估计变异和（或）频率，然后计算统计检验效能为 80%（或 90%）时所需的样本含量。

五、统计检验效能是可知的吗

"真实的"统计检验效能是未知。然而，它是有关发现真实存在的差异的可能性的估计，其准确性由计算检验效能的参数决定。如果估计的效应尺度太小，对实际效应尺度，统计检验效能就可能过度。这无可厚非，但研究的效率没有达到应有的水平。更糟糕的情况是，如果期望效应尺度太大，研究可能以没有任何发现收尾。同样，如果变异高于预期，或某组的频率低于预期，会降低统计检验效能。在统计检验效能的计算中，只有检验水准和样本含量是稳定的参数。此外，在前瞻性研究中，患者招募困难或失访会使样本含量减少，实际研究中，在计算样本含量时会把这些问题考虑在内，通常的做法先计算出的样本含量，然后根据预期的失访率认为扩大样本含量（通常增加10% ～ 20%）。

完善的研究机构的伦理委员会通常要求所有临床研究在开始前进行统计检验效能的计算。许多同行评议医学期刊也要求进行事先计算检验效能。如果一个研究团队在研究开始前未能计算统计检验效能，事后计算的检验效能也可以向研究者自己、期刊评审人员及读者证明该研究具有足够的统计检验效能。即使在研究前进行了统计检验效能的计算，如果计算中使用的参数不准确，事后再次计算检验效能也可以使研究者、期刊评审人员和读者放心。

六、如何计算统计检验效能

几十年前，统计检验效能只能通过手动计算，非常耗时，统计工作者经常为此忙至深夜。如今，大多数统计软件都提供了统计检验效能的计算程序。SAS、R 等统计软件都提供了统计检验效能的独立计算程序和宏程序。

早期基于网络的免费统计检验效能计算器证明是不可靠的。尽管有些已经逐步改进，但由于计算存在黑箱，无法得知算法是否正确，使用存在风险。专业的统计软件包有更严格的设计和测试程序，计算出的统计检验效能更加可信。

最后，对于从事临床研究的医师来说，最可靠的办法是咨询统计学家，以确保统计检验效能计算的正确性。统计学专家依靠医师的临床专业知识，医师应该依靠他们在统计方面的专长。但是，如果无法找到合适的统计学专家，且经费有限，可以考虑下载并学习 R 软件（https://www.R-project.org/）。这是一个免费的全服务统计软件，任何统计分析均可用它来完成。因为 R 是开源的，新的代码和新的宏程序随时都在开发和发布。这使得 R 迅速超越 SAS、SPSS 和其他软件，成为最通用的统计软件。对于独立的统计检验效能计算程序来说，市场上最好的可能是来源于 NCSS 的效能分析和样本量软件（power analysis and sample size，PASS），它支持 150 多种不同设计类型研究的统计检验效能的计算。如果您的研究分析非常简单，一些免费的程序就足够满足需求了。

要点

- 统计检验效能是一个经常被误解和滥用的理论概念。
- 统计检验效能除了具有理论性，还具有实际意义。
- 进行一个不必要的大型临床研究项目是低效率的，可能造成资源浪费，也会挤占其他研究的资源。
- 相反，进行统计检验效能不足的研究会浪费参与者和研究人员的时间，同时可能由于干预存在风险而违背对研究对象不造成伤害的原则。

● 所有的研究，特别是涉及侵入性操作的研究，从伦理上来说都应该具有足够的统计检验效能。

● 统计检验效能由样本含量，检验水准，变异和（或）频率，以及效应尺度共同决定。

● 对任一参数进行调整都会使统计检验效能的估计发生改变，但在统计检验效能估算时样本含量是最容易调整的。

● 虽然研究数据可能和研究之前估计的参数存在很大差异，事后检验效能的计算也是用的，但还是应该在在研究开始估算统计检验效能。

● 随着计算能力的不断提高，现如今计算统计检验效能比以往容易得多，但计算样本含量时选择适当的参数仍然至关重要。

（朱彩蓉　译）

第 21 章
数据可视化

一、前言

当开始分析数据时，应考虑如何才能最好地展示结果。无论是论文、壁报还是实验室组会上，精美的图表都是确保读者和观众理解你研究的关键。本章回顾了 Cleveland 和 McGill 在 1985 年提出的如何将人类图形认知能力层次机构用于实现优秀的数据可视化的两个主要原则，即图形优化和视觉完整性。这两个原则是由信息设计先驱 Edward Tufte 在其颇具影响力的作品《定量信息的可视化展示》中提出的。

Tufte 表示，"图形的优雅性常体现在设计的简单性和数据的复杂性"。在下文涉及的概念和例子中，我们将讨论如何实现这一目标。

图表在传递复杂信息的时候比表格更高效。但是，如果你希望读者看到具体数值，就需要提供表格。本章提供了如何绘制简单易懂但又准确的表格的指南。

Charles Minard 地图描绘了俄国入侵（1812—1813 年）法国士兵的死亡情况（https://commons.wikimedia.org/wiki/File:Minard_map_of_napoleon.png），结合地理信息，用可视化的方法，表示士兵进出莫斯科的位置和损失的士兵数，以单一连贯的视觉呈现方式讲述了一个丰富的、有具体数据支撑的故事。只需要粗略一看，就知道此次行动遭受了巨大损失。灰色或黑色线条的粗细代表着士兵的数量，其中灰色线条的变化表示随着士兵进入莫斯科，士兵数量逐渐降低；黑色线条的变化表示随着士兵从莫斯科撤退，士兵数量进一步减少。线条在页面上形成的图案清楚地展示了士兵们跨越河流的路线，还包括各种海拔高度。仔细一看，还会发现更多细节，比如城市或城镇的名字，最重要的是，还有士兵的确切人数。

虽然不是医学研究中常见的图形类型，但此图所表现出来的优雅性和卓越性值得所有研究人员学习。

二、图形的优化

信息设计先驱 Edward Tufte 在其颇具影响力的作品《定量信息的可视化展示》（2001 年）中，总结了图形优化 8 个原则：

1. 展示数据。
2. 避免数据失真。
3. 注意力放在图形的实质上。
4. 目的明确。
5. 使大型数据集连贯。
6. 从不同的层次展示数据细节。
7. 在一个小空间内呈现很多数字。
8. 结合统计和文字描述。

当大量的复杂信息通过图表可视化展示，能让读者完全、准确、快速地理解，就实现了图形的优化。Tufte 在其颇具影响力的作品《定量信息的可视化展示》中，描述了数据可视化过程中如何做到图形优化的 8 条原则。

1. 展示数据：在不丢失重要信息、符合视觉元素经济性的情况下，尽可能多地展示数据，这是图形优化中最重要的一点。要避免出现图表无意中隐藏了数据的情况（例 1）。

2. 避免数据失真：创建一个准确的图形，显示所有数值和趋势而不失真，并遵循 Tufte 推荐的视觉完整性的原则（见本章四）。

3. 注意力放在图形的实质上：让阅读者的注意力集中在图表的实质上，而不是图表的制作上。消除 Tufte 所称的"图表垃圾"，如不必要的外形或装饰及冗余或不相关的信息（例 2、3、4）。在一个小空间中呈现许多数字不仅消除了"图表垃圾"，而且极大地提高了"数据笔墨比例"。用尽可能经济的视觉元素传达最大量的信息是 Tufte 提出的图形优化的基石之一。

4. 明确目的：优秀的图形通常目的明确。在创建图形之前，写一个简短的提纲，总结你希望读者能够从图形中获得什么信息。例如，"股骨隧道位置不良是 ACL 重建失败的主要原因"（例 3），避免使用"ACL 重建失败的原因"等描述性语句。列出支持研究假设的有针对性的总结语句，确保在论文或展示中图表有明确的目的。

5. 使大型数据集连贯。

6. 从不同的层次展示数据细节。

7. 在一个小空间内呈现很多数字：虽然 5，6，7 是 Tufte 定义的图形优化的 3 个独立原则，但它们是互补的，因此一起描述。一旦你知道想利用数据表达什么，利用人类图形感知能力层次结构的知识，按可视方式对信息进行优先排序（见本章三），并按照优先顺序创建连贯图形，让读者一眼就能看懂不同层次的数据细节中最重要的部分、数据之间的相互关系及数据与研究假设之间的关系（例 3）。

8. 结合统计和文字描述：最后，写出恰当的图例，这样读者就可以不需要参考文中的描述就能看懂图形。图例还应适合演示文稿或论文的流程，避免冗余。Tufte 认为，可视化是数据的一种自然的表达方式，并且也应该采用这种表达方式。当图形与统计和文字描述相结合，能像文字段落一样融入到演示文稿或论文中一样，一眼就能发现段落的中心思想，就表明实现了图形优化。

三、人类图形感知能力的层次结构

创建优秀的图形不仅需要理解数据还需要理解人类图形感知能力的层次结构。Cleveland 和 McGill 认为某些视觉元素更容易被人们看到和理解。图形元素准确感知顺序为：①按常用比例尺定位；②按相同的未对齐比例尺定位；③长度；④角度和坡度；⑤面积；⑥体积、密度和色彩饱和度；⑦色调。

使用此层次结构选择恰当的视觉元素来展示数据。例如，如果你的数据可以表示为长度或面积，选择长度，因为它能被更准确地感知（例 3）。当传递复杂的信息时，使用层次结构来选择最好的展示形式。例如，使用角度和坡度展示数据中最重要的信息，同时添加阴影或图案来展示次重要的信息（例 2）。在使用颜色时，饱和度比色调之间的关系更容易被准确地感知和理解（例 4）。

四、视觉完整性

当单个的数据点及其分析结果由电子表格转化为图形时，应尽量避免出现无意的"视觉谎言"或失真。为了保持视觉完整性，Tufte 提出了以下规则。

1. 数字的呈现，作为图形物理测量的表现层面，应该与它所表示的数值成正比。

2. 使用清晰、细致、全面的标签来克服图形的失真和歧义。

3. 在图形上写出对数据的解释，标记数据中的重要事件。

4. 表示数据变化而不是图形设计的变化。

5. 所描述的数据携带的信息维度不应超过数据维度。

6. 图形不能断章取义地引用数据。

在实践中，视觉完整性可通过采用正确的缩放比例、恰当的格式及避免"图表垃圾"来实现。

（一）缩放比例

恰当的缩放比例可以保证图形上的数字与所表示的数值成正比。这样的图形可以显示所有的数据并且不失真。利用人类图形感知能力的层次结构，选择恰当的比例尺可使数据一目了然（例2）。

（二）格式

为了避免图形失真和产生歧义，应注意图形格式的选择。也就是说要使用简单的符号和清晰、完整的标签，避免使用距图形位置较远的图例（例 3 和例 4）。

（三）避免"图形垃圾"

为了让读者关注数据本身而不是图形的设计，避免不必要的或令人困惑的元素。色彩的使用往往是为了使图形更有吸引力，但若色彩不是用来传递相关信息，就可能减弱图形的效率（例 2、3、4）。三维图形很吸引人，但是也应该只用于三维数据（例 2、3）。用高维图形展示二维数据不仅可制造"图形垃圾"，还可以造成失真或视觉幻象（"视觉谎言"）。显然，这些都应该避免。

（四）上下文

最后，一个优秀的图表可以很好地整合到文本或演示文稿的相关描述和解释中，要避免断章取义地引用数据（例 2、3）。

五、表格

虽然图形在展示数据信息方面更有优势，但当你希望读者能看到某些具体数据值时，就需要使用表格。

创建表格时，请确保：

1. 有一个描述性的标题。

2. 每一行和（或）列使用恰当的标题。

3. 用一致的方式进行信息分组。

4. 每个值有适合的小数位数。

5. 提供足够的信息，以便读者能看懂独立的表格。

脚注是一种提供信息的好方法，例如对方法或缩写词的解释，这样当表格独立存在时，读者在不参考文章文本的情况下都能理解表格内容（例 5）。

如果要为手稿创建表格、图表或其他图形，请确保：

1. 遵循目标杂志的格式说明。

2. 确保表中的值、缩写和（或）术语与文本中出现的内容一致。

3. 避免冗余。具体数值不能同时出现在文本和表格中。

4. 使用表格来展示详细信息，例如，用表格来展示结果而不是冗长的文本。

六、最佳实践

综上，Tufte 推荐遵循以下步骤来实现图形优化的最佳实践。

1. 最重要的是显示数据。

2. 使数据笔墨比最大。

3. 删除不包含数据的图形。

4. 删除图形中冗余的部分。

5. 修改和编辑。

本着这些原则，下面将展示如何对图形进行修改和编辑，从而使图形更有效地传递信息。

例 1：条形图

图 21-1 和图 21-2 展示了相同的样本数据。

柱状图（图 21-1）常用于科学研究，但不能展示数据包含的全部信息。图 21-1 中 A、B、C 和 D 4 种治疗组的得分均值用长方条表示，标准差用图中的竖线条表示。

图形优化：显示所有数据。

修改过的箱线图（图 21-2）中，读者能看到所有的数据点，与代表标准差的竖线条（图 21-1）相比，读者能更准确地理解数据的变异。对每个治疗组，水平线代表第 50 百分位数，矩形的上下边缘分别代表第 25 和第 75 百分位数，竖线表示 95% 置信区间，图形中的点代表所有的数据。图中可见，B 治疗组有一个离群值。对比图 21-1 和图 21-2 可以看出，图 21-1 掩盖了 B 治疗组中有负值（低于 0）的事实，同时也可以看出 D 治疗组相比于其他治疗组来说纳入的患者数量（数据点）更少。

例 2：线图

骨科研究中线图很常用。以一项将患者报告的结局得分用于评估治疗组和对照组（未治疗组）治疗效果的研究的数据为例。图 21-3、图 21-4 和图 21-5 展示相同的数据，但体现了不同的图形优化和视觉完整性原则。

图 21-3 是用 Excel 软件绘制的图形，是不符合视觉完整性和图形优化原则的典型例子。图 21-4 和图 21-5 展示了如何使用 Excel 修改图表，使之能高效地传递数据信息。

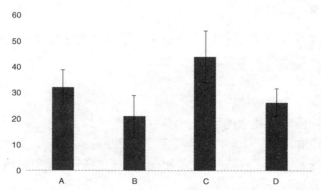

图 21-1　A、B、C、D 4 种治疗组 N 周后患者报告结局评分

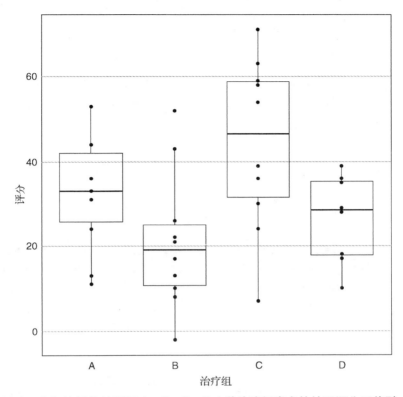

图 21-2 在条件 X 的情况下 A、B、C、D 4 种治疗组患者的结局评分无差别。结局评分在治疗 N 周后收集

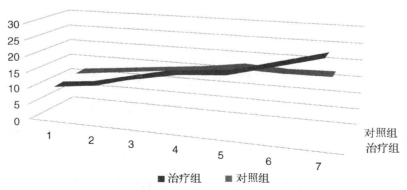

图 21-3 在条件 X 治疗后的患者报告结局评分

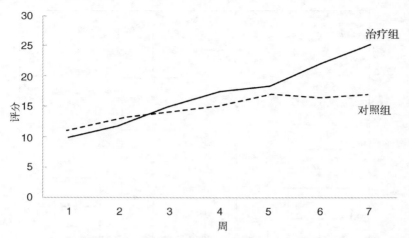

图 21-4 患者报告结局评分通过治疗得到了提高。治疗组（*n*=104）和匹配的对照组（*n*=104）患者在接受治疗 X 后完成了为期 7 周的 ABC 调查。图形展示了每周的患者平均得分情况

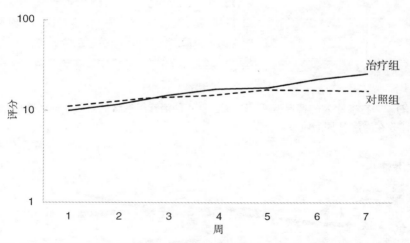

图 21-5 在 Y 的情况下，接受治疗 X 对患者报告结局评分无影响。治疗组（*n*=104）和匹配的对照组（*n*=104）患者在接受治疗 X 后完成了为期 7 周的 ABC 调查。图形展示了每周的患者平均得分情况

　　视觉完整性：图形所描述的数据携带的信息维度不应超过数据维度。

　　数据是二维的，就应该用二维图来表示（图 21-4 和图 21-5）。图

21-3 中，第三维度不仅分散了读者的注意力，还使读者感到困惑，从而产生一种视错觉，在这种错觉下，治疗组和对照组中实际不同的分数在某几个时间点上看起来似乎有重叠。

视觉完整性：使用清晰、细致、详尽的标签来避免图形的失真和歧义。

图中 x 轴和 y 轴都没有标签（图 21-3）。读者需要查看正文，才能了解此图形传递的信息。

视觉完整性：在图形上写出对数据的解释，标记数据中的重要事件。

区分处理组和对照组线条的图例在图表底部（图 21-3）。不建议图例距离图形较远，因为会导致读者为了理解图形，会在图例和数据点之间来回查看。若可能，尽量在数据点旁边添加标签，以便读者一眼就看到数据点及其表示的内容（图 21-4）。

图形优化：将注意力放到图形实质（而不是图形的绘制上）。

无关的视觉元素或"图表垃圾"分散了读者的注意力。除了去掉多余的维度外环，网格线也应去掉，网格线并不能帮助读者提高估计每个数据点代表的具体数值的能力（图 21-4）。将刻度线放在轴标签内部而不是外部，使读者可以清楚看出数据点相对于轴刻度的位置（图 21-4）。

图 21-3 中，颜色也是一个不必要且可能误导读者理解数据的元素。

图形感知的层次：线条高于颜色。

在人类图形感知的层次中，颜色远远排在最后，如果信息可以只用黑白色展示，就应该避免使用颜色来表示信息。红色和蓝色是最糟糕的选择，因为最常见的色盲患者往往无法区分红色、紫色和蓝色。

使用实线和虚线不仅可以避免使用不必要的颜色，还可以在视觉上增加信息，虚线比实线更难看到，因此，即使在阅读标签前，读者也很容易弄明白虚线是不太重要的线，可能代表对照组（未处理组）（图 21-4）。

图形优化：结合统计和语言描述。

视觉完整性：图形不能断章取义地引用数据。

图 21-3 的图例没有提供足够的信息让读者在不参考原文的情况下就能理解图表的含义。图 21-4 的图例提供了足够的信息，无须额外解释，

读者就能理解数据的含义。

图形的感知层次：角度和坡度。

从二维图形很容易看出，治疗组患者评分的直线坡度在 45°左右（图 21-4）。极端的角度很难察觉，所以，如果可能，选择恰当的比例，使直线倾斜到 45°左右。

视觉完整性：数字的呈现，作为图形物理测量的表现层面，应该与它所表示的数值成正比。

图 21-4 和图 21-5 显示了比例的重要性。虽然数据相同，但比例不同，结果的解读也不同。图 21-4 中，得分（在 y 轴上）的最大刻度为 30，治疗组和对照组之间的差异具有临床意义。图 21-5 中，得分的最大刻度为 100，治疗组和对照组的临床差异从图形上看起来不显著。

图形的感知层次：角度和坡度。

可能的话，选择恰当的标尺，使直线倾斜 45°，避免难以察觉的极端角度。

例 3：饼图

饼图通常用于显示不同的成分占总体的比例。但是，根据人类图形感知能力的层次结构，人类对区域的感知相当不准确，因此，在可能的情况下选择替代方案。

图 21-6、图 21-7 和图 21-8 是基于 Trojani 等的文献中的表格数据来绘制的。

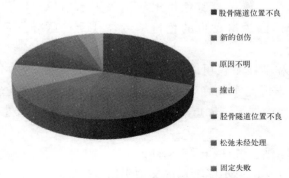

图 21-6 前交叉韧带重建失败的原因

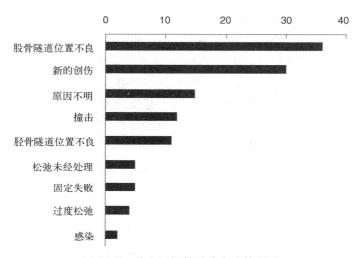

图 21-7　前交叉韧带重建失败的原因

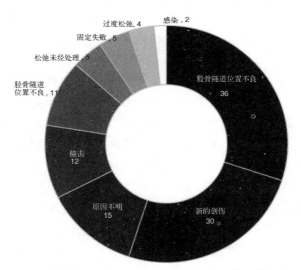

图 21-8　股骨隧道位置不良是 ACL 重建失败的主要原因。本文列出了 1994—2005 年法国 10 个骨科中心 ACL 重建失败的原因。对于每种失败类型，都标明了失败例数

视觉完整性：图形所描述的数据携带的信息维度不应超过数据维度。

制作图 21-6 的饼图时，由于每个楔块的厚度没有传递任何信息，因

此增加了一个不必要的维度（"图表垃圾"）。此外，三维图形的使用造成了"视觉谎言"（无意但具有欺骗性的视错觉），即导致饼图底部的楔块看起来比上方的大，因为三维图形中底部楔块的厚度更容易被感知到。

视觉完整性：表示数据变化而不是图形设计的变化。

图 21-6 中，随意添加的楔块颜色是毫无意义的，不仅分散了注意力，还不能提供信息。而且颜色还可能造成"视觉谎言"，有可能读者会误以为颜色相近的楔块代表相似的群组。

视觉完整性：在图形上写出对数据的解释，标记数据中的重要事件。

较远图例（图 21-6）导致读者为了理解饼图，在图例和数据（楔块）之间来回查看。若可能，应在图形数据点旁添加标签，以便读者同时看到数据点及其表示的内容（图 21-7 和图 21-8）。

图形感知层次：线条比面积更容易被感知。

将信息转换为条图（图 21-7）能更有效地传递信息，因为长度比面积更容易被感知。然而，条图虽然更容易从视觉上理解各种类型 ACL 重建失败的病例数，但不易辨别各种失败类型所占的比例。

图形优化：从不同的层次展示数据细节。

圆形条图（图 21-8）显示了每种 ACL 重建失败类型的比例，与饼图相似，但是本图使用曲线而不是楔块来表示每种失败类型。不随意使用颜色，而是将手术失败的类型按数量排序之后再用不同灰度来区分不同弧长。标签放在图形对应的弧形内或旁边，避免图例离得很远。标签旁还注明了各种 ACL 重建失败的案例数量，展示了数据另一个层次的细节信息。

图形优化：结合统计和语言描述，目的明确。

视觉完整性：图形不能断章取义地引用数据。

图 21-6 和 21-7 的图例没能说明图形表达的要点，图 21-8 的图例包括作者对于数据的解释，提供了重要的上下文信息。

例 4：地图

比较疾病的患病率、治疗费用或其他随地理位置而变化的现象时，地图非常有用。辅以图形优化，颜色或色调等可视化手段更清晰地展示数据。

例 5：表格

这些表格来自两项手部功能评估调查的数据。

表 21-1 的标题是描述性的，但也是冗余的。比如标题信息与表格中信息重复。帮助读者理解表的信息应该列在备注中（表 21-2）。

表 21-1 调查 A 和调查 B 的反应性，显示了注射日、注射 30 日和注射后 30 日分数变化的平均值和 95% 的置信区间

调查	时间点	N	均数	P 值	效应值	标准化反应均数
A	注射日	109	42（38，46）	< 0.001	1.5	1.2
	注射后 30 日	88	72（68，76）			
	变化	87	30（25，35）			
B	注射日	109	20（16，23）	< 0.001	− 0.5	− 0.7
	注射后 30 日	89	12（9，14）			
	变化	88	− 9（− 11，− 6）			

P 值表示在第 30 日和注射日的评分差异具有统计学意义。表中也显示了每种量表的效应尺度和标准化反应均数

表 21-2 在掌筋膜挛缩症（Dupuytren's disease）的患者中，调查 A 的反应性大于调查 B 的反应性

	调查 A（N=87）	调查 B（N=88）
评分改变量的均数（95%CI）[a]	30（25，35）	− 9（− 11，− 6）
效应值	1.5	− 0.5
标准化反应均数	1.2	− 0.7

[a] 调查 A（87 例患者）和调查 B（88 例患者）第 0 日（注射胶原酶治疗）和治疗后 30 日评分改变的均数。两项调查 30 日评分改变的均数均有统计学意义（P < 0.001）

表 21-1 令人困惑，表格展示了不同时间点患者人数（N），但唯一重要的信息是从治疗当天到 30 天后的平均调查分数的变化。此外，虽然效应值和标准化反应均值都是重要的信息，但它们在表格中的位置与其所属调查的名称太远。

表 21-2 的标题总结了分析结果并进行解释，以帮助读者理解数据。备注提供了理解表格信息所需的方法学信息，因此，即使该表是独立的，读者不需要参考任何其他东西（如正文或壁报其余部分）就可以理解

表格。

当作者希望读者了解具体数字时，应使用表格。表 21-2 删除了表 21-1 中一些数据，以便只展示分析结果的必要数字。通过删除不必要的行和列可以达到精简信息的目的。

对于表 21-1 和表 21-2 中的信息，表比图更适合。图形显示调查 A 的正值和调查 B 的负值，这会产生"视觉谎言"，认为正值比负值更重要。事实上，这是由两项调查的评分方式不同导致的，从治疗当日到 30 日后评分差值的绝对值才与治疗效应有关。

要点

● 我们的目标不是让图表看起来好看，而是确保读者准确而有效地理解研究内容。正如理解语法和句法有助于清晰的写作一样，理解人类图形感知能力的层次结构对于创建使复杂的信息更易于理解的图形和图表也是必要的。

● 在研究的传播过程中，按照图形优化和视觉完整性的原则创建的图形和表格，与文笔优美的文字同样重要。

（朱彩蓉　译）

第四部分

年轻临床研究人员的实用工具箱

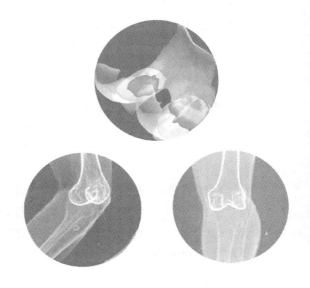

第 22 章

如何撰写摘要

一、前言

骨科研究主要包括技术报告、病例报告、系统评价、meta 分析、回顾性研究和前瞻性研究。虽然不同研究的证据等级不同，但骨科领域所有研究在发表时都需要提交摘要，即研究内容的概况。摘要还可以作为独立内容向学术会议投稿，接收后可收录在论文集中。研究人员浏览已发表的论文时，很少会在第一遍通读全文。但他们会通过阅读摘要，了解研究的目的、方法、结果和结论。简单浏览后，可以确定该研究是否符合他们的需求。如果感兴趣，则会进一步阅读背景介绍和讨论部分。只有当他们对该研究特别感兴趣的时候，才会通读全文。从很多方面来说，摘要都是文章最重要的组成部分，是整篇文章的"吸睛卖点"。如果读者浏览摘要后仍然不能理解研究的内容，那么不论研究设计多么严谨、研究结果多么有意义，论文都不太可能进入下一步评审过程。

二、摘要类型

摘要主要有两种类型：描述型摘要和信息型摘要。描述型摘要一般在 100 字左右，详细说明研究的目的、意义和方法。通常不提及结果，读者需要阅读全文才能查看这部分内容。此类摘要的目的是向读者介绍研究的主题，必须通读全文才能了解研究的结果和结论（示例1）。信息型摘要一般在 350 字左右，简要概述研究的目的、背景、方法、结果和结论。其中包括研究的主要数据并突出研究的重点，因此，读者无须阅读全文就能理解研究的内容和意义（示例 2）。期刊一般会提供固定的摘要格式。

　　需要注意的是，学术会议的摘要篇幅会更长一些（1 页左右），并且可以插入一副图表。学术会议摘要的格式与论文摘要的格式相同，但通常侧重于展示并讨论研究的主要结果发现。

　　示例 1：描述型摘要

　　后交叉韧带（PCL）重建通常使用同种异体跟腱移植物。近年来，股四头肌肌腱因其大小合适且骨密度高，为 PCL 重建提供了一种移植物选择。本研究中，我们比较了 PCL 重建过程中同种异体股四头肌肌腱与跟腱移植物的生物力学强度。取 30 只新鲜冷冻膝关节标本，平均分成三组：①完整 PCL；②同种异体股四头肌肌腱重建 PCL；③同种异体跟腱重建 PCL。中立位和外旋 20°位检查胫骨后移，再对每个标本施加预载荷、250 次循环载荷和失效载荷并进行生物力学评估。

　　示例 2：信息型摘要

　　背景：文献报道后交叉韧带（PCL）重建后仍有许多患者无法恢复正常稳定性。PCL 重建通常使用同种异体跟腱移植物。近年来，股四头肌肌腱因其大小合适且骨密度高，为 PCL 重建提供了一种移植物选择。

　　目的：比较 PCL 重建中同种异体股四头肌肌腱与跟腱移植物的生物力学强度。我们假设同种异体股四头肌肌腱与跟腱移植物具有相当的机械性能。

　　方法：取 30 只新鲜冷冻的膝关节标本，平均分成 3 组：①完整 PCL；②同种异体股四头肌肌腱重建 PCL；③同种异体跟腱重建 PCL。中立位和外旋 20°位检查胫骨后移，再对每个标本施加预载荷、250 次循环载荷和失效载荷并进行生物力学评估。

　　结果：与 PCL 重建组相比，完整 PCL 组的失效载荷最大（2048N ± 969 N，$P=0.001$）。断裂试验中，股四头肌肌腱组的最大失效负荷高于跟腱组（分别为 2017N、1837N，$P= 0.007$），两组在移植物位移、蠕变应变和刚度方面未发现显著差异。与跟腱组（56 ± 13N/mm）和股四头肌肌腱组（47N ± 3N/mm）组相比，正常 PCL 组的结构刚度最大（169N ± 9N/mm，$P= 0.0005$）。

　　结论：PCL 重建中同种异体股四头肌肌腱和跟腱移植物具有相似生物力学特性，但均次于正常 PCL。与同种异体跟腱相比，股四头肌腱移植物具有表现为更大的失效载荷和更强的刚度结构。

　　临床意义：同种异体股四头肌腱移植物的生物力学特性与跟腱移植物相似，且具有更高的最大断裂力，可作为 PCL 重建时有效移植物选项之一。本研究结果为 PCL 重建同种异体移植物的选择提供了新的参考。

　　除了描述型和信息型摘要的分类方式，还必须区分结构化摘要与非结构化摘要。结构化摘要遵循明确的格式（如背景、方法、结果、结论，示例 2）。相反，非结构化摘要并不需要遵循分段式的结构，而只须一段连续的文字描述（示例 3）。

示例 3：叙述性综述的非结构化摘要

　　半月板切除术是最常见的骨科手术之一，但术后长期效果并不理想。近年来，保留半月板的理念逐渐得到重视。目前很多文献证实了半月板缝合或修整治疗创伤性撕裂的临床意义，且发现对于半月板退行性病变，非手术治疗可能优于半月板切除。尽管如此，目前半月板切除率仍然很高。对于创伤性撕裂，首选治疗方案是半月板缝合或修整。出现纵向撕裂尤其是红白区或红区的撕裂，是缝合手术的适应证，手术成功率高，且文献证明可以有效保护软骨。对于同时施行 ACL 重建的稳定型无症状外侧半月板撕裂患者，可以考虑半月板修整。其适应范围建议扩大至以下几种特殊情况：年轻运动员的水平劈裂性撕裂、ACL 损伤合并后方关节囊半月板交界处隐匿性撕裂、放射裂和根部撕裂。中年患者常见退行性半月板病变，可以看作是骨关节炎的早期阶段。最近的随机对照试验发现，与非手术治疗相比，关节镜下半月板部分切除术（APM）并无显著优势。因此，退行性半月板病变的首选治疗方案是非手术治疗。非手术治疗失败后再考虑 APM（2016年《ESSKA 半月板共识计划》提出非手术治疗 3 个月无效后可以考虑 APM）。有明显机械症状的患者可以考虑更早施行 APM 治疗。但是，核心观点仍然是：尽可能保留半月板！

　　非结构化摘要通常适用于叙述性综述。后者由于缺少"结果"或"方法"部分，并不适合采用结构化摘要。但是，某些基础研究的学术期刊也要求提供非结构化摘要（示例 4）。不论是什么类型的摘要，都应简要描述研究的背景或介绍、方法、结果及结论。后面几节我们将详细讨论摘要的各个要素。

示例 4：基础实验研究的非结构化摘要

韧带和肌腱修复是骨科组织工程领域的重要课题。然而，用于组织再生的细胞来源一直存在争议。迄今为止，主要争议在于是使用原代韧带成纤维细胞还是骨髓源间充质干细胞（MSC）。本研究的目的旨在证明 ACL 细胞和 MSC 共培养促进韧带再生的效果优于单独使用一种来源的细胞。从约克郡猪中分离出自体 ACL 细胞（ACLc）和 MSC，进行体外扩增，并在多孔板上以不同 ACLc/MSC 比例（100/0、75/25、50/50、25/75 和 0/100）连续培养 2 周和 4 周。分别对韧带标志物Ⅰ型胶原、Ⅲ型胶原和 tenascin C 进行 mRNA 定量分析和免疫荧光染色。我们发现，ACLc 和 MSC 比例为 50 ∶ 50 的共培养组中Ⅰ型胶原和 tenascin C 的表达随时间显著增强（$P \leqslant 0.03$），而其他组改变不明显。此外，MSC 单独培养组中Ⅲ型胶原的表达显著高于其他组（$P \leqslant 0.03$）；但 50% 共培养组中Ⅰ型胶原与Ⅲ型胶原的比例最接近天然韧带水平。与其他组相比，ACLc 单独培养组和 50% 共培养组在第 4 周 tenascin C 的表达显著增强（$P \leqslant 0.02$）。免疫荧光染色结果与 mRNA 定量分析结果一致。总的来说，50/50 共培养组的Ⅰ型胶原和 tenascin C 表达最高，Ⅰ型胶原与Ⅲ型胶原的比例最佳。因此，相比于单独使用 ACLc 或 MSC，50% 比例的共培养可能更有利于保持甚至增强韧带标志物的表达并改善愈合。

三、摘要的组成部分

根据期刊的不同要求，摘要可以是自由流畅的一段式，也可以按照固定格式各组成部分表述。有些期刊可能要求在其中补充讨论临床意义局限性或研究设计等内容。

（一）背景

摘要中的背景部分通常是简单的 1 ～ 2 句话，提出研究者拟解决的问题，回答"为什么这项研究很重要？"以及"这项研究的意义是什么？"。好的背景描述需要告诉读者该领域的研究现状和待解决的问题。一个常见错误是只描述该领域已发表的研究，但没有讨论现有文献的不足和空白。背景部分无须具体阐述下一步要开展的研究，而是让读者能依此推断出需进一步研究的内容。表 22-1 列出了一些表达恰当的背景描述示例和常见错误。读者通过阅读背景部分，无须检索大量文献，就可以了解本研究旨在填补的研究空白。背景部分重在简短精练——虽然详尽的描述可以让读者更好地了解该领域的研究现状，但是冗长的叙述会干扰对本研究的进一步讨论。

表 22-1　摘要背景恰当表达和常见错误表达示例

摘要背景表达恰当
● 文献报道 PCL 重建后仍有许多患者无法恢复正常稳定性（为什么需要开展这项研究？）。PCL 重建通常使用同种异体跟腱移植物。近年来，股四头肌肌腱因其大小合适且骨密度高，为 PCL 重建提供了一种新的移植物选择（该研究领域已知的信息有哪些？）
● 关节镜 ACL 重建广泛使用经胫骨钻孔技术，简化了股骨隧道制作过程并减少了手术时间（该研究领域已知的信息有哪些？）。然而，人们一直担心这种技术会导致非解剖骨道定位，进而发生膝关节功能异常。（为什么需要开展这项研究？）
摘要背景表达不当
● PCL 重建的临床效果差异较大，且不如 ACL 重建（研究问题不明确、不够具体）。文献报道多种手术方式可用于 PCL 重建，包括开放手术和关节镜下胫骨嵌入技术及经胫骨技术。目前，最常用的术式是使用同种异体跟腱移植物、经胫骨的开放手术重建（研究问题相关背景信息不足）
● 关节镜 ACL 重建广泛使用经胫骨钻孔技术，通过采用单切口简化了股骨隧道制作过程、减少了手术创伤和手术时间。因此，经胫骨技术被认为是重大的技术革新，并迅速成为关节镜 ACL 重建的主流技术（未提出待解决的研究问题；没有告诉审稿人为何需要开展这项研究）

（二）目的

目的部分也很简短，应用 1～2 句话阐述研究拟解决的问题，回答"研究的问题是什么？"，准确说明研究的目的。必须明了研究目的简短解释——是针对某一具体问题的特定研究或者有关某个相对宽泛主题的一般性研究。换句话说，必须明确研究的适用范围。例如，"本研究旨在对比经胫骨 PCL 重建中同种异体股四头肌肌腱移植物和跟腱移植物的生物力学强度"。这个例子明确阐述了研究的目的（不同移植物的生物力学强度）和研究的范围（经胫骨 PCL 重建），便于读者了解下一步要开展的研究内容。常见的做法是将目的和背景放在一起陈述，告诉读者已发表的研究现状和本研究的目的。

研究背景和研究目的
- 强调研究的意义和重要性。
- 不要写成对研究现状的总结。
- 先陈述研究背景，再简明扼要地阐述研究目的。
- 研究目的应准确阐明研究拟解决的问题。

（三）方法

　　方法在摘要中的篇幅仅次于结果，需要回答以下几个问题："研究是如何进行的？""研究的对象是谁（什么）？""研究是怎么分组的？""样本量有多少？""测量评估了什么指标？""什么时候测量评估的？""研究是如何设计的？"等。通过阅读方法部分，读者应该清楚地了解研究是如何开展的。一般来说，除非使用了特殊的统计检验方法（如 Bonferroni 校正 t 检验），摘要中不用提及具体的统计分析，也无须说明使用了什么统计软件。这些内容将在正文中进行具体描述。

　　该部分旨在帮助读者理解研究是怎样进行的，作者很容易加入很多冗余的信息，占据宝贵的篇幅，而且可能会使读者感到困惑。因此，简洁而准确地描述研究的设计非常重要，以使读者大致了解研究是如何完成的。但是，如果表述不完整，同样会使读者感到困惑，并质疑研究结果的可信度。表 22-2 列举了一些表达恰当和表达不当的示例。恰当的表达可以使读者清楚地了解研究实施过程中的关键内容。相反，如果表达不当、过度陈述细枝末节，读者就无法快速有效地掌握研究的方法步骤。表 22-2 示例中所描述的许多细节都适合放在正文里，读者看完之后可以详细了解研究具体是如何完成的并且可以重复研究步骤。但摘要只需要简单概述研究方法即可，具体步骤可以放在正文里。

研究方法
- 重点关注研究设计的关键要素。
- 准确描述各类指标的测量方法。
- 应提及特殊的统计检验方法（如 Bonferroni 校正）。

表 22-2　摘要方法中表达恰当和表达不当的示例

表达不当	表达恰当
本研究前瞻性评估了 34 例初次接受 ACL 重建的患者。2 名医师使用测角器在麻醉状态下对患者双膝分别进行屈膝 30° 和 90° 的拨号试验。术前和术后即刻评估 PLC 间隙。术后,再次由相同的 2 名医师对双膝进行屈膝 30° 和 90° 的拨号试验(根据这种描述,读者并不清楚该研究是前瞻性的还是回顾性的,作者如何采集和处理数据,以及统计方法是什么)	2017 年 4 月至 2017 年 5 月,对单一机构初次接受 ACL 重建的连续病例进行前瞻性评估。采取麻醉仰卧位,由 2 名医师在屈膝 30° 和 90° 下进行双下肢拨号试验。研究中所有的检查都由相同的 2 名医师完成以提高一致性。使用测量器测量胫骨外旋角度。术中,屈膝 30° 并施加内翻应力,于重建术前后使用带刻度的神经钩测量 PLC 间隙。胫股关节外侧间隙大于 14mm 则认为 PLC 间隙异常。术后,相同的 2 名医师使用测角器分别对患侧和健侧进行屈膝 30° 和 90° 拨号试验。患膝术前术后拨号试验外旋角度的预期差异为 11° ±5°,假定统计效能为 0.8,至少需要 25 名患者。2 名医师的测量值相加取平均值。使用组内相关系数(ICC)评估检查者的一致性。使用配对 t 检验进行统计分析,并记录 95% 置信区间和 P 值(该"方法"描述了研究设计、研究步骤、数据分析和统计方法)

（四）结果

结果是区分描述型摘要和信息型摘要的部分。它是读者尤其感兴趣的部分,也是摘要里最重要的组成要素,回答"本研究发现了什么?"这个问题。研究结果应尽可能详细、明了,不要过度压缩结果部分的篇幅,要保证报告质量。摘要中提供的数据应与正文中的结果一致。最近的一项研究发现,高达 78% 的文献摘要未能准确体现正文结果。表 22-3 列举了表达恰当和表达不当的结果部分示例。

一篇逻辑清晰、内容详实的摘要不仅要陈述研究发现,还要列出具体的数值,如平均值、中位数、标准差和统计分析结果,以佐证研究结论。在讨论统计显著性时,只需要在括号中列出 P 值即可,具体统计量如 t 值或自由度不需要在摘要中描述。通常,统计结果应该客观、直接,最好不要使用"较小","特别大","不太可能"或"重要"等比较模糊的形容词。尽管描述研究结果很重要,但不需要把所有研究发现都写到摘要里，否则会干扰主题思想的表达。如果结果很容易产生误解，则不应该放在摘要里，而应在正文中进行更详细的描述和解释说明。

表 22-3　摘要结果部分表达恰当与表达不当的示例

表达不当	表达恰当
屈膝 30°，患膝术前拨号试验结果显著大于 ACL 重建术后结果(29.6° vs. 19.0°，$P < 0.0001$) 和健侧结果 (29.6° vs. 22.5°，$P < 0.0001$)，重建术后侧别差异消失 (14.0° vs. 13.5°，$P =0.69$)。屈膝 90°，患膝术前拨号试验结果显著大于 ACL 重建术后结果 (31.6° vs. 21.1°，$P < 0.0003$) 和健侧结果 (31.6° vs. 21.9°，$P < 0.0001$)，重建术后侧别差异消失 (12.1° vs. 11.9°，$P \leqslant 0.3189$)。（虽然提供了拨号试验的结果，但没有描述患者队列的基本信息，也缺少标准差和置信区间，难以让读者正确理解结果。此外，表 22-2 方法部分的很多数据没有体现）	2017 年 4 月至 2017 年 5 月，对 38 例接受 ACL 重建的连续病例进行 6 个月前瞻性评估。纳入患者的平均年龄为 (32.1±12.6) 岁，平均 BMI 为 $(26.3±7.3kg/m^2)$。大部分患者为男性 (58.6%)，损伤事件为体育运动 (66.0%)。受伤至手术的间隔时间中位数为 31 天。2 位医师测量结果的 ICC 为 0.969，具有很强的一致性。屈膝30°，患膝术前拨号试验结果显著大于 ACL 重建术后结果 [29.6° vs. 19.0°；95% CI (−4.9，−6.6)；$P < 0.0001$] 和健侧结果 [29.6° vs. 22.5°；95% CI (5.8，7.4)；$P < 0.0001$]，重建术后侧别差异消失 [14.0° vs. 13.5°；95% CI (−0.7，−1.2)；$P =0.69$]。屈膝 90°，患膝术前拨号试验结果显著大于 ACL 重建术后结果 [31.6° vs. 21.1°；95% CI (−4.9，−6.9)；$P < 0.0002$] 和健侧结果 [31.6° vs. 21.9°；95% CI (−5.2，−9.4)；$P < 0.0001$]，重建术后侧别差异消失 [12.1° vs. 11.9°；95% CI (1.31，−1.7)；$P =0.41$]。ACL 重建术后 PLC 间隙 (6.3mm) 显著低于术前 [6.9mm，95% CI (−0.1，−0.7)；$P =0.0009$]，都小于临界值 12mm。（结果部分逻辑清晰，首先描述患者的人口学信息，然后描述检查者一致性和主要结局变量。作者报告了置信区间的数据，而且按照表 22-2 方法部分的描述，提供了 PLC 间隙的结果。）

表 22-3 提供的示例中，研究发现屈膝 90° 统计结果不显著，因此没有必要放在摘要里。当然，这些结果仍然需要在正文中进行描述。此外，该研究还测量了 PLC 间隙，以评估是否合并 PLC 损伤，并将合并损伤作为研究的排除标准。这些信息很重要，需要在正文里描述，但是不需要放在摘要里。

结果

– 摘要中的数据应与正文结果一致。

– 应列出包括具体数值（如平均值、标准差、置信区间）。

– 如果数据太多，只须描述关键结果。

– 无论何时，只要使用了统计学显著的字样，都应在后面加上 P 值。

（五）结论

结论部分是对研究中最重要信息的总结提炼。通常只有 1～2 句话，回答"本研究的意义是什么？"应包括研究的主要结果和其他重要发现。结论部分旨在阐明研究结果是如何适用于该领域的研究现状，以及本研究是如何影响我们对该领域认知的。由于读者可能直接跳到结论部分开始阅读，作者有责任对本研究的结果及其影响做出简明准确的评价。

结论部分还应讨论本研究的临床意义。虽然报告研究的主要结果很重要，但更重要的是阐明研究结果将如何影响临床实践、提升医疗水平、改善临床疗效。如果是基础研究，作者应该进一步讨论研究结论对后续临床研究或临床实践的影响。部分期刊要求在摘要中将临床意义作为独立的段落进行阐述。表 22-4 列举了一些结论部分的示例。表达恰当的结论既阐述了研究的主要发现，又阐明了研究结果对临床实践的影响。相反，表达不当的结论只总结了研究的主要发现，却没有讨论这些发现的重要性。

结论

– 结论必须有结果的支持。

– 简明扼要。

– 一句话阐述研究的临床和科学意义。

– 无论何时，只要使用了统计学显著的字样，都应在后面加上 P 值。

表 22-4　摘要结论部分表达恰当和表达不当的示例

表达恰当
● 同种异体股四头肌肌腱和跟腱移植物重建 PCL 具有相似的生物力学特性，但均次于天然 PCL。与同种异体跟腱移植物相比，股四头肌腱具有更大的最大断裂力，为 PCL 重建提供了有效的移植物选择。该研究扩大了 PCL 重建中同种异体移植物的选择范围（总结研究的主要发现之后，作者用一句话阐述了该研究的临床意义）
● 拨号试验表明，ACL 功能不全将导致胫骨外旋角度增加近 10°。如果创伤性膝关节损伤患者在查体过程中出现拨号试验阳性，不应排除单纯 ACL 断裂的可能。因此，对于 ACL 损伤患者，应仔细评估拨号试验结果（总结研究的主要发现之后，作者用一句话阐述了该研究的临床意义）
表达不当
● 同种异体股四头肌肌腱和跟腱移植物重建 PCL 具有相似的生物力学特性，但均次于天然 PCL。但是，与同种异体跟腱移植物相比，股四头肌腱具有更高的最大断裂力和结构刚度（两句话似乎自相矛盾，且没有阐述临床意义）
● 拨号试验表明，ACL 功能不全将导致胫骨外旋角度增加近 10°（没有阐述该研究的临床意义）

四、一般撰写指南

摘要通常 100 ～ 350 字，是正文的缩影，不应包含没有正文支撑的信息。对读者来说，摘要通常是最先浏览甚至是唯一浏览的部分，但对作者来说，摘要应该是最后完成的。有人可能认为应该先写摘要，有了简短的概述提纲后再着手正文的撰写。但是我们认为，在完成正文之后再提炼摘要更容易。此外，先不考虑字数限制，撰写摘要草稿，之后再根据字数要求进行调整是一个更为高效的方法。

因为篇幅有限，摘要很容易引起误解或者出现偏颇表述。因此，作者必须确保读者不会误读摘要。摘要的每个组成要素必须是独立的，读者无须阅读其他部分即可清楚地理解各部分的内容。摘要和正文应以过去时和第三人称书写。例如，"术者将 ACL 固定在前内侧束和后外侧束的中点"应改为"ACL 带固定在前内侧束和后外侧束的中点"。正文中应使用"本研究表明""结果表明"或"本研究阐明"，而不是"我"或"我们"。但在摘要里，这些短语都可以省略，以便节省字数。

摘要不含参考文献，不得出现未经解释的缩写词。摘要的最后必须列举 4～6 个"关键词"帮助搜索引擎查找本文。

有学者推荐在完成正文之后，从头开始起草摘要；也有学者推荐直接复制正文中的词句。前者认为直接复制正文内容会导致摘要内容不流畅、内容太多或是出现遗漏。因此，最好是通读全文之后，再重新归纳总结、撰写摘要。后面这种直接复制粘贴的方法更有效率，也能保证摘要里的所有内容都有正文支撑。这两种方法各有千秋，采用哪种方式取决于作者的偏好和习惯。

论文摘要

– 按照"投稿指南"的要求撰写。

– 内容需与正文一致。

– 重点强调与研究目的和假设相关的结果和数据。

– 结论必须有数据支持，同时突出研究的科学意义。

要点

● 摘要是论文的缩影，通常可免费获得；是研究人员最常阅读，也是所有论文的重要组成部分。

● 摘要不得包含没有正文支撑的信息。

● 不论书写摘要的目的是什么，其内容都应包含研究目的、方法概述、重要结果和结论（阐述临床或科学意义）。

（蒋艳芳　译）

第 23 章

如何做好学术壁报展示

一、前言

壁报展示是所有学术会议的重要组成部分，通常情况下汇集了领域内的前沿思想和创新理念。壁报展示是一种很好的向本领域同行展示研究成果并获得大家反馈的方式。同行包括研究人员、临床医师、物理治疗师、护理人员、工程师等。相较于口头发言，壁报的一个最大优势是可以在整个会议期间随时浏览，因此可以获得更多的关注。壁报展示有多种形式，最常见的是在展厅展板上张贴纸质壁报。不过近年来越来越多会议开始采用电子壁报。电子壁报本质上是一种幻灯片演示，可以在会议的电子壁报机或电脑上自动播放。有些会议采取纸质壁报和电子壁报相结合的方式进行展示，有时还会组织作者在壁报前做简短的口头陈述介绍研究内容。无论采用何种形式，壁报都应能够吸引观众的注意，同时以简洁明了的方式展示研究数据。

本章旨在帮助骨科研究人员准备和展示学术壁报。学习目标是了解壁报展示的不同形式，掌握制作学术壁报的技巧，并了解如何在学术会议上最大限度地利用壁报展示研究成果。

> 壁报是展示研究成果、获取同行反馈的一种重要方式。

二、学术壁报准备指南

壁报展示与口头发言的性质不同，其准备方法也不同于演讲。壁报应以视觉化的方式吸引观众。当涉及展示研究数据和成果时，壁报要兼具独立性和自明性。这意味着，即使现场没有作者在旁陈述，观众也应该能够理解研究的目的、方法、结果、结论和意义。此外，配图必须清晰注明图例，并在适当的地方加上标签，以方便观众理解。

一般来说，壁报包括标题、目的、方法、结果、讨论/结论等要素。必要时辅以图表，以便更加清晰生动地展示研究数据。应披露利益冲突，并提供通讯作者的联系方式。下面将针对壁报的各要素进行详细说明。

标题要简洁明了、吸引眼球。常见的问题是标题太长。一般来说，声明性标题或使用疑问句形式的标题更能吸引读者的兴趣。标题后面要注明所有作者的姓名、职称和单位，并披露利益冲突相关信息。负责制作壁报的人应仔细查看会议投稿指南中关于利益冲突披露的要求。

壁报正文的第一部分是阐述研究目的/假说。如有必要，可提供简短的研究背景介绍。但注意用词要简洁，烦琐冗长的文字容易让读者失去兴趣。参考文献不是必需的。但如果作者认为参考文献对帮助读者理解研究的立项依据很重要，也可以酌情谨慎使用。研究方法同样不能太长，但必须清楚地报告研究设计、研究性质、研究对象、数据采集方法和统计分析。如果可以，尽量用图表的形式代替文字描述。

与方法部分类似，结果部分最好使用图表的形式呈现，这样更有吸引力。与研究论文不同，壁报的结果部分必须简短明了，只描述研究最重要的成果发现。讨论/结论部分是对本研究的总结说明，简短讨论的重点应放在研究的临床意义、局限性和对未来研究方向的建议上。同引言部分一样，参考文献不是必需的，而且为了避免不必要的篇幅分散读者的注意力，应谨慎使用或尽量减少贴附参考文献。

学术壁报既要简洁明了吸引读者的注意；也要足够详细，以便读者在没有作者口头陈述的情况下能够理解研究内容。

三、制作技巧

与壁报内容同样重要的是壁报的视觉呈现效果。首先，应查看会议要求，了解壁报的推荐尺寸。大部分壁报是通过 PowerPoint 或类似软件制作。同时确认您所在的学术机构、医院或研究团队是否有现成的壁报模板。

对于您所在单位来说，最好的宣传推广方式是采用风格统一的模板，这样很容易识别。模板可以包括所在单位的徽标 logo、照片或统一标语。这不仅有利于宣传您的单位，也能借助您单位的声誉吸引观众观看您的壁报。如果没有现成的模板而您是首次制作类似的学术壁报，则应尽量选择冷色调的背景颜色，最好与单位 logo 的颜色匹配，同时选用与背景色对比明显的颜色突出文字内容。例如，如果背景颜色是白色，文字则应避免使用黄色。避免使用某些可能带有攻击性的颜色，比如红色字体。在提高视觉吸引力和避免太过花哨之间，注意把握好"度"。字体和字号的选择同样重要。最好使用易于从远处阅读的中性字体，如 Arial 或 Sans Serif。一般来说，题目和章节标题的字号最大（不小于 62 号），正文字号中等（不小于 44 号），参考文献和通信作者的联系方式字号最小（不小于 36）。

> 具有最佳视觉效果的壁报应使用冷色调背景色和中性字体，文字颜色与背景色形成对比，更加突出，并且字号足够大，适合远距离浏览。

最后，如果是纸质壁报，需要在参会前打印好。有些公司提供线上打印学术壁报的服务。您需要将壁报文件上传到他们的网站。通常在打印前可以选择是否打印样稿。我们推荐您选择打印样稿并预览，当壁报包含图表时尤为如此，预览可确保打印出来的图表在规定尺寸下分辨率足够高、画面足够清晰。应注意，可能需要几周的时间才能收到打印出的壁报。而且要考虑收到壁报后可能因为存在印刷或其他错误需要重印，所以请预留充分的时间。现在很多大型学术会议都提供壁报打印服务，会务组会将壁报打印好后直接送到会场。这样做最大的好处是省去了携带壁报出差的麻烦，但是不好的地方在于，如果您现场发现壁报有问题，很可能没有足够的时间进行修改。这些利弊都要考虑到。

四、参会准备

抵达会场后，您需要张贴壁报。请务必在会议网站上确认壁报编号、张贴地点和张贴时间。不是所有的会议都会提供图钉，注意提前确认并做好准备。

汇报人必须保证至少在会议指定的壁报浏览时间站在壁报旁进行必要的解说。如果可以的话，其他时间也要尽量在场。如果不遵守这些规则，下次会议就可能会被取消投稿资格。集中浏览壁报的时间通常为茶歇、午餐和其他会议指定的时间。参会前在单位内部会议上或小组讨论上进行预演，听取同事的建议和反馈，可以帮助汇报人更好地回答观众可能提出的各种问题。组委会可能会指派专家对壁报进行打分并评选优秀奖。考核指标取决于壁报的整体展示效果，包括壁报的内容和壁报的形式、汇报人是否在场以及汇报人的表现，后者包括着装是否得体。如果不确定会议的着装要求，可以请教之前参加过会议的人员或直接与会务组联系。不论怎样，穿得庄重一些总没有错。记住，你不仅代表你自己，也代表你的研究团队和你所在单位的形象。

- 汇报人着装得体非常重要，因为你不仅代表你自己，也代表你的研究团队和你所在单位的形象。
- 遵守会议指南。如果不遵守规则，今后可能会被取消投稿资格。

在壁报之外，还可以准备一份讲义发给观众。讲义内容包括摘要、研究要点和通信作者的联系方式。有些会议会将所有摘要在线上传、储存在 U 盘里或收录在纸质论文集中，以供所有注册的参会人员查阅。

要点

- 壁报展示是所有学术会议的重要组成部分。
- 壁报展示通常汇集领域内的前沿思想和创新理念。
- 壁报展示形式多样，包括纸质壁报张贴展示、电子壁报电脑展示及壁报与口头陈述相结合的形式等。
- 壁报以视觉化的形式吸引观众。
- 当涉及展示研究数据和成果时，壁报要兼具独立性和自明性。
- 负责准备壁报的人必须熟知会议的壁报制作指南。
- 壁报的视觉效果和研究内容同样重要。
- 选择所在单位以前使用过的壁报模板，保持壁报风格的一致性，便于识别。
- 确保汇报人在会议指定的壁报浏览时间站在壁报旁进行必要的

解说。

　　● 参会前与同事一起检查一遍壁报，听取同事的意见，有助于提高壁报展示的效果。

　　● 汇报人要注意着装得体。

　　● 如果不知道如何选择，记住着装庄重一些总没有错。

　　● 你不仅代表你自己、你还代表你的研究团队和你的工作单位。

（蒋艳芳　译）

第 24 章
如何准备论文汇报

一、递交摘要

在会议上汇报你的研究的第一步是递交摘要。摘要征集往往开始得很早，尤其是大型会议，在会议召开前很长时间就会截止征集。例如，2019 年 ISAKOS 大会的论文摘要征集在 2018 年 9 月截止，比会议召开时间整整早了 9 个月。

摘要递交通常以在线方式完成。所需信息包括作者的详细资料、单位、项目标题、摘要本身及基金资助。

摘要的字数限制可能从 300 字到 800 字不等，差异较大。有些会议可能规定摘要的小标题，但大多数都是标准结构的变体，包括背景、目的、方法、结果和结论。你可能已经为你的研究项目写了一份初稿，如果是这样的话，可以对摘要进行再次编辑以便投稿。将复杂的科研工作提炼为几百字的内容可能颇有难度，因此要尽可能地利用字数限制。对于摘要的每一部分，确定你想传达的关键点。从这一关键点出发，全面丰富文本内容，不超过字数限制即可。摘要投稿竞争激烈，如果英语并非你的母语，可以在提交前请同事审阅你的摘要，以确保其中的信息清晰明了。

二、演讲结构及幻灯片准备

多数自由论文汇报的时间为 6 分钟。为了确保在这短暂时间内充分传达研究的背景、结论与相关性，一定要进行细致的准备工作。

准备讲稿和幻灯片应同时进行，为了简单起见，在这里一并讨论。后文将以介绍在 ACL 损伤中检查胫骨及半月板倾斜角度重要性的一篇论文为例进行讲解。

与摘要类似，大多数论文展示都要遵循标准结构，包括引言、方法、结果、讨论和结论。由于标准的 6 分钟会议发言时间有限，所以必须清晰、简洁地传达最重要的信息。同样，如果你已经有了一份初稿，这将简化你准备发言的过程。通常情况下，我们认为每分钟展示 3 张幻灯片的节奏比较适宜。

很多机构都有用于汇报的幻灯片模板。如果没有，则需选用观众易于阅读的模板、配色及字体。尽量保持幻灯片整洁，每页上都有几个要点，配有清晰的说明性图表。很多讲者的幻灯片中有大量文字及数据信息，一般会附上使用如此"繁琐的幻灯片"的致歉。如果只有最相关的信息，那么该信息将会得到清晰地展示。任意一页幻灯片上的文字都尽量不要超过 8 行，且避免使用小字号的字体。

（一）标题页

幻灯片标题页应至少包含研究的标题及作者全名。大多数情况下，应包含会议细节及开展研究的机构。在介绍你的工作时，要记得感谢论文的共同作者，同时也要感谢会议主办方给予你的发言机会。

大多数会议要求第二张幻灯片为信息披露页，概述研究工作中存在的任何潜在利益冲突。

（二）引言

引言是明确研究背景的关键部分。通过 2 ～ 3 张幻灯片，在 90 秒左右的时间内，你需要向听众传达研究背景、目的及你的目标与假设。与发言中的其他环节相比，这一部分应该是为你的听众量身定制的。例如，与 ACL 专题会议的听众相比，一般会议中的听众需要获取更多背景知识才能理解 ACL 重建时的胫骨倾斜角问题。简而言之，应当在此介绍相关现状及研究背景。

较为科学的思路是先提出一个假设，然后努力证明或反驳这一假设。因此，应在引言的最后明确说明你的研究目的和假设，这一点非常重要。

（三）方法

在这一部分，你应该概述研究中使用的材料和方法。由于规定时间的限制，这一部分必须是对所有方法的总结，而非方法完整详细的描述。同样，对于诸如治疗组之间人口统计学差异等可能会影响实验结果的内容，应予以强调，而不应忽略。在生物力学试验展示中插入试验台的照片、放射学内容中插入测量图示，都有助于听众理解你的研究内容。最后，任何插图都可以帮你简明扼要地介绍使用的研究方法。

（四）结果

结果部分往往是论文展示中最短的部分。通常只需两三张幻灯片就可以介绍主要的研究结果。图形的表现形式往往有助于听众理解，比数字表格更为直观。在选择最适合的图表形式时，应仔细考量数据本身的特点。对于胫骨倾斜角的论文来说，条形图能更好的突出各组间的差异。不要用过多的数字展示过于烦琐的表格。聚焦于研究最重要最相关的结果发现，以引导讨论的方式呈现出来。为了使幻灯片更清晰，避免过于累赘的解释，一定要添加标注展示解剖或组织学图片。在演讲结束后与感兴趣的听众进行进一步的讨论。

（五）讨论

讨论部分可以让发言者将其工作内容最大程度地展示出来。你的研究与他人的研究结果是否吻合？你认为你的研究的主要影响是什么？你的研究成果是否有助于解释其他研究者提出的问题？你的论文中是否提出了新颖有趣的问题？这些都是可以在有限时间内讨论的主题，不同论文间有些许差异。简而言之，应将你的工作与现有的知识体系进行比较，将其原创性、新颖性及临床意义，与你以前的工作、其他可比性的研究进行比较来完成。应以逐点批判讨论假设性解释的形式来呈现你发现的内容。可以通过将可能要讨论的不同内容写在便签纸上，并将其贴在电脑或黑板上来协助完成这一过程。这能让你对所有内容拥有整体性认知并由此恰当的组织你的讨论内容。

举例来说，在针对胫骨倾斜角的汇报中，应有一张幻灯片专门介绍文献中类似研究的相关结果，并着重表现外侧胫骨倾斜角度的重要性，在另一张幻灯片中讨论关于外侧倾角增加可能会导致 ACL 损伤的机制假说，再用一页展示外侧半月板损伤与旋转不稳定存在关联的新证据，最后用一页来讨论截骨术在 ACL 损伤的膝关节中改变胫骨倾斜角度的潜在作用及现有证据。

讨论部分的最后应简单提及研究的局限性及其对研究结果的潜在影响，这也应通过一张幻灯片来呈现。

演讲结构

要素	幻灯页	内容
标题页	1	标题，作者，所属机构
声明页	1	可能存在的利益冲突 通常有固定格式
引言	2～3	研究背景及研究目的 目标与假设
材料与方法	3+	研究方法概述 便于理解的插图
结果	2～4	简要展示相关数据结果 通常包含图表
讨论	2～4	你的研究与之前的研究契合度如何？ 结果有何含义？ 你的研究是否回答了其他研究者提出的问题？ 你在研究中是否提出了新问题？
结论	1～2	清晰展示论文中的结论内容

三、问答准备

　　在论文展示过程中，在规定时间内解答有关你研究内容的提问可能是最为困难且让人紧张的部分。由于问题多无法预测，因此无法预先演练所有可能性，但依然可以预想到一些可能的问题并做好准备。

　　首先，要考虑项目本身的内容。因为在展示过程中不可能说的太详细，尤其是研究方法一节，这是听众最有可能会提问细节的部分。其次，考虑其他人的研究内容。你可能会在讨论环节提及其他研究者的工作。确保你已了解最新的相关研究，在提交摘要与进行发言间有很大时间空隙时更应注意这一点。为此，在发言前几天有必要做一次文献检索，以了解是否有最新发表的相关论文。此外，不要仅仅考虑已被解决的问题，要思考你在研究工作中提出的相关问题。

　　最后，利用一切可利用的机会练习演讲。许多单位都鼓励在正式会议前先在组内做"试讲"。这样不仅可以练习演讲，还可以演练问答环节，看看你的演讲能引出什么样的提问。总而言之一句话：做好准备！

四、演讲当天

（一）着装

在演讲当天穿着得体十分重要。在大多数情况下，男士需着正装、系领带，女士也一样。有些小型或亚专业会议会在夏季或冬季度假胜地内举办，这种情况下着装要求可能更为宽松。如无法确定，应以保守着装为宜。

（二）影音内容

你需要找到试片室或影音专员提供并上传幻灯片。在小型会议中，可能只需要在会议开始前到会议室后面的桌子就能完成这一过程。规模较大的会议通常会设置中心试片室，你需要找到它的位置。然而这一过程并不总是那么容易，在有许多分会同时举办的大型会议中尤为如此，因此一定要提前到场，给自己留出充足时间完成这一工作。

当完成幻灯片上传后，需检查里面的内容，确保上传的是正确版本，且无格式或布局错误。始终记得检查幻灯片里的视频是否能在大会提供的设备上顺利播放，并了解视频是自动播放还是手动播放。做好对视频内容进行解释说明的准备，以应对演示过程中可能出现的视频播放问题，这种情况并不少见。

（三）现场表达

在会议开始前，花点时间站在讲台上，了解一下自己的位置。一般情况下，你在讲台上能看到你的幻灯片、时间限制或倒计时。通常演讲者无法使用带有下一张幻灯片及相应提示的演示者视图，因此如果你觉得使用书面提示有助于进行演讲，那就准备一些小卡片。熟悉如何翻页。如果你需要使用激光笔，最好自己带一只，会场内不一定会提供激光笔。调整麦克风位置，使其能够收录你的声音，但注意不要过近，那会导致你的声音呈现不清晰。经验不足的演讲者往往会语速过快且声音很轻，因此要有意识大声、缓慢、清晰地进行演讲。同样，在回答问题时，应在思索后再作答。

要点

● 会议论文汇报是与同事分享你的研究与想法，并与之讨论交流的绝佳方式。

● 演讲是令人生畏的，对于没有经验的作者及面对大型会议时尤为如此，但经验是最好的老师，随着时间的推移，演讲会变得更为轻松。

● 充分准备、排练、预期内容对于有效传达信息并透彻地描述研究来说必不可少。

（张淑涵　译）

第25章

如何撰写临床论文

一、为什么要发表论文

外科医师希望公开发表研究成果的原因有很多。对于一些人来说，这可能是职位要求，或者他们希望借此提升自己的事业并获得晋升。对另一些人来说，这可能是研究参与者的一种道德义务，他们希望传播研究成果、提高骨科领域的理论知识水平。对于外科医师而言，科研工作是基本要求。撰写并发表研究论文不但有助于外科医师了解学术论文的结构，还能提高他们批判性阅读和分析归纳研究要点的能力。虽然撰写并发表论文的复杂过程让人望而生畏，但能够看到自己研究论文发表并获得的满足感还是值得的。

二、撰写前准备

最好的研究切入点是选择一个自己热衷，且与临床实践密切相关的课题。撰写论文很艰辛，但这仅是发表一篇优秀论文最后10%的努力。如果研究者对选题不感兴趣，很容易半途而废。不要害怕有争议的选题，因为这样的选题可能产出最有意思的论文。一旦确定选题，接下来就要明确研究问题和研究假设。研究假设是研究者对所研究问题提出的假定性解释。这个假设无所谓对与错，因为研究的目的就是验证假设是否成立。

确定研究课题之后，应进行全面的文献回顾。阅读有关该课题的经典论文很重要，但知识更新很快，近几年来发表的相关文章也需查阅。研究者需要确定这个问题之前是否有人研究过，进而明确拟开展的研究可能填补哪些不足或空白。

开始规划研究课题的时候，应向有论文发表经验的同事请教。这有助于避免研究和发表过程中的一些常见错误。指导意见包括如何选择合适的期刊进行投稿。确定目标期刊后，有必要阅读该期刊以前发表的论文，以便了解期刊的主题范围和论文风格。

三、论文类型

论文有很多种类型，其中包括：

（一）病例报告

病例报告是最容易着手的一种论文形式，此类论文是对一个罕见或感兴趣病例进行简短的描述。因为极少出现从未报告过的病例，所以病例报告很难在高影响力期刊发表。在病例报告中，临床照片资料很重要。

（二）病例系列研究

病例系列研究是对接受同种治疗方式的一系列相同病情患者进行的回顾性研究。尽管分析是回顾性的，但研究数据通常是前瞻性收集的。为了加强观察性研究的报告质量，国际期刊编辑和研究者联合发表了 STROBE 声明。通过遵循 STROBE 声明的自查清单，你可以确保读者能够对研究的有效性进行准确评估。STROBE 声明详见 www.strobe-statement.org。

（三）病例对照研究

病例对照研究要求两组病例除了目标疾病或干预等研究因素存在差异之外，在其他非暴露因素方面两组都应尽量匹配。这类研究方案设计要求严格，需确保病例组和对照组良好匹配、控制混杂因素，实施起来可能比较困难。

（四）临床随机对照试验

临床随机对照试验对试验组和对照组进行比较，仍然是循证医学的金标准。对照组可以采用目前的金标准方案治疗，也可以不采取治疗干预。受试者随机分配到试验组或对照组。为了确保能回答提出的研究问题，应进行检验效能计算确保样本量足够大。临床随机对照试验要求伦理审查批件和试验注册，通常需要足够的经费支持才能进行。

（五）系统评价或 meta 分析

系统评价或 meta 分析是对同一科学问题的多个高质量随机对照试

验进行的综合回顾和分析。目前外科领域的系统评价或 meta 分析中，倾向于得出的结论是：临床证据不足，无法推荐某种治疗方案。研究者进行此类研究时，应参考 PRISMA 指南（www.PRISMA-statement.org）。

（六）实验研究

基础研究通常是正在进行的系列研究计划的一部分，最终目标是为了进入临床研究、转化应用于临床。这些实验性研究可能涉及实验动物，通常需要动物实验的伦理审查批件。

四、如何撰写论文

研究完成之后，你可能觉得课题已经结束了，但最关键的环节才刚刚开始。撰写论文和投稿可能是研究课题中最具挑战性的一步，也很容易有始无终。

论文旨在展示研究的重要性和研究成果。用词要准确、言简意赅，应使用短小精悍的句子，同时避免复杂的科学术语。此外，还需明确而清晰地阐述研究的意义。

论文的标题应简明扼要地概括研究结果的重要影响，但应避免在标题中报告具体的研究结果。临床随机对照试验、meta 分析和系统评价等的标题均有此要求。例如，与"膝关节单髁置换术后 5 年随访结果"相比，"膝关节单髁置换术后早期翻修风险增加"信息量更大。

撰写学术论文不像写小说，论文有标准的结构规范，即 IMRAD 结构——前言、方法、结果和讨论四要素。虽然大部分论文都使用英语，但很多读者的母语并非英语。因此，必须确保论文简单易懂、条理清晰、语言简洁明了。

撰写论文是很辛苦的，需要设置一个严格的写作时间表才能保证进度、确保按时完成。按照 George M. Whitesides 的建议，你可以准备一张白纸，把你想到的与论文有关的所有重要想法，按任意顺序写下来，这些内容可以包括研究主题、研究的重要性、科学假设、主要研究发现等。

当你撰写初稿的时候，可以放飞思绪一气呵成，后续再进行反复修改。正如 Paul Silvia 所建议的："你的初稿看起来应该像非母语人士匆匆从冰岛语翻译过来的一样"。修改是一个很难的过程，但论文的成功与否取决于你的修改和编辑能力。经验丰富的研究者对论文进行修改的次数是新手的 3 倍。了解你常犯的错误并有针对性地查错是一种常用修改策略。不同人的写作习惯不同，借助办公软件的搜索功能，可以减少语句错误，改善写作风格。一篇论文通常需要反复修改好几遍。来自于本专业及专业领域外有发表经验的研究者的反馈建议对改进你的论文至关重要。可根据反馈对论文进行必要的修改和调整。

五、摘要

摘要应具有独立性，并能够吸引潜在的读者阅读全文。随着在线出版数据库的普及，摘要宣传"推销"论文的作用日益突出。对于许多读者来说，对论文的认识仅停留在摘要部分。大部分期刊规定了摘要的格式和字数限制，一般为 250 字。结构化摘要通常包含背景、方法、结果和结论等部分。

背景部分应简要地阐述为什么这个问题很重要、为什么读者应该关注这个问题及本研究的结果发现，一般 2 ～ 3 句话。

方法部分应告诉读者本研究做了什么。应包括研究设计、研究人群、试验分组（必要时还应简要说明治疗方法）及主要结局指标。方法部分不一定要写得非常详细。

结果部分是摘要的关键，因为读者都希望了解研究的主要发现和结果。在字数允许的范围内需尽可能翔实，包括统计分析结果和次要结局指标结果。

结论部分应总结陈述研究最重要的信息。也可以描述其他比较重要的发现。注意结论应与研究结果一致，不要夸大其词。

有关撰写摘要的更多信息，请参阅第 22 章（表 25-1）。

六、前言

前言的目的是提出研究问题并阐明本研究对当前领域的重要性。首先对本课题相关领域内的既往研究进行简要回顾，解释为什么选择该课题（重要、有趣或该领域存在不足等）。应指出现有文献的不足或本研究拟填补的空白，从而为本研究的开展奠定科学依据。明确了立项依据，作者应概述研究问题和研究假设。需要明确而清晰地提出研究假设，并指出本研究可能给读者带来的启发。虽然背景介绍不用太长，

表 25-1 作者自查清单

背景介绍
研究目的是否明确？
是否充分强调了研究的重要性？
研究课题是否具有创新性？
是否充分引用了与本研究相关的既往文献？
材料和方法
是否详细描述了研究人群？
研究方法是否足够详细，使其他研究者可以重复你的试验？
是否清楚地描述了研究设计？
是否描述了统计方法？
是否描述了伦理考虑？
结果
读者能否根据提供的数据评估研究结果？
表达是否直截了当、清晰明确？
对照组样本量是否足够？
统计分析方法是否合理？
讨论
是否充分讨论了研究结果？
是否描述了本研究与其他研究的不同，并解释了为什么存在差异？
是否讨论了本研究的潜在问题和局限性？
结论是否有结果支持？

但对论文起到很重要的铺垫作用。行文注意主旨明确、言简意赅。不需要对有争议的问题进行回答，后者可以在讨论部分进一步探讨。

七、方法

方法是论文中最容易完成的部分，记录研究过程中做了什么。事实上，研究方法的很多细节在研究开展之前就应该明确了。这部分应该包括统计方法和统计测量，但不包括具体的统计结果。方法部分就像一本菜谱一样，提供一步步的指导，可以让别人重复你的试验。因此要求作者尽量准确、清晰。如果引用了既往研究的方法步骤，应该标明参考文献。

除非研究者本人具有统计学方面的专业知识，否则应在研究开始之前咨询统计学专家。研究中最常见的错误是样本量太小导致的 β 错误，无法发现显著性差异。因此，有必要在研究开始之前进行样本量估算，以确保招募足够的受试者组间的预期差异。确定样本量之后，应考虑失访率（转移偏倚）并适当增加研究对象的招募数量。高影响力期刊要求 2 年随访研究至少考虑存在 20% 的失访率。

"统计分析方法"是方法部分必要的子标题内容。应详述使用的统计分析方法及有关样效能计算的具体信息。

明确定义研究人群，阐明纳入和排除标准。定义中包括研究开始和结束的时间。先介绍符合研究条件的患者总数，然后描述符合纳入 / 排除标准的患者人数。同时报告随访时间和实际到访的人数。理想情况下，为了确保数据可靠，失访率不能超过 20%。

明确定义纳入研究的诊断标准，如纳入研究的类风湿关节炎患者需符合美国风湿病学会诊断标准。患者必须满足下面 7 项指标中的 4 项，才能诊断类风湿关节炎：①晨僵；② 3 个或 3 个以上关节部位存在关节炎；③手关节存在关节炎；④对称性关节炎；⑤类风湿结节；⑥血清类风湿因子阳性；⑦影像学改变。

方法部分的常见问题有篇幅冗长、表述含糊、叙述不清等。保持语态的连贯性可以提高行文的流畅性，如使用第一人称"我们"或被动语态。使用第一人称时，句子开头很容易反复出现"我们……"。因此，在修改论文时，要注意句式开头适当有些变化。在撰写方法部分时，研究者往往直接从研究方案中复制粘贴，但必须注意，研究方案中使用的是将来时态，而论文是在研究完成后开始写的，应该使用过去时态。

机构审查委员会或伦理委员会的批准是检验研究设计有效性的重要标准。"方法"部分应表明研究已经取得伦理委员会的批件。

八、结果

研究结果应按逻辑顺序有序地呈现。首先应介绍研究人群和术前资料；然后介绍术中发现和术后随访结果，包括术后早期和长期结果及并发症。

结果部分应结合文字、表格和图片等多种形式呈现研究数据。"一图胜过千言万语"，这句话同样适用于学术论文。设计精美的图片或表格可以直观清晰地呈现多个节点的复杂数据。图表应具有独立性和自明性。对于图表中已经呈现的数据，正文中只需要简单总结关键结果即可，无须重复所有数据。

研究过程中往往会收集大量的数据。研究者必须有选择地进行报道，这一点很重要。应描述研究的主要结果，剔除那些不能提高论文质量的冗余数据。过多的数据可能会使读者感到迷惑，分散读者的注意力，使其偏离重要的研究结果。但是，不要将此与伪造或篡改数据混淆，后者是违反学术道德的。但研究者也不要过多描述不能增加现有知识、对临床实践没有指导意义的数据。报告结果时应避免重复。

外科医师对并发症的认识是不同的，部分原因是并发症给人以治疗失败的印象，也因为并发症可能会引发法律后果。临床试验管理规范（GCP）要求研究者报道研究期间出现的所有并发症和不良事件，从而确保患者和外科医师可以根据这些信息共同做出进一步的治疗决策。对于使用创新技术或新型移植物的研究，并发症的报道尤其重要。并发症的报道必须客观无偏倚。

在 ICH（International Conference on Harmonization，国际协调会议）-GCP 指导原则中，严重不良事件是指研究对象发生的任何不良医疗事件，包括：

- 导致死亡。
- 危及生命。
- 导致住院或住院时间延长。
- 导致永久性或严重残疾。
- 需要进行医疗或者手术介入以避免对身体结构或者身体功能造成永久性缺陷。
- 导致胎儿窘迫、胎儿死亡或者先天性异常、出生缺损等事件。

并发症可分为治疗相关和患者相关两类。治疗有关的并发症可能是手术技术、设备或治疗方法引起的。患者相关的并发症可能是由患者局部组织条件或身体整体状况所致。

治疗组之间的显著统计学差异表明研究具有足够效能发现组间差异。但统计学上的差异不一定具有临床意义。例如，Constant 肩关节评分相差 3 分可能具有显著统计学意义，但不等同于患者临床上具有相关差异。治疗组之间的置信区间重叠表明两组结果没有临床意义上的差异。

九、讨论

讨论的目的是在该领域更广泛的学科知识背景下分析研究结果。由于研究性质的不同，讨论部分的篇幅和组成要素会有所不同，但总体结构大体相似。首先描述研究的主要结果（包括与研究背景中陈述的研究假设相对应的结果）。注意不要重复结果部分的所有发现，而是突出研究者希望读者从论文中获得的重要信息。

讨论的第二部分是对研究现状的文献小结。与背景部分相呼应，但不应重复赘述。讨论部分的文献小结是针对本研究主要结果的延伸和拓展，以便将其置于该领域更广泛的知识背景下进行对比分析。无须进行系统的文献综述，但应将研究结果与既往研究进行比较，如果不一致，则分析造成差异的原因。应解释研究结果的意义和重要性。还应考虑对研究结果的其他解释，特别是那些与既往研究不一致或非预期的研究结果。尽管研究者本人对于主要研究结果的重要性比较清楚，但对读者来说可能并不明显。结合现有文献，在更广泛的知识背景下讨论研究结果，可以为今后的研究提供方向。

讨论的第三部分是指出本研究的优点和不足。审稿人和读者可能会意识到研究的局限性，因此，正视研究的不足并对其进行讨论尤为重要。研究者必须诚实地批判研究的局限性，并指出其对研究结果或临床意义的潜在影响。处理好论文的不足，可以免于审稿人的批判、避免审稿人或编辑对论文产生负面印象，同时展现研究者作为一个科学家严谨的形象。此外，对于研究的不足，尽可能提供解决方案或可能的解释。讨论局限性可以引起人们的兴趣，并提出需进一步研究的问题，指出未来研究的方向。

在讨论研究局限性时，重要的是要认识到研究中可能存在的偏倚。从某种程度上来说，所有学术论文都存在一定程度的偏倚，而且很难消除所有偏倚。当治疗组之间存在特征差异时，可能出现选择偏倚。采用随机化的前瞻性研究、严格执行纳入和排除标准可以最大限度地减少选择偏倚。实施偏倚是由执行研究或治疗操作的研究人员造成的。譬如，研究设计中如果只纳入一位术者，便可能出现实施偏倚。因为不同的术者手术习惯和经验不同，其他术者很难做到完全一样。但是要彻底消除实施偏倚是不可能的，因为总要有人进行研究操作，而每个人都存在一定程度的差异。数据采集者因各种主观因素可能导致记录偏倚。这时可以采用患者报告结局或让对研究分组设盲的独立第三方采集数据以减少记录偏倚。报告偏倚由研究结果的报告方式决定。使用国际公认和验证的结果评分系统，有利于与其他研究进行比较，并最大限度减少报告偏倚。

讨论的最后部分是研究的结论或读者从研究中得到的最主要的信息。这部分应重申研究问题的答案，并阐述研究的影响、临床意义或推荐意见。结论应仅突出具有统计学意义的结果。没有统计学差异的趋势性结果可在讨论部分报告（表 25-2）。

表 25-2 撰写论文的常见错误

前言和讨论部分太长
行文缺乏连贯性和流畅性
文献回顾冗长
方法部分时态使用不当
缺少机构审查委员会的伦理批件
结果部分数据不完整
统计方法不详细
图表质量差、清晰度低
没有讨论局限性
结论没有结果支持

十、参考文献

不同期刊的参考文献格式不同，撰写前注意查阅目标期刊的投稿指南。通常来说，每篇学术论文大概引用 20～30 篇文献，其中应包括与研究相关的高质量论文，尽可能避免低质量的论文。在必要的情况下，可以引用研究本人的论文。但如果只是为了提高个人文章的引用率，则可能影响论文的质量。推荐使用电子参考文献管理软件，免费文献管理软件有 Mendeley、Zotero 和 Citation Machine。

十一、投稿

完成稿件后，将其放在一边，1 周后再重新通读，彻底检查图表的准确性及拼写错误。然后发给你的共同作者，征求他们的意见，并根据需要修改论文。确定目标期刊后，仔细阅读期刊的投稿指南，按照要求提交，等待回复。很少有论文会被立即接收，期刊一般会要求作者修改后重新提交。审稿人会对论文进行评议，提出修改意见。按照审稿人的意见对论文进行修改并及时提交会增加论文发表的机会。如果论文不适合发表，编辑和审稿人会明确提出。论文被拒后，应参考审稿人的反馈意见修改论文，再改投其他期刊。发表论文是一件很辛苦的事，但看到自己的研究被刊出，也是一件很有成就感的事。

要点

选择感兴趣的研究课题

按照 IMRAD 五要素结构撰写论文

行文简洁明确，表述重要信息

认真检查修改，避免错误和重复

摘要应能吸引读者阅读全文

解释本研究填补了哪些不足和空白

讨论本研究的局限性，为未来研究方向提出建议

坚持到底！直到文章被接收发表

十二、总结

撰写论文是一项艰巨的任务，但如果成功发表，也是一种非常有意义的体验。论文的题目应该引人思考，能够引起作者和读者的兴趣。一篇优秀的论文首先要确定研究方案和统计分析方法。行文要用词准确、重点突出、条理清晰，以便读者了解其感兴趣的研究要点。

IMRAD 为读者提供了一种可参考的样式。确保讨论部分围绕研究假设和研究结果展开。论文结论应与研究结果一致。严于律己，勤奋努力，你一定能写出优秀的论文。

（蒋艳芳　译）

第 26 章

如何撰写学术著作的章节

一、前言

受邀参编学术著作是一种荣誉，也是对编者学术水平的认可。一般来说，邀请人主要考虑编者的临床经验和科研水平。参编学术著作中的某个章节提供了与同行合作的机会，既能加强现有的联系、又能建立新的合作关系，同时传播专业知识和理念。每章都应符合全书的指导思想，满足读者的期望和要求，内容翔实但不冗长。如何满足编辑要求、吸引读者兴趣的撰写指南对于处在职业生涯初期的科研工作者非常有帮助。本章旨在指导临床医师和研究人员如何成功撰写学术著作的章节。

二、编写前准备 —— "做好准备"

准备好！关注邀请函的以下内容。
- 书名和主题，以及你负责的章节。
- 共同编者。
- 时间进度表和截止日期。
- 粗略估计预期工作量。

开始编写前，先问问自己：你对给定章节的内容是否擅长？在目前的情况下，是否可以承受预期的工作量？如果不能按期交稿，并且一再要求延期，可能会影响你的声誉，未来很难再有机会受邀参编著作或参与其他合作。当你决定接受参编邀请后，编辑会分享更多的编写信息。这时，编者应该进一步仔细阅读撰写指南，并特别注意以下内容（表 26-1）：

①目标读者；②书籍类型；③编写大纲（包括所有章节目录）。

表 26-1　编书前需要考虑的重要内容

目标读者	● 学生 ● 住院医师 ● 专科医师 ● 临床医师 ● 科研人员 ● 患者
书籍类型	● 入门教材 / 教科书 ● 专业著作 ● 手术图谱
编写大纲	● 章节标题比较宽泛 [如 "前交叉韧带（ACL）"] ● 章节标题比较具体（如 "ACL 双束重建术"）

书籍的风格根据目标读者的不同也有所区别。书籍的写作风格应与读者的知识水平相适应。骨科和运动医学领域的书籍类型包括但不限于：

1. 入门教材或教科书　要求汇编与教学主题相关的重要理论知识和临床知识。教材应侧重于该领域最重要的知识要点，但简单介绍一下相关的解剖学和生理学知识对读者来说是有帮助的。

2. 专业著作　专业著作是对某一学科领域深入的系统的论述。以现有的权威文献为基础，介绍最先进的诊断手段或治疗方法。在过去的 10 年中，可以看到专业著作越来越细分亚专科化。几年前出版的著作大多以《运动医学》等为题，而现在以《儿童前交叉韧带》等为题的著作越来越多。

3. 手术图谱　在骨科临床领域，手术教科书常以图文并茂的形式逐步解析手术步骤。内容包括配有相关讲解的高质量插图, 手术的陷阱、技巧和窍门，以及临床实践中常见问题的解决方案。

提前了解编写大纲和其他章节的内容可避免不同章节的内容出现重复。

确定了自己的编写框架之后，尽快联系其他共同编者。明确章节的主编和其他编者各自的任务。主编应指导编写团队完成整个编撰过程。整理并制定编写团队对于时间进度的规划。所有编者在编撰过程中应保持一致，并定期更新编写进度。对此，有两种可行方法，即：

1."**串联法**" 由一位编者撰写初稿，传阅给下一位编者补充、修改，然后再传阅给下一位编者。编者的顺序可以根据经验和资历进行调整。这样可以减少传阅修改次数，节省宝贵的时间。

2."**大熔炉法**" 编者平分写作任务。最后由主编统稿，并统一行文风格，确保阅读的流畅性。

无论选择哪种方式，最后的版本都要经过所有编者的反复核对和确认。

编撰过程中应尽早讨论确认编委会名单。明确谁是第一作者、第二作者或资深作者。有时候确认编者顺序会让人头痛，但如果等到编撰工作都完成了再讨论会更麻烦。

确定编写进度和截稿日期。错过了截止日期可能会导致仓促交稿，最终影响书稿的质量。

编者必须意识到，书稿出版后将与市场上的同类书目竞争。因此，编者需要了解已经出版的相关内容以及现有文献的不足。现有文献可查阅期刊论文、教材专著、学术会议展示及网上资料等。一个重要的检索工具是美国国家医学图书馆和国立卫生研究院提供的 PubMed（www.pubmed.gov）。

1. 与你的共同编者取得联系！确定章节主编和编者各自的任务。
2. 讨论编委名单！确定谁是第一作者、第二作者或资深作者。
3. 确定截稿日期。
4. 了解已发表出版的研究现状及现有文献的不足。

1. 在编撰开始之前，确定章节的编写提纲。
2. 编写提纲可采用编号列表、关键词或流程图的形式展开。
3. 让所有编者参与进来，确保大家进度一致。
4. 在编写提纲的基础上添砖加瓦，不断丰富内容。

三、如何撰写第一页——"万事开头难"

开篇通常具有挑战性，也是年轻编者应该特别注意的部分。编者常常倾向于凭直觉或根据个人的专业优势和兴趣开篇落笔。但这种做法容易忽略书稿的整体性。因此，在撰写开始前，有必要确定章节的编写提纲。提纲不光要列出章节的副标题和主要段落，还应在一开始就起草好每个段落的结构和主要论点。根据个人的喜好，提纲可以采用编号列表、关键词或流程图等形式。确定主要论点的时候，最好让所有编者都参与进来，从而最大限度地发挥大家的临床经验优势、并吸收更广泛的意见。通过这种头脑风暴的方式，所有编者都能受益，而且能确保大家达成一致。即使章节由不同编者撰写，整体结构也不会改变。如果编者独立负责一个章节，多向其他医师请教也是有帮助的，这样能避免编者偏离主题。

确定提纲后，根据需要对每个提纲要点进行扩充、丰富完善内容。

四、编撰过程——"如何完成工作"

要想书稿生动有趣，必须平衡好书中理论知识和临床实践的内容。即使章节的主要内容是基础理论，也应该指出其用于临床实践的指导意义、操作技巧或相关注解。与叙述性综述不同，著作无须遵循期刊论文的常规格式，通常没有"材料和方法""结果"部分。此外，也不需要大量的统计分析来支持书稿所提出的观点。一般来说，章节的末尾应提出主要的研究结果、结论及临床意义。

一本书的编写过程可能需要 2 年甚至更长的时间，读者也希望著作能经久流传。因此，著作内容应该精选过去十几年该领域最有意义的研究发现。与学术期刊论文不同，著作应注重专家意见和临床实践经验，而非基础研究或循证实践讨论。书稿也不要求对研究现状进行系统全面的综述。

全书应保持术语一致，以增加可读性。一般情况下，使用现在时态和第三人称，但可以根据特殊需要进行调整。医学术语不需要改动或使用同义词。本质上来说，著作仍然是学术写作，因此，编者应避免使用冗长句式和关系从句。

结论通常放在章节末尾，概述本章节最重要的知识要点。然后撰写章节摘要。此外，需仔细检查本章的内容是否与著作的题目相吻合。有时章节的主旨思想会随着编写过程发生改变，编者则需对最初撰写的内容进行调整，以保持主题一致。

撰写过程中应随时做好参考文献的管理。常见的参考文献管理软件包括 EndNote、Papers 和 RefWorks。漫游数据库的功能支持不同编者共享同一个参考文献列表。

重视图表的作用。与主题相称的图表可以增强文字表达效果。高质量的图表能吸引读者的注意力。此外，它们还是突出书中知识要点的重要工具。尤其是在介绍诊断和治疗方案时，流程图和示意图可以很好地将理论知识转换为临床实践指导。需确保图表分辨率足够高，并且能在正文中索引。相关的图例必须具有自明性，读者无须返回正文查找注解。图表中使用的所有缩略语必须在图例中明确定义。

文件命名要清晰、一致，以便对各版本的书稿进行有效管理。文件名应包括修改日期（年、月、日）、标题、编者姓名和版本号（如：2017-11-11-11-ISAKOSResearchBook-PfeifferV1.docx）。所有修改稿都应保存。这样，作者可以回溯稿件的撰写修改过程。此外，写作过程中注意定期保存文档，防止数据丢失。

编者可以使用网盘如 Dropbox 分享书稿，也可以在云端操作。谷歌云或苹果云支持多个编者在线协作编辑文档。但是，责任编者必须跟踪记录所有的修改意见，并保持全文连贯。

定稿前反复多次通读全文。如果书稿使用的语言不是编者的母语，强烈建议邀请母语人士进行修订，以确保写作的专业性和科学性。

1. 即使章节的主要内容是基础理论，也应该指出其对临床实践的指导意义、操作技巧或相关注解。
2. 著作内容应该精选过去十几年该领域最有意义的研究发现。
3. 保持术语一致。
4. 最后，有必要对最初撰写的内容进行适当的调整。
5. 撰写过程中随时管理参考文献。
6. 高质量的图表可以吸引读者的注意。

五、技术方面的考量

技术方面需要考虑的因素包括：
- 字数要求
- 图表和参考文献的数量及格式要求
- 网络版本 / 视频（如果适用）
- 编写指南

大部分书稿每章篇幅大概 10 ～ 15 页，4500 字左右。编辑和出版社会对总页数及每位编者负责的页数进行规划。各位编者需要严格遵守篇幅要求。交稿样式通常为双倍行距、12 号 Times New Roman 或 Arial 字体。编者不需要花过多的时间调整格式，那是出版社编辑的工作。

图表通常保存为单独的文件。不同出版社对图稿的技术参数要求不同。一般来说，图表的分辨率要求大于 300 dpi。正如上文所说，高质量的图表可以提高书稿的质量。

交稿前，仔细检查所有技术参数要求。对于编辑提出的修改意见和改进建议，编者应使用审阅模式标注修改内容。校对是撰写书稿的最后一步。应检查书稿是否有拼写错误、语法是否使用正确。此外，应特别注意编者的姓名和单位是否正确。

要点

- 撰写著作是一项团队合作。
- 提前确定主编需要组织好编写团队，让大家保持一致，确保章节的整体连贯性。
- 必须了解已经发表的研究现状及现有文献的不足。
- 在编撰工作开始之前，有必要先确定章节的编写提纲。
- 在提纲的框架基础上丰富书稿内容。
- 谨记：著作是以垂久远的，且出版后将与市场上同类书目竞争。
- 一般来说，术语统一、科学严谨、图文并茂的书稿更能吸引读者。
- 一部优秀著作的关键是保持思路的连贯性。
- 主要涉及基础理论的章节也应该包括对临床实践的指导意义、操作技巧或相关注解。
- 最后，编书的过程有时辛苦但总是充满乐趣，书稿印刷出来后对编者也是一种回报。

（蒋艳芳　译）

第 27 章

如何撰写一份成功的临床研究计划书

一、前言

在现代临床研究大环境下，为了俘获患者、研究人员或学生等听众，非常有必要进行高效、清晰、充满热情的沟通。一份研究计划书、基金申请书或科学论文必须要讲一个引人入胜的故事，包含研究原理、假说、研究设计、材料、方法等传统要素。因此，如何将一份平白的研究计划书包装成一份引人入胜的申请书，可以说是医学职业科研培训中最重要的、但也是相对不被重视的技能。

为了解释并说明如何达到这一目标，本章分成了两个部分，第一节描述了一些基本概念，第二节为切中肯綮的"干货"。

尽管这是一种有点"不同寻常"的做法，但它的作用是明显的。这两部分都是书写一个科学、有效、有趣的申请书所必需的。

二、第一节

1. 资助机制

● 任何科研项目申请书的前言部分都应针对实际的资助机制进行书写。

资助机制通常要清晰地描述资助主体想要看到的东西。该信息通常包含在项目申请须知中，但有时必须在特定的网站、地点或任务说明中专门查找。尽管这些资助说明中的语句通常会让人萌生睡意，但重要的是可确保你的研究计划聚焦于资助机制的描述。诸如目标人群、机制、疾病、社会负担，有时甚至是材料和方法之类的要素，都在项目申报要求中有着非常明确的定义。通常，项目申请须知会使用特定的语言、短语或术语，这些都应在你的申请书中重复出现。识别出这些短语并多使用它们将确保你的研究计划与明确的资助机制相关。例如，资助机制说明优先资助可将科学数据"转化"到临床领域的项目；关键词是"转化"。该词应在项目描述中予以标注并明确强调。

- 科学是值得嘉奖的，而故事，则需灵活运用。

你所提出的科学问题可能与申报要求所提出的并不完全一致。然而，大多数研究计划书提出的科学问题不止一个，也就是说，研究的具体目标不只一个。如果申报要求提的是"针对女子足运动员的损伤预防技术"，而你的研究计划是以所有足球运动员为研究对象，那么很容易可将你的具体目标确定为对女子足球运动员的相关因素的探讨，而非针对全体人群。你仍然可以对全体人群进行数据收集，但项目将只为你的总体研究目标中申报要求聚焦的一个子目标寻求资助，并仍以申请须知为重点。这种变通可能会帮你扩大你此次申请的相关性和影响力。

- 仔细阅读项目申报要求并注意细节。

不同的项目要求的内容、页数、附录和前提条件也各不相同。有些要求必须在申请前提交伦理委员会的提案；有些要求研究者必须隶属于某一大学；有些要求研究者国籍；有些要求研究者是特定组织会员（基金会批准）；有些则并无此类要求。在着手准备申请书之前，务必要仔细阅读这些说明。撰写一份成功的基金申请书是一项艰辛的工作，你最不希望发生的是在即将提交申请的最后时刻发现自己并不符合申请条件。

- 看准截止日期，实事求是，制订一个主时间表。

一般来说，较小的资助会要求提交简短精练的申请书，1～2页即可，有时可能更少，甚至只需一个四格表。虽然这类申请的实际写作过程看起来很简单，但你可能很快就会发现，简短的申请书并不一定更容易书写。其实正如 Blaise Pascal 所言，"如果我有更多时间，我就会写更短的书信"，这句话对基金申请过程也同样适用。

很难为大家提供一个理想的申请书撰写时长，因为这基本取决于你前期所做工作的多少，以及你在申请前已完成了多少文字及章节撰写。如果你是第一次在你的专业领域撰写申请，那么要给自己留至少2～3个月的时间来完成小额基金的申请。如果申请数百万经费数年的大额基金、NIH 式基金或合作基金，有时需要一个团队共同撰写数年时间才能完成一份有竞争力的申请书。一个很好的经验法则是，首先明确你认为完成一份完整申请书初稿所需最短时间，然后将其翻倍，翻倍后的数字即为实际所需时长。还应记住一点，一份优良且具有竞争力的申请书需经过你自己及同行的审阅。这一过程可能会花费 4～6 周时间。有一种策略是尽量逼近截止时间，有意在最后一分钟错过最后申请期限，然后在下一个资助周期内对申请书进行微调和打磨，以便提交至下一个申报周期。未能在第一个截止日期前提交申请书并不可耻。通常可以将其提交到下一周期的申请中。一份精心撰写并经同行评审打磨的申请书，即使未能获得资助，对每个人来说也是双赢的。它可以是新的申请书的起点，或将其改写为论文或展示讲稿。一份未完成的申请书是对时间的浪费，因为它既不可能获得资助，也无法成为未来的申请书。

为了跟踪你的时间轴，建议创建一个主时间表，并为某些部分设定软性截止时间。

> 一个很好的经验法则是，明确你认为完成一份完整初稿所需最短时间后将其翻倍，翻倍后的数字即为实际所需时长。还应记住一点，一份优良且具有竞争力的申请书需经过你自己及同行的审阅。一份未完成的申请书是对时间的浪费，因为它既不可能获得资助，也无法成为未来的申请书。

2. 如何实际准备撰写一份申请书

● 学会分段工作。没有哪项申请是一天就能写好的。

基金申请通常可以按照不同的关键要素进行分割，包括基本原理、具体目标、关于创新性及相关性的说明及研究设计。"技术性支持资料"一节通常是另外一项必不可少且体量较大的部分。

尽管明确的研究问题、假说、具体目标很重要，但在时间紧迫的情况下，往往是技术性支持材料一节会造成最大的问题。技术性支持材料的内容（即标准操作程序、纳入女性和儿童的声明等）都很短，通常只是一两段的声明，你和你所在机构内可能早已应用过相关表述。这类表述需根据具体申请内容进行调整。这些技术性支持材料在内容书写上不需要新颖性，但仍需做好准备。这类工作也可以委托他人完成，也可以自己在手术间隙、出诊或参与讲座前后、乘机或候机时完成。

- 在开始书写具体目标之前，要对研究的科学性、相关性、创新性及研究设计有清晰的认识。

建议先从科学假说和具体目标入手，并从中发展出立项依据。之后再扩展到创新性和相关性的部分。完成这三部分内容的书写后，可以将这三部分中零碎的内容结合起来，重新整理，写出具体目标一节中的引言内容和简述原理。因此，具体目标一节通常是在其他章节内容都写完后才能完成，需要投入的时间最长。

- 做好准备工作。

"准备工作"就可以解决申请书中的好几个部分。在汇总完自己的想法后，你应该尝试把它们整理成简短的表格或文字。这种方法就是有名的"电梯法则（elevator pitch）"。而与之对应的科研方法即"餐巾纸展示（napkin sketch）"，这是一种既可以检验自己的想法，又可以在组会上与同行或团队成员共同讨论的高明做法。当我在匹兹堡 Chris Evans 带领的 Ferguson 实验室接受基础科学训练时，我们有一条不成文的规定。如果你能在周五下午的组会上用一张餐巾纸勾勒出你的项目，并让你的同伴们认同该项目的价值，那么你就能继续进行这个项目。尽管这只是基本想法的简化版本，但它能展现出基本理念。寥寥数语简明展现项目内容是建立在仔细的思考及对项目内容的清晰理解的基础上的。这种练习有助于聚焦所有类型的研究思路。有些基金申请要求以"四格表"的形式进行此类研究展示。

在项目"餐巾纸展示"或粗略轮廓的基础上，应制订一份更为深入的实际研究方案。尽管也应注意基金申请中还存在其他部分，但这份研究方案是至关重要的一部分，因为它可能会影响到其他几个章节内容，如生物统计学和项目可行性，并可以依此明确许多需要解决的问题，而这些问题随后可能会改变实际研究方案。

另一条实用的建议是为主要章节的概念性推理、解释、支持文献内容等单独建立一个文件进行管理。可以用这种方法来解决研究意义、相关性、经济性、创新性、未来方向等一系列问题。每个研究者会经常阅读自己感兴趣的特定主题的文献，尽管可以随时阅读，但很多时候，可以证明假设的想法总会灵光一现，但又很快被遗忘，第二天就不记得了。所以可以在手机或电脑上创建一个文件夹来快速存储这类想法，以便在需要时及时回忆调用。

应在一开始就让专业的生物统计学家参与到研究设计中，这是所有临床方案的关键步骤。即使是基于动物的基础科学研究，在许多机构中也强制要求团队中包括生物统计学家。估算样本量、效能计算和潜在研究的设计都应在研究规划的早期进行，以便正确设计实验方案。因研究设计会影响到具体研究目标、时间安排、预算等内容，因此，在前期完成这一工作会优于后期补全。

确认你所在机构的内部提交截止时间，并将其列入你的主时间表中。大多数机构都会要求研究者通过机构内的科研办公室完成科研基金的申请。每个办公室对审核批准资助项目都有不同的时间要求。有时甚至会有针对项目申请人资格的限制，会在一开始就将某些研究者排除在外。因此，应尽早通知你所在机构并开启内部审核程序，这一点非常重要。

三、第二节

本指南的第二部分将讨论申请书的各个小节，并展示如何将科学内容包装得有趣有看点。

（一）研究意义／相关性

研究意义及相关性的相关表述需要耗费大量时间才能完成。不宜使用人尽皆知且老套的论证思路。当评审专家发现申请书中重复使用几个相同短语（如"美国每年完成超过 200 000 台 ACL 重建手术"）来论证其相关性时，就会产生"有重大意义且高度相关"的疲劳感。

从评审专家的角度来看，大多数申请书在相关性描述中都使用了相同的语句、甚至引用同一篇论文的做法非常可笑。如果一份申请书的引入部分十分新颖，就会立刻变得更有吸引力。因此，如果作者能花一些时间从主题相关的流行病学论文中搜寻鲜为人知但依然相关的信息，其完成的研究意义／相关性陈述会增色许多。这类信息往往可以从知晓人数较少的非骨科相关资源中找出，如疾病控制与预防中心、政府白皮书、其他专业领域作者发表的论文等，他们看待问题的角度可能就会与你不同。尝试强调实际存在的"知识空缺"、以往尝试解决这类问题但失败的方法和当前新的方法，突出你的研究课题或研究路线的重要意义。

（二）创新性

这可能是基金申请中最重要的部分之一，许多基金都期望资助"具有高度创新性"的申请项目。什么样的申请算得上"具有高度创新性"呢？

尽管创新性并不存在金标准，但值得指出的是，对于一个项目的创新性，主要评审专家通常不会认可几种常见论证方式。对此我将不作评判地简要举例：

● 对现存测量技术的逐步改进以及对用于评测已描述或发表过的病例或病理的技术改良。

● 拥有一种正在寻求具体应用的工具。

● 新设备的材料测试或可商购的专有技术。

● 回顾性数据分析。

相反，一个具有创新性的项目申请书应能回答以下问题。

● 为什么你或你的团队要进行这项研究？

● 你能破除哪些尚未消除的障碍？

● 你是与其他人寻求合作，还是拥有一支独立团队？

● 你的申请书中有没有必须在你的平台上才能完成的环节？

● 在申请中，你可以建立哪些真正独特的科学联系？

● 谨慎使用诸如"我们首次提出"这样的语句，相反，应指出你所要解决的问题中数据及方法的稀缺性。

（三）材料／研究方法／实验设计

这是你申请书中技术性最强的部分，应以以下方式进行书写。此章内无须"讲故事"，相反，应注重简短、精要、切题。以下是材料／研究方法一章中应包含的简短要点清单：

● 前期研究已确定样本量、纳入数量及可行性。

● 简要提及实验室或临床容量（这部分信息主要放在相关资源一节中书写，但在前景中提及也非常有用；例如，在 ACL 研究中，提及本研究是在一个每年完成超过 300 台 ACL 手术的临床机构完成患者招募，就能起到一定正向作用）。

● 受试者纳入流程和研究过程（即如何招募患者？这是正在进行的研究注册还是队列研究招募的一部分？）。

● 如何避免受试者退出实验或失访。

- 如何避免偏倚。
- 对于某些基金管理来说，必须创建预期招募列表以保障多样性。可以在材料与方法一节中进行介绍。
- 结局评价工具应当详细报告（即包含其使用目的、有效性验证、MCID、MDC 的参考文献）。
- 研究时间节点及确定分组。
- 研究终点（研究终点是最重要的结果标准，你的假设正确与否均由研究终点决定）。
- 预期的困难，减少失败的策略，以及研究局限性。

（四）生物统计学支持非常重要

如上所述，在研究设计早期便从生物统计学家那里获取意见非常重要，因为它可能会影响研究的技术部分。具体来说，在你的统计规划和数据管理中，必须解决以下问题。

- 效能分析。
- 随机化。
- 偏倚。
- 计算 / 估计在研究中可能的"脱落样本量"并估计失访患者量。
- 估算或核实所需纳入人数（有时需进行预实验来确定这一数字）。
- 数据丢失管理方案。
- 如何处理离群值。
- 具体的中期分析时间节点。
- 可能影响临床试验研究设计形式的数据分析技术（如自适应设计、伞式研究平台等）。

（五）参考文献

如今，文献管理软件对发表科研论文或申请基金来说都是必不可少的。

一定要遵循有关参考文献的规定。我们小组曾经提交过一份 NIH 项目申请，其中附有 16 篇参考文献（而非项目申请规定的 15 篇），那份申请就被拒绝了。

有关此主题的要点如下。

1. 使用文献管理软件。

2. 时效性（除非是相关领域内的里程碑式论文，否则只引用最近

3 ～ 5 年文献)。

3. 不要向审稿人灌输不必要的参考文献。

（六）未获资助该怎么办？

最后，我们谈一谈该如何处理好你的申请书。未获资助通常有两种类型。

1. 因未遵守申请指南等而遭遇技术性不资助。

2. 未能使审稿人认同你的工作价值。

把事情看开些。提醒自己，获得资助的概率相对较小，可能只会有个位数比例的申请项目获得资助，而你的竞争对手又都是本领域内最优秀的研究人员。

技术性不资助通常是未正确阅读申请说明的结果。你通常会在实际评审之前就迅速获得回复。这很使人沮丧，但这也正是我们在本章中指出仔细阅读申请说明的重要性的原因。项目机制的竞争性越大，这类技术性不资助的发生概率越高。

没能获得资助是正常的，不应将其视为整个项目或申请者个人的失败。鉴于大多数基金在其资助周期中都会处理数百份由聪明且训练有素的研究者撰写的申请书，认为自己的申请第一次就能获批是不现实的。尽管有可能申请成功，但更常见的结果是未能获得资助并得到一组较好的批评意见。

我自己也经历了很多次这种过程，所以我建议你接受失败，读完后，将其置于一边。这些不获批的结果总是会很伤人且让人产生挫败感。通常你会认为审稿人只是不理解项目主题或申请书中的内容，认为他们是不喜欢你或你的团队，认为这些批评不公平。有经验的研究者会先把结果放一放，几天后再重新拿起不资助意见，认真剖析其中的批语。要知道，评审者写这份评语通常是出于两个原因。一是指出申请书中存在的科学上的缺陷。这些通常是可以修正的问题，因此给了你一个可实质性改进申请书的机会；二是评审人试图引导你朝着他们期望的方向前进，并且希望之后能在研究部门或基金评审委员会中再次见到你的申请。这种洞察力是十分宝贵的，可以让研究者根据这些建议调整未来的申请。在某些情况下，你的申请被认为是对基金机制简单的误读，在这种情况下获得这样的评语是很重要的，因为它提示即使你重新提交你的申请，也很有可能不会成功获批。

未获资助有两种形式，一是技术性不资助，二是未能展现相关性。让自己看开一些，提醒自己，获得资助的概率相对较小。接纳不资助意见，读完后，将其置于一边。有经验的研究者会先远离这一事项，几天后再重新拿起不资助意见，认真剖析其中的批语。

要点

- 将你申请书的受众设定为受过科研训练但并非本领域内的人员。
- 做好准备，安排好你的时间。
- 一份成功的申请书通常要在真正获批前进行多轮修改。
- 利用所有可用资源，并与你的同事讨论你的申请书。

（张淑涵　译）

第 28 章

如何对临床研究论文进行审稿

一、前言

批判地评审学术论文的能力，不论是对杂志的同行评审过程，也是对临床研究大环境下能够解释的研究结果而言都是一项重要的技能。然而，在医学院或住院医师培训中通常都没有如何评审研究论文方面的培训。因此，本章将在评审研究论文方面提供一些概括性的指导。

一篇论文的每一部分都会提供重要的信息，包括目的、研究设计、研究结果或结果的解释方面。审稿人在评审每一部分时，必须在脑海中设定指导原则和问题，以确保评审过程中不会遗漏任何信息。提出的问题和评价的项目根据研究设计或文章类型而有所不同。本章将会评审论文中每部分的组成及每部分应该提出的问题。本章将要讨论每篇论文中的以下主要部分：提供研究目的的前言、方法、结果和解释结果的讨论。审稿人可以把本章中概括的指导原则作为一个很好的基础，把它灵活运用到具体的文章中，并可以根据他们的偏好把这一基础个性化。

二、研究目标和目的的评估

通常情况下，前言部分的论述和文章的主题有关，并包括对研究问题和研究假说的基本阐述。前言部分的组织结构可能会根据论文是否是临床报告、新科学数据的研究或是新方法的描述的不同而有所差异。大部分研究发表的目的是：①报告所有的新发现；②确认之前有争议的研究（例如，个案报告，较小的初步病例系列研究）；③介绍或论述与文献中数据和（或）结论不一致的争议问题。在这部分通常会出现以上的 3 个目的之一。一般来说，第一段引入主题和（或）问题并提出它的重要性。第二段和第三段提出每个问题或假说的基本原理阐述，最后一段论述问题和假说。基本原理的提出应该基于代表性的文献并在最新文献中进行论述。审稿人应批判性地审查以下几点。

- 前言是否提供了必要的背景；也就是说，为什么要进行这个研究？
- 该主题已知和未知的信息有哪些？
- 该研究问题是大家感兴趣的问题吗？这个问题是具有原创性的还是仅仅已有知识的重复？文章本身有没有新信息？
- 研究目的明确吗？有假说吗？如果是基础科学研究，那么和临床相关吗？
- 前言能缩减吗？通常前言是可以在不丢失主要信息的情况下缩减的。

如果你对论文的话题不太熟悉，那你应该查找之前的文献，这样你可以知道有关这个话题的已知和未知及有争议的信息。作为审稿人，应确保引用相关最新文献的同时而不遗漏某些经典文献。另外，重要的是需要确保目前的研究富于创新性，而不是之前已发表研究的复`制品。

三、评审临床研究论文的方法

在评审临床研究论文时，方法部分可能是评审最重要的部分之一。不好的方法学可导致疑问或错误的结果和结论。批判地评价这一部分的基本原则就是保证方法的透明、清晰和可重复性，并且通过在研究中尽量减少各种偏倚以保持内部效度。

作者应该对研究的设计、实施和分析进行详细、清晰、有逻辑性的描述。读者能够根据作者对研究方法的描述精确地复制这个研究。作者应该清晰、合理地描述研究设计：试验的实施是前瞻性还是回顾性？临床设计是随机试验、病例对照还是病例系列研究？另外，任何应用的机构审查委员会或伦理委员会的批准都应该在文章中声明。同样的，研究注册如临床试验注册或系统评价的注册，都应该在文章中说明。

患者或研究对象的纳入标准应该清晰描述。所有的准入标准例如患者的人口统计因素、诊断等都要详述。基于诊断的纳入标准应该包括具体症状、客观临床表现或影像学资料。在研究对象为股骨髋臼撞击综合征患者的研究中，作者应对阳性诊断的标准进行论述；例如，诊断为凸轮撞击亚型的患者症状表现为：髋部或者腹股沟区疼痛，屈曲、内收内旋撞击试验阳性和影像学表现阳性，如 α 角 > 50°。同样地，所有相关的排除标准如年龄、并发症和合并诊断都应提前确定并清晰描述。

为保证研究的可重复性，必须很好地描述研究中所有的干预措施。在手术研究中，应该对手术技术的每一步都进行详细描述，类似于一份完整的手术记录。此外，早前的非手术治疗、手术指征和决策制定、术后康复和禁忌等都应该在文章中说明。同样，有药物干预的研究必须报告药物剂量、治疗频率和治疗持续时间。

作者应描述研究中的结局测量指标方法，清晰界定研究中评估的主要结果及次要结果指标。作者不仅需要解释结果是什么，还需要描述结果的评估方式及评估时间。如果在研究中使用临床结局测量指标或评分，这些测量方法应适用于对应的诊断和患者群体。例如，在早期髋关节镜的研究中，最初设计并且适用于髋关节置换术的一些患者报告结果评分用来评估年轻的、髋关节镜患者的手术结果。随着新的患者报告结果评分如髋关节和腹股沟结果评分（Hip and Groin Outcome Score，HAGOS）或国际髋关节结果工具评分（International Hip Outcome Tool，IHOT）的出现，这些适用于年轻和中年髋关节和腹股沟区疼痛患者的新评估方法有可能更适用于股骨髋臼撞击综合征和髋关节镜的患者。

（一）数据统计分析

数据统计分析的评估往往工作量巨大。评审一篇文章的时候需要描述统计方法。通常情况下，在大样本量而又不存在离群值的研究中，应报告均数和标准差。另一方面，如果研究样本量小，而又存在离群值，最好报告中位数和结果范围，使读者能够更好地理解样本。为确保后续研究的顺利开展，在相关临床试验中应包括确定样本量的计算。作者应声明所用的统计分析软件，还应讨论每项对比所用统计分析的检验类型，审稿者应该确定这些检验是否适用于研究中所分析的变量类型。连续变量的分析应该用适当的检验方法例如 t 检验而参数变量的分析应该用例如 X^2 检验或 Fisher 确切概率检验方法。对比两组以上的平均数研究中，如果比较一个独立变量和双向方差分析或多变量方差分析检验的多个自变量，应使用方差分析；如果进行多重二级比较，则应该使用适当的 Bonferroni 校正来调整多重比较。

（二）研究设计的具体方法学

评价研究方法学的核心原则已经在以上章节中讨论过了；然而，根据批判性评估的研究设计和类型，我们有一些不同的、显著的要点需要评估。例如，当分析随机对照试验的时候，需要仔细检查分配隐藏和盲法；而在回顾性队列研究中，这些可能就不相关。下一部分将会讨论针对不同研究设计的具体方法学。

（三）随机对照试验

随机对照试验的主要特点是实验目的通过随机化和盲法控制偏差。有效的随机对照实验和实施不如人意试验的不同可以归结为在实现这些特征使用方法的不同。作者应该对随机过程的实施进行清晰地定义。作者应该讨论产生随机序列所用的方法和随机类型及相关的方法细节，如区组随机化。

评估随机对照试验方法时，分配隐藏方法是一个需要考虑的重要因素。许多分配隐藏的策略会存在大量选择偏倚的可能性。调查者可以暗中把装有随机数据的密封信封拿到光亮处透过光看到数据，甚至是偷偷打开信封。使用看起来公正的行列式如随机图号也会引起偏倚，因为如果调查者知道他们的治疗分配，那么他们可能会选择根据自己所认为的结果纳入或排除患者。文献中分配隐藏策略有缺陷时调查者可以用破除随机的有效性。集中随机化是分配隐藏中的金标准方法。在这一方法当中，由中央办公室来确立研究的可行性，然后随机将纳入的患者分配给研究者。

盲法是在干预措施安排后的一个保护随机的重要过程，并且是在评估随机对照试验时需要考虑的另一个因素。研究对象对所分配的干预措施实施盲法可以避免事先的任何偏倚或避免会影响研究结果的研究对象行为。为进一步减少偏倚，盲法可以扩展到护士、结果评估者和其他研究人员。文章应该解释哪一部分人在分配干预措施后实施了盲法，并且这一方法是如何管理和保持的。然而，我们必须考虑到有的时候几乎不可能对某些人使用盲法，例如，让外科医师对他们所采取的干预措施实施盲法，这是外科研究的特点。临床试验报告规范（consolidated standards of reporting trials，CONSORT）指南和清单是指导批判性评估随机对照试验的有效资源（http://www.consort-statement.org/consort-2010）。

（四）系统评价

检索策略是系统评价可重复的关键环节。为了使作者能够彻底、有效地找到所有纳入系统评价的相关研究，检索策略会非常复杂。作者对检索策略的描述，包括所有检索术语和搜索语言，都应该指出并能够被重复。另外，所有信息来源（数据库等）都应该描述，包括进行最后一次检索的时间。关于研究选择，清晰地纳入和排除标准应该清晰描述。PRISMA 指南也推荐了一个流程图来总结纳入和排除过程，包括每一步中纳入和排除的研究数量及原因。对已纳入文献的筛选过程包括题目和摘要评价，随后是阅读全文筛选。为尽量不错误地删除符合研究标准的研究，这一过程应该由 2 位独立审阅者操作。内部审核员一致性的统计数据应该提供给读者，包括一致意见和不同意见的发生频率，以及之后解决与纳入/排除相关冲突的方法。另外，文章中还应该讨论或尝试识别潜在重叠研究数据的算法。

为尽量减少错误，数据提取最好进行 2 次。如果从已纳入的研究之外的原作者处提取数据，应该在文章中报告。从纳入研究中提取的所有数据点或变量都应该论述，即使这些数据在所有的研究中都找不到或没有呈现。

作者应评估已纳入研究的偏倚风险和研究质量。评估可以使用不同的工具、量表和清单。通常使用的工具是 Cochrane 偏倚风险评估工具，可以用来评估在已纳入研究中可能产生偏倚的地方，包括选择偏倚、实施偏倚、检测偏倚、失访偏倚、报告偏倚和其他偏倚等。

如果做 meta 分析，文章应该论述和解释总体测量指标的选择（如 RR）。文章还应该讨论统计方法，包括使用随机效应模型或固定效应模型，与此同时，作者还应该提供做这些选择的原因。另外，还应该分析研究间结果的异质性和一致性。

PRISMA 声明和清单是指导系统评价的有效工具（http://www.prisma-statement.org）。

（五）生物力学研究

生物力学检测方法必须进行详细描述，确保研究能够被重复。任何夹具或测试装置都应该进行描述，适当的时候使用图表清晰地展现实验设置。另外，应清晰概括任何生物力学检测参数，包括任何所使用的外部荷载条件和力的可量化数量和方向。如果使用尸体模型，需要报告具体年龄、准备类型和所纳入标本的病史或手术史。同样，评估运动力时所使用的任何机器人工具或装置都需要清晰描述。无论是测试关节运动力还是骨科置入物的弯曲、扭转或抗拉强度，所有生物力学检测方法的结果参数都应该进行描述。

> 评估论文的方法部分可以使用的评估工具：
> 随机对照试验
>   CONSORT 指南
> 系统评价
>   PRISMA 指南 / 清单
>   AMSTAR 清单

四、仔细审查文章的结果

研究结果应该可以反映已描述的方法，包括统计方法。应检查的要点如下。

结果部分和方法部分的结构顺序一致吗？

应该报告纳入变量的数字。

应该报告所有在方法部分提及的结果测量方法。

文字应该和表格、图表一致。通常可以缩短或删除文字以便于表格和图表的展示。

根据研究类型，结果部分而不是方法部分包括人口统计数据。在这种情况下检查一下是否这一数据已经得到清晰展示。

是否充分报告了所有结果，包括数字（不仅仅是百分比）和分配值，例如，标准差（SD）标准误（SE）或置信区间（CI）？是否报告了措施的可重复性 [例如，观察者内部和（或）观察者间同类相关系数]？

是否根据方法的可重复性使用了合适数量的有效数字？

统计显著性只是一个指导，它并不能告知我们研究结果是否对临床有意义。在临床医学中，可信区间经常比统计显著性更有用。例如，一个研究调查 A 和 B 两种治疗方案对住院天数的影响，结论可能是住院天数在 A 和 B 两个治疗方案之间有统计显著性差异($P=0.001$)。然而，如果 A 治疗方案的住院天数是 4.1 天，B 治疗方案的住院天数是 4.7 天，那么即使两者之间有统计显著性，在临床上也没有任何意义。这个例子表明统计显著性差异不一定相当于临床意义。

另一方面，当结果显示两组之间"没有显著差异"的时候，分析也应该评估，原因是有可能出现 II 类错误（β）。出现这种情况的原因有可能是检验方法的效能（1 - β）不足，所以应该询问是否做过效能分析（即样本量计算）。要确定作者不会在没有达到统计意义的情况下报告"趋势"，这通常会使读者很困惑，因此，最好用增加样本量来解决这个问题或者不报告这个信息。总之，我们应通过核对以上提到的要点仔细检查所有结果并对结果进行解释。

五、讨论中需要评价的要点

总的来说，一篇文章的讨论部分包含对所有结果的解释和意义。这一部分通常包括以下信息。

- 文章主要研究发现的总结。
- 关注文章的主要研究发现，避免做出研究中所呈现的数据不能支持讨论的概括。
- 主要研究发现和以前文献的相关性。
- 研究设计的优、缺点。
- 未来的研究方向。
- 结论 / 要点。

以上在讨论中所包含的每一部分都应该被评估，以便确定文章中所有研究发现的潜在临床影响。

首先，研究中主要结果的总结应该是全面的，并且为讨论这些发现奠定基础。在简单复述所有的结果和忽视某些结果之间需要达到一个平衡，而这个平衡对于解释临床发现十分关键。审稿人需要询问是否达到了这一平衡，结果的发现可能会增加或否定作者的解释。

在讨论开始时所呈现的主要发现通常与文献中的以往发现相关。本研究的发现可以和文献中的发现一致，也可以不一致，那么审稿人就必须进行评估一致意见或不一致意见和作者的解释是否相符。审稿人需要具备一些关于这一主题其他研究的基本知识，以确定作者的想法是否有意义。尤其对年轻的审稿人来说，要对某些话题的知识达到一定的深度是很困难。因此，在这些情况下，阅读那些作者在前言和讨论部分所参考的论文可以对文献有更好的了解。对这个主题有了更好的了解之后，在讨论中跟随作者的逻辑就会变得比较容易，并且如果逻辑恰当的话，审稿人也能更好地进行评估。

在确定文章的临床相关性和文章对临床实践的潜在影响时，研究设计的优势和局限性会起到重要作用。讨论中优势和局限性部分所提到的很多要点已经在本章的"临床研究论文的评审方法"部分介绍。然而，作者需要强调最直接影响研究发现的潜在影响的因素。研究中患者的数量是一个重要因素，因为它直接影响了研究结论的力量。例如，如果和治疗方案 B 相比，治疗方案 A 显示患者住院天数减少了 3 天，但这仅仅是基于有 10 位患者的试验，这个结果不会影响临床实践，除非另一个更大型的研究可以显示同样的结论。除此之外，在评估临床研究论文的研究发现的影响力时，平均随访时间和失访也是两个需要考虑的重要因素。

研究的未来方向提供了有关研究结果可能影响有关该主题的其他研究的信息。这一信息可能会在评估研究发现的影响力时进一步使用。如果研究发现可以作为许多未来研究的基础，那么这篇论文的影响力可能比它仅仅是一篇孤立的研究而没有任何附加研究使之可以与临床相关要大一些。

六、杂志评审的形式

高质量的同行评审包括以下要素：①及时接受评审；②及时完成评审；③提供高质量的同行评审。杂志评审有几要素，主要包括如下几个部分。

- 论文摘要
- 总体意见
- 具体意见
- 给编辑的意见

评审以论文摘要开始，是为了告诉作者你对这篇文章的研究目的和结果有清晰的了解。接下来是总体意见。总体意见概括了在文章可以发表之前需要进一步论述的要点。例如，如果需要作者进一步阐明某些对比的统计方法以便更好地解释结果，那么这些意见就应该包括在总体意见里。下一部分是具体意见，包括逐行注释和文章每一部分的总体意见。在审稿人撰写具体意见时，本章中所概括的评审文章每一部分的原则会起到很好的参考作用。这一部分的评审意见包括修改语法错误、修改术语错误和澄清任何引起困惑的地方（可以用提问的形式呈现给读者）。评审的最后一段是给编辑的意见。这一段可以给编辑提供这篇论文的优势、局限性以及和这本杂志的潜在拟合度。这一部分还应该告诉读者这篇论文是否可以接收发表、修改后重新评审或拒稿。不同的杂志可能给予评审专家不同的审稿指南，但以上介绍的内容是一般提交给杂志的评审意见中应该清晰区分的部分。

要点

- 给一篇文章审稿需要用系统的方法以确保不会遗漏信息。
- 文章的每一部分必须根据某些特定要素进行评估。
- 前言部分必须清晰论证研究动机、研究目标和研究假说。
- 必须详细描述方法，使方法易于重复，并且根据依照研究设计设置的不同标准，这些方法必须是质量最高的。
- 方法的解释应该和临床结合，而不仅仅是有统计学意义。
- 最后，讨论应该把所有要素整合到一起，使审稿人能够确定文章发表后此研究的影响力。
- 总之，本章中所介绍的评审文章每一部分的原则可以作为将来审稿专家在评审具体论文时的基础。

（田冬梅　译）

第五部分

如何进行临床研究：
以案例为基础的方法

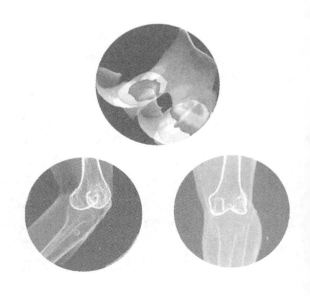

第 29 章

Ⅰ级证据：前瞻性随机对照研究

一、前言

病例记录和报告是医学实践的重要组成部分。最早的病例报告可追溯到公元前1600年：在古埃及的莎草纸上记录了48种不同外伤性损伤的临床表现和处理方法。虽有历史记载，但大多记载中的临床治疗记录非常粗糙。18世纪之前，启蒙运动的思想尚未渗透到医学领域，其研究缺乏科学严谨性。"第一例"临床对照试验的建立和确定极为困难，目前被认为首例最接近临床试验标准的是1747年苏格兰外科医师Lind开展的一项临床对照试验，证明了柑橘类水果对海员的坏血病有效。到18~19世纪时期，半随机分配试验方法，尤其交替分配方法（如"每隔一个患者"）的应用日益重要和普及。

1931年Amberson等开展的研究应是真正的首例随机对照试验（randomised controlled trial，RCT）：采用抛硬币法将基线基本一致的结核患者随机分配到硫代硫酸金钠组或空白组。1951年，另一项肺结核的临床试验RCT发展史上重要的转折点。Hill等作为统计学家监管链霉素治疗肺结核的临床试验的全过程，并首次使用现代RCT的主要方法学，包括随机分配、分配隐藏和盲法。

因骨科手术自身特点，开展RCT十分受限，具有挑战性。即便如此，RCT仍是循证医学的金标准，是开展临床研究的最高目标。首先随机分配、对受试者和研究者实行分配隐藏、不同组进行比较可减小选择偏倚和参与人员心理因素对研究结果的影响；其次，RCT可为新的治疗方法与现有标准治疗方法的优劣性比较提供依据。故设计优良的RCT仍位于循证医学证据"金字塔"顶端。

大多数描述临床研究不同方面的术语经常被交互使用，其中部分术语使用并不准确。在设计、描述、评估和解释临床试验时，术语的正确解释至关重要。本章节做简要说明了相关术语。Akobeng 对每个术语的定义进行严格的审查。

● 前瞻性。指对临床试验全过程的预先设计。根据 RCT 的要求，必须根据事先设计的随机化方法和分配隐藏实施。"前瞻性"可用于研究设计、数据收集和分析。在设计完全的前瞻性研究中，数据收集和分析均是根据事先确定的方案执行，但目前发表的 RCT 中，并非所有研究完全是前瞻性的。前瞻性 RCT 中收集的数据也可用于回顾性分析，因前瞻性研究中数据收集方法或工具均以满足研究目的而设计，故收集的数据更精准。

● 随机化。指患者被分配到治疗组或对照组的方法。理想状态下，随机化方法不受研究对象或研究人员干扰。半随机法因存在选择偏倚或可能影响分配隐藏，故不属于随机化方法，如根据图表编号、出生日期、交替分配。

● 盲法（又称"面罩法"）。指受试者和（或）研究者和（或）结果测量者和（或）数据收集者和（或）数据分析者对受试者的治疗分配不知情。

● 对照。指与试验组相对应——对照组包括：其他治疗方法组、安慰剂组或空白对照组。对照组在日常用语和研究论文中意义不同，在本章节中，"对照"和"对照组"包括上述 3 种对照。

前瞻性随机双盲对照研究

1. 前瞻性：预先设计完成。包括数据收集和分析，均在试验前设计完成。

2. 盲法：受试者和（或）研究者和（或）结果测量者和（或）数据收集者和（或）数据分析者对受试者的治疗分配不知情。

3. 随机：采用正确的随机化方法将受试者分组。

4. 对照：有一个对照组（可能是安慰剂，空白对照或其他治疗方法）。

5. 试验：临床研究。

参考文献：Akobeng AK. Understanding randomised controlled trials. Arch. Dis. Child, 2005, 90: 840–844

下面将重点介绍在骨科手术开展 RCT 的基本方法。本章节主要分为 3 个部分：① RCT 方案的设计；② RCT 的实施；③知识的传播。每一部分将详细讨论成功实施 RCT 的步骤。本章中，将以开放性创伤

的液体冲洗（fluid lavage of open wounds，FLOW）的临床试验为例，讨论本章介绍的方法在临床实践过程中的实际应用。FOLW 试验是一项开放性骨折治疗的多中心随机对照研究，比较不同冲洗压力（高压 vs. 低压）和冲洗溶液（皂液 vs. 生理盐水）对开放性骨折再手术率的影响。该试验共纳入 2551 例患者，最终 2447 例纳入分析。研究者发现，不同冲洗压力下两组再手术率相似，但生理盐水冲洗再手术率明显低于皂液冲洗。

二、RCT 方案的设计

俗语说：凡事预则立，不预则废。这同样适用于 RCT 的实施。在着手全面实施 RCT 前，需要完成几个关键步骤，包括：确定研究问题、查阅文献、开展调查研究、实行先导性试验、计算样本量和寻求必要的支撑条件。其作用为：建立研究方法，发现项目实施中可能存在技术或理论问题，研究项目的可行性、创新性和实用性。

（一）确定研究问题

适当的、明确的研究问题是所有研究不可或缺的部分，是整个研究的基石，是研究过程中最重要的一步。正如 Kumar（2005 年）所说："这就如在开始一段旅程之前需先确定目的地，没有目的地，则不可能确定最短路线，或者说任何路线都无法确定。"好的研究问题需包含几个特定要求，目前公认和广泛使用的确定研究问题的标准是 Hulley 建议的缩略语 FINER，即可行性（feasible）、兴趣性（interesting）、创新性（novel）、符合伦理（ethical）和相关性（relevant）。

可行性。指在理论和实践方面均可行。可行性需周密考虑，其中样本量是重要的考虑因素，样本量计算可帮助估计受试者数量是否满足统计需要。样本量计算可通过回顾医院历史数据，大致预估招募受试者的数量。样本量计算估算应谨慎，其他影响因素如退出率、失访率、受试者不符合纳入标准及患者数量随机波动等都应纳入考虑，这对确保研究顺利完成非常重要。若研究对象或结局指标非常特殊或罕见，则有必要开展多中心研究。其次，研究经费也非常重要，初步预算有助于预测研究各个环节所需的费用，若需其他经费支持，如政府研究基金，则应事先明确支持机构的要求，以确保项目的设计符合其要求和规定。最后，项目研究范围应足够回答研究问题，但不能太宽泛，以免造成混淆或偏离研究目的。

　　兴趣性。这听起容易但实际操作中却很困难。如某医疗机构的外科医师感兴趣的研究，在其他医院则不尽然。这可能并不妨碍研究的开展，但影响其普适性。故在开展研究前与相关领域的专家和潜在的资助机构进行研讨，有利于评估研究的吸引力。另外，对相关领域的外科医师进行大规模调查是客观评估研究问题的兴趣性和改变临床实践的有效方法。

实例 1：FLOW 调查研究概述

　　FLOW 临床研究开展前，研究小组对全球近 1000 名骨科医师进行问卷调查，用以确定研究开展方式。同时基于一项大型的 RCT 的研究结果，预判在临床实践中可能遇到的挑战。绝大多数的受访者（94.2%）表示会根据此项研究结果改变临床实践方式。在这项调查研究中，特殊人群临床结局的改善，干预措施（如高压 vs. 低压灌注；生理盐水 vs. 皂液）的临床可及性和经济性，对现有临床证据的补充等被广泛关注。

　　创新性。是好的研究问题的另一重要组成部分。这可能是 FINER 中最普遍但又最微妙的标准。Hulley（2007 年）等提出"好的研究可提供新的信息"。话虽无误，但"新信息"可有多种解释，如研究问题可不是全新的，但已有的研究问题可用于新的研究人群，新的研究工具或测量方法也可用于评估已有的研究问题。但是，重复已有研究方法的重要性也不能被过分夸大，最近的一项研究表明，在排名前 100 的教育期刊中，仅有 0.13% 的出版物致力于重复以前的研究。因此，创新性重要但可有多重含义，不能单一地认为每个研究必须是完全原创的研究问题。

　　符合伦理。临床研究进程中有大量不符合伦理的研究案例，近年来也有部分案例可寻。在第二次世界大战后，《纽伦堡法典》的建立为临床研究伦理学奠定了基石，但直到 1972 年前，Tuskegee Syphilis 研究仍在招募低收入的非裔美国人入组研究，且受试者未被告知其梅毒的严重程度，也未接受有效药物青霉素的治疗。故每个临床研究开展前均应符合伦理委员会要求，赫尔辛基宣言为此提供了非常实用的基本原则如下。

　　- 开展人体研究前，应尽可能以基础试验为依据 [如实验室和（或）

动物模型]。

　　- 研究方案在启动前应通过第三方独立的研究伦理委员会（Research Ethics Board，REB）审查。

　　- 必须获得知情同意。

　　- 参与研究的人员必须进行充分的资格认证和培训。

　　- 风险小于获益。

　　如果说 FINER 标准为如何制定一个好的研究问提供了参考，则 PICOT 原则则为临床问题定义和解释提供了可行的实践方法。Richardson 等首次对 PICO 进行解释说明：即研究人群、干预措施、对照措施和结局指标。后来扩展为 PICOT、增加时间要素。与 FINER 标准相同，PICOT 原则适用于所有级别的证据。PICOT 各要素内容详述如下。

　　研究人群应明确，可通过制定明确和完善的纳排标准实现。其重要组成部分包括人口学特征（年龄范围、性别等），损伤 / 疾病的性质（如急性 vs. 亚急性 / 慢性）和特殊人群（儿童或孕妇等）。纳排标准中未涵盖目标人群的某些特征也需考虑，如假定某研究在中国和巴西同时开展，其纳排标准相同，但纳入对象肯定存在个体差异。

　　干预措施通常是新技术、新植入物或重要的辅助治疗方法等。在研究初期需明确并记录干预措施的具体实施细节。若研究干预措施为一种新的外科技术，则对手术的详细阐述非常重要，通常需以技术性文章单独发表。对照措施即为对照组，如上所述。对照措施的类型必须明确、清楚（如空白 vs. 安慰剂 vs. 替代治疗）。

　　结局指标是开展临床研究的核心内容，即通过新的或不同的干预措施，研究者期望改善或不改善的临床结果是什么。在骨科，一般来说有三类重要结果需要评估：一般临床结局指标、疾病特异性结局指标和效用结局指标。

　　最后，研究周期规划非常重要。与经费预算相同，周期规划不需精确预测，反而应考虑一定的缓冲时间，以防某些步骤耗时高于预期。研究周期对整个项目其他方面具有重大影响，如研究人员和管理人员组成可能因研究阶段不同而大不同，学生可能因毕业对整个研究人员的调配产生影响等。

> **实例 2：FLOW 计划书摘录**
>
> FLOW 研究人员详细描述了原始研究计划书中干预措施的具体内容并公开发表。例如 "……无菌注射 80ml 皂液 [橄榄皂，三合会医疗公司，富兰克林，威斯康辛州——浓度 17%（去离子水配制），90ml/ 瓶]"，采用压力临界值明确描述冲洗压力值。详细阐述的重要性如下：使研究在 4 大洲 41 个点持续进行，今后重复研究简单易行、为后续相关文章的发表作了统一说明，减少因计划书不同对临床实践方式对研究的影响。

FINER 和 PICOT 标准适用于主要和次要研究问题的制订。主要研究问题应单一明确，这可为研究设计和数据收集工具的选择奠定基础。次要研究问题是与干预措施相关的其他结局指标。对次要研究问题产生的任何结果或回答都是初步考虑而非确定的。同样，次要问题不宜过多，以免陷入多重比较的困境。在统计分析过程中进行多重比较时，除非采取正确的事后统计校正方法，否则出现假阳性结果的概率可能增加。

（二）文献综述

在本章的其他章节将会详细介绍如何进行文献综述，包括系统评价。简而言之，全面回顾复习文献对保证研究问题的新颖性和临床均势十分重要。临床均势是指对于既定的治疗组和对照组，如手术与非手术治疗，药物与安慰剂，X 手术与 Y 手术等，专家共识认为两组均衡，而非一组明显优于另一组。临床均势是 RCT 的重要内容，无论是在伦理还是在临床适用性方面均很重要。除已发表的文献外，还需重点考虑未发表和正在进行研究的文献来源，如临床试验注册（如 www.clinicaltrials.gov）、会议摘要、研究人员常用于发布研究工作进展的在线研究社区（如 www.researchgate.net）等。

（三）调查研究

虽然预先对某一领域的专家开展调查并非 RCT 计划书必需内容，但这仍被视为一种实用的工具，大多数情况下可考虑实施。一个设计优良的调查研究结果可为 RCT 的开展提供客观依据，因其可以充分说明研究问题的吸引性、临床相关性和重要性，也有利于基金的申请。问卷设计和调查方式是调查研究的重点，可使调查有效性和回访率最大化。Sprague 为骨科手术调查研究设计提供了 12 条原则及重要的调查技巧和策略。

> **实例 3：FLOW 调查研究——详述**
>
> 　　在开展 FLOW 研究前，研究人员对一批国际外科医师展开调查研究。此项调查是根据小组讨论、文献复习和行业专家意见设计。4 名骨科医师首先进行预试验，以评估内部和外部的有效性。然后，以 70% 的回复率为基准，计算调查研究的样本量，以评估可达到统计效能所需受试人数，最终确定需要发放至少 930 份问卷并回收 650 份。调查人员通过邮寄和在创伤教学现场发放问卷的形式发放了 1764 份问卷，最终，仅回收了 984 份问卷，回收率 56%。若调查人员仅发放 930 份问卷，按 56% 的回收率则回收问卷数量不足，仅 521 份。这说明若条件允许实际调查数量最好大于目标样本量。

> **实例 4：FLOW 试点研究**
>
> 　　FLOW 试点将 111 例患者随机分组并随访 1 年。在全面开展试验之前，确定并解决了两个问题：① 9 个研究中心中有 3 个中心未达到试验要求，低于目标依从率，故在参与 FLOW 试验前，以上 3 个中心接受额外的培训；② 失访率接近 20%，亟须改进。研究人员使用了先前在提高记忆力试验中 5 种增加回访率的策略。

> **确定研究问题**
>
> 　　在确定研究问题时应谨记 PICOT 和 FINER 标准。FINER 包含了研究问题中的主要元素，PICOT 可诠释研究问题。
>
> 　　FINER：可行性（Feasible）、兴趣性（Interesting）、创新性（Novel）、符合伦理（Ethical）及相关性（Relevant）。
>
> 　　PICOT：即研究人群（Population）、干预措施（Intervention）、对照措施（Controls）、结局指标（Outcomes）和研究时间（Timelines）。
>
> 　　参考文献：Farrugia P, Petrisor BA, Farrokhyar F, Bhandari M. Practical tips for surgical research: Research questions, hypotheses and objectives. Can. J. Surg, 2009, 53:278-281.

（四）试点研究

　　试点研究是在开展研究前，开展的规模较小、时间较短的研究。试点研究的主要目的是评估拟行研究的可行性，而非验证研究假设是否成立。事实上，试点研究结果的目的与全面开展的临床研究目的不同。试点研究的重点是识别并解决招募研究对象、随机方法、盲法和回访等问题。大多数情况下，来自试点研究的数据不应纳入 RCT 最终的数据分析中，因试点研究可能改变整个研究的方法学，若纳入分析，增加数据的不可控性。

（五）样本量分析

第 20 章详细介绍了样本量分析，在此不作详细赘述。简而言之，在调查研究、试点研究和全面开展的 RCT 中，样本量计算均很重要。其中需引起重视的是，对可纳入人数、符合标准人数和回访率预估不能过高。此外，治疗效果往往被高估，尤其当预期效果是基于以往小规模研究假定的。因此，最终的样本量应尽可能高于计算样本量的 10% ~ 40%。

（六）支撑条件

在正式开展 RCT 之前，确认、招收和培训研究人员非常重要。试点研究有助于确定研究团队和专业能力的优势和局限性，便于及早寻找必要的支撑条件。以下专业人员可能是研究必需的：志愿者、研究助理、财务专家、基金管理人员和统计专家。在试验的不同阶段，对研究人员的专业要求有所不同，因此应动态调整，以适应研究需要。

三、RCT 的开展

开展 RCT 是个多阶段的漫长过程，部分阶段可能同时开展。对试验研究现阶段进展的把握及下阶段的充分准备是临床试验顺利开展的重要保证。RCT 的主要步骤为：伦理审查、临床试验注册、患者招募、随机分组、分配隐藏、盲法实施、干预措施和对照实施、随访和统计分析。

> **实例 5：FLOW 研究的研究团队**
> 在整个试验过程中，FLOW 研究分别雇佣了 1 名全职研究协调员、全职本科生研究助理、数据管理人员和统计人员。另有 1 名半职项目管理者负责项目监督和财务管理。试验早期主要是数据管理，试验末期主要为统计分析，需统计人员全职工作。最后，基金管理者协助准备和申请科研基金支持。

（一）伦理审查和试验注册

RCT 在开展之前，应由伦理委员会批准并申请获得资金资助。以上两个步骤通常需详细的研究计划，包括文献复习、研究目的、方法、研究假说、研究周期和详细预算。在本书第 8 章详细介绍了如何撰写研究计划书。计划书一旦完成，就应选择合适的试验注册中心注册。北美常用的注册网站为 www.clinicaltrials.gov，欧洲则为 www.clinicaltrialsregister.eu，中国则为 www.chictr.org.cn。所有临床试验的提前注册非常重要，因其保证了试验的透明度，防止重复开展，减少发表偏倚和选择性报告的可能性。

（二）患者招募

招募患者有效的方法需考虑要素为人员、内容、场所、时间、原因和方式。适当的样本量是 RCT 成功实施的必要条件，故在计划书阶段制订详细的纳入计划非常重要。失败的招募策略可能会成为研究的阻碍，导致原计划的招募过程放缓或完全中断。

谁来招募受试者？确定和培训招募人员非常重要，应确保招募人员后期不会直接接触患者。患者的治疗团队（医师、护士等）因与患者可能已建立好良好的医患关系，比较适宜参与最初的患者招募。但患者的治疗团队最好仅限于告知患者相关的研究项目，并评估患者是否愿意与研究项目的团队成员进一步接触。研究团队中 1 名成员招募患者并获得患者知情同意，并不参与临床试验以避免影响患者的治疗。住院医师可能是骨科手术治疗团队中第一个接触患者的成员，故可第一时间识别符合条件的患者，在最大限度地招募患者方面发挥重要的作用。若试验对时间要求较高（如从发病到手术室的时间是主要结局指标或一个独立变量），则有必要对患者分流人员或急诊科人员进行培训以便快速标识符合招募条件的患者。

招募过程需要做什么？招募患者过程中准备详细的知情同意书及其副本非常重要但还不够。签署知情同意的患者应充分了解研究目的、干预措施及不同干预措施潜在的风险和获益。知情同意书副本在接触患者的关键地点（如急诊室、诊室等）可随时提供给研究小组成员。此外，为患者提供的所有赠品应提前置于安全的地方。

何时何地进行招募？根据 RCT 的具体实施情况，招募工作可在急诊科、住院部或门诊部进行。在多中心临床试验中，最佳招募地点可能因中心不同而不同。因此，在计划和试验阶段，研究人员需与各中心工作人员协商沟通，以确保计划书内容在各个中心均适用。同时，确定试验的"纳入时间"也很重要，尤其适用于创伤或紧急情况，因其随时可能出现受试者。招募时间应该根据研究人员可获得性来确定。

例如，全球多中心 HIPP ATTACK 的 RCT 中，比较快速治疗（诊断 6 小时内）和标准治疗对髋关节骨折患者的影响。对每个纳入的患者，研究人员需及时登记和随机化患者，以达到从随机化到快速治疗的时限要求。故该研究受试者仅能在白天工作时间招募，即便各中心工作人员对工作时间的定义不同。

虽在外科试验中患者招募通常是面对面招募，但也有其他多种渠道，如通过媒体报道、医师推荐、电话／邮件及在线招募等。根据以往的文献报道，医师推荐和在线招聘是最有效的策略。但在进行公开招募前，需咨询该地医疗机构的相关规章制度。

招募应如何进行？原因为何？招聘策略有多种，可根据研究要求设计最适合的招募方式，这些策略包括：

1. 所有患者同时招募、同时进行试验。

2. 患者以成批的方式入组。

3. 持续招募，直到达到目标样本量。

4. 持续招募，直到达到规定的招募日期。

以上招募方式适用于不同的研究设计。如同时招募患者进行试验对非手术治疗试验效果最好，在非手术试验中可让所有患者在同一时间开始治疗。批量招募可适用于常见的择期手术，如全关节置换术，每周进行全关节置换术的患者只要符合条件均可纳入，如有必要，可反复纳入。持续招募是外科试验中最常见的招募方式，尤其涉及创伤时。对于大多数 RCT，患者招募一般需持续到达到目标样本量。若某些临床试验有明确的招募截止日期（如季节性或创伤），可考虑持续招募直至截止日期。

在招募患者的过程中可能遇到各种困难，这些困难来源于计划书本身，研究人员或研究中心的问题，手术相关问题或患者纳入问题。Thoma 等提供了解决招募患者中各种问题的详细指南。

（三）随机分组

如上所述，随机化的本质是将受试者分配到 RCT 各组的过程。值得注意的是，使用图表编号、出生日期或交替分配等方法并非真正随机，而是"半随机"，应尽可能避免使用。即便是手动随机化方法（如抛硬币、掷骰子等）也易犯错或被干扰。使用可信的计算机随机化软件被认为是常用且最好的随机分配方法。

随机分配至少有 4 种不同类型，根据具体情况，所有类型的随机分配均适用于 RCT。

● 简单随机化。最常用的方法是使用随机数字表或计算机随机化软件。这是最易使用的随机化技术，一般用于大型临床试验。对于小型临床试验，这种方法可能导致组间人数或基线特征不平衡。

● 区组随机。在规模较小的临床试验中较实用，可保证组间分配均衡。区组大小指一次抽取患者数量，应为治疗组数量的倍数。例如，若有两组，则区组大小可为 4 或 6 或 8 等。区组里的患者可均衡地随机分配到试验组和对照组。在有两个治疗组（A 和 B）、区组大小为 4 的临床试验中，最初 4 例受试者可通过任何方式随机分配：AABB、ABAB、BBAA、ABBA、BAAB 和 BABA，随机选择这 6 种组合中的一种应用于最初的 4 例患者。此后对随后的每组 4 例受试者重复上述过程。对于随机分组，区组大小可以是常量，也可是变量。

● 分层随机。是减小不同组间受试者差异性的一种有效方法。在这类随机化中，患者在随机化前是根据事前确定的预后因素进行分组。例如，在一项关于全关节置换术伤口并发症的研究中，糖尿病是一个重要的预后因素，故在随机化之前，患者根据是否患有糖尿病先分层。虽这种随机化方法可有效控制协变量（混杂），但若协变量太多，那分层将变得复杂。且该随机化方法要求在随机化前即能识别所有参与者。这可能适用于部分择期手术患者，但对于急诊或创伤患者相关的 RCT 则不适用。

● 协变量 - 适应性随机。是一种试图解决分层随机局限性的方法。其实质是，受试者按顺序实时登记，输入每个患者必需的协变量（如年龄、合并症等）。协变量 - 适应性随机是评估先前入组患者组间平衡性，再随机分配新纳入的患者以纠正组间不平衡。

（四）分配隐藏

分配隐藏是指研究人员在纳入患者并进行随机化时，受试者和研究人员均不清楚受试者分配到试验组或对照组。有研究表明，若不进行分配隐藏，试验效果将被高估 41%。一般来讲，常见的分配隐藏是采用不透明的密闭信封，研究团队的一名成员在随机分组时打开每个患者的信封进行分配。在 Cochrane 系统评价干预手册上对采用密闭信封进行分配隐藏的研究定为"低风险偏倚"。然而经验数据表明，使用密闭不透明信封的试验易被篡改，且比远程随机更易获得具有统计学意义的结果。远程随机是指随机分组完全不受纳入患者的研究人员控制。一般来讲，研究人员将患者基本信息传递给中心随机系统，然后获得分配方案。远程随机化一般通过第三方安全网站来完成，是目前RCT 首选的随机化方法。

（五）盲法实施

盲法与分配隐藏不同。盲法是指在整个试验过程中，参与人员不知道受试者分配在哪一组。这些参与人员包括：①受试者；②干预措施实施者；③结果测量者；④数据收集者；⑤数据分析者。根据研究设计的不同，可对其中一类人群或所有人群均采用盲法。根据CONSORT 要求，应尽量避免使用"单盲""双盲"或"三盲"等常用术语，因其模棱两可，不能提供任何有用信息，研究人员应该明确说明研究过程中被盲的对象。也必须说明上述人员是否承担了多种角色，例如，在外科临床试验中，主刀医师可能是干预措施实施者，也是结果测量者和数据收集者。

通常，临床试验中应尽可能实施盲法，但外科临床试验要实施盲法几乎不可能，例如，手术干预措施就无法对外科医师施盲。但不能因无法对部分研究参与人员施盲，整个研究就完全不施盲。一篇骨科创伤相关的 RCT 的系统评价发现，仅有 < 10% 的 RCT 报道了对结果测量者施盲。然而该纳入研究中，96% 以上的结果测量者可通过简单方法并无须大改计划书施盲。最近一篇对所有外科临床研究的综述发现，在 67% 的可施盲的 RCT 中，仅有 52% 对结果测量者实施了盲法。且该文章仅纳入了影响力前 10 位的医学和外科杂志中的研究，并未全面纳入所有研究，故该结果显得过于乐观了。

施盲在骨科 RCT 中尤为重要，因为大部分结果报告为患者报告的功能水平、疼痛和生活质量，故更需讲究策略对研究人员施盲。在某些临床试验中，施盲相对简单容易。如在一项膝关节注射激素和安慰剂的临床试验中，受试者可被施盲，因注射仪器由其他研究人员提供，注射人员也可被施盲。类似方法可在其他非手术试验中推广应用，这类试验不需附加器械如悬吊或支具等。在比较两种不同手术类型的试验中，对受试者施盲也较容易，尤其是两种手术使用相似的手术方法时。但比较手术和非手术治疗的临床试验，施盲则有一定困难，可通过"假手术"实现以有效控制术后安慰剂效应。"假手术"将在后面详细讨论，这可能是手术和非手术治疗临床试验中对受试者施盲的唯一方法。

在手术治疗临床试验中对外科医师施盲几乎是不可能或者说是非常不实际的，除非干预手段是一种易被掩盖的辅助方法，如术中局部麻醉注射。但在多数情况下，尽可能对结果测量者、数据收集者和分析者实施盲法。对结果测量者和数据收集者可通过不同的方式实现。如手术瘢痕可用患者衣服或瘢痕贴掩盖；Karanicolas 等指出，虽然 X 线可显示不同的置入物，但可通过技术手段修改，当 X 线片和其他影像报告在移交给结果评估人员时，可以去掉标识施盲。在采集患者报告结局指标时，需一名独立的研究人员收集后报告至数据分析组，故数据分析组最易实现盲法，只需对数据进行编码便于组间比较，不允许数据分析者破译受试者的分配情况即可。尽管如此，在 1988—2000 年，无任何骨科 RCT 特别说明该盲法技术的应用。

> **实例 6：FLOW 研究的随机方法、分配隐藏和盲法**
> FLOW 研究采用特定的基于网络的随机系统实行区组随机化。因其该随机化方法为远程随机，可确保分配隐藏。患者、结局指标测量者和数据分析者对受试者分配不知情。此外，在随机分组前后对受试者进行资格评估的裁定组也被施盲，对分配不知情。

（六）对照组

选择正确的对照组对 RCT 成功与否至关重要。不同类型的对照组均可用于外科试验。一般来讲，对照包括空白对照、安慰剂对照和其他治疗方法对照。严格上讲，最好的对照组是安慰剂组，即对照组接受无任何治疗作用的干预措施且不被发现。这类对照在口服或注射药物试验中相对容易实施。而在手术试验中，安慰剂对照基本等同于假手术。在近期发表的系统评价中提出，有 6 个 RCT 使用了假手术，但所有纳入研究显示假手术和治疗性手术疗效相同，其中最近的一项试验发表于 2012 年。

因此，假手术在骨科 RCT 中是可实施并可能提供非常有用的信息。但使患者接受假手术存在严重的伦理问题。一方面，患者不接受治疗干预而暴露在风险中违反道德伦理中的不伤害和有利原则。另一方面，一些手术并不比安慰剂对照组效果更好，在今后手术中患者可不予以实施以避免承担手术风险。但实施假手术在随访过程中，也须对患者保持盲法，这可能会影响医患间的信任关系。总之，在特殊情况下，特别在临床对手术干预的疗效存在真正的临床均势时或干预是微创、低风险或普遍的，假手术足以对结果造成明显影响的，则可实施。另外，对知情同意的过程应额外关注，以确保患者真正理解假手术的原理、后续治疗和影响。

在大多数骨科试验中，最常见适用的对照组是采用其他治疗措施和（或）空白对照。目前治疗标准的证据决定对照措施是在一个组实施还是所有组均实施。例如，某一手术治疗在有效性上存在临床均势，将患者随机分为手术治疗和非手术治疗比较其结果是合理的。但某种治疗方法公认有效，采用空白对照则有违伦理，应将新的干预措施与目前标准治疗措施相比较。但有时不使用当前标准的治疗方法是否符合伦理标准很难确定，部分"标准治疗方法"几乎无高质量证据支持。在法律上，"标准治疗方法"通常基于医师临床实践确定的。但即便缺乏科学证据，对患者未采用普遍适用的标准治疗方法不符合法律规定。

（七）随访

随访周期应事先确定（详见 PICOT 讨论部分）。随访时间可延长，但随访时间应根据已知或预期疾病／损伤发展周期决定。随访前应充分准备，尽可能减少失访，如询问患者在随访期间是否搬迁，备份受试者家属或照护者等多种联系方式等。所有失访应详尽记录，包括失访原因，如失联、患者死亡和退出试验等。所有不良事件，包括与干预措施可能无关的不良反应，都应仔细记录追踪。

（八）统计分析

本书第三部分详细阐述较全面的统计方法。因此，本节仅讨论与 RCT 数据分析相关的概念。RCT 数据分析中，建议全程咨询统计学家或接受过正规统计培训的研究人员。具体分析方法通常非常复杂，专业性强，已超出本章讨论范围，但所有参与 RCT 的研究人员应了解两个重要概念：意向性分析和非劣效性分析。

意向性分析即在试验过程中，无论患者是否继续接受治疗或完成研究，都将所有患者纳入分析，该分析还原了临床实践真实存在的问题，即患者不再复诊、搬迁、改变主意、误诊或偏移规定治疗方法。统计分析若排除这部分患者，可能获得积极的阳性结果而非实际预期结果，故尽可能采用意向性分析，该分析法可常用于手术试验。但若应用不当，可能产生混淆和荒谬的结果，详见 Malavolta 等提出的例子。

> **意向性分析在外科 RCT 中的挑战**
>
> 例如，一位经非手术治疗患者，不论何种原因接受了手术治疗，根据意向性分析原则，仍需作为非手术患者分析。若该患者恰好在手术部位出现感染，该研究结果会将"手术部位发生感染"作为"非手术治疗并发症"。
>
> 参考文献：Malavolta EA, Demange MK, Gobbi RG, Imamura M, Fregni F. Randomized Controlled Clinical Trials in Orthopedics: Diffculties and Limitations. Rev Bras Ortop, 2011, 46:452-459.

所以，意向性分析应谨慎使用，必须用于适用于这项分析的数据。必要时，可仅对完成试验的受试者进行二次分析，如方案分析。

非劣效性分析指研究设计的目是比较新的干预措施不差于当前的标准治疗措施。"不差于"可有多种定义，包括统计学上的差异、最小临床重要差异（minimal clinically important difference，MCID）等。这与优效性试验形成鲜明对比，后者可被认为是传统的 RCT 常用的试验方法。优效性试验目的是验证新的干预措施优于当前标准治疗措施。若优效性试验所需样本量不足，则在试验最初开展非劣效性分析也是可行的。如在比较新的干预措施与当前标准治疗措施时，增量效应大小的差异可能相对较小，样本量需求非常大，或研究目的是评价新的干预措施的次要结局指标不差于当前治疗标准，则可开展非劣效性试验。

另外，根据 CONSORT 声明，治疗组间基线差异不做统计学检验，因为假如试验采用严格且正确的方法学和随机化方法，两组间的基线差异为偶然误差。故无必要使用统计学方法检验偶然误差造成的组间差异，否则反而还可能造成误导。

四、RCT 的局限性

RCT 应用于外科领域存在挑战性，尤其是将手术干预作为治疗手段之一。上述已讨论大部分内容，现主要总结手术干预的 RCT 的局限性。部分特定研究设计，如交叉设计一般不用于外科干预。此外，虽然已有"安慰剂"（假手术）试验，并提供一些重要证据（如膝关节镜检查），但确实存在伦理和医患关系方面的问题。若试验设计为手术治疗组与其他治疗组比较，则意向性分析易造成混淆则可能不适用。此外，不同机构的外科医师的手术技术和专业知识也有所不同，在一个庞大、多中心、设计实施良好的髋关节囊内移位性骨折手术管理的试验中，外科医师对全关节置换术患者会诊的次数几乎是关节固定或半髋关节置换术 2 倍，这将直接影响治疗效果。

RCT 的另外一个局限性则是他们在临床研究中的地位超过其局限性，即 RCT 的结果有时纯粹因其研究设计而被认为具有高度的可信度。但是在现实中，1/3 ～ 1/2 的骨科 RCT 检验效能不足。在最具影响力的骨科杂志上发表的 RCT 中，仅有不足 10% 的 RCT 样本量具有足够检验效能，样本量不足易犯 Ⅱ 型错误（当 H_1 成立，具有差异时，不拒绝 H_0，统计结果显示无差异）。这并非罕见，Lochner 等发现，在骨科RCT 中，Ⅱ 型错误发生比例超过 90%。

外科 RCT 面临的另一挑战为外科医师的技术和经验问题。手术技巧的差异必然会对 RCT 的结果产生影响，但难以量化。外科医师在实施新手术时，掌握技能的学习曲线问题也是一个公认的问题，这需要一定数量的病例积累后才能达到稳定状态。故近年来虽基于专家设计的骨科 RCT 相对增加，但总体数量仍然很少。最后，在一个技术快速发展和不断创新的领域，临床研究的步伐有时可能太慢，无法跟上技术的不断进步。

骨科手术 RCT 的局限性

在骨科手术开展临床试验具有其独特的挑战性。部分是不可改变的，而另一些则可通过周密的设计加以管理。常见的挑战包括以下内容的应用。

- 某些研究设计（如交叉设计）
- "安慰剂"
- 意向性分析
- 盲法（尤其是对患者和外科医师施盲）

参考文献：Malavolta EA, Demange MK, Gobbi RG, Imamura M, Fregni F. Randomized Controlled Clinical Trials in Orthopedics: Diffculties and Limitations. Rev Bras Ortop, 2011, 46:452-459.

五、知识传播

知识传播是科学进程的重要组成部分，其形式多样。在学术期刊上发表论文作为研究的最终目的通常被认为是合理且令人满意。但这一观点越来越被认为过于狭隘。虽然学术期刊仍是学术界交流的主要方式，但重大科学研究成果还需在学术界外传播，公众、地区或国家管理机构均是重要目标受众。

原因如下：首先，许多医学院由政府机构资助，而这部分资金来自公众纳税人。其次，在科学期刊上发表的论文可能会改变医师的实践模式，但改变需要系统规划和资金资助平台。例如，一项 RCT 表明新技术比当前标准治疗更具成本效益，但政府机构可能继续鼓励医院使用后者，外科医生很难使用新技术。最后，具有一定科学素养的公众获得相关的知识和工具后，可从公众和社会层面做出更明智的决定。

但是，在同行评审的学术期刊上发表论文仍是传播 RCT 研究结果的重要组成部分。本书各部分详细阐述了如何准备一篇科研论文。就 RCT 而言，CONSORT 应贯穿整个 RCT 的研究过程，其包含了开展 RCT 详细的过程，以确保 RCT 结果的准确性和一致性。RCT 相关论文交给同行评审期刊时，也应遵循这些准则。

传统媒体（如杂志、广播、电视）是向公众传播科学研究成果的直接途径。Selvaraj 等对新闻媒体报道的科学研究做了调查，发现新闻更倾向于报道观察性研究而非 RCT，且报道的观察性研究质量也相对较低。故科学家在与媒体互动中可发挥积极作用，帮助准确有效地传递重要研究信息。新闻媒体中出现的所有科学报道中，约有 50% 来自新闻发布，45% 的新闻报道在报道研究时，将新闻稿作为唯一的信息来源，故新闻稿在知识从科学界向新闻界的流动中起重要的作用。确保新闻稿准确、客观、容易理解、具有情感煽动作用但不哗众取宠很重要。

近来，社交媒体几乎成为生活各个领域重要交流工具，包括商业、营销和政治领域等。社交媒体的阅读人数远远超过了最受欢迎的杂志读者人数。通过社交媒体分享科学研究进展和结果，可帮助公众参与，提高科学领域中某项研究的普及率。研究表明，经常出现在社交媒体上的文章被引频率是未在社交媒体上报道的 11 倍。但研究人员欲在社交媒体上发布研究结果，需了解其复杂性，其中要将 3000 字科研论文浓缩为 140 字的文章，还包含必需的且无歧义信息就非常困难。但可通过寻求媒体专家或专职培训人员加工，以确保研究结果在新的信息渠道中既不损害或歪曲科学事实，又能发挥最佳的传播效果。

六、结论

RCT 通常被认为是科学证据的金标准，因其研究设计最大限度地控制偏倚来源。在起草一项 RCT 计划书时，首先是基于 FINER 和 PICOT 原则提出好的研究问题。其次，调查研究和试点研究可帮助识别 RCT 潜在的问题和挑战。一旦计划书和研究团队确定后，就可招募患者。招募可按顺序、分批或同时进行，然后通过简单随机、区组随机、分层随机或协变量 - 适应性随机化方法将受试者随机分配到试验组和对照组，对纳入患者实行分配隐藏尤为重要。盲法也很重要，因其对结果可能造成影响。盲法可用于试验中所有人：①受试者；②干预措施实施者；③结局指标测量者；④数据收集者；⑤数据分析者。对照组是基于伦理和现有的治疗标准进行选择，包括空白对照、安慰剂对照和其他治疗措施对照。试验开始前需预测失访率，统计分析时寻求统计专家帮助。最后，向同行、政府机构、公众及其他相关部分传播研究结果。

随访期间发生的所有不良事件均应记录，即便可能与干预措施无关的不良事件也应记录。在统计分析过程中，应明确意向性分析和非劣效分析的意义，组间基线差异可不做统计学检验。骨科 RCT 也面临特定的挑战，如对手术医师和患者盲法的实施，意向性分析的应用，外科医师间专业技术和知识的多样性，以及研究速度难以跟上技术的进步等。RCT 完成后，其研究结果可以多种形式传播，如发表在同行评议的科学杂志、新闻稿上、传统媒体和社交媒体上。

要点

- RCT 是科学证据的金标准。
- 开展 RCT 前，必须制订详细的计划书。
- 参照 CONSORT 声明定义盲法、随机化方法、对照和分配隐藏。
- 如果实施盲法，简单说明盲法对象，避免使用"双盲"或"三盲"这类术语而不进行进一步阐述。
- 从清晰、简明、意义简明的研究问题开始着手，且不能跳过此步骤。牢记 FINER 和 PICOT 原则。

● 对同行专家开展调查研究和进行试点试验可帮助识别潜在的问题，探索可能的解决方案及帮助计算样本量大小。

● 预算研究每一步所需经费，小到写字簿，大到研究人员。

● 尽早申请伦理，并在开始之前在官网注册。

● 确保招募患者的方式是合理和非强制性，且不会干扰干预措施。

● 使用真正的随机化方法，最好使用计算机软件生成。

● 尽可能对所有参与人员实施盲法。虽然可能需要技巧，但通常是可实现的。

附录：常用资源

名称	链接	说明
CONSORT 声明和网站	http://www.consortstatement.org	基于证据的准确报告临床试验的统一标准
GraphPad	http://www.graphpad.com	对用户友好的网站，包含许多免费资源，包括统计指南和计算器，可用于简单的统计操作
SurveyMonkey	http://www.surveymonkey.com	一个直观的调查平台，允许设计和发布的具有吸引力和界面友好的调查。大多数帐户是免费或相对便宜的。请注意，并不是所有的帐户都符合健康信息隐私保护立法要求
DDS 知识管理研究中心	http://www.dssresearch.com/KnowledgeCenter.aspx	临床研究的网站，包含许多免费资源，如网络研讨平台和免费直观的样本量计算器
临床研究注册中心和欧盟注册中心	http://www.clinicaltrials.gov http://www.clinicaltrialsregister.eu	大型国际试验注册中心，可注册新的试验，搜索正在进行的试验
OxMaR	http://www.ccmp.ox.ac.uk/oxma	由 Nuffield 临床医学系提供的免费的、资源开放的随机化软件

（卢　静　译）

第30章

I级证据：长期临床研究结果

概述

循证医学是在有意识的、明确地、审慎地利用现有最佳的研究证据制订患者个体的诊疗方案。自 1979 年加拿大定期体检特别工作组首次定义研究证据的分级和推荐意见后，证据等级系统作为循证医学工具，可根据研究设计评定研究的证据强度。如今，因其在医学中的广泛应用，该系统已耳熟能详。

关于骨科循证医学的发展，*JBJS* 认为需要将临床专业知识与现有最佳的系统研究相结合，于 2000 年推出了"循证骨科"。 在介绍此章节中，因 RCT 可提供最高质量的证据，故在可行的条件下，RCT 在影响临床决策时占主导地位。本节主要包含针对研究问题 4 个级别证据的系列文章，涵盖预后、手术治疗方法、诊断性试验和经济分析，旨在教授骨科医生如何评估证据并将其应用于临床实践。其中，在治疗和前瞻性研究中， I级证据为 RCT 和 RCT 的系统评价，预后研究中为预后研究的系统评价，诊断性研究中为系列患者连续开展的诊断标准试验和诊断试验的系统评价，经济学和决策分析中则为从多个研究中获得的临床上合理的成本和价值的系统评价。

来自 RCT 的研究结果被认为是最高级别的证据，主要是因为在治疗研究中，随机分组是平衡试验组和对照组已知预后因素的最佳方法，也是平衡未知预后因素的唯一方法。但 RCT 并非能回答所有的临床问题，且虽然可根据预后因素对 RCT 中的随机分组进行分层，但在某些情况下，根据某些预后或危险因素主动地将患者随机分配是不符合伦理的。其次疾病或干预措施的预后因素可通过设计长期随访研究进行评估，该研究设计可提供最高水平的证据，而无须进行RCT。此外，在某些情况下RCT不可行，如所需样本量太大或随访周期为多年时。故本章节我们将重点讨论 I 级证据中的长期临床研究结果。

临床案例 1　研究题目（举例）：ACL 重建术后骨关节炎的改变——20 年随访研究。题目应包含主题的重要性、相关性和创新性。它是对摘要的总结，应是简短的、描述性的和具有吸引力的。

首先，该研究使用安慰剂对照和随机分组不符合伦理。被分配到安慰剂组的患者即便未接受治疗，也必须让其相信自身正在接受积极的治疗，以便发挥安慰剂的作用。但是，此类患者使用安慰剂而非积极治疗可能带来更多严重的后果，即对患者不利。若将患者分为两组，即关节镜检查组和 ACL 重建组，安慰剂组仅进行关节镜检查，可能会使患者遭受更多的痛苦并加重病情。

其次，在将研究纳入证据水平时，研究方法至关重要。有学者主张根据研究方法划分若干子层次。其他学者也认为，不良的方法学可导致证据水平下降。故在开展临床研究前，研究人员应首先制订"临床研究计划书"。

临床案例 2　患者人群信息是否充分报告？如年龄、性别分布、合并创伤、手术史及是否有足够的检验效能等。

（一）研究设计

研究计划书包括：①负责该项研究的首席研究者；②临床假说；③研究设计；④进展状态评估；⑤不良事件 / 有效性监测的评估；⑥统计分析。特别需要说明的是，在患者治疗方面，研究设计应充分考虑伦理学问题，在科学研究方面，需充分考虑是否能顺利完成研究并验证临床假说。研究人员在招募患者前应确定研究问题，然后计算适宜的样本量。如不能计算出适宜的样本量，则可能无法获得明显的结果，如检验效能不足。

临床案例 3　是否获得知情同意？该研究是否获得机构委员会或伦理委员会批准？

（二）知情同意

知情同意是临床伦理学最重要的组成部分，是临床治疗和科学研究的必要条件。知情同意书中告知患者的有效信息包括可能接受的治疗及其风险和益处；可能会经历的试验流程，包括试验过程中的随机化方法和盲法；患者参与试验属于自愿行为，最后需使患者清楚研究的目的。

临床案例 4　谁实施干预措施？谁测量临床结局指标？谁进行统计分析？

（三）盲法

在前瞻性研究中最常采用盲法。结局指标测量人员可能会相信或猜测哪种治疗效果更好，若他们清楚各组患者的治疗方法，在解释结果时可能会根据自身的预判而具有倾向性。因此，明确数据收集人员并对其实施盲法非常重要。另外，对结果测量者未实施盲法，在测量过程中测量者可能也会因自身对不同治疗措施效果预判的倾向性使结果产生偏倚。

临床案例 5　随访时间如何确定？

（四）随访率和周期

随访中的失访数非常重要，因其可直接影响治疗效果的评估。通常，若失访率达 20%，则可能影响研究的有效性，故随访率应达到 80%。结果的计算也应做最差情况处理：即在治疗组中失访患者被认为是疗效最差的，在对照组中则相反。若两组间治疗效果仍存在差异，则认为观察到的结果是对真实治疗效果的有效估计并能提供可靠证据。在临床试验研究过程中，研究人员应尽可能减少数据丢失。需仔细规制订研究计划书，包括全面收集原始数据，识别患者居住地，安排适宜的随访时间，全面跟踪受试者，监测失访人员及系统全面地处理有问题的病例，这可确保较高的随访率。

关于随访周期，对"长期"的尚无明确定义。但根据发表在高质量骨科学杂志上的文献指出，临床研究的观察期至少应为两年。研究人员可参考此推荐设计随访周期。

- 制订周密的研究计划书是保证获得高质量临床随访结果的关键。
- I 级研究证据的必备条件：全面收集原始数据，安排适宜的随访时间，识别患者居住地，对数据施盲，全面跟踪受试者，监测失访人员（随访率≥80%），适宜的随访时间（≥2年）系统全面地处理有问题的病例。
- 充分的统计数据和样本量对统计分析必不可少。

（卢　静　译）

第 31 章

Ⅱ 级证据：前瞻性队列研究

一、前言

（一）证据等级

在循证医学中，采用证据等级对临床研究进行证据分级。Ⅰ级证据最为严格，采用适当的盲法、随机化方法和高随访率的 RCT 属该等级。Ⅱ级证据严格程度次之，前瞻性队列研究属于该等级。但Ⅱ级证据比Ⅲ级（回顾性队列研究）和Ⅳ级证据（病例系列和个案研究）更严格。证据等级评估是基于各种研究类型存在的偏倚风险和系统误差。然而，在比较疗效的随机化和观察性研究中，未发现非随机化研究对疗效有一致的评估，也无系统性高估。

证据等级是骨科研究中一个相对较新的分类标准。

JBJS 自 2003 年起为所有文章进行证据评级。*The Journal of Orthopedic Trauma* 在 2012 年对所有临床研究文章引入证据分级。

证据等级除有助于分级外，也有助于经同行评审的骨科杂志保持较高水准的质量。提高杂志质量是 *The Journal of Hand Surgery* 自 2005 年 11 月起进行证据等级分类的主要原因。但是在引入证据分级之前，*JBJS(Am)* 上发表的研究质量随着时间的推移而提高了。2009 年，一项回顾性研究发现，1975—2005 年，*JBJS（Am）* 发表的Ⅰ级证据研究占比从 4% 上升至 21%。

（二）前瞻性队列研究

Ⅱ级证据前瞻性队列研究可用于评估具有不同治疗手段或特征的患者的结局。故Ⅱ级证据前瞻性队列研究可分为对照组或另一不同的治疗组与主要治疗组相比较。前瞻性队列研究可用于治疗或预后的研究。前瞻性队列研究要求在招募和入组研究对象之前确定研究假设和问题。根据预先确定的研究问题，研究人员便可从研究开始获得有关患者和干预措施的数据，且对研究期间发生的结果进行评估。

在Ⅱ级证据前瞻性队列研究中，在研究对象招募和入组前确定研究问题和假设。

二、优势和局限性

（一）优势

前瞻性队列研究是观察性的，这使得其比 RCT 更容易实施，且医院内患者的流动性对研究的干扰也较小。从逻辑上讲，与采用适当的盲法和随机化的研究相比，观察性研究需要控制影响临床实践标准的干扰更少。

在设计前瞻性队列研究时，研究人员在招募患者之前应确定针对其研究问题的数据收集方法。与回顾性研究相比，这种具有高度针对性的数据收集规范使研究人员能更好地收集和控制的数据质量，也可保证所收集数据的特异性。在前瞻性队列研究中，报告风险因素与结果相关性的可能性更高。而通过回顾性收集数据，研究问题则会受现有数据的限制。

前瞻性队列研究因数据是纵向、实时收集的，减少了回忆偏倚。前瞻性研究的数据收集是随着研究进展而产生的，而在回顾性病例对照研究中，病例（患者）和对照（健康人）的研究对象则易提供不同准确程度的研究疾病或结局暴露等信息。

前瞻性队列研究还允许研究人员同时调查多个结局。

（二）局限性

因对选择偏倚的易感性，前瞻性研究可能降低内部真实性。与 RCT 不同，前瞻性队列研究可根据患者或医师的偏好确定治疗方案分配。故在评估治疗组和对照组结局的差异时，必须考虑各患者接受何种干预措施的决定因素，以减少选择偏倚。

纵向研究（如前瞻性队列研究）可能有较高比例患者失访。若失访原因与结果相关，则会导致偏倚。低随访率可影响研究的质量，进而可能会降低研究的证据等级。对于涉及罕见病或长潜伏期疾病的研究，采用前瞻性队列研究的设计方案可能是不切实际和不可行的。

三、有对照的前瞻性队列研究

在有对照的前瞻性队列研究中，治疗组与对照组或非治疗组进行比较。

临床案例 1
"电话干预以提高椎管狭窄术后患者的康复情况"（JBJS，2018）。

来自约翰霍普金斯大学医学院骨科、物理医学和康复学系的研究者设计了一项有对照的前瞻性队列研究，以评估椎管狭窄手术后的康复情况。旨在比较"常规治疗"组与电话康复咨询组的有效性。该研究中，"常规治疗"包括术后的物理治疗、体格检查和影像学评估随访。研究前瞻性纳入 60 例患者接受"常规治疗"作为对照组。对照组和干预组的所有受试者均在术前纳入。干预组共 65 例患者，除接受物理治疗和随访评估外，还接受 3 次健康行为变化电话咨询（1 次术前，2 次术后）。根据这项研究，健康行为变化电话咨询内容包括激发和加强健康行为改变积极性的相关策略。对于接受电话干预的患者，研究人员假设其康复状况更好。正如研究预期，干预组在随访 12 个月时疼痛、功能障碍和身体健康的结局表现更好，这可能是有物理治疗的参与。随着对所有受试者进行 2 年和 3 年的随访，对照组和干预组之间结局指标差异有所减少。

这项 II 级证据前瞻性队列研究适用于评估患者参与度。在研究开始之前，研究人员确定受试者将被分配到对照组或干预组。一旦入组后，所有患者均需完成结果调查表，调查人员可随时间跟踪患者的结果。因分组是根据入组日期决定的，故这并非随机队列研究。重要的是，在这项对照研究中，研究人员须确定对照组在未接受其他干预的情况下得到充分的治疗，即接受了标准治疗。

临床案例 2
肩袖撕裂中肱二头肌肌腱损伤的治疗——肌腱切断术与肌腱固定术的前瞻性队列研究（AJSM 2010）。

　　韩国首尔成均馆大学医学院的骨科医师比较肩袖撕裂中肱二头肌肌腱损伤的患者术后功能结局指标。本研究 90 例受试者中，45 例接受肩袖修复术和肱二头肌肌腱切断术，45 例接受了肩袖修复术和肱二头肌肌腱固定术。两组患者术后肩关节制动和康复治疗情况相同。为评估功能性结局指标和患者满意度，研究人员在随访时对两个干预组进行体格检查和问卷调查。肌腱固定术组和肌腱切断术组出现"大力水手"征畸形患者人数分别为 9.3% 和 26.8%，两组差异有统计学意义。两组的功能性结局、临床评分和总手术时间相似。

　　在本前瞻性队列研究中，比较两种不同的手术干预措施（肌腱切开术和肌腱固定术）对相同诊断（肱二头肌腱损伤）的结局。与电话康复咨询的研究类似，根据每个受试者的入组日期确定分组。

> 有对照的前瞻性队列研究涉及治疗组与对照组，或两个不同治疗组之间的比较。

四、预后的前瞻性队列研究

　　预后研究评估患者特征对疾病结局的影响。患者的特征可以是行为上的，如运动训练水平或吸烟状态；或身体上的，如肥胖症；或基于遗传特征。预后研究回答了这样一个问题："患者的某些特征对疾病的自然病程有什么影响？"。

> **临床案例 3**
> 全身性关节松弛症不会增加优秀女足运动员受伤风险——前瞻性队列研究（AJSM，2017）。

　　一项来自荷兰 2016 年研究中，研究了关节松弛症（generalized joint hypermobility，GJH）对优秀女足运动员受伤率的影响。在这项预后研究中，由 GJH 引起的关节活动过度是患者的特征，而以球员每小时受伤数衡量受伤率则是关注的结果。在使用 Beighton 评分进行筛选后，将运动员分为关节过度松弛和非过度松弛两类。以 Beighton 评分 ≥ 4 分为界，参与研究的 114 例运动员中有 20 例被归为过度松弛。研究人员根据标准化损伤登记表记录了累积的损伤数量，排除非肌肉骨骼损伤，如脑震荡和非足球相关损伤。在足球赛季结束时，调查人员得出结论，GJH 并非优秀女足运动员受伤的危险因素。当关节松弛

Beighton 评分阈值分别为 ≥ 3、≥ 4 和 ≥ 5 时，其结果仍然相同。

　　本研究是按评分（Beighton 评分）来确定分组标准，以产生两组进行比较。除 GJH 之外，肥胖分类是基于范围划组的另一个示例。预后研究的对照组也包括二分类数据的患者特征，如血友病与非血友病患者。

　　若为起始队列研究，则可将该预后前瞻性队列研究归属于 Ⅰ级证据。起始研究要求所有受试者都在其病程的同一时间点入组。这与上述例子不同。上述来自荷兰的研究，受伤是最常见的研究结局。在计算受伤率时，参赛运动员曾经所受的伤未纳入不考虑，故在研究开始时即存在不同程度伤害的暴露表明该研究属于 Ⅱ级证据。

要点

　　● 非对照或对照、治疗性或非治疗性前瞻性队列研究可在研究过程中实时评估患者的结局。

　　● 作为 Ⅱ级证据的前瞻性治疗队列研究方法是除 RCT 外最严格的研究方法。

（卢　静　孙　欢　译）

第 32 章

III级证据：病例 - 对照研究

一、前言

观察性研究，包括病例 - 对照研究，是重要的研究设计，有助于基本知识和研究假设的产生。病例 - 对照研究区别于 RCT 和观察性队列研究的标准化入组和前瞻性观察过程。在病例 - 对照研究中，选定所患研究疾病或发生结局的人作为病例，通过回顾参与者的病史寻找病因或潜在致病因素，以确定病史中是否有某种暴露因素导致了疾病或相关的结局。这使某些人将病例 - 对照研究称为"反向研究"。暴露是指可能导致疾病结局进展的诱发因素，也称为自变量、决定因素或预测因素。暴露可能是生物暴露、个体特征、行为事件或干预等。

与单纯的病例系列相比，病例 - 对照研究的明显优势在于纳入了一组与病例组有可比性的对照组。对照组之所以被选入，是因为对照人群来源于产生病例的人群中的非病例。因病例和对照来自同一人群，故假定病例和对照之间的暴露差异与研究疾病或结局的发展有关。当研究人员无法根据临床判断将患者随机分配至特定的暴露时，病例 - 对照研究就尤为重要（例如，若研究人员认为手术治疗对患者并非最有利，则将患者随机分配至非手术治疗）。

将病例 - 对照研究与前瞻性队列研究区分开是很重要的，因为两者都认为暴露会导致结果。在病例 - 对照研究中，根据受试者是否有研究结局来选择受试者，并回顾其病史以确定其暴露史。在队列研究中，根据受试者的暴露情况进行选择，并前瞻性地追踪，以确定其是否产生了研究结局。一篇关于"病例 - 对照研究"报告结果的综述发现，约有 1/3 的医学或外科中的病例 - 对照研究和 97% 的康复研究报告被错误地贴上病例 - 对照研究的标签。最常见的为横断面研究设计、干预研究、测量研究、预后研究和队列研究均被错误地归为病例 - 对照研究。

关键定义

病例：已患某种特定疾病或发生结局的人作为研究受试者。

对照：未患该疾病但在其他方面与病例相似的人作为对照（例如，从产生病例的同一人群选出）。

暴露：病例和对照的前期经历导致结局进展。病例 - 对照研究的主要假设是，病例和对照的暴露史不同，而这种差异影响研究疾病和结局发生。

二、病例 - 对照研究的优点

当研究涉及罕见病或很长潜伏期疾病时，前瞻性研究设计则不可行，而病例 - 对照研究就是首选的研究设计。通过选择已发生研究结局的病例，研究者知道样本将发生研究结局。对罕见病进行前瞻性研究，研究人员必须招募大量参与者，并花费大量资金来跟进，以识别那些符合研究疾病和结局的人群。对潜伏期很长疾病进行前瞻性研究，研究人员必须对这个队列进行很长时间的随访。通过选择已发生研究结局的研究人群，研究人员可以节省宝贵的时间和金钱。

病例 - 对照研究的优、缺点

优点

● 回顾性研究设计减少了完成研究确定暴露在疾病病因中的作用所需的时间和金钱。

● 可以纳入具有罕见病或预后的特定人群，以确保有足够大的样本量进行分析。

缺点

● 可能增加潜在的偏倚。

● 无法从全面的前瞻性数据收集中受益，因此数据可能会受参与者的回忆偏倚和病历质量的影响。

● 因罕见结局，通常是不能估计真实的发病率或患病率。

● 当昂贵或侵入性的检查不常规使用时，会有错误分类的风险。

三、病例 - 对照研究的缺点

病例 - 对照研究的回顾性性质也存在弊端，即几种偏倚来源。当研究设计或实施将误差引入数据时，就产生了偏倚。病例 - 对照研究无法获益于研究早期标准的数据收集法，仅能依靠病历回顾和患者回忆来提供有关病情进展的信息。病历记录是医患双方交流的总结，并能获取医师认为相关的详细信息。病历记录并不是完整的记录，保证其完整性的质控表与前瞻性病例报告研究的质控方式相同。因此，依靠病历记录作为研究的数据来源的可能存在信息偏倚——更多的信息是由对治疗产生消极影响的患者提供。

此外，患者在外就诊的情况也将不会记录到病历中，故研究对象经常被要求完成关于他们的病史和暴露的调查。病例组和对照组的研究对象回忆可能因不同而产生偏倚，病例组可能会仔细回忆导致病情发展的情况，而对照组则可能不会，因此病例组提供了更详细准确的信息或被研究对象过度分析的信息。此外，调查数据还依赖于研究对象是否愿意准确地报告他们的经历。介于以上两种情况，回忆偏倚可能会引入潜在的数据误差。

研究者也可能存在选择偏倚。最简单研究设计的执行需从单个外科医师或医疗组纳入已接受过治疗的病例和对照，但这样研究者仅能接触和选择在该外科医师或医疗组进行随访的潜在病例，而无法接触到在其他医疗机构进行治疗的病例。在罕见病研究中，研究初期可能治疗不充分，病历记录也可能不完整，从而导致数据收集不完整。病例和对照必须从相似的人群中选择，而不是在数据中引入不必要的误差。

与前瞻性队列或 RCT 相比，病例 - 对照研究明显缺乏严格的方法收集数据，但因其耗资少和周期短，可抵消数据收集不严谨带来的影响。且这个缺点并非"致命的"，可在数据和结果分析、解释及总体讨论中予以考虑弥补。良好的研究设计和实践可弥补上述缺陷，包括创建详细的病历提取表、系统地设计回顾性调查表、严格按照纳排标准纳入病例和对照，并尽可能确保对数据收集者实施盲法。

偏倚的来源和类型

信息偏倚 / 观察性偏倚。当以不同方式收集病例和对照的信息时产生的。可能是因访谈技巧、病历回顾方法或为支持研究假设而设计的调查的不同而引入的偏倚。

选择偏倚。当以不同的标准选择病例和对照组的筛选时发生。具体而言，必须在不考虑其暴露史或与暴露史相关的任何变量的情况下选择病例和对照。

回忆偏倚。发生在病例和对照在回忆既往的特定暴露情况时，两组在准确性和完整性上的差别，例如可能某一组收集的信息更详细准确。

四、样本选择

选择病例和对照时，研究者必须选择在临床结局进展的基线风险一致，以及可获取完整数据的参与者。重要的是，病例和对照应来自相同人群，其一般特征也基本相同。

（一）病例选择

选择病例时，研究者首先应确定一个同质的群体。选择病例的标准应结合诊断试验和临床表现，尽可能采用金标准进行选择。选择病例的诊断标准应在确定研究计划时建立，且应考虑到所有可能诊断出研究疾病的方法。尽可能避免将对照误分至病例组（反之亦然）。病例的选择在研究设计和样本量估算中应予以高度重视，或采用敏感性分析加以处理。

在骨科领域，病例通常由研究者从实践中选择，但为确保有足够大的样本来对疾病做出有意义的推断，研究者可能需要寻找其他病例来增加样本量。因此明确的诊断标准可使病例选择过程更客观，结果更具代表性。

对于慢性病，研究者必须确定是仅纳入新发病例（新近或最近诊断出的病例），还是要纳入已患病例（即已患病已有一段时间的病例）。如骨关节炎这类疾病，会发生慢性退行性病变，若同时纳入患有严重的膝骨关节炎且已恶化多年的患者，和仅在影像上提示有退行性病变但没有任何症状的患者，两者的暴露史可能会显著不同。

（二）对照选择

如前所述，对照应在除研究疾病外其他所有方面与病例相似的人群中选择。理想情况下，对照的受试者是被选人群中未发生临床结局的所有个体。例如，当选择发生术后特定并发症的病例时，对照应从所有进行了相同手术但未出现并发症的患者中选择，以保证对照组与病例具有相同的基线风险。病例组和对照组的排除标准相同。

在一项匹配的病例 - 对照研究中，研究者可用可能引起混杂的因素对病例和对照进行匹配。在成组匹配或频数匹配中，具有既定特征或特性受试者数在对照组和病例组中所占比例应相同。在匹配设计中，对每一个被选择的病例和对照，其所有研究变量均需相似（例如年龄、性别、吸烟状况）。但即便严格控制以上研究设计，分析和解释结果方面也存在问题，尤其是在病例和对照过度匹配时。过度匹配（匹配太多的变量）消除了可能对研究结果有所贡献的潜在暴露。例如，将有半月板损伤史的早期骨关节炎作为病例和对照的匹配因素，将消除半月板损伤对骨关节炎进展的潜在影响。

由于病例 - 对照研究常用于罕见病研究，其样本量通常很小，但对照则相反，因此每个病例可匹配 2 个或 3 个对照。通过纳入更多的普通队列作为对照，可增加研究的效能，也可增加病例和对照具有相似暴露史的可能性。对于骨科的研究，特别是关于初次手术后再损伤的研究，可很容易识别大批进行手术但未发生再损伤的患者，这将为对照数据提供更多选择和更稳健的比较。

五、统计分析

一项病例 - 对照研究旨在探索某些暴露（疾病、进展、病因或患者特征）是否影响研究结局发生。在回顾病例和对照的病史时，应从病历记录或研究对象的调查或访谈中获得暴露存在与否。然后，将病例（结局阳性）和对照（结局阴性）分为暴露组（暴露阳性）或非暴露组（暴露阴性），即可创建一个 2×2 四格表或列联表来说明暴露与非暴露间的区别（表 32-1），并做简单统计分析，但建议研究者与生物统计学家合作，以便进行更深入的多变量分析。此外，敏感性分析方法和与样本量估计的相关问题也是可行的，但本章不作讨论。

表 32-1　标准 2×2 四格表

	病例组	对照组
有暴露史	a	b
无暴露史	c	d

通常，列联表用于计算风险比或相对危险度（relative risk，RR）以推断暴露因素与研究结局发生关联的密切程度。这是通过暴露组研结局的发生率 [暴露组的发病率，$a/(a+b)$] 除以非暴露组研究结局发生率 [非暴露组的发病率，$c/(c+d)$]。但在病例 - 对照研究中，RR 不适用，因为病例和对照的选择不能准确地反映真实的人群发病率。

在病例 - 对照研究中，可采用比值比（odds ratio，OR）。值得注意的是，当用于研究结局真实的发生率极低（通常＜ 5%）的小样本时，采用 OR 值是不太精确的方法，但仍可以进行风险估计。OR 公式如下。

$$OR = \frac{\dfrac{a}{b}}{\dfrac{b}{c}} = \frac{ad}{bc}$$

因公式可简化为对角的乘积，故有时将其称为交叉乘积。OR 或 RR ＞ 1 表示暴露会增加研究结局产生的风险，而 OR 或 RR ＜ 1 则表示暴露会降低研究结局产生的风险（即暴露是保护因素）。

六、病例 - 对照研究的报告

在报告病例 - 对照研究结果时，甚至在制订病例 - 对照研究计划时，建议研究人员考虑医学流行病学观察研究报告规范的标准指南（Strengthening the Reporting of Observational Studies in Epidemiology，STROBE）清单。STROBE 声明为标题、摘要、前言、方法、结果和讨论部分均提供了报告规范。

七、总结

病例 - 对照研究应用于回顾性地探讨暴露因素在病因学中的作用，特别是在罕见病和潜伏期长的疾病中的应用。因是回顾性的研究，病例 - 对照研究可相对快速地完成，且花费比前瞻性观察研究更少。但回顾性研究可能会在数据中引入多种类型的偏倚，而且结果必须根据回顾性研究设计的局限性来做处理。

研究对象的选择是基于他们是否患研究疾病（病例）或不患病（对照），而不是考虑暴露。暴露是通过病历记录、回顾性的患者调查或访谈确定的。OR 用于确定暴露是否会增加风险（即 OR ＞ 1.0），或具有保护作用（即 OR ＜ 1.0）。尽管完成此类研究相对容易，但必须严格制订研究设计。

（卢　静　译）

第33章

Ⅳ级证据：临床病例系列

一、前言

多种方法可用于临床研究以确定与疾病变化相关的趋势，包括对发病率、因果关系和疗效的研究。研究质量评估依据是其研究证据的水平，等级划分为：对照试验（Ⅰ级）、队列研究（Ⅱ级）、病例-对照研究（Ⅲ级）、病例系列（Ⅳ）和专家意见（Ⅴ级）。临床研究主要涉及两类研究方法，分析性研究和描述性研究。分析性研究以肯定或推翻研究假设为前提，旨在确定暴露与研究结局间的因果关系。分析性研究可设计为观察性或干预性的，从而研究人员可分别对研究对象进行观察或随机化治疗。分析性研究包括病例-对照研究或队列研究（观察性）、RCT（有干预）。病例报告和病例系列是"描述性"的观察性研究，描述疾病在不同患者、地域和同时间的相关特征。区别证据水平的依据为各种偏倚对研究结果整体有效性的影响。

> **报告新策略**
> - 协助建立假设以研究更多证据。
> - 在研究人群采用新的治疗方法后应单独报告结果。

病例系列不同于队列研究和病例-对照研究，因为病例系列无须验证假设，也无须采用对照组来确定治疗的有效性。病例系列是具有相似诊断或直接受相同治疗的患者进行一段时间的随访。病例系列对分析疾病的异常表现或为前瞻性研究设计提供假设至关重要。本章旨在使用病例系列说明临床研究过程，主要侧重于研究设计、结果报告和研究的优缺点等过程。

二、设计

根据隐私法，所有研究启动之前必须得到相关机构 IRB 的批准。该法律从本质上保护了所有人（无论在世或已死亡）的健康信息及所收集数据的机密性。此外，未经事先书面批准，所有研究不得使用个人身份数据。若想豁免"隐私规定"中要求的事先书面批准，则需满足以下条件：项目对个人隐私的影响最小，隐私保护标识准备充分且尽早销毁；若未指定受保护的健康信息或未被豁免，该项目则不能开展。当地 IRB 通常是在全面掌握了研究者的研究方法和最终目标后才予以批准。故明确陈述和关注病例系列的关键特性，即收集有意义的临床事件，其所表现出的一系列症状、体征或后续新的治疗方案，可能为因果关系推断提供思路。

> **可重复性**
> - 高度描述性方法对于今后前瞻性研究的比较 / 分析是必要的。
> - 对于不同机构之间的比较，应明确规定纳入 / 排除标准。
> - 明确说明适应证，以建立具有同质性的患者群。

研究新的诊断或治疗措施时，若无适合的干预措施相比较，最好采用病例系列研究设计。但因缺乏假设或对照组，病例系列无法对治疗方法和研究结果进行因果推断，但有利于产生更高级别证据的研究假设。与比较有效性的经典临床研究不同，病例系列专门报告一种针对特定研究人群的新型治疗方法的结果。对于病例系列研究，可重复性非常重要，因为罕见病的手术方式极少被标准化，故高度描述性的方法对今后前瞻性研究的比较或分析非常必要。此外，不同机构间的患者群比较研究时，需明确规定纳入和排除标准。同时建议明确和缩短纳入时间，以减少已知和未知疾病变化的发生率，这些变化可能在疾病不同时期频繁发生。最后，应明确说明适应证，以便建立具有同质性的患者群体。

> **疾病分析模式**
> - 有利于强化将来前瞻性研究的研究假设。
> - 提供关于自然病史、治愈和预后因素的信息。
> - 假设研究的相关指标：样本量、相关协变量和随访时间。

除强化假设外，病例系列还可以为疾病模式提供有关自然病史，治愈和预后因素的信息，这些信息可进一步假设相关研究指标，包括样本量、相关协变量和随访时间。

三、报告结果

通过回顾性方法、易于进行的长期随访、缺乏对照组比较使理想结局与治疗的安全性和诊断的准确性高度一致。病例系列是描述性的，因此调查结果仅由描述性统计来表示，因为支持比较检验的 P 值在病例系列中不适用，应避免在结论报告时使用。研究治疗方法和其相对有效性应有研究假设支撑。产生偏倚的潜在因素对于将来确定治疗有效性的前瞻性研究也很重要。

临床研究最重要的结局指标是可评估机体功能和健康，可通过效度和信度检验评估其是否有重要意义。信度和效度分别可用于评估研究结果的真实性和可重复性的程度。例如，骨关节炎指数评分WOMAC 可较好地评估疼痛、关节僵硬和躯体功能等结局指标。

Wilson 和 Cleary 曾提出过一种多种测量结果的分类方案，在该方案中，较高质量的结果越来越受到外部、个人、环境和非医疗因素等不可控因素的影响，这些因素增加了测量和最终确定患者群体的难度。推荐生物和生理变量（Ⅰ级）、症状状态（Ⅱ级）、功能状态（Ⅲ级）、一般健康情况（Ⅳ级）和总生存质量（Ⅴ级）为结果的 5 个水平。骨科研究中报告结果的方式可采用多种形式，包括同时报告临床体征和机体功能，或根据系统特异性、疾病特异性及与健康相关生存质量报告，以及报告总体健康相关生存质量等。

由于结果测量中不同观察者存在差异，综合评估的结局指标有时会产生模糊的结果。此外，笼统地将各种测量结果汇总为总分数，将无法通过运动范围、僵硬程度和疼痛程度来预测患者的期望，从而无法区分病情好转和病情恶化的患者。

系统特异性结果由身体特定的部位决定，而疾病特异性结果由患者特定的疾病决定。通常，这两种方法均可用于评估患者。膝关节骨关节炎的患者可采用针对膝关节功能或针对骨关节炎的两种不同的量表进行评估，以增加测量工具及对功能变化的敏感性。

一般健康相关生存质量和总体健康相生存质量量表分别主要涉及

患者日常活动的健康和幸福感。前者涉及多个因素，包括生理的、心理的和社会的因素。社会因素指处理各种的社会活动，如工作、爱好和社交，故此量表可衡量患者的日常生活能力。后者与前者类似，但主要关注患者对其参与日常活动能力的满意度。

四、Ⅳ级证据病例系列示例

　　Geeslin 和 LaPrade 开展的一项研究是病例系列研究的一个很好的例子。该研究旨在客观报告一系列采用解剖修复和（或）重建术治疗的急性Ⅲ级膝关节后外侧角（posterolateral corner，PLC）损伤患者的膝关节稳定性和主观观察的结局指标。当时，关于急性 PLC 外科治疗和预后的报道还很少，大多数文献也发表于 10 年前。

　　在完成这个病例系列后，作者指出，通过修复急性撕脱性骨折、重建撕裂韧带和交叉韧带重建术后，Ⅲ级 PLC 损伤患者的膝关节稳定性比术前有了显著改善。该病例系列在显示通过急性期修复 PLC 结构可带来高获益结果，这使文献价值显著提高。

五、优、缺点

　　病例系列和所有观察性研究都是非干预性的，这意味着医师不能为研究参与者选择治疗方案。该方法在研究过程中既有积极作用也有消极作用。与随机试验相比，非干预性研究的结果更类似于常规临床实践，且通常可更好地应用于临床实践。由于患者的不同，外部真实性高，可适用于不同的医疗机构，也可更好地代表研究人群。由 RCT 制定了严格的纳入标准，严重降低了研究结果在临床实践中的代表性。此外，从经济学和伦理的角度来看，由于缺乏比较和随机化，其研究设计具有成本效益，且研究对象所用治疗方案通常与骨科常规治疗方法相同。

　　但是，缺乏对照组也有其局限性。由于研究设计缺乏独立的变量，故无法通过治疗方案区分治疗效果，从而也无法做出因果推论，仅能推断研究结果的相关性。若存在对照组，则可为特定风险因素及其暴露程度做相关性分析，且数据收集者可在不了解患者特征的情况下进行测量，从而降低偏倚风险。

　　病例系列研究的研究设计因缺乏对照组消除产生混杂偏倚的风险，

但增加了选择偏倚和测量偏倚的风险，这两种偏倚取决于是采用前瞻性还是回顾性的研究方法。前瞻性研究体现了从纳入研究对象、数据收集到患者随访的规范化过程，但若缺乏标准化测量方案，则可能产生测量偏倚。当患者死亡或转院时，则认为其产生了更坏的结果，这时可能出现选择偏倚。由于研究中采用不同测量方法，测量偏倚也普遍存在。

要点

- 病例系列为进一步研究的设计提供基础。
- 在疾病异常发生的情况下，尽管病例系列研究中无假设检验，但为将来前瞻性研究提供假设仍是可行的。
- 重要的是，病例系列无法进行比较，仅通过描述性分析的方法，报告与该系列研究患者相关的治疗结果。

（卢　静　译）

第34章

如何实施临床研究：Ⅳ级证据 - 病例报告

一、病例报告——示例

循证医学的出现使骨科临床研究发生了革命性变化。现在，外科医师比以往任何时候都更愿意在医学期刊上寻找诊断和治疗疑难病例的方法，这就提高了"可发表"研究的门槛。现在，研究方法常规地被各种质量评估工具审查评估，并根据研究类型，要求作者使用标准化的流程图和预设的标准详细描述其方法。因为科学严谨的研究方法可获得更精确的结果，从而得到更可靠的结论，这些研究结论很可能会改变临床实践模式和提高医疗水平。此外，因读者（和期刊编委会）更倾向于高水平研究证据，研究者越来越致力于前瞻性研究，用于特定的患者队列或不同治疗方法的比较。最近一项关于 ACL 重建术 RCT 的系统评价印证这一现象，该研究指出，在已发表 412 项关于 ACL 重建术的研究中，过去 10 年占了 60%。介于骨科领域已发表文献的现状，使人不禁要问："现在还有病例报告的立足之地吗？"

病例报告首先用于报告新的肌肉骨骼疾病及其治疗方法。新的疾病与已有疾病的临床表现大不相同，改进现有疗法或提出新的治疗方法可提高患者的治疗水平。所以精心构思发表的病例报告与循证医学理念并不矛盾。相反，病例报告在骨科文献中应占有特殊位置。病例报告可提醒读者注意医学中的新发事物，以提高临床医师诊断的敏锐度和（或）使更多人认识并了解新的病例并获益。本章旨在为病例报告的发表提供重点突出、内容翔实且受众广泛的报告示范。

二、病例报告的分类

病例报告是对 1 个、2 个或 3 个临床病例的回顾性分析。根据研究的关注点，骨科病例报告通常可分为 3 种类型：新发的骨骼肌肉疾病、已有的骨骼肌肉疾病新的临床表现，或新的治疗方法。以下三则实例分别代表上述 3 种研究类型，并展示了作者如何完美地解释其观察结果。

临床实例 1：新发骨骼肌肉疾病

一位 22 岁的大学生橄榄球运动员，有复发性肩关节前向不稳伴巨大骨性 Bankart 损伤的病史，具有骨折固定及关节囊紧缩术的指征。在关节镜下固定失败后，通过三角肌入路进行开放 Bankart 修复术。切口暴露过程中，我们注意到一个异常的肌腹，起源于肱二头肌长头，止于肩胛下肌近端肱骨小结节。此外，旋肱前血管位于该异常肌腹的浅表。作者在识别上述解剖变异的同时完成了骨性 Bankart 损伤固定和关节囊紧缩术。作者强调这种解剖变异的意义在于以下两个原因：首先，术中暴露和移动肩胛下肌，不需要游离旋肱前血管；其次，肩胛下肌的充分暴露和处理取决于术中对异常肌腹的术中识别。

临床实例 2：已有骨骼肌肉疾病新的临床表现

一名 32 岁男性在乘坐过山车时颈部过伸过屈受伤，导致肠道和膀胱功能丧失，并伴有四肢瘫痪，随即送往急诊就诊。颈椎 MRI 显示滑膜囊肿合并齿状突骨折引起严重椎管狭窄。患者随后采取了滑膜囊肿穿刺抽吸，$C_2 \sim C_3$ 减压，椎板切除术以及从 $C_1 \sim C_3$ 的颈椎后路融合术。脊柱滑膜囊肿多见于腰椎，作者指出本例滑膜囊肿位于寰枢椎交界处，非常罕见。作者强调应认识到与齿状突骨折相关的可能性病变，并建议对齿状突骨折患者进行寰枢椎不稳和潜在颈椎病临床表现的筛查。

临床实例 3：新的治疗方法

一名 26 岁女性患者，由于慢跑出现第 3 次髋关节前脱位，之前已出现过 2 次髋关节前脱位，并且接受了关节镜下盂唇修复、关节囊紧缩术。经过全面的影像学检查，其髋关节不稳归因于髋臼相对前倾和前份缺损。随后，她接受了髋臼周围截骨术（periacetabular osteotomy，PAO），以消除所谓的髋臼过度前倾的影响（髋臼成形术）。术后 1 年，患者未再发生髋关节前脱位，且患者报告结果显示明显改善。作者强调在进行关节镜下髋臼成形术之前，全面评估髋臼情况的重要性，并描述了 PAO 在有效治疗医源性髋关节前向不稳中的作用。

三、报告流程

一个成功病例报告的撰写，应在确认临床案例的特殊性，并回顾相关文献后逐步进行（表 34-1）。一旦确定临床案例十分新颖，则需全面评估病例并确认所有相关细节，使报告质量达到足以发表的要求。临床记录不完整或缺失，实验室数据缺失和（或）影像学研究质量低劣，都有可能严重妨碍全面撰写病例报告。对于描述一种新治疗方法的病例报告，至少应进行 1 年的临床随访，患者报告结果（patient-reported outcomes，PRO）中若包含治疗前、后的数据则可增强新治疗方法有效性的可信度。患者的知情同意符合当地伦理审查委员会的标准。此外，发表病例报告的期刊经常需要提供患者的知情同意书。

表 34-1　成功撰写病例报告的步骤

1	确定新的临床案例
2	进行初步的文献回顾
3	获得患者的书面知情同意
4	提供已有的医疗记录以确保质量和完整性
5	选择目标期刊并查看审稿指南
6	撰写论文

在撰写病例报告之前，建议先选择要发表的目标期刊。期刊的选择可基于撰写的病例报告与某个特定杂志常发表的主题是否相关决定。作者应该问自己："该病例报告是否能引起该期刊读者的兴趣？"此外，并非所有期刊都接收病例报告，故在文章发表之前，选择目标期刊非常重要。

四、病例报告的结构

简洁是一份成功病例报告的关键特征，最终手稿应是对新发临床病例的关键特征的精练。每个期刊对字数、页数和参考文献数量的限制有所不同，这也说明在撰稿之前对每个期刊投稿指南全面审阅的重要性。病例报告的字数通常在 1000～1500 字。病例报告的构架因期刊不同而有所不同，但总体结构大致相同（表 34-2）。

表 34-2　病例报告的关键组成部分

摘要
—总结临床情况
—陈述病例报告的一两个目的
前言
—叙述病例报告的背景，并简要介绍相关文献
—描述临床情况的创新点
—陈述病例报告的一两个目的
病例展示
—按照时间顺序描述病例的详细信息
—记录相关体格检查细节、实验室和影像学结果
—描述临床和影像学随访
讨论
—总结主要观察结果
—描述该临床病例的创新点
—回顾评论相关文献
—给出总结性陈述，并重述病例报告的一或两个目的

（一）题目

标题应简洁明了，应包括与临床案例相关的关键词，最大可能地方便读者检索文献。

（二）摘要

若有需要，摘要字数通常限制在 150 ～ 200 个字，需高度总结拟报告的病例情况。摘要的重点应放在病例的新颖性上，以引起读者的兴趣。摘要应该包括一两个病例报告的"关键信息"。

（三）前言

虽未统一要求，但作者可在前言中详细描述摘要中已经提及该临床病例的新异性。前言部分应清楚地描述报告病例的独特之处，以及该病例报告为什么能引起读者的兴趣。前言应简要，因为文章大部分内容为病例的陈述和讨论。参考以往发表的研究，前言需强调临床的独特性，对现有文献的全面回顾和评论可放在讨论部分。

（四）病例展示

病例报告应从患者的首发症状开始，按照时间顺序陈述。客观描述患者主诉、体格检查、相关实验室结果和影像学资料，避免加入主观分析或推断，以便读者根据病情介绍对病例做出自我判断。鉴于图片数量的限制，仅提供最相关的临床表现、病理学或影像学结果，作为要素以供读者更好地理解病例。对于介绍新的治疗手段或手术的病例报告，应详细地描述手术技术。再次说明，临床照片和图表可能非常有用，这有助于明确描述术中独特的发现或新的手术技术。

对于呈现新的治疗方法的病例报告，充分提供治疗后的随访情况非常重要。治疗成功与否最好通过至少在治疗 1 年后获得的 PRO 和（或）影像学结果来证实。若无足够的数据，很难（即便有可能）断言特定治疗方法的有效性。且病例报告若无足够的随访来支持新型疗法的有效性，则不太可能促使读者认真考虑实施报告中建议的疗法。

五、讨论

讨论部分应总结临床案例的关键部分，解释其价值。对于解剖学变异，应根据先前的流行病学定义"正常"，并讨论变异的含义。对于新发疾病，应详细描其临床表现并提出可能的治疗策略。对于已有的骨骼肌肉疾病出现新的临床表现，应结合常规的诊断方法讨论。即报告的病例是否有独特之处无法用目前的诊断解释？如果有，如何进行诊断？对于新的治疗方法，应该解释其基本原理。新疗法是否可弥补传统疗法的不足？此外，应明确说明新治疗方法的优势。

以上各种情况均应回顾性复习文献，以便使病例报告有相应的研究背景支持。文献综述的目的即为解释本病例报告与已描述案例的不同之处。但是，仅需引用最相关的参考文献 10 ～ 15 篇。

六、结论

病例报告的发表有助于讨论新发骨骼肌肉疾病、已有疾病新的临床表现及新的治疗方法。通过对独特临床病例简要、集中地描述，作者可利用病例报告分享有关诊断和治疗的重要内容。这些信息的传播有助于提高疾病诊断水平并促进治疗方法的创新。由此，病例报告在骨科文献研究中仍具有补充价值。

要点

● 在循证医学时代，病例报告的重要性在于其对新的疾病、已有疾病新的临床表现及新的治疗方法进行详细阐述。

（卢　静　译）

第35章

V级证据

根据证据分级，V级证据指来自专家、共识声明、描述性研究或专家委员会报告的权威意见。以上信息"无明确的评判性评估或基于经济学理论或遵循第一原则"。（牛津循证医学中心证据分级，2001年5月）

专家共识被认为是检验证据分级或循证医学其他证据的适宜方法，如报告RCT的CONSORT声明和制定临床实践指南的原则等。

德尔菲法是通过结构化或半结构化的问卷多轮收集专家意见，就某一特定主题达成一致意见。

一、前言

当为患者制订某种临床治疗方案时，临床医师常面临抉择困难和治疗的不确定性。除医师掌握的知识、经验及患者意愿外，临床医师常根据医学文献做出治疗决策。但是，若无相关文献及无相关的RCT或队列研究，什么方法可帮助医师做出临床决策？因此，当无法获得其他有力证据时，V级证据克服了循证医学的某些局限性，为临床医师提供了重要且必要的参考起点。从本质上讲，V级证据通过提供与当地人口、文化相关且在医疗系统中易实施的治疗方法或技术，体现了循证医学中基于实践的证据原则。这种方法更多是"基于实践的证据"，是在现实临床实践中收集证据，更强调证据的外部有效性（普适性），而不是内部有效性（因果推断的有效性，以便实施更有利的干预措施）。

尽管专家共识和指南具有明显的优势，但也有其局限性。

首先，制定专家意见或共识的方法往往未清楚描述，使用者无法确定证据是如何收集或评估的。例如，《东亚急性冠脉综合征（acute coronary syndrome，ACS）或接受经皮冠状动脉介入治疗（percutaneous coronary intervention，PCI）患者接受抗血小板治疗的世界心脏病专家共识》总结了抗血小板药物在亚洲 ACS 或行 PIC 手术的东亚人群中的最新应用证据。各领域知识和经验丰富的专家组成小组编撰了此文件，但该专家共识未报告总结证据的方法。

其次，V 级证据的第二个局限性是推荐和专家共识受制定者的个人意见、临床经验及组成制定小组人员专业领域的影响。专家们所认同的观点或经验可能基于个人偏见或认知的偏差，导致专家共识或意见不适用于普遍人群或未反映出各自领域的整体观点。

最后，与正规的循证医学方法相比，专家共识和指南可能极大地受到测量偏倚的影响，如纳入不具代表性的人群或选择性分析情况完全不同的群体，或根据个人偏好纳入研究，如仅纳入最近发表、更易获得或治疗有效的研究，以致最终影响推荐意见。因此，高级别的研究证据不受指南和共识纳入研究的标准、计划书注册和纳入研究质量分类的影响。

考虑到 V 级证据的局限性，我们建议使用以下方法，以促进了解临床决策的制定和临床实践的模式。首先要问一个重要问题：某些类型的证据是如何被分配到比其他类型证据更高的等级？答案是"专家共识"。专家共识被认为是检验证据分级或循证医学其他证据的适宜方法，如报告 RCT 的 CONSORT 声明和制定临床实践指南的原则等。一般来讲，共识在科学研究过程中起着重要作用。当越来越多的研究人员认为新的理论比原有理论更能解释证据时，新的理论则会开始流行，成为循证医学研究新的基本出发点。

二、共识制定方法：定义和基本原理

V 级证据研究方法可通过多种规范的方法实现，其中最常见的为专家意见或群体共识法，如德尔菲法或名义小组技术（nominal group technique，NGT）。这些方法的目的在于确定专家意见在某一特定议题或问题上的一致程度。实现这一目的的前提是需通过咨询专家小组，就特定问题形成集体共识以获得最准确和可靠的评估。共识方法已明确说明了可接受的结构效度和信度。采用这些方法有助于建立用于指导临床决策、政策制定和临床实践的证据基础，因此通过利用庞大的专家团队形成共识，使医师不仅仅依赖于个人经验来从事医疗活动。与非正式小组会议不同，实现共识方法的必备条件包括匿名、反复进行、控制反馈、统计分组、有所回应和有组织的互动。共识技术，如 NGT 或德尔菲技术类似于焦点小组。共识方法的优势在于，团队成员分布均衡，这与焦点小组不同，焦点小组中主持人必须控制并尽量减少参与者主导话题，影响讨论。

三、德尔菲法

德尔菲法通过设计多轮结构化或半结构化的问卷收集专家意见，使其在某一特定问题上达成一致意见。1953 年，兰德公司首次开发了德尔菲技术。目前并无标准的计算方法计算专家组成员的数量，文献中普遍接受的专家数量为 15 人。

德尔菲法的实施包含一系列的步骤和选择。首先是充分回顾性分析已有文献，清楚明确地提出研究问题。其次是选择适当的专家组成员或与研究问题相关的各领域的专家。专家小组成立后，研究人员需根据研究问题设计调查表，用于收集专家意见。

然后以开放性问题结尾的方式，制定与研究问题相关的调查问卷供专家小组完成（第一轮）。此次问卷主要陈述问题，要求专家小组对李克特量表打分。虽然李克特量表包含"三点""五点""七点"量表，但常用的为"九点"量表。专家小组成员要求在评分的同时加以评论，如解释他们评分的理由，并表达不同意该声明的原因。虽然德尔菲问卷主要通过回顾文献和焦点小组的方式设计，但专家小组成员在完成问卷时仍可以提出个人其他意见。

研究小组成员需分析、核对和编制包含第一轮中所有问题答案的问卷，供第二轮问卷调查使用。在后续的专家咨询过程中，调查人员应向专家小组提供每个专家及其他人的意见反馈，并继续发放问卷直到达成共识。通常德尔菲法需要 2～4 轮的意见收集、分析，最终形成共识。

由于德尔菲法研究的复杂性，多轮研究结果差异可能造成沟通困难，一种常见的方法是使用可显示每轮各项目答案的流程图。德尔菲法最简单的输出方法是列出可接受条目的列表，或者替代可接受条目的数量很少，直接报告列表即可。

在实施德尔菲法前，部分方法学上的问题应引起注意，包括小组的成员的确定，选择小组成员时可能产生的偏倚，个人反馈的匿名性，调查问卷的设计和评分方法。因此，在开始研究前应该考虑和处理以上因素。

德尔菲法的实施步骤见图35-1。

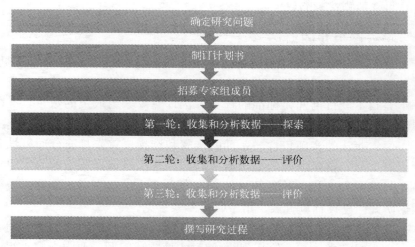

图 35-1 德尔菲研究步骤

四、名义小组技术（NGT）

NGT 方法是一种结构化的小组头脑风暴，包含 4 个步骤，即沉默思考、逐个论述、交流讨论、投票决定（排序或评分）。

为启动 NGT，在面对面小组会议开始之前，会向参与者发送 1 ～ 2 个问题。随后，在会议开始时，每个参与者将被给予一段时间默默思考，记录他们对问题的看法，这个过程叫作"沉默思考"。然后进入"逐个论述阶段"，此时，主持人要求每个参与者向小组陈述个人观点，该阶段将给予参与者足够的时间，直到无新的观点产生，采用挂图或白板将所有观点逐字记录下来。第三个阶段被称为"交流讨论"阶段。该阶段为阐明前几轮所产生的观点和下一步分组提供了机会，在参与者的知情同意下，按照观点类似的原则进行分组。参与者在此过程中也可新增、删除或修改已有观点，以及产生新的分组原则。逐个论述和交流讨论阶段可能分别需要花费 30 分钟。

　　NGT 方法的下一阶段称为"投票或排名"阶段，该阶段将为所有参与者提供一份排名表，要求从中确定首选答案，获得票数越多则越重要。参与者选择答案的数量可能因讨论主题不同而不尽相同，但在文献中，常见的是选择 5 个答案并进行排序。NGT 方法的最后阶段为"讨论阶段"，需将每个观点的得分汇总并提交给小组进行讨论。该阶段的用时取决于多个因素，包括主题的复杂性、需优先处理项目的数量等。NGT 方法流程见图 35-2。

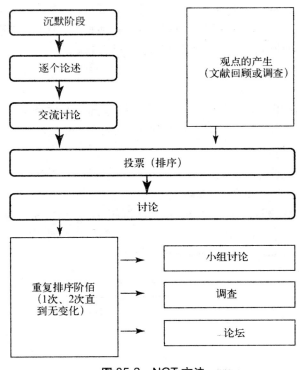

图 35-2　NGT 方法

临床案例：Ⅴ级证据在骨科中的应用

　　为说明专家共识研究方法在骨科中的应用，国际踝关节软骨修复学会在美国宾尼法尼亚州的匹兹堡举行专家共识会，旨在踝关节软骨修复的关键问题上形成共识。根据上述的德尔菲法，该会议聚集了骨科医师、物理治疗师、放射科学家和基础医学家，在踝关节软骨修复领域提供循证医学证据和（或）专家意见。

会议于 2017 年 11 月 17 ～ 18 日在匹兹堡大学举行，此共识会议将 2017 年初开始应用的德尔菲法的研究过程推向高潮，最终目的是根据专家意见为临床医师提供治疗踝关节软骨损伤的适宜方法。

五、结论

从本质上讲，V 级证据通过提供与当地人口、文化相关且在医疗保健系统中易实施的治疗方法或技术，体现了循证医学中基于实践的证据原则。这种方法更多是"基于实践的证据"，是在现实临床实践中收集证据，更强调证据的外部有效性（普适性），而非内部有效性（因果推断的有效性），以便实施更有利的干预措施。

要点

● 通过使用专家意见和共识建立证据基础，使医务人员在从事临床实践活动中，不仅仅依赖于个人临床经验，还可利用本专业领域大量专家累积的经验。

● V 级证据还可促进临床实践指南的制定，帮助医疗利益相关者做出决策，突出未来研究的机遇和方向。

● 虽然 V 级证据属于循证医学证据级别金字塔的底端，但在资源有限的情况下，如无 RCT、基于人群的调查或队列研究，V 级证据显示了其明显的优势。

（卢 静 译）

第六部分

如何撰写综述

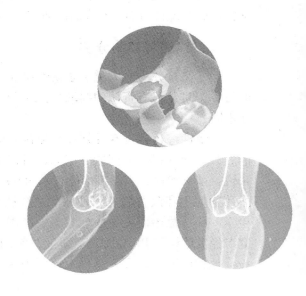

第36章
综述分类及如何撰写综述

一、前言

循证医学的出现大大提高了当今论文发表的数量和质量。然而，随着越来越多的高质量研究的出现，学术专家和临床医师们不得不面临需要花大量的时间和资源去阅读和复习这些新报告。这种现象可能会导致许多相关的研究文章得不到阅读。

解决这一问题的方法之一就是以综述的形式把信息进行合成。综述试图总结和呈现某个主题的现有文献。在综述中我们可以发现治疗效果在不同研究中是否一致、加强预估的治疗效果的效能和精确度、去除与个别研究相关的偏倚。这样可以给医疗工作者和政策制定者提供一个做循证决策的基础。综述可以使我们估计现有信息，并且可以帮助我们发现目前知识和今后的研究方向的空缺。

二、综述文章的分类

综述文章分为两大类：系统性综述和叙述性综述。两种类型综述的目标都是从已有资源中提取信息来回答研究问题，但两者使用的方法不同。

系统性综述遵循有计划和可复制的策略通过检索和发现相关文献的方式来回答提出的问题。例如，对接受初次髋关节置换的成人患者来说，前方和侧方入路哪个能在术后 90 天更有效地减少术后疼痛、麻醉药物使用和改善髋关节功能。系统性综述纳入文献类型非常明确：检索、筛选原始研究和提取数据的准确过程和如何得出研究结果。研究者经常建议用 PICO 原则（研究对象,干预措施,对照研究,结局指标）设计他们的研究问题。就以上举例来说，研究对象是接受初次髋关节置换的成人患者，干预措施和对照研究是前方和侧方入路，结局指标包括术后 90 天的疼痛、麻醉药物使用和髋关节功能。

叙述性综述也称为文献综述，它概括与某个既定主题相关的现有文献。例如，叙述性综述可能会关注肱骨骨折这一宽泛主题。叙述性综述不一定使用系统评价的方法并且通常关注在某个主题领域的重点文章甚至专家观点。叙述性综述有时会使用非同行评审的文献来源如述评、书的章节和访谈。虽然叙述性综述中的研究结果非常依赖于作者所选择纳入的文献，但不要求叙述性综述作者描述文中所引文献的收集方法。这可能会引起严重的选择偏倚，使不同作者在试图回答同一个研究问题时得出不同的结论。

为了回答所提出的研究问题，系统性综述遵循严格、有计划和可复制的检索和发现相关文章的过程。

叙述性综述不一定使用系统评价的方法并且通常关注既定主题领域的重点文章甚至专家观点。

实例

在 1998 年，一篇叙述性综述的研究目的是确定与患者相关的哪些因素可以影响全髋关节置换术后的功能结果。这篇综述对一个数据库进行了简要的文献检索并且纳入了其他作者认为的相关文章。作者的结论是最好的功能结果和患者相关的因素是：45 ～ 75 岁，体重 70kg 以下，相对较好的术前功能状态，几乎没有基础疾病。这篇综述还指出女性和男性相比有更好的功能结果和假体生存率，但也指出导致这个结果的因素很复杂。2004 年，有学者发表了一篇同样主题的系统性综述。这篇文章明确探究了影响接受全髋和膝关节置换术的患者与健康相关生活质量的因素。文章不仅探究了哪些患者群体有最好的功能性结果，还考虑了一些混杂因素。文章的结论指出患者年龄并不是影响手术效果的障碍；接受手术的患者中，术后随访 1 年男性较女性获得了更多的改善；在不同体重组之间并没有发现和健康有关的生活质量差异。这一结论消除了之前医师因为体重而拒绝为肥胖患者做髋关节置换术的偏见。系统性综述还利用数据来评估合并症、术前功能水平、手术等待时间和手术类型的影响。研究结果的差异和探究每个因素的程度可以直接归因于叙述性综述和系统性综述在方法学和文献来源方面的差异。

总的来说，系统性综述更客观，而叙述性综述通常更主观。

三、为什么写叙述性综述而不是系统性综述

叙述性综述可以写得非常快，并给读者带来某一话题的最新知识。叙述性综述的作者通常是这一领域的专家，因此可以根据自身的经验、理论或模型和有根据的意见对他们的结论进行阐述。这一额外的深刻见解在一些缺乏充足文献的新研究领域会显得非常珍贵。与之相比，系统性综述实施起来很耗费时间，并且只有找到大量阐述某个具体研究问题的原始研究时，系统性综述才有用（表 36-1）。当所综述的一些研究的结果相同时，可能就要使用 meta 分析。为了对某个治疗方法的效果进行更大、更准确的综合评估，meta 分析需要对系统性综述中纳入的每项研究的质量和优势都进行仔细考量。

表 36-1　叙述性综述和系统性综述对比

特点	叙述性综述	系统性综述
研究问题	很宽泛主题的概述	具体、定义明确的研究问题，探究一个较大主题的具体方面
文献检索	检索不彻底，不能保证检索到所有研究	试图检索到所有已发表文献并基于标准流程工作
研究的选择	不需要解释纳入/排除研究的原因，通常也不解释	明确解释纳入/排除研究的原因，以研究问题为导向
纳入文献的质量评估	纳入研究的质量通常不评价	利用已知的量表、工具或指南系统地评价所有纳入研究的质量
解释和结论	部分基于所收集的文献，部分基于作者的直觉/观点	仅基于所收集的数据

叙述性综述可以写得非常快，叙述性综述的作者通常为所关注领域的专家，在几乎找不到文献的新的研究领域，叙述性综述是非常珍贵的。

当从总结或汇集的结果中可以得到大量证据回答研究问题时，系统性综述更适用。

四、如何开始

（一）背景研究

在选择研究主题/问题和综述类型之前的第一步是要初步了解可以

得到的文献。背景研究可以告诉我们如何更好地查找更多的信息来源及哪些检索主题词可能相关。文献的数量和质量也帮助确定应该写叙述性综述还是系统性综述。

大多数作者首先从文献检索开始。Pubmed，Embase，MEDLINE 和 Google Scholar 是一些科学文章数据库，从这些数据库可以找到大多数与医学相关的已发表的研究。另外，作者可以咨询学科问题专家（subject matter experts，SME）对这个主题的看法。尽管很难在文章中引用他们的观点，学科问题专家对目前的证据和最新研究都有一定了解，他们能够对已计划的检索提供反馈，并可以指导作者找到合适的资源。

一个大家通常忽视的可以帮助理解某个领域正出现的感兴趣主题的地方是"灰色文献"，包括会议论文集、报告和其他没有在学术期刊发表的文件。在大多数情况下，这些资源都不是同行评审的，因此它们的质量会参差不齐。我们可以综述尚未被学术期刊接收的会议论文，但这些论文有可能基于不完整的数据，因为作者可以选择在研究完成之前就向大家展示初步研究成果。

（二）大纲

在确定了合适的研究主题之后，下一步就是设计综述的大纲。叙述性综述没有固定的结构，但通常医学文献的叙述性综述包括前言和讨论部分。与之相反，系统性综述有非常固定完善的结构，它包括精练的摘要、前言、可重复的方法学描述、结果中对已有文献的汇总和从研究结果中得出结论的讨论部分。像 PRISMA 或 CONSORT 这样的指南规范可以提供现在许多杂志要求发表的系统性综述要遵循的报告标准，目的是帮助达到批判性评估和解释。最近，许多杂志鼓励系统性综述的注册。Cochrane Library（http://cochraneli-brary.com）和 PROSPERO（http://crd.york.ac.uk/prospero/）可以注册存储正在进行和已经完成的综述。

无论综述的结构如何，大纲应该尽可能详细。大纲需要涉及文章的计划结构和每一部分需要阐述的内容。早点设计大纲可以让作者在修改论文的时候不会打断文字的流畅度并能够协调每一部分所呈现的关键信息。在理想的情况下，使用大纲撰写文章时，作者应该能够完成论文而无须进行其他研究。

五、写综述

大纲完成之后，下一步就是写综述。一开始这项任务会看起来有点难，以下是一些可以让这项工作变得更容易的策略。

首先，使用可以在网上找到文献管理软件 [例如 Mendeley (Elsevier，2017)，BibMe (Chegg，2017)]。通常系统性综述尤其需要大量的文献筛选和最终的文献引用。在准备阶段，软件可以有条理地存储文献。大多数参考文献管理软件也可以自动生成参考文献格式，当马上要向杂志提交综述时，这样做可以节省时间。

另一个策略是综述的写作顺序。医学文献的叙述性综述的主要部分包括图表（如果需要）、摘要、题目和正文。文献综述的正文可以再分为前言和讨论部分，有一些作者选择加入方法和（或）结果部分。相比之下，系统性综述需要报告所有的这些要素以保证透明度。

早些起草图表可以帮助作者组织综述的结构和聚焦主要研究成果。在写作过程中早些完成这些是很有必要的，因为这些图表将在整个综述中被提及。为保证结果可以被重复，系统性综述通常包括一个描述文献筛选过程的流程图（遵循 PRISMA 准则）、一个研究特征表和附录中的详细的检索主题词表。叙述性综述中可能包含这些图表也可能不包含。

六、骨科文献综述：一个警示故事

骨科一般不依赖叙述性综述而是极其依赖系统性综述来指导临床决策，系统性综述在历史上的引用量比它们的非系统性综述要多。在过去，外科文献包括骨科文献，已经质量不高。Bhandari 等用 Detsky 量表来评估从 1988—2000 年发表在 *JBJS* 的 72 个随机对照试验的报告质量。其中只有 32（43%）个研究质量较高。这些文献的质量不高可以归结为两个原因。第一，系统性综述依赖于低质量证据，例如病例研究和病例系列研究。这些研究因为回顾性的本质、偏倚的可能性大和缺乏对照组而具有局限性。第二，高质量系统综述经常不能充分地报告研究数据，包括研究方法学参数、基金来源、潜在利益冲突和证据的质量。在过去的 10 年中，发表在骨科文献中的随机对照试验和系统性综述大幅度增加。2000—2011 年，骨科方面的文献总体翻了一番。

然而，尽管发表在顶级期刊上，这些文章的质量仍旧不高。这一现象影响了已发表的系统性综述的影响力和它们能帮助做临床决策的能力。利用本章所描述的策略来仔细计划综述的类型，作者可以最大幅度减少偏倚并确保充分报告以显示更高的质量。

七、结论

相对而言，叙述性综述可以很快完成并且经常可以提供所选主题的最新信息。叙述性综述通常是由所涉及领域的专家撰写，他们在文章中提出自己有根据的观点和想法。系统性综述使用计划好的方法学结构，试图包含所有与所选话题有关的文献，并提供可供复制的、通常较少偏倚的结果。本章已经阐述了这两类综述的差异，可以为任何想要撰写叙述性综述的作者提供指导。

（田冬梅　译）

第七部分

如何撰写系统评价 / meta 分析

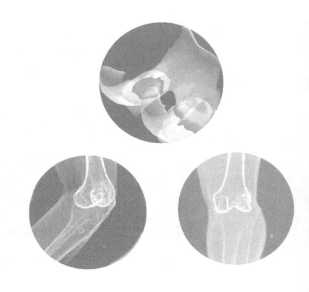

第 37 章
系统评价和 meta 分析的差异

一、证据等级

证据等级是循证实践的基础，通过可视化将最佳可用证据提供自上而下的描述。证据的水平与可靠性、质量和有效性成正比；这些因素越理想，那么这项研究在证据等级中的位置就越高。临床医师和科学家总是寻求更高水平的证据，因为这些研究对临床实践具有最大化的潜在影响。实验性研究设计，例如随机对照试验，在研究中占据最高水平的证据（1 级证据）；其次是观察性研究设计，例如队列研究（2 级证据）。随后是病例对照研究（3 级证据），病例研究和病例系列（4 级证据），最后是专家意见（5 级证据）。临床医师应谨慎使用低质量的证据，例如后面这几种设计的可靠性、可重复性、有效性和临床影响都相对较差。更高质量的研究证据（例如 1 级和 2 级）易于实现从实验室到临床的转化，因为它们优良的方法学提高了研究的有效性。但问题出现了：系统评价和 meta 分析处于证据等级中的哪个位置呢？答案是它们均属于每个级别。基于做得好的、高质量的随机对照试验的系统评价和 meta 分析被认为是循证研究的顶峰。要理解系统评价和 meta 分析不总是在证据等级的顶峰，认识这一点很重要。如果一个研究人员进行了一项基于第 3 等级证据的系统评价，则该系统评价将视为第 3 等级证据。相反，基于第 1 等级证据的系统评价为第 1 等级证据。因此，研究设计和证据水平成正比。系统评价和 meta 分析仍局限于所使用的证据水平，但均可提供宝贵的研究结果，并具有极大的临床意义。

二、为什么要进行系统评价或 meta 分析

迄今为止，已经发表了超过 5000 万篇学术论文，临床医师和科学

家在编辑和理解这些海量可用文献的时候仍存在困难。可以说，综合现有的数据以做出循证决策的最有效的方法是进行系统评价和 meta 分析。这些方法辨别、批判性地评价和评估关于同一个研究问题的多项报道。这两种方法都可以使研究人员通过结合大量文献，得出可广泛推广的结果。其他好处包括能够减少个别研究中出现的偏倚，这样增加了研究结果的可靠性。虽然系统评价和 meta 分析可以协同分析多项研究，但它们的作用是不同的，两者是相辅相成的。系统评价以细致、详尽、系统和结构化的方法可以对研究问题相关报道的结果进行有效地总结和批判性地分析，因此系统评价是循证医学的基石。meta 分析可以协同系统评价通过增加证据水平来提高研究结果的可信度。研究人员的目标是通过结合和分析多项研究，推断出可以更准确地反映真实效果的结果。综合分析来自多个研究的数据可以使研究人员获得更高水平的统计效能，而这在个别研究中是无法做到的。实践这种方法的研究人员鼓励遵循改进研究质量总体的标准，例如 PRISMA 声明。

三、系统评价

(一) 什么是系统评价

文献综述通常分为叙事性综述和系统性综述。叙事性评价是使用特定的上下文或理论观点构建的特定领域的文献的综述。该方法远不及明确严谨的方法学，比如检索策略或纳入标准。叙事综述采用定性方法，从特定的上下文或理论角度对文献进行批判性评价。叙事性综述很容易产生偏差，而且缺乏重复性。研究人员用专家的直觉和经验证据来补充叙述性综述，反映了一种定性的方法。但是缺乏系统分析的过程，导致这种类型的评价容易产生偏差，特别是主观选择偏差，这对研究的有效性和概括性产生影响。

系统评价由严谨设计的阶段控制，这些阶段指导纳入研究的检索方法、筛选、审查、编目和报告过程，以回答感兴趣的研究问题。检索的目的是对当前已发表的文献进行详尽的查阅，以涵盖所有相关的研究，确保研究问题得到最充分的回答。精心设计且详尽的方法可最大程度地减少偏差，并提供可靠准确的结论。它有利于在医疗提供者、公众、决策者和科学界更好地传播信息。一个显著优势是缩短了将研究从实验台转化到临床的时间，从而为未来的研究做出明确的政策决定和方向。尽管系统评价在证据等级中排名靠前，但其也有缺陷。根据检索和筛选标准的构建，研究人员可能会不经意地排除相关研究。然而与叙述性评价相比，系统评价具有系统、明确和全面的方法学，因此遗漏相关研究的风险也较低。此外，研究结果的可概括性可能会受到限制，因为纳入研究的患者必须与研究人员试图囊括的目标人群同质。异质性是研究人员特别关注的问题，因为必须优先考虑内部和外部有效性间的平衡。尽管严格的纳入标准产生了均质的数据，但由于可能会排除具有不同特征的患者，因此会影响研究的普遍性。系统评价方法论是在这种情况下提出的，因为它可异质性大的研究提供描述性和分析性总结,而在使用 meta 分析方法时,这种研究通常会被排除。

（二）进行系统评价的指南

进行系统评价的 6 个基本步骤。

步骤 1：研究问题。进行有质量的研究的第一步也是最重要的一步是提出恰当的研究问题。通常阐述研究问题时需要仔细考虑多种因素，并且可能会花费大量的时间。研究问题应包括感兴趣的问题或感兴趣的人群、干预措施和对比对象，以及感兴趣的结果。使用人群、干预、比较和结果（PICO）格式有助于确保问题的直接性和相关性。尽管有时表述松散，但作者应该以结构化的形式明确地提出问题，这样便于读者直接理解研究的目标。

步骤 2：建立纳入标准。选择适当的纳入标准是确保评价中包含最相关和最适当的研究的基础。如果纳入标准反映了步骤 1 中确定的PICO，研究人员可以纳入全面回答他们的问题所需的所有关键组成部分。此外，研究人员应清楚地确定其感兴趣的研究类型（如随机试验、队列研究等）及其他与研究相关的操作因素，包括发表年份、语言和样本量等。

步骤 3：构建检索策略。使用适当的检索主题词是确保与研究问题相关的文献进行详尽搜索的关键。不全面的检索可能会排除对评价有重大影响的研究。建议进行无语言限制的大范围检索。综合检索通常使用 3 个或更多的在线数据库。常用数据库包括 MEDLINE，EMBASE，CENTORY，CINAHL，PubMed 等。这些平台允许研究人员对发表在万维网上的文献进行全面而详尽的检索，并且下载结果进行引文分析。强烈推荐专业的图书馆员来协助检索策略的制定和实施。有效的检索策略要求主题词应反映 PICO 格式，以识别所有相关研究并达到敏感性和特异性平衡。当检索产生大量相关研究和少量无关研究时，则提示敏感性和特异性均良好。随着检索技术的提升，许多作者选择单独搜索电子数据库，但是也可以搜索文章和特定期刊上的参考文献列表。可以全面搜索到已发表在线数据库的数据和"灰色文献"——未正式出版的学术文献，包括论文、政策文件、书籍章节、会议摘要、研究报告和未出版的研究数据，可以降低发表偏倚的风险。

步骤 4：筛选、选择和提取。此过程在检索完成后开始。检索中出现的所有文章的摘要均经过筛选，研究人员阅读摘要后，根据所确定的纳入标准来决定是否纳入研究。为了建立评审者内部可靠性和增加研究的有效性，建议两个独立的评审员分别独立进行这一过程。通常，评审人在纳入或排除研究方面可能会遇到分歧。2 位评审员应尝试达成协议，但如果不成功，应咨询另一位研究人员。研究人员应该记录这一过程中的所有活动，例如哪些研究纳入和排除，以及每项研究纳入和排除的原因。此记录将帮助研究人员创建流程图，直观地表示所纳入的文章。图 37-1 是摘自"临床案例 2"的全文文章的一个例子。筛选完所有标题和摘要后，仅保留较短的研究清单，应由同一位审阅者进行第二次全文筛选，以确保研究方法的可靠性和一致性。该过程将排除所有无关的研究，并确定哪些极有可能被纳入研究。最后，研究人员应创建数据表或标准化的数据提取表以系统地组织和提取数据。这些数据表对于每个系统评价都是独一无二的，可能包括患者的临床和人口学特征、作者姓名、研究设计类型和结果。鉴于其具有较高的效率，大多使用电子化表格（如在 excel 中构建的表格），但由于管理不善而导致的数据错误也可以使用纸张。数据提取过程还充当最终筛选过程，因为提取的数据将指导有关哪些研究将被纳入或排除的最终决定。研究人员还必须为面临数据缺失或不完整做好准备，为此必须联系个别研究作者以获得这些数据。

步骤 5：质量评估。尽管不是必需的，但强烈建议对研究质量进行评估，以做出全面有效的系统评价。对"研究质量"做出标准化的和可操作的定义是很难的，但通常是指研究人员对研究设计和方法的理解，以最大程度地减少偏差。换句话说，质量评估是确定研究的设计、实施和方法是否会减少系统误差和偏倚的关键评估，这反过来又会影

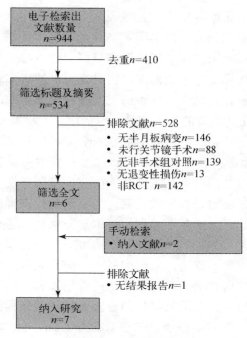

图 37-1 文献选择流程

响研究内部和外部的有效性。Cochrane 协作网将偏倚定义为偏离真实或可能导致低估或高估真实效果的系统性错误。有多种类型的偏倚(选择、检测、报告、失访、实施偏倚),范围从小到大,可以显著限制研究的普适性。然而,研究人员在解释质量评估时应该谨慎,因为这个过程会固有地受到一些因素的限制,比如缺乏作者提供的信息、缺乏参考质量水平的"金标准"。尽管如此,推荐的指南,如牛津五分质量评级表或 CONSORT 声明,仍用于全面的质量评估,并应在适当的时候使用。同时建议至少有 2 名独立的评审员进行质量评估过程,来增加评审员间的可靠性和研究有效性。有报道总结了影响研究质量的4 个主要偏倚:实施、选择、失访和测量偏倚。质量评估是系统评价过程中的关键步骤,因为这些偏倚可能导致对真实效果的低估或高估,并且由此产生的虚假关联可能对临床实践产生不利影响。

采用干预性系统评价的 Cochrane 手册,这是 GRADE 的一部分的延伸(共五部分),这扩大了偏倚评估的风险,从而得出了与结果相关的局限性结论。

质量评估工具取决于要评估的证据类型。Cochrane 提出的偏倚风险工具（ROB）被认为是随机对照试验质量评估的金标准，而非随机研究的方法学指数（methodological index for non-randomized studies, MINORS）是用于评估观察性研究的指标之一。Cochrane 的 ROB 工具确保对所有可能的偏倚进行系统和严格的评估，包括选择、实施、测量、失访、报告和其他形式的偏倚。对这些潜在的偏倚进行评估可确保研究人员是否考虑基线特征、医疗提供、结果确定、参与者退出及研究中报告和未报告结果的系统差异。MINORS 是一个包含 12 个项目的工具，用于（但不限于）使用观察性研究的系统评价进行质量评估（图 37-2）。该工具通过评估者间协议验证了较强的外部效度，通过 kappa 系数验证了可靠性，通过 Cronbach 的 α 系数验证了一致性。kappa 系数是评估者之间可靠性的常用统计量度，而 Cronbach 的 α 系数可得出诸如调查之类的工具项目的一致性和相关性，以确定总体可靠性。

越来越多的人采用 GRADE 对特定治疗或干预措施的效果进行评估。与单独的研究评估相反，GRADE 方法提供了对所有研究结果的证据效果的可靠估计。图 37-3 显示了 GRADE 分级的一部分示例。该工具中的主要评估优势展现在对方法学上的缺陷、治疗效果、一致性和普遍性的评估。在选择合适的质量评估工具时应格外谨慎，并应反映正在评估的研究类型。全面的质量评估增加了研究结果的通用性和有效性，从而带来了更大的临床意义。

步骤 6：数据分析和结果解释。数据分析和解释的最后步骤应在全面质量评估之后进行。这一步要求研究人员为每项纳入的研究做一个简明的描述性总结。许多研究人员选择以表格的形式总结研究特征。描述性表格是对研究特征的全面总结，因此应该包括作者姓名、发表年份、研究方法、偏倚、质量评估、治疗组和对照组中的患者总数、干预、对照、结果和任何其他相关信息。表格中的内容应反映研究问题。有趣的是，这些内容丰富的表格为研究人员提供了足够的信息，以确定是否可以从统计学上合并数据进行 meta 分析。如果研究提供足够的数据可进行 meta 分析，那它便是更高水平的证据。因此，系统评价可以并且通常伴随着 meta 分析（临床案例 2）。

在解释结果时，研究者应该在总结和分析纳入的研究的基础上，

非随机研究的方法学要点	得分
1. 目标明确阐明：待解决的问题应是与现有文献相关且准确的	
2. 纳入连续患者：在研究期间，所有可能适合纳入（满足纳入标准）的患者均已纳入研究（无排除或排除原因的详细信息）	
3. 数据的前瞻性收集：根据研究开始之前确立的方案收集数据	
4. 适于研究目的研究结点：对用于评估主要结果的标准应明确解释，应与研究所解决的问题相一致。此外应根据意向性治疗评估终点。	
5. 研究结点的无偏倚评估：客观结点应用盲法评估，主观终点应用双盲评估。否则应说明不应用盲法的原因	
6. 符合研究目的的随访时间：随访时间应足够长，以便评估主要结点和可能的不良事件	
7. 失访率<5%：所有患者均应包括在随访中。否则，失访比例不应超过达主要结点的比例	
8. 前瞻性计算样本量：比较结果时根据结果事件的预期发生率及有关统计显著性水平和估计功效的信息，计算出可检测到目标指标显著差异的样本量（95%置信区间）	
对于对照研究的附加标准	
9. 适当的对照组：根据可获得的公开数据，将作为金标准的诊断测试或可视为最佳干预的治疗性干预设立为对照组	
10. 同期对照：对照组和被研究群体应在同一时间段内进行管理（无历史比较）	
11. 群体的基线等效性：除了研究结点外，各组标准应相似，避免可能导致结果解释有偏差的混淆因素	
12. 完善的统计分析：统计数据是否与研究类型相符并计算出置信区间或相对风险	

每项得分0～2。项目评分为0(未报告)、1(已报告但不足)或2(已报告且足够)。全球标准：非对照研究的分数为16分，对照研究的分数为24分

图 37-2　经过验证和更新的 MINORS 问卷版本

偏倚风险	纳入研究	解读	考虑	研究局限性的GRADE评估
低风险偏倚	多数信息来自低风险研究	不太可能严重改变结果的合理偏倚	无明显局限性	无重大局限，无需降级
不明风险偏倚	多数信息来自低风险或不明风险研究	可能对结果造成疑虑的合理偏倚	不太可能降低效果评估可信度的潜在局限性	无重大局限，无需降级
			可能降低效果评估可信度的潜在局限性	重大局限，降1级
高风险偏倚	高风险研究占比足以影响结果的解读	严重影响结果可信度的合理偏倚	足以降低效果评估可信度的单个或多个标准的显著局限性	重大局限，降1级
			足以实质上降低效果评估可信度的一个或多个标准的显著局限性	严重局限，降2级

图 37-3　1/5 的 GRADE 评估

进行仔细地推断结论。在本节中，必须简要重申研究结果，并明确对现有最佳证据综合后得出的最终结果。在此，研究人员应该强调研究的优势和局限性，并指出这些优势和局限是否可能影响临床。系统评价中有价值的陈述是对未来研究方向的建议，总结了与特定领域有关的现有证据，并强调了不足的领域。系统评价可直接改善患者医护，因为它们提供了循证决策所必需的信息。

　　临床案例 1 对抗纤溶治疗在减少骨科手术患者输血中的功效进行了系统评价。作者在背景部分清楚明确地陈述了他们感兴趣的研究问题（第 1 步）。强调了纳入标准和 2 名独立审查员的工作（第 2 步）。同时使用了 4 个数据库进行检索，共检索到 283 篇文章，其中 29 篇在筛选之后被纳入研究（步骤 4）。报道患者特征的结果包括具体数字，以及研究质量和临床结果的总结（第 5 步）。使用直方图还可以直观地显示此结果。每项单独研究的结果不使用统计方法，而是作为一项单独的数据累积报告。作者最终在讨论部分中对结果进行了批判性的解释（第 6 步）。显然，作者清楚地展示了他们的研究方法，这些方法可重复性很强，并在他们的评价过程中显示出很强的内部有效性。

> **临床案例 1**　系统评价
> 小结
> - 系统评价是对特定主题或研究问题的相关文献进行的全面而详尽的评价。
> - 系统评价可以采用定性或定量方法来评价和报告同质或异质研究。
> - 与 meta 分析方法相比，系统评价较容易完成，需要的正规培训要求较少，但证据水平较低。
> - 进行全面系统评价的 6 个步骤包括：①提出适当的研究问题；②制定适当的纳入标准；③制定并进行适当的检索策略；④筛选、选择和提取有关结果；⑤对纳入研究进行质量评估；⑥对结果进行批判性评估，以总结和解释结果。

四、meta 分析

（一）什么是 meta 分析

　　meta 分析（临床案例 2）与系统评价很相似，通常是系统评价的延伸，也取决于对文献进行系统而详尽的检索。meta 分析与系统评价的不同之处在于，它不是简单地收集和分析数据，而是采用统计方法定量地综合分析多项研究的结果。旨在通过特定的分析模式，来比较一些研究结果，以揭示隐藏在数据中的真实结果。与系统评价相比，meta 分析具有许多固有的优势。其中一个显著的优势是，合并研究结果可以提高统计效能，而在单独的研究中则无法实现，例如，通过检测适度的关联性，可以获得更有意义的结果。这一设计也让研究人员对真实结果有了全面的了解。临床方面、方法学的和统计方面的差异，增加了系统评价和 meta 分析的局限性。在差异有限的情况下，更多的数据可提供更精确的结果评估。此外，统计方法的使用，解决了仅在系统评价中固有的概括性和偏倚的问题。关于异质性，meta 分析量化了组间差异（研究之间的差异），并解释了差异（例如，使用诸如 meta 回归之类的工具）。但是，过大异质性的存在可能会导致错误和误导性的结论。下面讨论检验异质性的统计方法。尽管这种方法占据了证据等级的顶端，但是作为一项研究设计，它都有自身的局限性。meta 分析的本质就是需要通过大量的研究才能观察到效果。此外，尽管 meta 分析可以合并各种研究的数据，但它无法针对所研究的不良方法进行调整，这些方法可能会扭曲结果。对于研究人员而言，重要的是要制定特定的纳入标准，以使文献检索和审查过程达到最大程度的详尽并在方法上进行合理的研究。

（二）meta 分析的实施步骤

执行 meta 分析的 6 个步骤与执行系统评价的步骤是相同的。唯一不同的是，在步骤 6 的数据分析中使用了其他方法进行 meta 分析。步骤如下：①提出适当的研究问题；②制定适当的纳入标准；③形成和实施适当的检索策略；④筛选、选择和提取相关结果；⑤对纳入的研究进行质量评估；⑥分析结果和解释结果。

第 6 步：数据分析和结果解释 meta 分析的常见做法是计算效应大小并以 95% 的置信区间（*CI*）报告。许多统计程序可以进行 meta 分析，包括 Cochrane 推荐的审查管理程序（Revman）、MIX 2.0 和 MetaStat，都可以广泛使用。分析结果（效应大小和 *CI* 区间）应该以图形和定量的方式显示。meta 分析结果的常见图形表示是森林图（图 37-4）。在图 37-4 中，森林图直观地将每个研究描述为一个正方形，其中线条中间是效应大小（SMD），相应直线的每个端点代表 *CI* 上限和下限。图的右侧部分（＞ 0）有利于对照组或比较组，而左侧部分（＜ 0）则有利于干预组。底部的大菱形代表了所有独立研究的汇集效应。由于图表的左侧倾向于干预，研究人员希望看到 < 0 的菱形或集合效应，以表明干预的有效性。在此阶段还进行了评价者间一致性的计算和异质性测试。评价者间可靠性的检测是研究有效性的关键组成部分，因为它通过定量测量评价者（数据收集者）在其独立测量中的一致程度，来表示所收集的数据，在多大程度上准确地表示了感兴趣的变量。对于检测评价者间可靠性的统计方法有多种，包括百分比一致性、权变系数、皮尔逊相关系数、相关系数、协调相关系数，以及最常用的 2 名评价员检测的 Cohen's kappa 或 3 名或更多评分员检测的 Fleiss kappa。虽然异质性可以通过数据的图形表示来判断，例如查看森林图中的误差条，但研究人员应该对异质性进行统计测试，以解决 meta 分析中对研究结果产生差异的问题。这项测试确定研究结果中的差异是由于真正的可测量的差异（异质性）还是仅仅是偶然的（同质性）差异引起的，但对所纳入研究的敏感性具有固有的局限性。I^2 统计量通常用于定量测量结果之间的变异性（每项研究的效应大小）。这种一致性评估至关重要，因为它直接关系到可推广性。研究中的一致性越强，则推广性就越强。Cochran's Q 统计量通常用于评估所有纳入研究的假设并评估相似的效果。通过权衡各个研究的方差和及总合并结果的总和来计算该检验统计量。最后，将自由度为 k − 1 的卡方（X^2）分布与 Q 检验统计量的结果进行比较，以获得 P 值。

　　在解释结果时，研究人员应遵循系统评价过程中概述的注意事项。应该包括对结果的总结，得出循证的结论，突出患者医疗含义及对未来的研究方向的建议。

纳入研究	手术治疗组 Mean ± SD	患者数量 or knees	保守治疗组 Mean ± SD	患者数量 or knees	SMD (95% CI)
Herrlin et al.[38]	93.5 ± 20	47	90 ± 11.9	49	0.21 (−0.19 to 0.61)
Katz et al.[39]	80.9 ± 17.8	161	80.7 ± 17.9	169	0.01 (−0.20 to 0.23)
Sihvonen et al.[40]	82.2 ± 16	70	83.4 ± 13.8	76	−0.08 (−0.40 to 0.24)
Vermesan et al.[43]	36.1 ± 3.6	60	34.7 ± 3.8	60	0.38 (0.01 to 0.74)
Yim et al.[41]	83.2 ± 12	50	84.3 ± 10.5	52	−0.10 (−0.49 to 0.29)
Overall		388		406	0.07 (−0.10 to 0.23)
Heterogeneity: I^2 = 20%					

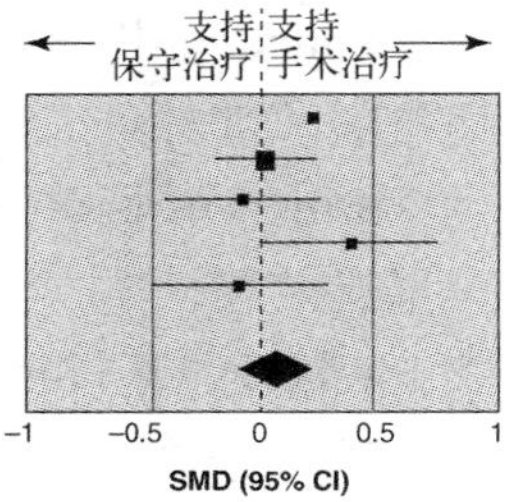

图 37-4　meta 分析森林图

临床案例 2 展示了一篇关于关节镜手术治疗半月板退行性撕裂的 meta 分析。作者系统地检索了 3 个数据库，以确保检索到所有相关的文献。将重点放在随机对照试验上，由 2 名独立的审查者分别进行检索，并对纳入研究的合格性进行筛选和评估。为确保检索流程的系统性和一致性，由同一位审查者独立进行评估偏倚的风险，然后使用电子提取表进行数据提取。作者采用统计学的方法对研究者之间的共识和结果进行汇总。统计方法的所有步骤都经过专业报告，并且可重复性高。同时进行异质性检验，以确定变异性是偶然还是研究间异质性的结果。为了阐明缺失数据的后果和研究存在偏倚风险，首先进行亚组分析，然后进行敏感度分析。同时提供研究选择过程和研究描述的图片。报告并解释检索结果，每个个体的情况，不良事件和敏感性分析。作者按照 PRISMA 声明阐明了研究结果，并总结了研究局限性、含义和结论。

临床案例 2
小结
-meta 分析是对特定主题或研究问题的相关文献进行的全面而详尽的评价，可以看作是系统评价的延伸。
-meta 分析采用统计学方法定量汇总研究的结果。
- 进行 meta 分析比进行系统评价更困难，更耗时，但证据水平更高。
- 进行全面系统评价和 meta 分析的 6 个步骤是相同的，只是增加了一个不同的步骤。仅第 6 步涉及通过统计软件（如 Cochrane 协作网推荐的 "RevMan"）进行的其他数据分析。

要点

- 系统评价和 meta 分析均被认为是最高水平的研究证据。
- meta 分析采用统计方法定量地合并不同研究的结果，当汇集高质量的随机对照试验时，被认为是最高的证据级别。
- meta 分析可以识别并调整偏倚的结果，从而提高研究的内部和外部有效性。
- 相反，系统评价是一个非统计，正式和结构化的过程，由精心构建的阶段控制，这些阶段指导所选研究的检索方法、筛选、审查、分类和报告过程，以回答感兴趣的研究问题。
- 研究人员必须仔细考虑哪种方法适合解决所关注问题，因为特定因素排除了特定设计，异质性排除了 meta 分析的使用。

　　● 最后，研究人员应了解最新的系统评价和 meta 分析的方法，并遵守最佳实践指南，以进行能够最大限度提高内部和外部有效性的研究，从而产生临床相关意义。

（陈春慧　译）

第38章

信度研究与调查

一、信度研究

（一）前言

测量及其信度是骨科研究的重要组成部分。测量的价值在于其能够被比较。没有完美的测量工具，每种测量工具都有一定的误差。测量误差是指在给定人群中特定工具的检测性能如何。测量误差越小，测量的数据越精确。确定可接受测量误差的主要因素是预期测量值范围。

信度反映量表的可重复性，定义为测量值的预期分布、实际分布及两者所产生的测量误差之间的关系。信度和一致性不同。如果执行一项测试，测量结果不受任何评估者、被评估者及其他因素影响，那么这个测量拥有完美的一致性。然而，这个测试对临床医师的价值却很有限。研究信度评价是对测量值的波动范围进行评价的过程。区别一致性和信度很重要，因为信度能更好地评估量表、测量方法或工具的有用性。没有任何调查或测量工具拥有完美的信度。对研究进行严格评估时，必须对测量的信度进行仔细检查。

信度对于评估工具在临床上有用性和适用性至关重要。信度确定后，也必须对效度、可行性和可接受性进行评估。效度是指测量工具或手段能够准确测出所需测量的事物程度。可行性是指时间，所需资源的可用性，样本量及研究设计中没有致命缺陷。可接受性是该工具在临床实践中的有用性。仅当研究中的被试者，评估者和测试条件与临床实践或研究中的那些变量相同或至少相似时，信度研究结果才有用。

关键术语定义

术语名称	定义
信度	量表的可重复性
一致性	测量的可重复性
有效性	测量工具能够准确测出事物真实值的能力
可行性	资源、可用性、时间、样本量、研究设计中的缺陷
可接受性	工具在临床实践中的有用性
测量误差	特定工具在给定人群中的检测性能

（二）信度研究的分类

信度研究中，研究人员必须选择测量的类型、测量工具及在临床或研究环境中如何测量。内部一致性信度、重测信度、观察者内部信度、观察者间信度和复本信度是信度研究中最常用的方法。

1. 内部一致性信度　内部一致性信度是指量表的一致性，衡量单个调查对象对于量表中多个问题回答的相似性。它衡量了量表中的不同问题在多大程度上测量了同一事物。Cronbach α 系数是反映内部一致性的指标。这是一个统计数据，反映了量表的同质性。通过将每个量表问题的得分范围与每个独立的观察者得分相关联，然后将其与量表所有问题的总方差进行比较。

对于不同组间比较，信度统计测量值应超过 0.70，对于个体比较，则应超过 0.90。内部一致性信度可以通过以下途径提高：①添加问题或增加测试次数；②明确定义量表条目问题以减少应答偏倚；③减少被试者的变异性。

临床案例 1　Sessions 博士计算了新制订调查表的内部一致性，该调查包括有关膝下截肢患者生活质量的 5 个问题。假设年龄、性别、心理功能和疼痛等级相似的个体在平均随访 3 年中具有可比较的功能水平，自我形象，心理健康和疼痛等级。调查表共有 5 个二项选择题，是 =1，否 =0。

患者编号	问题 1	问题 2	问题 3	问题 4	问题 5	合计得分
1	1	0	1	1	1	4
2	0	1	0	1	0	2
3	1	1	1	1	1	5
4	0	1	0	1	0	2
5	1	1	1	0	1	4
阳性比例	3/5=0.6	4/5=0.8	3/5=0.6	4/5=0.8	3/5=0.6	

首先计算样本均数的方差。

样本均数：$(4+2+5+2+4)/5=3.4$

样本方差：$(4-3.4)^2+(2-3.4)^2+(5-3.4)^2+(2-3.4)^2+(4-3.4)^2=1.44$

计算所有二项选择题的 α 系数

$$\left[\frac{k}{k-1}\right]\left[1-\frac{\sum_1^k(\%Positive)(\%Negative)}{\sigma^2}\right]$$

此处 k 是指量表中问题的数量，本列中量表的 α 系数为：

$$\left[\frac{5}{5-1}\right]\left[1-\frac{(0.6)*(0.4)+(0.8)*(0.2)+(0.6)*(0.4)+(0.8)*(0.2)+(0.6)*(0.4)}{1.44}\right]=0.35$$

本例内部一致性 Cronbach α 系数为 0.35，提示量表各问题间的相关度很差。

内部一致性信度的一个主要缺点是它只需要用单一工具单次测量获得。评估者，测量时间和测量环境之间可能存在差异，从而导致测量误差。重测信度、观察者内部信度、观察者间信度通过将多个测量值整合计算，从而减轻此类测量误差来源。

2. 重测信度 重测信度评价的是随时间变化的个体应答稳定性。被测试者需在两个不同的时间点对同一份调查问卷进行做答，以测量应答的稳定性。随后计算两次调查问卷测量结果的相关系数（r 值）。如果 r 值等于或超过 0.70，则认为 R 值较高。重测信度的误差来源在于多次测量时测量环境特征的变化。

内部一致性统计量解读

人群	Cronbach α 系数	解释
个体比较	≥ 0.90	可接受的一致性
组间比较	≥ 0.70	可接受的一致性

临床案例 2 Siljander 博士希望在接受桡骨远端切开复位内固定（ORIF）的患者中使用视觉模拟评分（VAS）来评估术后疼痛评分。术后 2 小时和 4 小时评估 15 位患者的反应。VAS 量表的取值范围为 0～100，并将术后 2 小时（时间 1）与术后 4 小时（时间 2）的测量值进行比较。比较两组数据的相关系数（r）。r 值经计算为 0.98，表明术后 2 小时和 4 小时具有极好的重测信度。

患者编号	时间 1	时间 2
1	71	68
2	75	70
3	78	70
4	84	83
5	81	77
6	85	88
7	90	83
8	22	21
9	44	36
10	52	48
11	50	44
12	66	61
13	38	30
14	84	82
15	85	73
Σ	1005	934

相关系数，r：

$$r=\frac{n\left[\sum (Time1)(Time2)\right]-\left[\sum (Time1)\right]\left[\sum (Time2)\right]}{\sqrt{\left[n\sum (Time1)^2-\sum (Time1)^2\right]-\left[n\sum (Time2)^2-\sum (Time2)^2\right]}}$$

$r=0.98$

3. 观察者内部信度 观察者内部信度与重测信度相似，但它评价的是对同一批数据测量的可靠性。目前已用于评估医学影像成像模态方面。与重测信度和观察者间信度相比，观察者内部信度值往往更高，因为误差来源仅考虑时间因素。

临床案例 3 Todhunter 博士希望评估三维 CT 测量股骨扭转的观察者内部信度。在同一项成像研究中，他每周进行 5 次这种测量，持续 5 周。Todhunter 博士计算出所有 25 张图像之间的方差为 3.72°，每周样本之间的方差为 5.30°。在仪器记录的测量误差为 1.33°的情况下，观察者内部信度为 0.96：

$$\frac{组内标准差^2+观察者标准差^2}{组内标准差^2+观察者标准差^2+测量误差^2}$$

$$\frac{3.72^2+5.30^2}{3.72^2+5.30^2+1.33^2}=0.96$$

4. 观察者间信度 观察者间信度衡量的是 2 个或更多评估者执行相同测量的一致性。这是最佳的信度评价指标，因为它是 5 种信度研究方法中评价最为全面的一种。当观察者间信度很高时，说明该测量可独立进行。当观察者间信度较低时，可考虑计算重测信度和（或）观察者内部信度以提供有关潜在误差来源的信息。

临床案例 4 （延续案例 3） Todhunter 博士还通过让他的 10 名同事进行 5 次测量来评估三维 CT 测量股骨扭转的观察者间信度。然后，将他们的 5 次测量中的每一次都与他最后几周的 5 次测量进行比较。计算出所有 55 幅图像的方差为 3.112，11 个观察者之间的方差为 1.112，仪器记录的测量误差为 1.332。最终计算出观察者间信度为 0.76。

$$\frac{组内标准差^2}{组内标准差^2 + 观察者标准差^2 + 测量误差^2}$$

$$\frac{3.11^2}{3.11^2 + 1.11^2 + 1.33^2} = 0.76$$

5. 复本信度　复本信度为提高调查的临床应用效果问题提供了一种解决方案,它的实现方式之一是对测量同一内容的调查题目变换不同的描述方式,让同一组人在不同时间回答,再计算相关系数。在调查中更改答案选项的顺序是测试复本信度的一种简单方法。

临床案例 5　Williamson 博士调查了全肩关节置换术后患者进行家庭理疗锻炼的频率。研究利用了两种不同的调查方法。

问题 1:在过去的 1 周里,你每天完成几次家庭练习?

1. 每天 1 次
2. 每天 2 次
3. 每天 3 ～ 4 次
4. 每天 5 ～ 8 次

问题 2:在过去的 1 周里,你多久完成一次日常家庭锻炼?

1. 每 24 小时
2. 每 12 小时
3. 每 6 ～ 8 小时
4. 每 2 ～ 5 小时

信度研究

信度类型	测量内容	统计量
内部一致性信度	量表的同质性	Cronbach α 系数
重测信度	量表的稳定性	相关系数 (r 值)
观察者内部信度	同一评估者评估的稳定性	组内相关系数
观察者间信度	不同评估者评估的稳定性	组内相关系数
复本信度	对调查问卷变化时应答的稳定性	组内相关系数

（三）受试者和评估者的选择

1. 评估者的选择　各个评估者也可能会对测量值带来差异。在自填问卷的调查中,评估者同时也是受试者。如果有多个评估者参与评估,会带来两个方面的变异:评估者的专业知识和施测环境。通常,评估者经验越丰富评估结果会越稳定。然而,当使用测量工具的评估者具有不同的专业知识水平和施测环境时,评估者之间的培训和施测环境方面的差异对测量结果的影响是非常重要的。因此,评估者的专业知识和施测环境必须在信度研究中披露。

2. 受试者的选择 研究对象的选择应该对临床实践具有代表性。为了增强研究的信度,应纳入不同临床条件的研究对象,并将研究对象不同临床相关变量作为测试的重要关注点。同质的群组具有更强的相一致性,而异质群组由于样本的变异度增加,具有更高的信度。相对于测量误差而言,研究对象变异度越大,信度越高。

参与人员的选择
评估者的选择
● 评估者的专业知识和施测环境必须在研究中披露。 ● 评估者经验越丰富评估结果会越稳定。
受试者的选择
● 异质群组具有更高的信度。 ● 同质群组具有更强的粗一致性。

(四) 数据的评估

有许多技术和统计方法来描述或衡量研究的信度。计算或报告一个以上的统计量可能是非常必要的。

1. 分类数据 分类数据是离散的定性变量。例如,类别是名义的("不存在""存在")或等级的("轻度""中度"或"重度")。

2. 连续数据 在某些情况下,评分数据是连续的。例如,髋关节的运动范围或患者可行动的步数。

3. kappa 系数 kappa 系数用于分类数据。它评价一致性,并比较观察到的一致性和去除偶然的可能一致性。在测量骨折的信度研究中,kappa 系数是最常报告的统计数据。它采取的形式

κ = 观察一致性 - 机遇一致性 / (1 - 机遇一致性)

用字符表示如下：

$\kappa = P_O - P_C / 1 - P_C$

P_O 是观察一致性的比例，而 P_C 是机遇一致性的比例。

kappa 系数在完全一致性时取值是 1，排除偶然性的非一致性时取值是 0。负值表示测得的一致性比单独偶然机会一致性还差。kappa 通常用于观察者间信度（2 个或多个临床医师对同一患者进行评估）或观察者内部信度（单个临床医师对同一患者进行 2 次或 2 次以上评估）评价。当测量数据的分布为偏态时，kappa 系数意义不大，因为观察一致性超过机遇一致性的可能性较小。

4. Phi 统计量　Phi 统计量也可以用于分类数据，它测量与机会无关的一致性。尽管它在测量数据的分布为偏态时依然有效，但在实际应用中却很少使用。

5. Person 相关系数　Person 相关系数（PCC），也称为 Pearson "r"，以 +1（完全相关）至 - 1（完美但为负相关）和 0 值（表示无关系）的范围评价线性相关。它通常与连续性数据一起使用。Person 相关系数的局限性在于，即便数据具有完美的相关性时，一致性也可能很差。因此，在信度研究中，Pearson 相关系数可能无法很好地描述两个变量的关系。

6. 组内相关系数　信度是指量表的可重复性，组内相关系数（ICC）是最接近信度定义的统计量。ICC 是通过重复测量方差分析得出的。ICC 在统计学上定义为个体间变异与（个体间变异 + 误差变异之后）的比值。ICC 可用于分析连续性数据和分类数据，但连续性数据最为常用。

数据的评估

数据类型	变量	举例
分类数据	离散或定性的指标	有 / 无
连续性数据	数值或定量的指标	影像学参数测量值
统计量	适用数据类型	测量的内容
kappa 系数	分类数据	一致性
Phi 统计量	分类数据	排除偶然后的一致性
Person 相关系数	连续性数据	线性相关
组内相关系数（ICC）	连续性数据（最常见）或分类数据	可靠性

（五）样本量

在信度研究中，评估者和受试者的数量是可控的。为提高精确度，增加受试者的数量比增加评估者的数量更有作用（特别是当评估者超过 4 个）。同时，增加受试者或评估者还可以缩小置信区间。在有效的研究设计中，首先根据研究的可推广性和可行性选择评估者的数量，然后选择期望精度的受试者数量。

评估者的通用性是由他们的自身特点决定的。评估者或评分的可行性更多地取决于研究主题。例如：放射照片可以多次评定，而患者可能不能耐受 1 次以上的检查。一旦决定了评估者的数量，就可以计算样本量。

对于 ICC，受试者的数量取决于可接受的最小信度。或者，可以使用信度值的期望精度来确定受试者数量。

（六）研究结果的解释

大多数信度统计指标使用 0 ～ 1 范围。取值为 1 表示所有的变异都是由于真实的对象差异导致；取值为 0 表示所有的变异都是由于误差所致。表 38-1 显示了与某些 kappa 系数相关的一致性。实际上，大多数研究的信度都在 0.3 ～ 0.7。最终，读者必须确定研究设计、评估者、受试者和测量工具是否适用于他们的临床实践。

表 38-1　对 kappa 系数测量一致性的解读

kappa 值	一致性程度
0	无
0 ～ 0.2	较差
0.21 ～ 0.40	一般
0.41 ～ 0.60	中等
0.61 ～ 0.80	较强
0.81 ～ 1.00	很强

（七）小结

在骨科研究中，量表和条目的信度测试非常重要，因为它提供了关于测量工具性能的定量数据。信度研究的类型包括内部一致性信度、重测信度、观察者内部信度、观察者间信度和复本信度。分类数据通常使用 kappa 统计量，而连续数据则倾向于使用 ICC。一个相关系数或 R 值

≥ 0.70 是普遍可接受的，它表示测量具有良好的信度。

二、调查

（一）前言

在骨科研究中，调查是一种非常有用的工具，它用于收集特定时间的一组人群的人口统计学，临床实践或观念方面的数据，并比较一段时间内的变化情况。构建调查表涉及编写调查问题，这些问题最终能转换为数字，以便于后期的统计分析。调查的结果能使读者加深对现有文献的理解，并有助于指导临床实践和未来的研究。调查通过电话、邮件、传真或电子互联网等方式进行。

通过调查，可以在短时间内对大量人群开展经济且实用的研究。对于某些类型研究，调查可能是唯一方法，例如：了解当前骨科医师对某类事情的看法或态度。此外，调查还可以作为后续研究思路的初步研究。

低应答率阻碍调查的有效性。在有些调查研究中，外科医师的反应率低至 15%。这可归因于各种因素，包括工作繁忙、商业应酬繁多、文书工作增加和调查工作安排的优先级较低。低应答率可能会导致无应答偏倚，在调查中做出应答的个人可能与没有做出应答的个人存在明显的差异。这可能导致样本不具有代表性，并导致调查不可信。为减少无应答偏倚对研究结果的影响，至少保证研究对象的应答率达到70%。较高的调查应答率除了会增强调查的有效性外，还可以减少因重新调查所需的费用。

因此，一套针对调查研究设计、问卷的开发、测试、执行和如何提高应答率的系统化策略是必不可少的，这样才能减少研究结果的偏倚并提高调查结果普遍适用性。

（二）调查研究设计

1. 确定研究目标　明确定义研究目标对于调查的成功进行非常重要。这涉及对调查主题和目标受众的充分考虑。好的调查问题通常是具体的、简单的、有意义的、有趣的和易于回答的。

2. 开发调查工具　明确陈述研究问题后，研究者可以修改现有的调查表或开发新的调查表。调查表可作为联系研究目标和被调查对象反应的接口。确定调查表格条目内容的策略包括对潜在的调查对象进行焦点小组讨论，与专家小组进行讨论，或使用 Delphi 技术（一组专家对调查表格的问题条目进行选择和排序，直到达成一致意见的过程）。无论采用哪种策略，都应该有一组人员参与开发过程，以便在测试之前使调查表具有表面效度。

3. 确定抽样方法　由于研究人群规模或识别、联系所有可能的受试者比较困难，很难对目标人群中的所有个体进行调查。因此，我们一般只调查了一部分目标人群。"抽样框架"包括调查的目标人群，而"抽样要素"是指从中收集和评估数据的受试者。

样本选择可以是随机的（概率设计）或非随机的（非概率设计）。概率抽样包括简单随机抽样、系统随机抽样、分层随机抽样和整群抽样。

- 简单随机抽样：每个人被选中的概率相同。通过诸如抽奖过程或随机数生成器的技术进行选择。这项技术几乎不需要目标人群的先验知识，但可能不会抽取到某些特定群体。

- 系统随机抽样：在列表中任意选择抽样起点。然后，以有条不紊的方式（例如，每 5 个对象为间隔）选择研究对象。该技术精度高，易于分析数据和测量抽样误差。然而，样本框中研究对象列表的排序可能会造成偏差，某些群体可能会被排除在外，并且可能会缺乏效率。

- 分层随机抽样：将可能的研究对象分成确定的组。在这些组中，通过简单或系统抽样随机抽取个体。这种技术使不成比例抽样成为可能，并且具有很高的精度。缺点是后期分析比较复杂。

- 整群抽样：将总体分解成不同种类的群组，并对特定的群组进行抽样。这种方法成本较低，并且允许个别对象无法应答情况下对群体进行抽样。但是，这种方法在分析数据和计算抽样误差时比较复杂，精度较低。

在非概率抽样中，总体中的个体被抽取的机会是不均等的。非概率抽样设计包括目的抽样、限额抽样、区块抽样和滚雪球抽样。

- 目标抽样：选定的参与者符合特定标准（例如，他们都是手外科医师）。

- 限额抽样：根据某项特征选择一定数量的受试者（例如，研究者设定样本中 30 ～ 50 岁的女性脊柱外科医师的比例为 20%）。

- 区块抽样：根据便利性原则选择受试者（例如，会议的参与者）。

- 滚雪球抽样：调查人员首先找到符合特定标准的个体，然后通过他们去寻找更多符合标准的研究对象。

一项调查的外推性程度取决于受试者与非受试者的相似性。要获得受试者和非受试者有何不同的数据几乎是不可行的。解决这一问题的最好方法是争取高的应答率。

研究设计

确定研究目标 ━━━━→ 开发调查工具 ━━━━→ 确定抽样方法

样本的选择		
抽样方法分类	设计（概率和非概率抽样）	主要特点
简单随机抽样	概率抽样	所有样本被抽中的机会是均等的
系统随机抽样	概率抽样	以预定间隔从列表中选择的样本
分层随机抽样	概率抽样	通过简单或系统的随机抽样对样本进行分类和随机抽样
整群抽样	概率抽样	将个体划分成不同的群组，再对特定群组进行抽样
目标抽样	非概率抽样	根据某个标准选择样本
限额抽样	非概率抽样	根据某项特征选择一定数量的受试者
区块抽样	非概率抽样	根据便利性原则选择受试者
滚雪球抽样	非概率抽样	以符合标准的个体为基础选择更多的受试者

（三）制作调查问卷

1. 调查问题的题干　调查中包含的每个问题都应该与调查的总体目标相关，最好与最近的事件或常识相关，以获得高质量的调查数据。问题必须简洁明了，字数不超过 20 个字。应该避免的问题类型包括双管问题（合并两个问题）、晕轮效应（引用可能影响应答的问题）、诱导性问题、双重否定以及没有比较词的问题、修饰词（即"几乎每个人"或"通常"）或复杂词汇。以及其他技巧以确定适当的问题题干，如使用完整的句子和弱化潜在争议问题的影响。

2. 调查问题应答的设定　问题的应答应简明扼要，不偏不倚。回答格式的设定可以是开放的，也可以是封闭的。开放式回答允许受试者以自由回答问题。这种格式的优点是对被试者回答问题的限制最少。然而，自由回答问题更耗时，并且结果更难以转换为可分析的数据。封闭应答的方式包括：名义应答、有序应答、二分类应答及比例的测量答应。

- 名义应答：这些回答涉及一系列相互排斥的项目（例如，在关于职业的回答中，医师、护士、医科学生只能选择一项），应答选项之间有质的区别。

- 有序应答：这类应答项之间是有顺序的。如：传统的 Likert 量表，答案从"强烈不同意"到"强烈同意"，通常用于调查。这种应答格式允许将相似的态度和观点分组。奇数个点数可以允许中性反应（比较同意和比较不同意），而偶数个点数则表示强制承诺（强烈同意和强烈不同意）。在一种被称为"地板"或"天花板"效应的现象中，受试者倾向于选择聚集在量表底部或顶部的应答选项。增加刻度上的点数可能会加剧这种现象。

- 间隔和比率测量：这些测量应答表现为连续性变量形式。比率刻度具有绝对零（例如，高度和体重），而间隔没有真正的零（例如，一天中的间隔时间；下午 1：00 到下午 2：00 与下午 5：00 到 6：00 相同，因为两者都是 1 小时的增量）。

在设计问题应答选项时就让生物统计学家参与进来是非常有意义的，这样可以确保答案选择的格式可以方便地进行统计分析。

应该避免的问题回答包括模糊的答案选择（例如，"其他"或"未知"）、绝对术语（例如，"总是"或"从不"）、缩写、复杂答案，以及要求被试者对回答进行排序。对于量表的应答项设定，应该有相同数量的正面和负面选项可供选择。

3. 调查问题排列顺序的设定　调查问题的排列顺序对调查表的回复率有很大的影响。从人口统计学的问题开始是有帮助的，因为这些问题很简单。第一个非人口统计的问题应该是清楚地陈述，最适用和最值得注意的。还可以根据问题内容进行分组，以帮助受试者的思维过程和记忆。另外，可以允许应答者根据先前问题的回答跳转部分不需要回答的问题，从而减少因不相关或不适用问题而带来的挫败感。

4. 调查问卷的长度　调查问卷应该简洁明了。一项研究发现，当问卷超过为 1000 个单词时，应答率显著降低。虽然这个阈值虽然并不是直接针对骨科医师的，但本研究表明，问卷长度的微小修改可能会极大地影响应答率。

5. 调查问卷的排版　调查问卷的排版是展示调查表格的重要组成部分。应该从头到尾都有明确的说明，而不是仅仅在调查开始时。提供视觉导航的箭头或符号有助于帮助完成调查。字体的大小和样式应易于阅读。强调重要的单词或短语，给问题编号，提供适当的间距及垂直而不是水平地列出答案都是有用的技巧。创造一种优雅而独特的外观，让调查从被试者可能收到的其他问卷中脱颖而出，这是很有帮助的。

6. 封面信　封面信为说服读者完成调查提供了最初的机会。该信应明确说明调查的目的及选择被试者的原因。应传达调查内容的保密性和可选择随时退出调查的权利。应包括有关何时完成调查及参与者有疑问时应与谁联系的详细信息。最后，封面信应确认接受者的参与对调查的成功至关重要，并对接受调查者表示感谢。

调查问卷的开发

调查问卷部分	特征
问题题干	简洁，清晰，避免令人反感的问题
问题应答项	"开放"（自由文本）或"封闭"（结构化）
问题排列顺序设定	首先是人口统计学问题，最后是个人相关问题
问卷长度	简明扼要（尽量简短以传达思想）
问卷的格式	精心排版，从头到尾都有明确的填写说明
封面信	招募和吸引受试者

（四）预调查

预调查是对抽样、数据收集和开展调查进行试验。调查人员邀请同事或其他与预期受试者相似的参与者回答问题并提供反馈。这对于查找错误、测量完成调查所需时间、了解调查是否传达了预期设定的信息，以及测试调查是否引起读者的兴趣是很重要的。

（五）开展调查的方法

调查可以通过电话、邮件、传真或电子互联网方式进行。所调查方式的选择取决于目标受众、所需信息的类型、调查经费的限制等。

1. 电话　电话调查准确性较高，因为调查人员可以确保受试者对问题的理解和并得到完整的回答。不足之处包括费用高昂、难以获得高应答率，以及易受歪曲和面试偏见的影响。

2. 邮件　邮件是传统的调查方式。邮件调查允许受试者在私密的情况下完成问卷调查，受试者的失真被降到最低。邮件调查还可以通过给予受试者时间来确定答案和利用各种资源来提高有效性。邮件调查的缺点包括用品成本、收集调查问卷所需的时间，以及手动记录和整理调查结果时可能会降低准确性。

3. 传真 通过传真调查的受试者可通过传真或邮递方式交回问卷。某些传真机可以手动或利用光学字符识别来收集数据。字符识别可以提高记录数据的准确性。传真调查的费用与邮件调查的费用相似。

4. 电子互联网调查 目前开展调查主要是通过电子网络完成。电子调查基于互联网络，受试者在网站上填写调查问卷。或者可以通过在电子邮件中将调查表作为附件或嵌入电子邮件正文进行调查。

电子互联网调查的优势包括容易完成、能够接触到大量受众、成本效益高和立即可获得答复。简单的描述性统计通常嵌入其中，允许研究人员同时进行分析，而更复杂的统计分析通常需要将数据导出到统计软件来完成。这减少了时间、节约了资源及人为错误的可能性。电子调查允许控制问题顺序，从而防止受试者更改先前的答案。但是电子互联网调查的应答率往往不高。

电子互联网调查的弱点有很多可能的来源。潜在的选择偏倚是一个需要重点考虑的问题，因为在线调查不一定适合某些参与者群体。这可能导致人口横截面不准确或不完整。电子互联网调查可能会被视为垃圾邮件而不予以理睬。有些 Email 地址可能很难访问。McPeake 等发现在使用 1 年前的联系人列表发送的电子邮件中，几乎有 10% 被退回或无法投递。

VanDenKerkhof 和他的同事们提供了以下策略，可用来帮助提高在线调查效率：

1. 提供下拉列表，默认选项为"选择一个"，而不是默认一个选项，因为后者可能会造成偏差。

2. 即使只需要一个答复，受试者也可以选择多个答复或在文本框中填写文字评论。

3. 应为受试者提供进度条，以显示调查进度。

4. 每屏一个问题，简化了视野，使调查更加方便。

5. 随着电子互联网调查数量的增加，可以通过多种线上线下方式（如明信片）来增加回复。

总体而言，电子互联网调查的可访问性和快速数据收集为调查人员提供了有利的选择。然而，据报道，邮件和传真调查的应答率高于电话或电子互联网调查。电子互联网调查应答率较低的可能原因包括受试者对互联网不熟悉、互联网访问不一致、在互联网上提交机密信息缺乏信任以及调查请求太多。使用混合模式设计可以提高应答率。例如，可以首先推送电子互联网调查问卷，然后利用邮件方式再次发放调查问卷。

开展调查的方法

调查方法	优势	局限性
电话	提高应答的准确性	难以获得高应答率
邮件	保密性、匿名性、便利性，最大限度地减少调查员失真	收集时间，材料成本，人工输入的准确性下降
传真	保密性、匿名性、便利性，最大限度地减少调查员失真	收集时间，手工输入的准确性降低
电子互联网调查	容易开展，成本低，即时回收问卷	选择偏见，垃圾邮件

（六）应答率

高应答率增加了调查结果有效性，提高了参数估计的精度，降低了选择偏倚的风险。低应答率增加了受试者和非受试者在某些特征上发生差异的概率，并可能会对调查结果产生不利影响。调查人员可以报告实际应答率或可分析应答率。实际应答率包括部分完成问卷的受试者和选择退出的受试者，反映了抽样要素。然而，可分析的应答率反映了基于部分或全部完成问卷的抽样人群的比例。对于外部有效性而言，至少70%的应答率被认为是可以接受的。然而，应答率为60%～70%，有时低于60%（例如，对于有争议的话题）也可能是可以接受的。有许多技术可以提高调查的应答率。

1. **便利性**　骨科医师很忙。因此，提高调查参与的便利性对于增加参与度至关重要。估计完成调查的时间应包括在调查问卷的封面信中（即"少于10分钟"）。对于电子邮件调查，将调查的链接嵌入文本而不是将调查作为附件包含在内可能会提高应答率。如果通过邮件方式开展调查，提供盖章的回邮信封，而不是空白信封或不提供信封，是一种提高响应率的简单、低成本且有效的方法。

2. **提前联系**　提前告知参与者即将进行的调查可能会提高调查

问卷的应答率。关于通过预先通知函提高应答率的报道褒贬不一，人们认为提前通知对于电子邮件调查来说特别重要，因为这样可以避免被视为"垃圾邮件"并删除。预先通知函应该是个性化的、简明扼要的、正面的。它还应该着眼于建立预期，而不是提供关于调查的过多细节。

3. 多次联系　Dillman 等描述了一种多次联系没有应答者以提高应答率的方法。每种方式与此前方式都略有不同，以便获得更多的机会联系到被试者。例如，在尝试电话调查之前，可以通过邮件调查进行多次尝试。

4. 激励　为了提高调查的完成率，人们使用了大量的激励措施，如金钱或奖品。激励的有效性在文献中没有得到强有力的支持，因此，这种策略的成本效益还值得商榷。

5. 提醒　提醒可以提高对调查的应答率。通过邮政调查，每增加一封邮件提醒，可使应答率从最初的提高 30% ~ 50%。Dillman 和他的同事建议对无反应者发出 3 次后续提醒：1 次在第一次邮寄后 1 周发出，2 次在第一次邮寄后 3 ~ 7 周发出。电子调查也显示使用提醒是有效的。如果可以的话，应在每个提醒中包含当前的应答率，作为读者参与的激励。

6. PI 直接联系受试者　最后，一个可以增加应答率的策略是让首席研究员（PI）直接联系受试者。

如何提高应答率
便利性：减少调查时间，提高效率
提前联系：建立预期和提前了解调查主题
多次联系：针对互联网和邮政调查的 Dillman 方法
激励措施：成本效益不高，但可能会增加应答
提醒：多次提醒以增强应答率
PI 直接联系受试者

（七）调查结果的报告

报告调查研究结果，包括前言、方法、结果和讨论。应该清楚地陈述假设。应包括预调查、工具校正和调查方法的简要总结。应答率的报告是非常重要的。如果可行的话，应说明受试者和非受试者之间的差异、研究的不足及潜在偏倚的来源。应该讨论从调查中收集的数据及这些数据与原始假设之间的关系。最后，应强调研究结果的重要性，及未来研究的方向和对研究、教育和临床医疗的影响。

（八）调查相关费用

调查费用包括人工成本、预调查、正式调查、无应答者重复调查和数据分析。其中可以通过利用互联网调查节约一些费用。

（九）伦理学方面的考虑

在对进行调查之前，研究应得到伦理审查委员会的批准。调查的自愿性和保密性应该在封面信中强调。可以通过使用代码，数据收集后迅速销毁问卷，或者删除问卷上的识别信息来达到保密的目的。此外，应向参与者提供关于研究目的、研究发起人及联系人以了解进一步问题的全面信息。

（十）调查的局限性

调查作为研究工具是有限的。他们依靠受试者的记忆力、诚实度和对调查文本的理解，这些都是很难衡量的因素。调查本质上是有限制性的，除非使用访谈或开放式问题。然而，自由回复和个人访谈在将数据转换为可分析形式时遇到了更大的困难。虽然调查可以建立变量之间的关系，但更糟糕的是，调查无法建立因果关系。最后，调查受应答率的限制，这可能使人对调查数据的准确性产生怀疑。

（十一）总结

调查是一种相对简单、快速和廉价的研究形式，它能够覆盖大量的个体。针对骨科医师的调查可以为论文书写提供有价值的信息，因为它们有助于加深对当前骨科理念和临床实践的理解。在问卷制作和开展调查的每个阶段都应该仔细规划，以确保研究目标得到实现，偏差最小化，可推广性得到提高。

要点

● 信度研究衡量了一种测量工具的可重复性，而调查则可以快速、经济高效地收集大量人口的数据。对这两类研究的主要内容和实施方法的深入了解有助于读者评估和利用这方面的骨科文献。

（周　权　译）

第 39 章

登记注册库

临床案例 Sally 是一名 17 岁的女性，她因非优势侧膝关节受伤，向 Hansen 医师就医。体格检查和医学影像显示单纯 ACL 完全断裂。她是一名优秀的手球运动员，希望可以治愈以重返运动员职业生涯。医生向她解释了疾病，并建议她行 ACL 重建手术。Sally 说："我之前也有感觉到应该是我的 ACL 损伤了，所以我和我的 2 个 ACL 重建的朋友谈过了，其中一个是用腘绳肌腱移植物重建，另一个用髌腱移植物重建。请问您推荐使用哪种移植物？两者的失败率有差别吗？"

一、背景 / 前言

从登记注册数据库中获得的信息可以用来指导和改善患者治疗，并帮助我们回答这些在临床工作中常见的问题。医学上，登记注册库是一个前瞻性收集并随访常见疾病或常见治疗方式的标准化患者信息数据库。

第一个已知的医学登记注册库是 1856 年建立的挪威全国麻风病登记注册库。一个多世纪后，1975 年建立的瑞典膝关节置换登记注册库是骨科领域的第一个国家级登记注册库。芬兰（1980 年）、挪威（1987 年）和丹麦（1995 年）也相继建立了关节置换登记注册库，并很快扩大到所有关节置换。关节置换登记注册库的主要目的是根据置入物翻修数据来尽早发现导致不良结果的不利因素。1995 年，两项研究显示通过关节置换登记注册库可以帮助我们早期鉴别不良的内固定置入情况，证明了关节置换登记注册库的原始目标得到了成功实现。

如今，骨科领域的登记注册库范围已扩大到除关节置换术外的许多亚专业，并且建立发展起来了很多国家、地区和地方性质的登记注册库。基于关节置换登记注册库的早期经验，还对数据收集和结果测量等进行了重要改进。第一个膝关节韧带手术登记注册库于 2004 年在挪威创建，随后 2005 年，瑞典和丹麦也相继建立膝关节韧带手术登记注册库。虽然翻修手术或转向全膝关节置换术是重要的预后指标，但人们也认识到，一些不良结果和移植失败并不总是需要进一步的手术治疗，因此可能无法在登记注册库中发现。为了解决这个问题，膝关节韧带登记注册库还包括患者报告结局指标（patient-reported outcome measures，PROM），尤其是术前和术后标准随访时间的膝关节损伤和骨关节炎结果评分（knee injury and osteoarthritis outcome score，KOOS）。从而不依靠"需进一步手术"作为唯一终点指标，提高了发现不良结果和早期失败的能力。

2014 年，国际关节置换登记注册管理协会成立了 PROM 工作组。工作组概述了将 PROM 纳入关节置换登记注册的理由，并指出其中几个已纳入 PROM 的登记注册库。他们还提出了关于在关节置换登记注册库中如何使用这些结局测量指标的一些建议。

Drolet 和 Johnson 基于 5 个特征（他们称为 MDR-OK）提出了医疗登记注册库的定义。信息必须可合并（M：Mergeable）到中心数据库中，使用标准化数据（D：Data），并且必须遵循协议框架规则（R：Rules）进行系统和前瞻性的数据收集。另外，对患者进行随访观察（O：Observation），收集患者的结果材料（K：knowledge）。作者指出，必须具备所有 5 个特征，才能将医疗登记注册数据库与非登记注册数据库区分开来。

临床案例：在手术室的场景

Ng 医师刚刚开始对 26 岁的足球运动员行标准 ACL 重建手术。患者于 6 月前遭受外伤，临床评估和 MRI 提示单纯 ACL 断裂。在术前候诊室，患者述最近膝关节打软腿后发生关节肿胀。Ng 医师在置入关节镜后发现软骨Ⅳ级病变，该病变可能是因为最近的不稳定性活动中发生的。以前曾采用关节镜下微骨折术治疗过类似的病变，但他回忆起最近的一项登记注册库研究发现在 ACL 重建时，关节镜下微骨折术疗效差于关节清理术。因此，选择了改变临床决策，对病变进行关节镜下关节清理术，然后继续进行 ACL 重建术。

二、登记注册库的重要性

骨科登记注册库的目的是通过对手术结果的前瞻性监测来改善医疗服务。向医院和外科医师不断反馈，使其可以与全国平均水平进行比较，并鉴别哪种临床方法最优。同时，通过建立和不断更新治疗标准来进一步改善方案。可以通过翻修、再手术率和患者报告的不良结果鉴别导致早期失败的手术操作和内置物特征。可以通过基于登记注册库中包含的数据进行大型队列研究来确定良好和不良结果相关的预后变量。随着时间的积累，可以同时观察到流行病学的变化趋势和疾病负担情况。

国家注册中心的最大优势之一是可以随时间积累获得大量数据。其创建了一个大型的包含短期和长期随访的数据库，并可进行队列研究。这种数据库具有几个重要的优势：①几乎没有选择偏倚来影响这些大数据集；②数据在研究开始时就已经存在，从而使分析耗时更少且更具成本效益；③如果纳入患者的后续手术与其个人健康识别码联系起来，可以避免失访偏倚的风险；④数据的收集与将来的研究问题无关，没有差异性分类错误；⑤大量病例和收集的数据还允许同时研究多个终点指标和暴露因素。

虽然 RCT 被认为是评估和比较不同干预措施的"金标准"研究设计，但由于伦理、经济、程序或其他方面的障碍，RCT 通常不切实际或无法执行。RCT 常具有严格的纳入和排除标准，这限制了其适用于临床实践中患者结果的普及和外部可验证性。相反，登记注册数据库良好设计的观察性研究可以在治疗效果方面提供相似的结果，同时很大程度上避免了 RCT 面临的障碍。这些研究可以通过评估实验结果在真实世界中的适用性来补充 RCT，并且可为未来的 RCT 产生新的思路。

骨科登记注册库也有其局限性。非随机队列研究存在混杂变量带来的偏倚，这些混杂变量必须通过选择同质亚组分析或多元回归分析加以校正。即使在回归模型中考虑了可能的风险因素，由于模型中未考虑到或尚未识别、收集的变量，在观察性研究中始终存在无法衡量的混杂变量风险。依从性对于有效的登记注册数据库至关重要，但难以实现，尤其是在最初阶段；如果没有先前的类似数据库的话，则尤其如此。此外，对高响应率的需求可能与优化要收集的有用数据量的目标相冲突。为了鼓励外科医师和患者完成表格，必须对有关人口统计学、诊断、手术和植入物的详细信息及主客观结果测量合理化设计，以避免调查的疲劳厌倦和不依从的发生。在收集信息更加细节化和外科医师的宝贵时间之间找到最佳平衡可能很困难。因此，指导委员会成员们必须仔细考虑每个要求输入数据的意义，以保持较高的依从性。

> **临床案例：外科医师的视角**
>
> 　　张医师进行了常规四股自体腘绳肌肌腱重建 ACL 后，然后离开手术室。他坐下来拿着股骨悬吊固定装置及用于胫骨的生物界面螺钉固定的条形码标签贴纸，并开始填写《国家膝关节韧带登记注册表》。标签被粘贴在表格背面相应位置。填写完毕的表格将转发至中央登记注册数据库，患者的书面同意书和表格副本将保留在患者所在的当地医院存档。整个过程用了不到 2 分钟的时间，完成后张医师开始准备下一患者了。

三、研究问题

　　创建登记注册库时，重要的是要了解可以通过数据库回答的研究问题，因为这将决定应记录哪些信息。一般而言，登记注册库可用于特定患者群体的跟踪流行病学研究并提供治疗方案、植入物和结果的质量评估。也可以发现一个国家内的区域差异。

　　挪威膝关节韧带登记注册库（Norwegian Knee Ligament Registry，NKLR）提供了如何使用此信息进行质量控制的示例。流行病学数据提供了每年进行的 ACL 重建和翻修手术的实际数量。根据记录的结果，如果 14 名患者使用某一内植物发生失败，NKLR 就确定该内植物为失败的可疑因素。这个预警系统目前正在进行中，其可能早在传统方法（如 RCT）无法发现问题之前就发现了问题。虽然在这些情况下失败的原因通常很难证实，但它引起了人们的注意并指导进一步的评估和研究。

　　前面我们提到选择记录哪些结果指标和变量是一个令人困惑的问题。需翻修手术及进一步行关节置换术是两个明确且没有争议的终点指标。此外，患者报告结局指标提供了一个主观终点指标，可用于识别那些无须进一步手术治疗的不良结果。选择基于患者的主观结果指标应考虑一些因素，包括给定目标人群的验证、可用于多种不同语言、成本、量表填写完成不需要额外说明解释且快速（最好少于 10 分钟）。

需外科医师记录的数据应该最少化且都是必要的，通常仅限于一页的报告系统。由于有时需要对比不同登记注册库数据，不同登记注册库之间使用一个最小化的核心数据集设置非常重要。在 NKLR 的开发中，基于以下 3 个标准选择数据。

1. 所提出的问题是否明确清晰、合理？

2. 该问题是否具有临床意义？

3. 是否可以在术后规定手术记录内容的同时完成这些问题条目，无须从其他渠道寻求信息？

最后，由于医学实践是动态且不断变化的，因此变量应定期重新评估，以及根据当前实践和更新的文献报道做出改进。

> 要避免渴望收集尽可能多的信息的想法。已经证明所要求的信息量大小与所获得的数据质量好坏之间存在反比关系。数据的完整性和准确性至关重要，因此请不要使数据集设置过度穷尽。不完整的数据通常是无用的数据。

临床案例：患者视角

Robert 是一位 23 岁的学生，打篮球时 ACL 断裂，然后转诊到骨科医师。通过讨论他的诊断和治疗选择，患者同意进行 ACL 重建。在手术当天，他在术前等待区要求填写 2 张表。第一个是纳入膝关节韧带登记注册库的知情同意书，包括有关 NKLR 的信息、记录的信息类型、数据保护和后续随访，并通知患者可能会被邀请参加未来的研究项目。他还了解到可以随时退出 NKLR，并向他确定这一切是保密的。第二种表格是膝关节损伤和骨关节炎结果评分表（knee injury and osteoarthritis outcome score，KOOS），他约在 10 分钟内完成填写。

手术后，Robert 进行康复锻炼和常规术后治疗。术后 2、5 和 10 年，他通过邮件或电子邮件收到 KOOS 表格并完成填写。表格的末尾还包括 3 个额外的问题，其中包括：①术后膝关节是否受到了新的外伤或进一步的手术；②如果是，哪里受伤了；③如果他的 ACL 再断裂，是如何做出诊断（MRI、关节镜检查、医生查体或其他专业的医疗保健人员的检查）。如果 Robert 忘记提交 KOOS 表，他将在 3 个月后收到提醒。

四、登记注册库的结构

登记注册库收集有关特定人群中所有患者的前瞻性信息。根据特定的国家隐私法规，可能需要或不需要患者知情同意。信息从患者和外科医师在预定的时间点获得。通常，术前从患者那里获得基本主观数据，并在术后规定的时间间隔内重复进行。外科医师在手术后立即记录有关诊断、手术发现、手术操作、植入物和并发症等信息。植入物的条形码标签通常可以扫描或包含在报告表格中，以确保准确跟踪。一些登记注册处还包括术后随访过程中临床和（或）放射学数据。

将所有文档发送到中央数据库以检查完整性，并将其存储在注册数据库中。不完整的表格将返回给发件人以完成，以确保数据质量和完整性。该表格的副本也保留在患者的病历中。在挪威，由顾问委员会监督的一小部分工作人员负责 NKLR 的日常运作。这包括秘书、计算机工程师和登记库的行政主管。每个参与医院都雇用秘书协助，并且 NKLR 还可以咨询经验丰富的统计学家进行关于登记注册库的研究。2017 年，NKLR 中央办公室的运营预算为 1 800 000 挪威克朗（约合218 000 美元），其中包括参与基于 NKLR 研究项目的其他员工薪水。

骨科登记注册库是最常受到公共资助的机构，通过直接基金或项目资助。挪威、瑞典和丹麦的膝关节韧带登记注册库受国家公共卫生系统资金资助。同样，加拿大关节置换登记注册库通过加拿大卫生信息研究所从联邦和省政府获得资金。也有一些私人和资助的登记注册库，例如新西兰。对于希望持续获得资助和支持的登记注册库，与地方和国家骨科协会合作非常重要。通常，登记注册库被建议避免受到商业赞助来保持其客观性，并避免可能影响研究和临床实践的偏倚。

五、数据报告

可以通过年度报告、医院特定的数据请求或更广泛的研究项目来发布登记注册库中包含的数据以用于评估。年度报告提供描述性信息，包括依从率，并且经常分为区域亚组数据，与国家和历史数据进行比较。采用图表来呈现总体和区域流行病学特点、生存曲线、并发症和其他信息。这些报告经常在线发布以供公众查阅。

获得和维持高依从性数据是登记注册库成功的重要环节，因此，准确确定该依从率同样重要。医院、区域或国家数据库中捕获与手术数量有关的信息，手术量通常被用作计算依从率的分母。例如，在挪威，医院通过追踪手术信息，并把诊断分类组别表发到中央办公室以获得报酬。然后将该数据与登记注册库在同一时间段内收到的信息进行比较，以确定依从率。这些差异会在年度报告中和医院特异性依从率中报告。

登记注册库可能仅报告国家和地区数据，隐藏外科医师信息，或者他们可能会使用该信息来生成特定外科医师的报告。在加拿大的一个省，针对所有髋和膝关节置换术、髋部骨折、肩袖修补术和半月板切除术，每年都会形成针对特定医师的年度报告。这些报告卡使医院和外科医师将他们的数据与同行数据进行比较。此外，地区标准和质量委员会也会审查报告并警示低于地区平均水平的外科医师。如果连续两年或更长时间均低于平均水平，委员会将与外科医师会面以审查数据并制订纠正已发现问题的计划。这可能是由于强制性要求区域登记注册机构参与，督导小组强有力领导及法律保护报告免受法院传票。对外科医师保密性、法律分歧及对依从率潜在影响的担忧限制了该模型在其他行政管辖区的有效性。还必须意识到，使用终点指标作为医疗质量指标可能会受到医院 / 诊所之间患者人数差异的影响，这可能会影响结果测量。例如，做更复杂手术或治疗高风险患者的手术中心可能会产生与全国平均水平不同的结果。

除年度报告外，也鼓励人们通过其他渠道获取信息。对于特定医院数据的请求通常需要顾问委员会的批准，并由医院的官方联系人提出。一些具有潜在患者和医师识别信息的数据可以被医院用于评估当地质量改善项目。还可以以书面形式向政府机构提出用于研究项目的更广泛信息需求，可能需要卫生研究伦理委员会批准。

临床案例：获取研究数据

Perrin 医师希望使用国家登记注册数据库比较过去 5 年使用自体移植和同种异体移植物进行 ACL 重建后的翻修率。为得到该数据，向指导委员会提出了书面申请。申请材料包括：

1. 完整的项目方案书，包括负责项目主要研究者姓名。

2. 研究问题描述。

3. 请求的数据选择和分析中使用的变量。

4. 出版计划和时间表。

Perrin 医师还向当地卫生研究伦理委员会提交了申请。指导委员会对申请进行审查，并确定研究目的是否与国家注册机构的目的一致。该申请进一步进行专业相关性审查，研究人员利用数据和是否存在其他正在进行的类似项目可产生满意研究成果。满足条件后，申请才被批准，并向该研究提供数据。

六、优势

注册表的优势在于数据的完整性和准确性，因此依从性至关重要。这可能因前述几个原因难以实现。改善依从性的一些方法包括收集数据的方式、管理收集数据的法规及认识登记注册库的重要性和用途。

无论使用纸质形式还是电子形式，都应该设计得易于使用且不浪费时间。仅应包括必要的数据，并且如果可能的话，应事先记录尽可能多的数据（即手术室护士可以在手术过程中输入手术信息并扫描植入物条形码）。丢失的数据应立即进行标记，并在手术后尽早通知给外科医师以解决缺陷。

个人信息的收集一直是并且应该始终是重要的议点。一些行政管辖区要求在注册之前先获得知情同意，而有些区则不需要。清楚这一点对依从性起重要作用，据一个国家登记注册库报告，提交的表格中有 31% 缺少相应的同意书。严格遵守保密性标准，包括安全的数据存储和有限的授权访问，可以弥合隐私问题和数据收集之间的鸿沟。知情同意获得的必要性有关决定，必须最终遵从地区卫生研究伦理委员会和已制定的法规。

法规可以通过其他方式影响国家登记注册库填写人员的依从性。在丹麦，没有向国家膝关节韧带登记注册库报告的交叉韧带手术，医院无法获得报销。为外科医师创建一个用户友好的数据提交环境并引入政策强制性服从是国家级数据库保持较高数据完成率的有效方法。

公众和骨科界对登记注册库的理解对依从性也起到重要作用。这始于与每个患者的第一次会面交谈，应包括有关登记注册库的重要性讨论及其贡献总体概述。这也是建立良好关系的机会，可能会影响他们将来的依从性。定期发布报告以强调趋势和重要发现，无论是良性结果还是不良结果，都经常提醒人们正在收集的数据是有用的。可能改变临床实践的重要出版物将进一步强调了参与登记注册库的重要性。最后，应该使用数据来培养最佳的医学实践，而不是试图识别和惩罚可能不符合当前标准的外科医生。应寻求社区对登记注册库的支持，确保所有外科医师都自如地参与其中并保持开放接受反馈的态度。

七、未来方向

展望未来，登记注册库将继续在骨科手术中发挥重要作用。随着越来越多的国家登记注册库的建立，未来可以在欧洲建立通用的国际膝关节韧带登记注册库。开发通用的软件程序以收集和存储数据是未来的一个新目标，那些出于法律或其他原因无法加入国际数据库的国家也将可以使用该数据库。跨多个国家 / 地区标准化数据收集将带来许多好处，包括提高大型研究的效能及直接将世界某个地区的数据与另一地区进行比较的能力。最后，目前正在努力扩展登记注册库内容，包括纳入目前大多数登记注册库中未纳入的骨科疾病，如 ACL 损伤的非手术治疗。

> **临床案例** Sally 还在 Hansen 医师的办公室，他正在考虑她的问题。关于自体腘绳肌腱和髌腱移植物的区别，他讨论了各自在供区发病率、膝关节前方疼痛、皮肤切口和包括感染率等并发症方面的优缺点。他建议，这两种方法中的任何一种都是完全可以接受的，但也提到了 NKLR 最近的一项审查研究表明，腘绳肌腱移植物的翻修率是髌腱的 2 倍。由于 Hansen 医生是挪威的一名外科医生，他的患者也被纳入了该队列研究。自从该文章发表以来，他现在推荐像 Sally 这样的患者行自体髌腱移植，同时仍然提供所有的选择方案。Sally 很满意并同意用自体髌腱移植进行 ACL 重建。

要点

- 登记注册库是骨科中必不可少的研究工具，可以改善患者治疗并引导临床实践的重大变化。

- 对于参与基于登记注册库的研究设计和结果解释的人员而言，全面了解这些数据库的优缺点非常重要。

- 未来，加强国际合作，关注患者报告结局指标及纳入非手术治疗策略将进一步提高登记注册库的价值。

（吴爱悯 译）

第八部分

如何进行卫生经济学研究

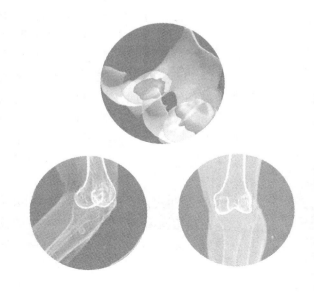

第40章

如何进行卫生经济学研究

一、前言

骨科的研究重点在于寻找可以使患者预后最好的诊断和治疗方案，但对患者最好的方案的概念一直在演变。关注的焦点已经从客观结局指标扩展到患者对结局的主观评价，现又逐渐涉及干预措施的费用。不断增加的卫生服务成本促使人们研究如何使用卫生服务资金，以实现提供高质量医疗服务的目标，特别是骨科技术飞速发展，改善治疗效果的同时引出了一个问题：技术的发展是否会带来更高的价值。因此，对骨科医师来说，了解如何进行卫生经济学研究越来越重要。本章将结合骨科临床实际案例来回顾卫生经济学研究方法。

（一）什么是卫生经济学

经济学是一门社会科学，研究在资源稀缺的情况下商品和服务的生产和分配。广义上讲，经济学分为两类：实证经济学和规范经济学。实证经济学是客观的，并且主要与评估当前的情况有关（例如，美国每年骨科手术的费用为 82 亿美元）；规范经济学是主观的，并具有规范性和前瞻性（例如，美国每年骨科手术的费用应少于 82 亿美元）。两者之间的区别非常重要，因为卫生经济学研究通常关注实证经济学，以便客观地研究卫生服务提供时的成本、结果和分配之间的关系。这对于评估医疗服务的效率、价值和公平性很重要，可据此得出规范经济学结论。

（二）卫生经济学的效率、价值和公平性

首先介绍几个与卫生经济学有关的核心经济学概念。技术效率是指在给定数量的投入（即不浪费手术材料）下无法获得额外的产出。生产效率是指针对给定的生产水平对投入进行了优化（即手术室始终

保持满负荷运转）。配置效率是指将资源分配给受益最大的人群，从而最大程度地发挥效用（即最需要手术的患者首先接受手术）。通常来说卫生经济学中的效率是指为了达到一定健康质量的改善所需的医疗成本。

价值是与效率密切相关但又截然不同的概念，衡量的是利益相关者对结局的主观评价。利益相关者通常是患者，但也可以是医疗支付方、医疗服务提供者或全社会。卫生服务中价值的常见定义为：价值＝结果/成本。

公平性关系到人群中有限资源的分配效率。公平可能与效率无法保持一致，此时，这些相互冲突的概念必须在卫生经济研究的帮助下得到调和。

卫生经济学术语的定义
技术效率：用最少投入获得最大产出
生产效率：在不减少一种商品产量的情况下无法增加另一种商品产量
配置效率：生产的边际成本和附加商品等于商品的边际收益点
价值：商品或服务的主观获益
公平性：在群体中公平分配资源

（三）骨科的卫生经济学研究的目标

骨科一般通过改善肌肉骨骼系统的功能来提高患者的生活质量或活动能力。骨科花费较高，美国 Medicare 估计骨科花费每年已超过 82 亿美元。高昂的成本激励临床医师去证明其服务的价值。骨科经济学研究不局限于简单的寻找最廉价的干预措施，而应强调结合临床和经济数据来更好地理解为患者、医疗支付方和社会带来更好健康结局的成本。掌握了数据之后，医师可以为患者提供更好的医疗服务。

二、研究问题

和任何研究项目一样，骨科经济学研究的第一步是确定研究问题并提出假设。问题通常产生于已发表研究的重复或观察获得的原创概念。在开始研究之前，应理解下述章节中的概念，从而对研究计划有清楚的认知。

（一）什么是研究问题

研究问题是整个研究的基石，是值得多花时间在研究开始之前精心打磨的。研究问题可以来源于个人兴趣，也可以填补研究空白，亦可以从其他领域的研究方向转化而来。对研究主题思考越深入，越容易产生对研究目的的质疑。处理卫生经济学研究中成本和效益这些比较"模糊"的概念时，研究中就必须明确地定义这些概念以指导研究计划和执行。

（二）研究现状如何

为了防止浪费精力进行重复研究，也为了更好地聚焦研究问题，充分掌握其他研究人员在该研究方向的进展尤其重要。主流医学期刊上发表的卫生经济学研究越来越多，以经济和质量改进为重点的期刊也常把此类项目作为特色。查阅与拟开展的研究相同的研究问题的文献并不仅不会阻碍研究者进行研究，反而还可以从既往研究中取长补短，充实自己的研究问题。通过对文献的回顾，可以将我们的研究问题更聚焦，更优化。

（三）为什么研究问题很重要

对当前文献和知识全面的梳理有助于发现目前研究证据的不足，并确立研究问题的重要性。这些还可以加强研究目的和意义。回答"为什么知道这个研究问题的答案是有意义的"这个问题，能确定这项研究将如何在未来帮助临床医师、研究人员和决策者。

（四）研究假设

有了以上信息，临床医师可以建立简单而又明确的假设，假设应该是根据研究结果所形成的理论或是对研究结果的预测。研究人员假设的形成应该在收集或分析数据之前，应避免通过收集的数据回顾性地提出研究假设。在既有研究场景下，如何检验假设必须是明确的。无论假设被证明是正确的还是错误的，都是有价值的。有了明确的研究问题和假设，才能为研究选择适当的经济评价方法。

三、经济学评估及其在研究中的应用

一旦确定了研究问题和假设，下一步就是确定合适的经济学分析方法。卫生经济学中有 4 种常见的分析方法：成本最小化分析（cost-minimization analyses，CMA）、成本效益分析（cost-effectivenes analyses，CEA）、成本效用分析（cost-utility analyses，CUA）和成本收益分析（cost-benefit analyses，CBA），每种方法各有优、缺点。这四种方法都要求准确量化成本，但对结果的定义各不相同。到底哪种方法最合适，取决于研究问题、假设、目的及数据的可获得性。

根据利益角度不同，成本的测量方法很多。常见的角度包括社会角度的总成本、患者角度的成本和第三方支付方角度的成本。直接成本包括与治疗相关的医疗或非医疗成本。其他无形成本，如机会成本，需要结合研究内容进行量化。例如，当患者选择接受手术时，恢复的时间无法赚取工资收入，因此，损失的工资收入是与手术相关的机会成本。

结果的测量方式多种多样。基于研究主题的客观临床结果范围很广，功能性获益、改善的结果评分到发病率均可作为客观临床结果指标。主观临床结果可以通过多种方式进行测量，如使用经过验证的量表来评估患者对其健康的看法（如患者报告结果工具）。客观和主观的结果也可以通过多种方式结合在一起。一种常用的综合测量指标是质量调整生命年（quality-adjusted life year，QALY），它可看成一个基于生存时间，同时结合了生命质量或健康状况的标准化分数。各种各样的测量工具均用 0 ～ 1 的范围来表示健康状况，其中 0 表示死亡，1 表示完全健康。另一种主客观相结合的结果测量形式是患者愿意支付的金钱价值，体现不同的结果和成本。

经济学分析方法

	结局	成本
最小成本分析（CMA）	假定相等	取决于研究角度（患者、支付方、社会）
成本效益分析（CEA）	自然的单位（客观、定性或定量）	
成本效用分析（CUA）	效用尺度（主观＋客观、定性和定量）	
成本收益分析（CBA）	货币尺度（主观＋客观、定性和定量）	

（一）CMA

CMA 是假设结果相同的情况下，评估干预成本的差异。为了使分析结果有效，必须全面清楚地论证干预方法有等效的结果。CMA 的优点是简单，其缺点是建立完全等价的结果非常困难，甚至完全不可能。即使结果相等被认为是真的，也有可能是因为实际上未能发现两种干预措施之间的差异。如果不能证明结果等价，那么 CMA 就不是一种合适的经济评价方法。有经济学家认为，CMA 很少适用，但也有例外，即在随机对照试验已经显示出结果同等的少数情况下使用。CMA 通常出现在资源分配政策或第三方支付决策相关研究中，因为这些研究更关注成本，认为结果是次要的。如果假设透明质酸和皮质类固醇注射效果相同，可以通过 CMA 评估来估计成本差异。

（二）CEA

CEA 是用来比较一种干预措施与另一种干预措施的成本和结果的方法。CEA 也给出每增加一个单位的效益所需要的额外成本，但是对两种干预措施必须采用相同的效益测量方法。如表 40-1 所示，CEA 分析有 4 种可能结果。CEA 的优势在于能够直接比较两种干预措施的成本和结果，缺点是即使干预可能有多个相关结果，也只能比较一个结果。例如，全髋关节置换术可能提供疼痛缓解、活动范围增加和麻醉药物使用减少等可测量的结果，但 CEA 一次只能考虑一个。Rajan 等 2018 年的桡骨远端骨折手术固定研究是 CEA 评估的经典范例。由于这个缺点，CEA 不能完全回答研究所关心的问题：为获得的额外收益付出额外的成本是否值得？

表 40-1 成本效益分析的可能结果

	高效益	低效益
高成本	可以考虑选择	不选择这项干预
低成本	选择这项干预	可以考虑选择

（三）CUA

CUA 与 CEA 的不同之处在于，CUA 是用健康指数来定量测量与干预相关的所有健康结果。最常见的 QALY 是可供选择的指标之一，QALY 旨在将与干预相关的生命长度和生命质量客观量化。各种计算 QALY 的工具，均是通过构建多属性效用模型（multi-attribute utility，MAU；0= 无生命 / 死亡效用，1= 完全健康），用 0 ～ 1 尺度估计健康质量状态，并将其与预期寿命收益（life expectancy benefit，LEB）相乘，从而计算 QALY，即 QALY=（MAU）×（LEB）。常见的 MAU 包括欧洲五维健康量表（EuroQoL-5 Dimensions，EQ-5D）、健康效用指数、六维健康调查简表、生活质量评估、十五维健康质量量表。 CUA 非常适用于骨科研究，因为骨科研究着眼于提高生活质量，而不是简单地延长寿命。在 1996 年和 2016 年，由美国公共卫生服务局召集的健康和医疗成本效益小组会议推荐使用 QALY 进行社会角度成本效用分析。CUA 已被有效地应用于评估全髋关节置换术后的 QALY。

（四）CBA

CBA 是干预成本和结果均用货币价值来评估的一种分析方法。这种分析方法可以计算干预的净收益，CBA 尽量全面地考虑患者在医疗保健中的价值。这种分析方法的优点是可以获得客观的净收益，能够回答研究者关心的问题：获得的额外收益是否值得额外的成本？该方法的缺点是，赋予临床结果货币价值非常困难且有争议，还需要社会科学研究专家的意见和验证。骨科 CBA 研究的一个案例是用货币价值测量全髋关节置换术后获得的净收益，从而得到全髋关节置换术以患者为中心的价值结论。

四、研究角度

研究角度是看待研究的视角，研究角度会影响成本和效益的测量。卫生经济学研究角度包括患者、卫生服务提供者、医院、保险公司或全社会角度。研究角度可以认为是研究结论的目标受众。 这一点很重要，因为不同群体的喜好可能明显不同。更改研究角度会同时更改价值公式中的分子和分母，因为不同的研究角度包含的元素不同。例如，如果从保险支付方的角度进行评估，那么成本的定义可能会排除患者的自付费用。某些情况下，在研究中纳入多个角度非常有必要，这样就可以分别从每个角度报告结果了。

五、挑战

卫生经济学研究涉及一些其他研究中不太常见的挑战，比如成本和效益的内容难以界定，数据难以获取，以及比较哪些干预措施等问题。卫生经济学研究结论也可能很难在实践中应用，或者在推广到其他场景时受限。

（一）成本测量

财务和成本数据可从多个来源获得（表 40-2），如从个体层面到国家数据库均可。Palsis 等 2018 年的研究给出了采用一定方法计算成本变异的案例。在很多情况下，获取成本财务数据非常困难，且很昂贵。

表 40-2　多种可能的经济和成本数据来源（括号中为示例）

经济或成本数据来源
患者个人记录
诊所病历
医院病历
医疗保健系统记录（Kaiser Permanente）
医疗保健联盟数据库（the National Surgical Quality Improvement Project，Vizient）
州或地区数据库（New York State，California）
国家政府数据库（the National Inpatient Survey，the United States）
商业保险数据库（PearlDiver）

对于研究者来说，确定准确的信息来源至关重要。通常，从临床记录中直接获得的数据比从管理数据库中获得的数据更准确，管理数据库可能会在编码时出错。然而研究者仍可从管理数据库中获得有价值的信息。

此外，仅从一个医疗环节（如医院）获得的数据可能无法准确反映卫生服务产生的总费用，因为总费用中还包括与术后康复相关费用。随着卫生服务相关成本的财务分析变得越来越复杂，研究者越来越有能力更全面地理解成本的内容。此外，成本的分配可以有多种方式：与医疗费用相关的成本、已知成本（如植入物成本）或基于医疗活动的成本等。

最后，经济数据必须与患者的临床结果相联系。临床结果的评估是一个非常重要的领域，在其他章节中将进一步讨论。对经济学和结果数据的分析也需要考虑统计学严谨性。

（二）结果测量

与成本测量相比，完整的结果测量可具挑战性。结果数据通常从临床研究或先前的文献中收集得到。最可靠的效益或结果信息来自双盲的 RCT。很少有比较手术结果的 RCT，因此大部分骨科结果数据来自观察性研究。观察研究可以合并，也可以使用 meta 分析；但是均会引入偏倚或误差。结果数据应尽可能准确且适用，而且，需详细说明获取数据的方法。

（三）对照的选择

选择正确的干预措施用于对比是卫生经济学研究中的另一挑战。选择合适的对照有助于在分析之后提供正确的结论。例如，针对全膝关节置换术中进行切口的工具，如表 40-3 所示。手锯比骨刀和骨锤更有效，也更便宜，所以不选择后者。这个一个关于额外的 4.9% 的准确度是否值得用额外的 3 小时 55 分钟做出的决策。如果将骨刀和骨锤的组合与手锉进行比较，就会得出手锉是最佳工具的错误结论。在骨科研究中，选择合适的对照相当困难的，且会对分析结论产生巨大影响。

表 40-3　对照干预措施选择影响结果的示例

	成本（美元）	时间	准确性（%）
骨刀和骨锤	500	2 分钟	80
手锯	25	5 分钟	95
手锉	25	4 小时	99.9

（四）临床应用

许多经济学评估基于社会或医院系统角度开展，导致这些研究结论的临床应用非常困难。将"宏观"结果转换成医疗提供者或患者的角度可能很困难。假设一项从社会角度进行的研究表明，与可的松注射治疗膝关节炎相比，注射透明质酸并不划算。对于一个正在考虑尝试注射治疗还是接受诸如全膝关节置换术等大手术的患者来说，费用似乎无关紧要。在成本差异有统计学差异但无临床意义的情况下，这些研究的临床应用是有限的。例如，假设一项研究显示，每名患者前路髋关节置换较后路的成本节省 50 美元。但如果手术总成本在 1 万～ 2 万美元，50 美金对患者或医疗支付方来说可能都不重要。

（五）外推性

许多经济学评估依赖于很多假设和估计，但这些假设和估计可能不是普遍正确的。接受这些假设和估计，才可能得到研究结果和结论。然而，这一缺陷意味着许多评估结果不能外推到其他场景或人群中。

卫生服务领域服务成本的巨大差异使得研究结果外推极为困难。

要点

● 随着卫生服务成本的增加，未来几年卫生经济学研究在骨科领域的作用也会增加。正如循证医学在过去几年给临床决策带来的变化一样，卫生经济学研究也将很可能成为骨科领域必须学习的知识。

● 建议研究者参考表 40-4 所示的步骤进行卫生经济学研究。

● 本章为可能有兴趣开展此类研究或了解此类研究结果的骨科医师提供了简要概述。

表 40-4 卫生经济学研究的步骤

确定相关问题
了解研究现状
制定研究假设
获取相关经济学信息
获取相关结果信息
进行适当的统计学分析
报告结果
讨论与研究者感兴趣的问题相关的结果

（朱彩蓉　译）

第九部分

如何完成多中心研究

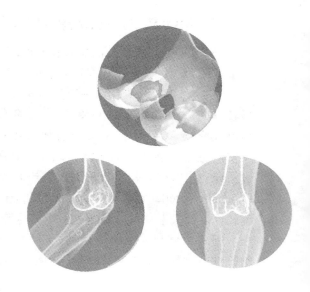

第 41 章

开展多中心队列研究：MOON 经验

一、引言

骨科多中心网络数据库（the multicenter orthopaedic outcomes network，MOON）是美国开展的最大的前瞻性 ACL 术后长期随访项目。MOON 由来自 7 个不同大型医学中心（克利夫兰诊所基金会，范德堡骨科研究所、俄亥俄州立大学，爱荷华大学，华盛顿大学圣路易斯分校、特总外科医院和科罗拉多大学）的 17 个外科医师合作开展，对超过 4400 例手术患者进行术后 2 年、6 年、10 年的随访，失访率 < 20%。至今，MOON 的研究结果已经发表了超过 40 篇学术论文，并且为如何开展高质量的前瞻性骨科临床研究提供了极佳示范。本文记录了MOON 计划、发展与实施的情况。

二、MOON 的灵感来源及研究基础的奠定

第一位纳入 MOON 的患者在 2002 年 1 月入组，但 MOON 项目其实孕育在 20 世纪 90 年代早期开展的一项小规模前瞻性队列研究。

当时（20 世纪 80 年代晚期和 20 世纪 90 年代早期），鉴于 ACL 术后较高的失败率及患者在术后 1 ～ 2 年较差的康复情况，学界已经明确单纯修复 ACL 对于 ACL 撕裂而言并非明智的治疗手段。慢性 ACL 损伤对患者生活质量的影响，以及与骨关节炎的早期发生之间的联系也已经在当时得到初步认识。并且,当时的最新数据表明,使用骨 - 髌腱 - 骨（bone-patellar tendon-bone，BTB）自体移植物增强重建 ACL 可以有效恢复膝关节功能，取得较好得临床疗效。

因此，克利夫兰诊所运动医学中心 Spindler 主治医师开展了一项前瞻性队列研究，共纳入 54 名患者，均在急性期（伤后 3 个月内）开

展了 ACL 重建手术。这项研究计划对患者开展长达 10 年的术后随访，研究骨挫伤及关节软骨损伤对于 ACL 重建术后疗效的影响。

　　然而不久后，研究者意识到影响 ACL 重建术后疗效的因素远远不止骨挫伤和和关节软骨，并且纳入的患者数目也远远不够。此时恰逢学术界观点逐渐转变，单纯的 ACL 修复术正在逐渐被淘汰而 ACL 重建手术则逐渐流行。由此带来的需要解答的问题也层出不穷。

　　由此 Spindler 教授及其同事开始仔细筹划要如何探明这些 ACL 重建尚需解决的问题。为此，他们发现，解决问题的唯一方法即开展另一项全新的前瞻性队列研究，纳入此前 10 倍乃至 20 倍的患者数量。于是，他们着手于探讨如何纳入并随访如此庞大的患者群体。在当时，每年被纳入临床研究并参加临床随访的患者在全国不超过 90 000 人。解决的方法即开展一项多中心研究。

VSM-CCF ACL 重建手术登记系统

　　当 Spindler 结束了自己在克利夫兰医学中心专科医师培训后，在范德堡大学医学中心获得副教授职位。这样一来，两家医疗中心可以同时纳入更多符合标准的手术患者。范德堡运动医学 - 克利夫兰诊所基 金 会（the Vanderbilt Sports Medicine-Cleveland Clinic Foundation, VSM-CCF）ACL 重建手术登记系统就由此诞生。

　　1991 年秋至 1998 年春期间，共 3 名外科医师加入到该项目之中，纳入了总共 1201 名患者，并且完成了患者术后 5 年的随访工作。与此同时，VSM-CCF ACL 重建手术登记系统有了新的合作伙伴，即同样有自己 ACL 重建手术数据库的俄亥俄州立大学。这三家机构，在 10 年间总共纳入 2286 例 ACL 重建手术患者，并发表了总共 8 篇聚焦于不同临床问题的学术论文。

　　使这项多中心研究脱颖而出的不仅是其庞大的样本规模（然而在当时的确是全美规模最大的前瞻性 ACL 重建术后临床研究），更是由于其采用了 PROM。并使用复杂多元回归分析检测术前、术中测得的诸多变量，以及随访过程中收集的 PROM 是否能够作为与术后 5 年治疗结果密切相关的预测因素。虽然基于近年的研究结果，难以想象在 2000 年代的早中期，使用 PROM 作为主要检测指标尚且难以为当时的学界接受。不过，该项目采用的两项至今仍为 ACL 重建相关临床研究广

泛使用的 PROM，即 IKDC 主观膝关节评分表（Spindler IKDC 表）和
KOOS。

> PROM 在近 20 年广泛应用于临床研究中，在一项针对 4 本骨科主要杂志的
> 回顾调查，Siljander 发现 2004 年全年仅 94 篇论文使用，2016 年全年则有 228
> 篇使用作为主要结点指标。

不仅学界尚难以接受将 PROM 作为主要结局指标，对 IKDC 和
KOOS 的使用引发了另一问题——基线数据的缺失。这是由于 KOOS
在 1998 年才首次提出，而 IKDC 则在 2001 年才问世。由此，收集的
数据无法真实反映对 ACL 重建术后疗效影响最大的因素（以及术前、
术中测得的各指标对于结局的预测作用），因为对于那些在这些指标采
用前就已经纳入队列的患者而言，相关指标的基线数据已经无法获取，
也就无从将基线数据与新测得的数据进行比较，以观察相应指标随时
间的变化情况。因此，研究者们意识到他们需要再一次开展一项全新
的队列研究，纳入来自更多医疗中心的更多患者，检测更多的观察指标，
在收集到更多数据后做更全面的分析。

三、MOON 的设计

（一）集结临床研究团队

MOON 的研究者意识到设计一项长期的前瞻性队列研究需要一
个庞大的团队，并且团队成员不仅需要有经验的骨科医师，更需要
具有较高素养的临床研究专家。幸运的是，骨科临床研究领域的领
头人 Sandy Kirkley 临床科学家对他们进行了指导。此外，团队中
还加入了几位前瞻性试验和队列设计领域的专家，一位流行病学专
家，一位擅长多变量分析的生物统计学博士。并且，他们雇佣了一
位项目经理和几位研究助理。如果没有整个团队的通力合作，想必
MOON 不仅会在申请 NIH 基金赞助方面受阻，更无法进行高质量的
临床长期随访。

（二）目标

研究设计的第一步就是明确 MOON 要试图解决哪些问题。研究者
们主要聚焦于 3 点：①哪些术前、术中变量可预测 ACL 重建术后短期

和长期疗效；② 哪些因素能够预测移植物失败；③ 创伤后骨关节炎的自然病程是怎样进展的？哪些因素可逆转或延缓病程。

（三）样本量

鉴于研究者们均希望通过获得术后长期的随访结果及骨关节炎病程的发展情况，这项新的队列研究需要随访至少 10 年。因为他们同样希望明确移植物失败的预测因素，这项研究就需要纳入更多的患者。考虑到 3 个机构的 ACL 重建术后失败率约为 10%，且拟采用多变量 logistic 回归进行统计分析移植物失败的主要预测因素，MOON 约需要入组至少 2250 名患者（使用 logistic 回归每分析一个变量需要约 15 名受试者，共分析 15 个变量，再考虑到 10% 的失败率）。

为了在不太长的时间内纳入如此多的患者，研究设计者们决定召集一个外科医师团队，以及几个每年能开展约 600 台 ACL 重建手术的机构。在 VSM-CCF ACL 重建手术登记系统的基础上，他们通过私人关系，最终召集了 7 个机构的 17 名外科医师。

（四）结果

延续之前研究的设计，仍采用 PROM 作为主要的结局观察指标。并且仍然选择从术前检测基线数据时就使用 IKDC 和 KOOS 评分，直到试验结束（初步将最长随访时间节点设置为术后 10 年）。

这个将 PROM 作为主要结局指标的决定是出于两点考虑：首先，PROM 已经被证明是评估术后疗效的有效方法，能够直接向医生量化地传达患者的主观感受；其次，使用 PROM 能大大节约随访的成本并降低失访率，因为受试者在自己家中就能够完成问卷。

（五）数据收集

另一项挑战即建立一个合适的数据库，不会增加患者和医师的负担。在 Kirkley 教授的帮助下，设计者们编写了一系列问卷，其中涵盖了所有相关变量，并让患者使用康柏掌上电脑填写问卷，以便于电子数据的收集，但最终由于数据同步与上传的不便，最终被弃用。这可是个不小的创举，要知道第一代 iPhone 手机直到 2007 年才上市。多数数据则是通过将纸质版问卷发放至患者手中，再通过传真发送至指定单位进行信息采集。

幸运的是，例如如今有像 REDCap 这样的电子数据库可以利用，为在不同地点快速收集大量的数据提供了极佳的解决方案。

（六）团队内如何达成一致

虽然团队中拥有济济人才是一大优势，但如何管理如此庞大的团队又是一大挑战。团队面临的一大挑战即是如何就诊断标准和治疗流程达成一致。为此，团队内开展了评分者间的评价一致性研究，通过科学的方式证实不同评价者间具有近似的评判标准。

类似的挑战还在于外科医师之间如何统一治疗方案。就此，团队开展了两项研究以证明每位外科医师所偏爱的手术方式之间没有显著差异，且并不会对术后疗效造成显著影响。第一项研究中，12 名术者分别于尸体标本上采用自己所倾向的手术方式进行 6 台 ACL 重建手术（例如，经前内侧入路、经胫骨入路等）。对 72 具膝关节标本进行了影像学分析以观察标本间骨道的差异（但并没有发现显著差异）。4 位术者又进一步在入组患者身上开展了类似的研究，并在术后对每个骨道进行 CT 分析，但仍然没有发现差异。

最后一项困难在于对于移植物类型的选择。试图使每一台手术都使用相同的移植物（BTB 或腘绳肌腱）是不现实的。但团队所发表的系统综述表明，使用自体 BTB 或自体腘绳肌腱重建 ACL 并不会对临床结果造成显著影响。并且，通过比较本项目纳入的使用 BTB 或腘绳肌腱重建 ACL 的患者的术后疗效发现，假如手术操作无误，使用两种移植物重建 ACL 的疗效确实不相上下，再次证明同时纳入两种移植物类型乃明智之举。

（七）经费

想必，开展如此规模的临床随访研究势必产生较大的开销（单Vanderbilt 大学每年预算就高达 20 万美金）。

MOON 直到开展了整整 3 年，在 2004 年才提交了第一次的 NIH 的 RO1 资助申请（并未获资助）。在 2005 年底，MOON 已经纳入2340 名患者。术后 2 年随访中，93% 采取了电话随访的方式，85%回复了完整的 PROM 结果。在如此庞大的队列中取得如此高的随访成功率为之后经费的申请提供了极大筹码。MOON 共有 4 名全职人员负责随访（每人每年可完成约 600 人次的随访），但主刀医师们仍然需要亲自致电约 25% 的入组患者，敦促他们完成随访。意在探索创伤后骨关节炎病程的巢式队列同样面临较大的开支，需要在不同的地点对负责影像学分析的人员进行培训，以明确需拍摄特别的双侧下肢负重位 X 线片，并保证术者和康复师能够在实施盲法后再评价结果。直到 2006 年，经过 3 次递交申请和 3 次驳回，MOON 终于得到了 NIH 经费资助。

2001—2006 年（从纳入第一个患者到得到资助）MOON 总计花费约 140 万美金，其中约 50% 的经费来源于施乐辉、Aircast 公司及国家橄榄球联盟的资助，另外 50% 来源于几位研究者此前获得的各项科研资助。

四、MOON 得以实现

最终，在 2002 年 1 月，MOON 终于纳入了第一位患者。但挑战并不止于此，正是由于良好的团队合作和共同努力才是 MOON 成为现实。从过去的 17 年至今，每月团队都会召开一次线上会议，探讨本月出现的问题，以及对于此前问题的解决情况。每个机构继续保持活跃的机构审查委员会申请。

自从 2006 年获得第一项资助开始，MOON 又 3 次获得 NIH 资助，从而完成了术后 6 年及 10 年的随访工作。目前，MOON 的数据库中有超过 4400 例 ACL 重建手术病例，并在术后 2 年、6 年、10 年均保持 80% 以上的随访成功率。

迄今为止，MOON 发表了超过 40 篇学术论文，并为其他多项骨科领域的多中心研究奠定了基础。许多参与到 MOON 中的机构又开展了新的多中心研究，包括聚焦于骨关节炎研究中的半月板损伤项目、聚焦于多中心 ACL 翻修研究（MARS 项目）和未来的 RCT 等。

要点

● MOON 的成功是基于发起者的远见卓识、参与者的坚持不懈、团队的通力合作。

● 进行前瞻性多中心骨科临床研究并非天方夜谭，但需要建立起强大的研究团队——从 PI 到基层研究人员，甚至是入组的受试者。

● 团队内需开展评价者间的评价一致性研究，以保证各机构所收集数据的有效性和可整合性。

- 最关键的一点或许是团队内部定期开诚布公的交流。
- 敢于制订高目标，如唐太宗于《帝范》所云"取法于上，仅得为中，取法于中，故为其下"。

（陈　俊　译）

第42章

MARS 研究：原因和方法

一、MARS 研究的原因

在进行包含急起急停、切入、跳跃和突然变向等动作的体育活动人群中，ACL 重建依旧是 ACL 损伤的推荐治疗方案。根据行业报道和植入物的使用数据，美国每年进行 40 万～ 50 万例 ACL 重建术。幸运的是，初次重建通常可以取得良好效果。但是，尽管重建失败率较低，仍然值得关注。初次重建的短期成功率很高，但依然可能出现活动受限、特定移植物导致的伸直功能不全、关节炎和移植物失效等并发症。本文将论述移植物失效及 ACL 翻修的多中心、多外科医师研究小组。

大量的研究评估了初次 ACL 重建术后移植物失效。在常规病例中，移植物失效的发生率为 1%～ 8%。MOON 报道，初次 ACL 重建术后 2 年随访时，同侧膝关节移植物失效率为 3%，对侧膝关节失效率亦为 3%。Spindler 等的一篇系统评价比较了腘绳肌腱与髌腱自体移植物，发现总失效率为 3.7%（95% 置信区间：1.5%～ 5.7%）。Wright 等在一篇系统评价中发现，术后 5 年以上随访时，同侧膝关节失效率为 5.8%，对侧为 11.8%。

虽然术后失效率并不高，但依然需要解答移植物失效的原因。可能是因为患者高估了他们膝关节当前的功能状态和预后效果。他们可能意识不到潜在的风险，依然渴望再次参与某些能够导致 ACL 损伤的运动。在他们眼中，手术就像加油或者更换轮胎，手术做完了就能"继续上路"了。更好地了解翻修手术效果之后，外科医师才能更好地向患者解释，让患者对手术效果抱有正确的期待。

那么，这些患者可能的结局是什么？其中哪些结果对患者影响更大呢？这就是我们目前进行的多中心 ACL 翻修手术研究（multicenter ACL revision study，MARS）需要解决的问题。外科医师普遍认为 ACL 翻修手术的结局劣于初次重建。在 MOON 早期研究的 ACL 重建队列中，翻修手术是 KOOS 评分低的强预测因素。一项 ACL 重建术后 5 年以上随访研究的结果发现翻修手术是临床结局不佳的最强预测因素，但在文章审稿过程中，期刊审稿人和编辑建议将接受翻修手术的患者剔除出该研究。

但是，目前关于初次重建和翻修手术效果存在差别的高质量研究（证据等级 1 或 2）仍然很少。一项纳入了 21 项翻修术后 2 年以上随访研究的混合模型 meta 分析显示翻修术后效果更差。但在这 21 项研究中，只有 4 项为证据等级 1 或 2，其余有 1 项等级 3，16 项等级 4。翻修手术客观失效（定义为进行二次翻修手术、KT-1000 > 5mm 或轴移试验阳性）为（13.7±2.7）%，远高于初次重建的失效率。与初次重建相比，翻修术后患者报告主观评分低于预期，且这些评分的差异通常高于临床重要差异值。

在这些结果的基础上，MOON 对先前收集的前瞻性队列进行了研究，该队列既包含初次重建患者，也包含翻修手术患者。研究的一个假设是 ACL 翻修术结局较初次重建更差，通过有效的患者自评评分进行测量（包括 Marx 活动水平评分、KOOS 评分和 IKDC 评分）。487 例 ACL 重建符合如下的纳入 / 排除标准：①半月板或软骨损伤手术纳入；②截骨、PCL 或侧副韧带手术排除。其中，408 名患者（84%）有 2 年及 2 年以上随访。47 例翻修手术中，39 名患者（83%）有 2 年及以上随访。术后 2 年，初次重建患者的 Marx 评分中位数从 12 分下降到 9 分，翻修手术患者从 10 分下降到 6 分（P=0.009）。Marx 评分的最小临床重要差异（MCID）不明，一般假设 16 分满分的评价系统，最小差异为 2 分（代表相差超过 10%）。术后 2 年，初次重建的 IKDC 评分为 85.6，翻修手术为 79.6，具有统计差异（P=0.005），但不具有临床差异（MCID 为 11.5 分）。KOOS 中的 5 个分项评分最小临床差异为 8 ～ 10 分。本研究中，与初次重建患者相比，翻修手术患者术后 2 年的 KOOS 膝关节相关生活质量（KRQOL）分项评分更低（75 vs. 62.5；P < 0.001），KOOS 体育与娱乐分项评分也更差（85 vs. 75；P=0.004）。翻修组患者的疼痛评分更低，但存在潜在临床差异（91.7

vs. 83.3)。KOOS 症状评分（分别为 85.7 和 78.6）和日常生活活动评分（分别为 98.7 和 97.1）在两组中未见明显的临床差异。

该前瞻性队列研究结果表明，翻修手术组的所有患者报告主观评分均低于初次重建患者，但未发现导致这一差异的明确因素。另外，翻修手术患者只占队列的 10%。进行多因素分析时每个因素需要 10 ～ 15 个样本，而可能影响翻修手术术后结局的因素繁多（50 ～ 75 个或更多），需要快速收集 750 ～ 1000 名患者。MOON 研究小组只有 20 位成员医师，这显然无法收集足够的患者数量进行此类研究。我们开玩笑说："一个'月亮'可不行，我们需要一个地球"（译者注：MOON，有"月亮"的含义）。因此，我们开始建立了一个更大的运动医学医师研究组。

我们认为 MOON 研究小组使用的基本方法可以借鉴用来评估翻修患者，但是也认识到还有很多翻修手术特有的信息需要补充收集。有研究小组制定了一个标准操作研究（SOP）手册，对入组的医师和患者设定了明确的标准。很早我们就通过 Bart Mann 教授（AOSSM 研究组长）与美国骨科运动医学学会（American Orthopaedic Society for Sports Medicine，AOSSM）取得联系。他本人、AOSSM 研究委员会、AOSSM 非常愿意向他们的会员推广此项研究。有了这层基础，我们用他们的网站给会员发送电子邮件吸引他们加入。找到感兴趣的会员后，我们举办了三场会议向这些外科医师讲解研究如何进行。我们还和这些成员一同设计了表格，并决定收集哪些因素。一开始有超过 100 名会员表达了自己的兴趣，现在我们一共有来自 52 家单位的 83 名外科医生参与，并取得了他们所在单位的伦理审查委员会批准。教学医院和私立医院医师的参与比例约为 1 : 1，也使我们的结果更具普适性。

确定研究设计的时候，我们采用前瞻性队列研究还是临床随机试验进行了讨论。最终，我们认为无法确定最主要的影响因素并对其进行随机化，而队列研究可以对多个潜在因素进行研究，从而更好地确定翻修病例的预测因素。与初次重建的研究相比，额外收集的因素包括前次重建的数据，例如，骨道位置、骨道增宽、移植物类型、固定、半月板和软骨处理等。因此，我们选择了与多年前心血管疾病 Framingham 队列研究相似的前瞻性纵向队列研究。

外科医师的纳入标准为：AOSSM 会员、参加了介绍会并愿意遵从 SOP 中的试验步骤。SOP 中规定，如果使用同种异体移植物，必须使用肌肉骨骼移植基金会提供的移植物。在介绍会上，我们确定了 X 线片是重要的数据点，并且列出了 X 线检查的必须参数和推荐参数。必须的基线 X 线片包括双侧膝关节站立位正侧位片。推荐的 X 线片包括双侧 45°负重位片（Rosenberg）、双侧髌股关节 Sunrise 位或 Merchant 位和双下肢全长 X 线片评估力线。

取得知情同意后，患者会填写一份 13 页的问卷，包括人口学信息、参与运动情况、损伤机制、伴发疾病和膝关节损伤史等问题。问卷中，每个受试者还要完成一系列一般情况和膝关节专用的临床评分量表，包括 KOOS、IKDC 主观评分和 Marx 活动水平评分。通过 KOOS 评分还能计算 WOMAC。分别在术前、术后 2 年、术后 6 年和术后 10 年填写量表。患者每次填写问卷都会获得 20 美元的报酬。由于试验采用 ACL 重建翻修的标准治疗方式，因此没有其他的患者激励政策。外科医师进行翻修手术时需要填写 42 页的问卷，其中包括前次失效发病原因的印象、查体所见、手术技术、关节内所见和半月板、软骨损伤的处理等。

术后 2 年的随访通过信件向患者发送同一份问卷。同时，研究人员会通过电话与患者联系，确定此次翻修术后双侧膝关节是否接受过其他的手术治疗。如果又进行了手术，则会在适当时间获取手术记录并记录相关的病理改变和治疗情况。

每一个参与研究的机构需要将完整的数据表格发送至数据管理中心。患者和医师问卷都使用具有视觉文字识别功能的 Teleform™ 软件（Cardiff Software 公司，维斯塔，加利福尼亚州）进行扫描，扫描后的数据经过校对，导出到主数据库中。

为了即时读取数据，我们用 Teleform 扫描纸质表格。如果研究是现在开始启动的，我们可能会选择电子数据采集系统，譬如 REDCap 收集数据。但当时在 2006 年，我们认为通过 Teleform 扫描纸质表格应该是最佳的方案。我们的数据和 MOON 研究一样储存在范德堡。我们数据抓取可以说近乎完美。研究的前 900 名患者和医师数据中 99% 是完整的（表 42-1）。一开始，我们的工作依赖 MOON 研究的工作人员，后来我们马上意识到需要一个国内协调员帮助 Laura Huston，然后 Amanda Braun 加入了我们的团队，主要在华盛顿大学圣路易斯分校的协调中心工作。我们的协调员一开始是由个人研究基金和厂家通过 AOSSM 捐助的资金支持。但是，保障工作人员稳定、研究稳步开展的前提是 NIH 和国防部的基金，所以我们申请了 NIH 基金项目。2 年随访工作开始时，我们招聘了一位全职随访协调员负责与所有患者联系，发送回收问卷，进行电话随访等工作。每一个研究机构通过自己的私人医疗人员或研究人员管理。除了患者注册以外，医疗机构需要的人力工作其实很少。工作人员开发了每月电子简讯，发送给所有医师和协调员，列出每月和累及的患者注册数量，激励大家纳入患者。每个人都想挤进前 10 名。

表 42-1　数据完整性

变量子集的数据完整性（n=900 例）				
结局变量	问卷来源	变量数目	缺失 / 观察（%）	完整性（%）
Marx 活动水平	患者	4	23/3600（0.6%）	99.4
IKDC	患者	19	38/17 100（0.2%）	99.8
KOOS	患者	42	259/37 800（0.7%）	99.3
移植物种类	医师	1	1/900（0.1%）	99.9
手术技术	医师	1	2/900（0.2%）	99.8
康复因素	医师	6	35/5400（0.7%）	99.3

帮助我们早期开展工作的关键是我们在 MOON 研究中的经验，包括进行电话会议、通过当时还很先进的电子邮件进行交流等。工作组总结的伦理审查经验可以协助新的机构通过审查，关于基金的经验可以协助获得基金支持。

我们还建立了科学顾问委员会。成员有 8 人，至少每年进行一次会面，为研究提供建议和监管。其中包括会员可以通过填写表格申请进行哪些研究内容。这对于管理而言非常重要。委员会组成由所在地、人员性别和执业类型进行平衡。

二、MARS 研究的发现

1215 名患者注册了该研究。中位年龄为 26 岁，范围为 12 ～ 3 岁。505 名患者（42%）为女性。87% 为首次翻修，13% 为二次或多次翻修。73% 为体育运动中受伤。男、女患者中最常见的致伤运动均为足球和篮球。恰当的移植物和骨道位置促进了现代 ACL 重建技术第一个 10 年的发展，移植物失效一直被认为和手术技术有关（表 42-2 和表 42-3，图 42-1）。在该队列中，外伤性失效则更常见，反映出了两点：①教学和培训更加完善，因而手术技术更加熟练；②医师主动报告自身原因导致的失效。334 例（28%）为医师自身原因的失效。同期进行的手术包括胫骨高位截骨（21 例），内侧半月板移植（34 例）和外侧半月板移植（10 例）。

表 42-2　末次 ACL 重建术后时间

	数量	百分比
＜ 1 年	149	12
1 ～ 2 年	389	32
＞ 2 年	654	55
未知	8	＜ 1
总数	1200	100

表 42-3　失效原因

	数量	百分比
外伤性	671	56
技术性	615	51
生物性	325	27
其他	35	3
空白	2	＜ 1

注：36%（427/1200）患者是多种原因引起的移植物失效。由于该题是多选题，医生需要勾选所有符合的选项，因此百分比相加大于 100%

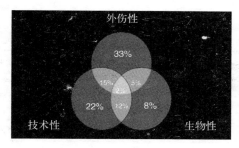

图 42-1　失效原因的 Venn 图

　　技术失效最常见原因是股骨骨道（表 42-4），其次是胫骨骨道。固定环节一般不会出问题。内翻和外翻力线不良也很少见。上次手术入路最常见的是单切口入路（80%）（表 42-5）。两切口或后方入路占 17%。上次手术移植物类型中，自体移植物占 68%，同种异体移植物占 29%，混合（自体 + 同种异体）占 2%。最常用的自体移植物为髌腱，占 40%。髌腱也是最常用的同种异体移植物（11%）（表 42-6）。本次翻修使用的移植物中，26% 为自体髌腱，24% 为同种异体髌腱，22% 为自体软组织移植物，25% 为同种异体软组织移植物（表 42-7）。

表 42-4　技术性失效的原因

股骨骨道	595
胫骨骨道	228
内 / 外翻力线不良	23
股骨固定	38
胫骨固定	18
自体移植物源性	17
异体移植物源性	66
后内侧松弛	16
后外侧松弛	4

表 42-5　前次手术入路

	数量	百分比
单切口	972	80
两切口	201	17
Trad' l 关节切开	12	1
Mini 关节切开	10	< 1
空白	5	< 1
总数	1200	100

18 例为双束重建

表 42-6　前次手术移植物类型

	自体移植物	同种异体移植物
骨 - 髌腱 - 骨	485（40%）	133（11%）
半腱肌股薄肌	285（24%）	14（1%）

续表

	自体移植物	同种异体移植物
半腱肌	27 （2%）	3 （＜1%）
股四头肌	4 （＜1%）	
髂胫束	3 （＜1%）	
跟腱		39 （3%）
胫骨前肌		61 （5%）
胫骨后肌		13 （1%）
其他/未知	5 （＜1%）	73 （6%）
空白		1 （＜1%）
混合	6 （＜1%）	8 （＜1%）
	815 （68%）	345 （29%）

表 42-7 本次手术移植物类型

	自体移植物	同种异体移植物
骨-髌腱-骨	314 （26%）	285 （24%）
股四头肌	18 （2%）	3 （＜1%）
半腱肌	20 （2%）	17 （1%）
半腱肌股薄肌	219 （18%）	4 （＜1%）
跟腱		83 （7%）
胫骨前肌		137 （11%）
胫骨后肌		52 （4%）
其他/未知	1 （＜1%）	1 （＜1%）
空白		1 （＜1%）
混合	2 （＜1%）	10 （＜1%）
总计	574 （48%）	593 （49%）

注：3% 的患者同时使用自体和同种异体移植物进行了重建

（一）移植物的选择

我们分析了移植物类型是否是临床结局的预测因素，这是 NIH 基金项目中需要解决的问题。使用自体移植物和同种异体移植物的患者的人口学信息见表 42-8。接受同种异体移植物的患者年龄更大，平均活动水平更低。每一个同种异体移植物的处理方式也进行了记录，包括无辐射、< 1.8mrad 全身辐射或使用较少的终末辐射（表 42-9）。术后 2 年的总再断裂率为 37/1112（3.3%），其中包括 12 例自体移植物，24 例同种异体移植物和 1 例混合移植物。自体移植物再断裂的风险缩小 2.78 倍（$P=0.047$；95% 置信区间：1.01 ～ 7.69）。无论是自体移植物还是同种异体移植物，软组织移植物和骨髌腱骨之间的再断裂率没有差异。使用自体移植物重建患者的 IKDC 评分更高，OR 值为 1.33（95% 置信区间：1.01 ～ 1.7；$P=0.045$）。自体移植物组的 KOOS 运动娱乐分项（OR=1.33; 95% 置信区间：1.02 ～ 1.73；$P=0.037$）和生活质量分项（OR=1.33；95% 置信区间：1.03 ～ 1.73；$P=0.031$）得分显著升高。KOOS 日常活动水平和症状分项不受移植物种类的影响。

表 42-8　移植物种类分组人口学信息

	自体移植物组 （$n=584$）	同种异体移植物组 （$n=601$）	自体 + 异体组 （$n=34$）
男性（%）	352（60%）	337（56%）	14（41%）
女性（%）	232（40%）	264（44%）	20（59%）
中位年龄（25%，75%四分位数）	24（19，32）	28（12，36）	22（19，31）
中位基线 Marx 活动水平（25%，75% 四分位数）	12（4，16）	10（3，15）	11（8，16）
中位 T2 Marx 活动水平（25%，75% 四分位数）	8（3，12）	5（1，11）	10（3，15）

表 42-9　同种异体移植物处理

消毒方法	MARS 同种异体移植队列	MARS 同种异体移植失效队列
未经消毒	247（42%）	13（52%）
全身 1.2 ～ 1.8mrad 辐射	313（53%）	11（44%）
终末 0.7 ～ 1.0mrad 辐射	31（5%）	1（4%）

MARS 研究发现

①自体移植物再断裂风险缩小 2.78 倍。

② 91% 患者有半月板或关节软骨损伤。

③上次手术行外侧半月板切除术和滑车软骨形成是结局不良的强预测因素。

④金属固定物的结局更好。

⑤早期承重、ROM 练习不会影响结局。

⑥许多医师认为移植物种类是翻修术前就决定了的，其实医师没有选择使用哪种移植物的余地。为了检验这种观点，我们进行了移植物种类的倾向性分析。我们的分析显示手术医师自身是翻修手术使用哪种移植物最重要的因素，比第二重要的因素（前次手术移植物种类）还要高出 5 倍。因此，外科医师其实是可以选择使用哪种移植物的。

（二）半月板和关节软骨

与初次重建相比，接受翻修的患者半月板或关节软骨损伤的发生率显著升高。在我们的队列中，只有 9% 的患者不伴半月板撕裂或 2 度以上关节软骨损伤，而同时伴有两种损伤的患者占 60%（表 42-10）。我们分析了半月板和关节软骨损伤对术后 2 年结局的影响。翻修手术之前进行的外侧半月板切除术显著导致术后患者报告结局更差，内侧半月板切除术也会影响术后结局，但程度较轻（表 42-11）。2 度及 2 度以上关节软骨损伤也会影响术后 2 年的患者报告结局。滑车沟软骨损伤的影响最大（表 42-12）。

表 42-10　半月板和软骨损伤

		关节软骨病变	
		正常	异常
半月板病变	正常	109（9%）	146（12%）
	异常	226（19%）	719（60%）

（三）手术因素

我们也分析了手术因素对术后 2 年患者报告结局的影响。手术因素囊括的范围很广，多数情况下，我们无法一眼看出为什么预后会受到某些因素的影响。对于手术入路，前次关节切开会降低患者 IKDC 评分（P=0.037，OR 2.43）以及 KOOS 所有分项的评分（$P < 0.05$，

表 42-11　半月板对患者报告结局的影响

结构	Marx	KOOS					IKDC	WOMAC		
		症状	疼痛	日常生活活动	运动 - 娱乐	生活质量		僵硬	疼痛	日常生活活动
半月板（前次病变）										
内侧			0.002				0.035			
外侧		0.008	0.042			< 0.001	0.038	0.03	0.032	
半月板（本次病变）										
内侧										
外侧										

表 42-12　关节软骨对患者报告结局的影响

结构	Marx	KOOS					IKDC	WOMAC		
		症状	疼痛	日常生活活动	运动 - 娱乐	生活质量		僵硬	疼痛	日常生活活动
关节软骨（前次）										
有 / 无										
关节软骨（本次）										
股骨内侧髁			0.018						0.012	
股骨外侧髁				0.048						0.048
内侧胫骨平台					0.004					
外侧胫骨平台										
髌骨										
滑车	0.034			< 0.001	0.011		0.01			< 0.001

OR 2.38 ～ 4.35）。股骨双骨道可使 KOOS 生活质量分项得分更低（ P =0.027，OR=3.13）。胫骨位置理想且不伴增宽导致 KOOS、WOMAC 和 IKDC 得分均降低（ P =0.001 ～ 0.03，OR 1.19 ～ 2.68）.使用原来的"最适"股骨骨道而不重新钻取骨道会降低 KOOS 生活质量分项的得分（ P =0.025，OR 1.79）。髁间窝成型术也会导致 KOOS、IKDC 和 WOMAC 评分更差（ P =0.013 ～ 0.034，OR 1.40 ～ 1.49）。对结局没有影响的因素包括混合骨道和固定移植物时膝关节的位置。

移植物固定作为手术因素之一也进行了分析。与生物可吸收螺钉、横穿钉或联合固定相比，股骨端使用金属螺钉固定的患者术后 2 年 KOOS 和 WOMAC 评分结果更好（ P =0.01 ～ 0.05，OR 1.41 ～ 1.96）。胫骨端不使用金属螺钉的患者 IKDC（ P =0.017，OR 1.67）和 WOMAC 僵硬分项评分（ P =0.013，OR 1.72）更差。

术中使用生物移植物或骨移植物也进行分析。在翻修术中使用生物加强材料会降低术后 2 年的 Marx 活动水平评分（ P =0.025，OR 1.79）。股骨骨移植也会导致术后 2 年 Marx 评分下降（ P =0.048，OR 2.04）。相反，胫骨端不进行骨移植却会使 KOOS 疼痛评分（ P =0.046，OR 1.95）和 WOMAC 疼痛评分（ P =0.004，OR 3.31）变差。

（四）康复因素

康复因素也可能影响 ACL 翻修术后结局。2 个康复因素可能影响预后：①重返运动时使用 ACL 抗旋支具可以提高术后 2 年 KOOS 运动 / 娱乐评分（OR=1.50；95% 置信区间 1.07 ～ 2.11；P=0.019）；

②术后康复时使用 ACL 抗旋支具，术后 2 年内接受后续手术的风险增大 2.3 倍（OR=2.26；95% 置信区间 1.11 ～ 4.60；P=0.024）。无法确定重返运动时使用 ACL 抗旋支具会增加还是减少再断裂率。限制或允许其他康复相关因素也不会影响术后结局，这些因素包括：主动 ROM 训练、被动 ROM 训练、术后即刻负重和使用术后康复支具。

三、挑战

显然，如此庞大的研究需要大量研究中心和医生的参与，也面临着很多挑战。

（一）伦理审查委员会

在 52 所医疗机构获得并延续伦理批件需要协调员和各中心付出大

量努力。每个中心都需要单独提交申请、表格和各自不同的要求。所有的表格和申请材料都是不一样的。因此,研究刚开始时的时间很紧迫,而且后续各个单位需要保持伦理始终有效,工作量也很大。如此庞大的研究开始时至少需要一个全职工作人员跟进全部 52 个单位的申请提交情况及后续伦理要求的修改,而我们一开始低估了伦理申请的工作量。近日,NIH 同意可以将伦理审查整合到一个单位进行,这可以大大降低此类大型多中心研究的伦理申请负担。有的单位伦理申请或续期时还需要收费,这在资金方面又是一个挑战。

（二）资金支持

如何为如此庞大的研究提供资金可能使我们面临的最大挑战。最开始我们的启动资金是厂家通过 AOSSM 赞助的,用来补助协调员。但是,厂家以产品宣传度不够的原因停止了对我们的资助。另一家厂商伙伴也提供了补助协调员的资金。最终,我们意识到我们需要大量资金推动研究进行。幸运的是,2011 年我们获得了 NIH 基金,并成功将基金赞助延续到了 2022 年年中。国防部基金、合作更长久的厂商或社会基金也是可选的资金来源。现实中,进行研究需要实打实的资金,但是研究得出的结果对社会的影响可能比其他任何工作都要大,因此,如果对这些创新研究进行投资可能会招致恶名,最终还是需要国家对我们这样的研究进行资助。

（三）外科医师参与情况

事后看来,我们在未来研究中需要改变的一个地方是一开始就应该设置更严格的规定。我以为所有人都会为了继续留在研究中配合工作,互相合作,但不幸的是,我们没有制定如何保留 MARS 成员资格的基本规定。我们发现,有些医师在通过伦理审查后根本没有招募患者。例如,他们在医师培训会上声称他们每年能进行 25 例翻修手术,但在研究的前 3 个月,他们只注册了 1 名患者。由于我们没有制定加入研究的规定,所以我们没有办法对这类情况进行监管,甚至连证明的依据都没有。未来我会要求所有医师成员至少注册 1 名患者,并且提交注册信息从而核实注册患者中 80% ~ 90% 是符合条件的。此外,我还会要求并希望他们可以联系患者、进行随访。

（四）作者署名

作者署名是最容易引起成员间争执的事情,涉及多方面问题。一个问题是人们默认分析数据、撰写文章报告结果的那几个人才是作者。这直接否定了国内协调员、基金申请的撰写者和科学顾问委员会成员这些保障研究资金、跟进和运行的幕后工作者的努力。因此，题头只列出四五个作者名字和 MARS 研究组就成了问题。所以，我采取了"全体署名"的方式，把所有具有作者资格的人的名字全部列出，并且我成功说服经常投稿的杂志把所有致谢作者都变成可以在 PubMed 上搜索的。作者的顺序是根据试验设计、撰写、数据分析等环节中做出主要贡献的顺序决定的。这一举措大大减少了成员对题头列出了哪些作者名字的质疑。因为学术型成员需要发表文章才能晋升，所以我们必须感谢科室主任和职称委员会能够认可这类研究和相应的作者署名方式。主任必须明白这是严格的 Level 1 或 2 研究，要求所有成员都付出劳动。而且参加这些研究对医师的临床实践有很大意义。

我们在作者署名上一直遵守着严格的标准。当一篇文章完成后，我们会把它发送给所有的成员，要求成员在一定时间期限内返回修改后文稿或确认文稿。过了期限没有提交的，则取消最终发表时的致谢作者署名。这对需要处理这些大量建议并修改稿件的作者来说是个挑战，但最终的定稿质量总是会提高。

（五）同行评议杂志投稿

骨科和运动医学杂志的审稿很严格。我们的研究很复杂，而且我们将超过 80 名 MARS 研究组成员从审稿人中剔除了出去。多因素分析的方法可能较难理解。我们试着解释通过控制变量的方法，研究中的变量均为术后结局的独立预测因素，与分析中的其他变量无关。例如，如果我们得出的结论是髁间窝成形术是较差结局的预测因素，那么就会有审稿人质疑可能髁间窝成型其实是膝关节骨关节炎或是软骨损伤的结果。我们的解释是软骨损伤作为一个变量已经被控制了，但是每次投稿我们都会受到类似的问题。我们会继续在我们的稿件中说明。

（六）患者随访

患者随访是研究成功至关重要的一环。每年进行随访难度很大。我们现在有全职的研究助理专门负责联系患者，更新联系方式，督促他们填写随访问卷。我们发现仅通过邮件回访的回收率在40% ~ 50%。工作人员联系后的回收率约在 70%。为了达到 80% 以上的回收率，需要医师自己联系自己的患者，而这也会耗费时间和精力，但是确实让我们的随访率达到了 80% 以上。还有一个问题，有的医院不允许我们替他们联系患者（因为医疗机构的 IRB 条例或是单位不在美国本土），我们只能依赖他们自己进行随访。这些单位的医师常有很多科研项目，MARS 研究可能并不是他们的首要任务。就我个人来讲，因为单独随访和集中随访同时存在，困难重重，以后我不再会和这样的单位合作进行多中心研究了。

四、结论

虽然 MARS 研究遇到了不少挑战，但大多都可以克服。鉴于本研究的性质和队列大小、证据水平，其能够回答的问题是其他任何研究无法比拟的。我们相信我们为了这种真正的多外科医师、多中心研究设计的框架可以作为未来研究小组的模板。

（陈拿云　译）

第43章

如何实施多中心研究:PIVOT 研究经验

一、前言

研究者最重要的特征就是对现有的临床实践提出问题,对未来的研究制定假说,对循证医学做出贡献。但是,即使提出了最有意义的科学问题,如果研究的方法学选择不当,也无法获得充足的循证价值。在临床研究中,使用的研究方法质量越高,就越能够获得可信的研究结果。RCT 是各种研究设计中最高的证据等级,但是,RCT 也曾被批判不能反映真实情况,因为 RCT 常常是在非常专业的机构开展,选择了非常特殊的研究对象,而且施加了非常严格的排除标准。开展多中心研究,能够增加 RCT、前瞻性和回顾性队列研究的外在有效性。实际上,多中心队列研究是单中心 RCT 的有效补充,应该得到大力推广。

多中心研究具有多种优势和外在有效性。多中心研究能够保证参与调查人群样本量,包括不同种族和人口学特征,有可能比较不同参与中心的结果,提高研究结果的普适性。不过,开展多中心研究也面临各种挑战。如果各个参与机构不能充分合作,或者研究方案没有得到充分的准备,就会造成实验设计强度的风险较大,无法控制各研究机构之间的差异。本章着重分享"前瞻性国际结果确认技术(prospective international validation of outcome technology, PIVOT)研究"是如何运作的,并报告在四个国际研究中心顺利开展的前瞻性多中心研究取得的研究成果和经验。

二、PIVOT 研究

PIVOT 是一个多中心研究，共有 4 所大学研究中心参与：匹兹堡大学（美国宾夕法尼亚州匹兹堡），Rizzoli 骨科研究所（意大利博洛尼亚），Sahlgrenska 大学医院（瑞典哥德堡）和神户大学（日本神户）。

这项研究开展的目的是提出新的在体准确测量轴移试验的方法，以用作 ACL 损伤后和 ACL 重建后的功能评估。这种量化轴移试验的技术，能够为 ACL 损伤患者的术前评估和 ACL 重建术后患者的动态功能康复奠定基础。

"量化轴移"需要量化轴移试验过程中的两个指标——胫骨加速度和轴移试验还原阶段胫骨外侧间室的位移。研究团队采用两种非侵入性的测量设备：胫骨加速度使用惯性传感器系统（KiRA，Orthokey LLC，Lewes，DE，USA）组成三轴加速度计进行测量，并置于患者的 Gerdy's 结节上，使用低致敏的绑带固定在小腿外侧（图 43-1），传感系统使用蓝牙与平板电脑互联；胫骨位移采用图像分析系统进行量化测量，在膝关节外侧特定位置放置 3 个标记点，检查者进行轴移试验，同时使用 iPad 平板电脑（Apple Inc.，Cupertino，CA）进行影像录制和捕捉（图 43-2），使用特定的软件系统分析 3 个标记点之间的相对位移，计算胫骨相对于股骨的位移，并以图形的形式展示。

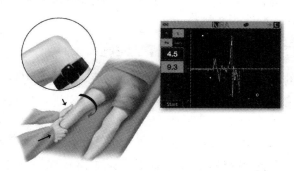

图 43-1　KiRA 惯性传感器系统量化轴移过程中的胫骨外侧加速度

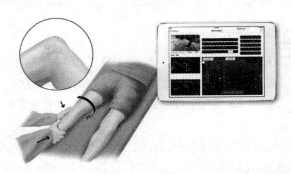

图 43-2 图像分析系统（iPad 版）量化轴移过程中的胫骨外侧位移

这项研究的目的是提出新的在体的准确量化轴移试验的方法，用作 ACL 损伤后和 ACL 重建后的功能评估。研究团队采用了两种非侵入性的测量方式，分别量化轴移过程中的胫骨加速度和胫骨外侧间室位移。

三、研究开展前的准备

PIVOT 研究开展前经过了详细的试验准备，包括一系列的重要步骤，保证研究能够高质量地开展。在研究的准备阶段，最重要的基础就是在 2012 年意大利博洛尼亚举行的研究者会议，所有参与研究的机构都出席了会议，期间制定了详细的操作指南并获得一致通过，这也是后续研究工作的基础。在博洛尼亚，所有参与者都进行了轴移试验和两种量化工具的实际操作，也共同进行了 ACL 重建技术的演示，使 ACL 重建技术标准化。接下来所有参与者重点讨论了研究准备的重要部分以制定研究操作与实施指南。

四、建立研究目的，提出科学问题

在研究的设立阶段，重要环节是提出研究的目的和科学问题。这一环节至关重要，因为研究目的和科学问题的提出，将直接影响下一步选择合适的研究方法，分析研究结果并回答科学问题。不过，如果研究的设立并不是基于这些基本原则，就可能会导致研究者根据主观臆断去"搜寻"感兴趣的结果，而不是完全依赖试验数据验证假说。作为诚实的研究者，笔者意识到这样的研究会造成偏差，而且在已经发表的文章中，类似的情况并不少见。在多中心研究中，研究目的的设立至关重要。如果所有的参与机构在研究开展前都能认同研究的目的，不仅能避免不必要的争论和误解，而且能尽量减小研究发表偏差。研究目的和科学问题要尽量清晰，避免过于模糊，难以回答。PIVOT 研究问题的确立是由所有的参与机构进行了开放式的交流，分享大家的意见，直至达成共识。此后，研究目的和科学问题被记录在操作指南中，作为研究开展过程中的通用指导。PIVOT 研究有 3 个目标，全部带有科学假说和特定的科学问题。

　　另一个重要因素是研究中心间完善的合作关系，依赖于在研究开展的初期，确定每个研究中心负责某个特定的研究方向并进行相应的文章撰写，这样可以避免未来不必要的摩擦，促进多中心研究通力合作的关系。

　　在研究开展之前，由参与者共同提出清晰的研究目的和科学问题至关重要。在 PIVOT 研究中，科学问题的确立是由所有的参与机构进行了开放式的交流，分享大家的意见，直至达成共识。

五、招募计划和研究人群

　　与所有研究类似，为避免选择偏倚，研究方案应该包括清晰的入选标准和排除标准。此外，还应当建立标准化的患者招募方法。需要认识到，不同的研究中心可能有不同的执行程序，尤其是本研究的 4 个研究机构分别来自三大洲。影响因素包括法律政策、文化因素、招募患者数量和研究者的个人偏好。因此，这部分内容在所有参与单位之间进行了详细地讨论，围绕着如何纳入足够的患者回答提出的研究问题，并尽量减小混杂因素的影响。严格的纳入标准和排除标准应写入了操作指南中。而且，建立了标准化的筛查流程和效能分析，同时考虑到失随访的因素，计算出合理的招募患者人数。经各个参与机构同意，建立了可评价患者的定义，以及处理退出患者的方式。作为临床医师，笔者意识到忙碌的临床工作和有限的患者诊疗时间可能会意外造成不合格病例，为了避免这种情况，需建立标准化的招募筛选、问诊表格和纳排标准清单。

　　为了避免选择偏差，需要建立标准化的患者招募方法。操作指南包括严格的入选标准和排除标准，可评价患者的定义以及处理退出患者的方式。为了进一步标准化招募患者的筛查，还需要设立标准化的问诊表格和清单。

六、时间线和随访计划

PIVOT 研究预计随访时间为 24 个月。确定明确的随访终点对于研究非常重要。如果没有设立随访终点，可能会导致潜在的偏差，无法顺利完成研究。本研究确定的患者评估时间点是 ACL 重建后 3、6、12 和 24 个月，同时详细描述了随访计划的细节。每次随访都有详细的清单，说明每次随访需要收集的数据和如何收集这些数据。所有的研究机构都使用标准化的调查问卷，使用标准化的数据收集流程。而且，需要收集的特定信息，包括所有患者报告结果指标和临床检查，也分发给各个医院。鉴于参与 PIVOT 研究的各国语言不同，发放给患者的量表已经进行了翻译。设立专人负责定期检查每个中心的随访情况，通知即将随访的患者。这样的专人负责能保证所有患者在随访期间不会被漏掉。

七、标准化临床检查

多中心研究需要多个检查者参与研究。因此，保证每次随访时，检查者都使用通用的方法进行标准化的检查，也是保证研究顺利进行的重要因素。在 PIVOT 研究的计划阶段，主要目标就是建立标准化的数据收集方法。为了实现这一目标，研究团队付出了巨大努力，设立了严格的培训计划，保证参与研究的临床医生都参加培训。其中，摆在 PIVOT 研究团队面前最具有挑战性的临床检查就是轴移试验。

轴移试验是评估膝关节松弛的动态检查方法，是特异性最高的确诊 ACL 断裂的体格检查方法。但是，文献描述了多种轴移试验的检查方法，导致检查者内和检查者间的变异较大。为了克服这一问题，在研究开展之前，我们团队详细描述了标准化的轴移试验检查方法，并分析了不同医生使用标准化轴移试验检查的结果。而且，在操作指南中设立了专门的章节，详细描述了对参与者的培训计划，明确指出参与者培训的必要性。在 PIVOT 研究开展的初期，每一位检查者都会收到标准化轴移试验的操作录像和文字介绍，逐步说明标准化轴移试验的操作流程。另外，在 2011 年匹兹堡大学 ACL 重建的全球峰会上，PIVOT 研究的所有参与者都进行了标准化轴移试验的培训。除了特定的培训和标准化轴移试验以外，所有检查者还收到了其他检查方法的标准化操作方法。最后，在研究开展之前，所有参与者和 PIVOT 研究团队成员必须完成标准临床实践培训。

> 研究团队付出了巨大努力，保证参与研究的临床医师执行标准化的临床检查方法。在研究开展之前，所有参与者都收到临床检查方法的口头或书面的指导，并完成培训。

八、监管责任和试验文档

在开展临床研究中，必须设立伦理关怀和监管机制。每个研究机构都有伦理审查机构，审查临床研究符合伦理要求。由于本研究在四个不同国家的研究机构开展，需要保证研究方法在每个国家都符合当地的法律法规。另外，如果临床研究需要招募患者，就必须设立知情同意书。在 PIVOT 研究中，领导团队制定的流程、数据收集量表、知情同意模板，都必须获得各个参与机构的认可才能使用。

对于多中心研究，在研究开始前设立系统化的文档至关重要，尽管反复强调，但是在执行中仍显不够。文件系统不仅包括各种法律文书和知情同意，还包括研究所需的各种数据库、各中心之间的信息交流文件等。首先，需要设立一个核心数据库，用来收集所有的数据，对各中心完成的各种表格进行标准化处理。其次，需要指派专人负责各种文件系统的协调工作，也需要确保使用数据库的所有人员都已经接受了充分的培训，熟知数据库和文件系统的使用方法。最后，需要在各中心之间建立通信、电话会议、视频会议系统。如果所有工作都有文件备份可供查询，那么意外事故的发生率就可以被控制在最低水平。

> 在多中心研究中，研究的开展需要遵循各国的法律，同时需要知情同意。需要设立一个核心数据库，用来收集所有的数据，对各中心完成的各种表格进行标准化处理。此外，需要在各中心之间建立通信、电话会议、视频会议系统。

九、通信计划

由于本多中心研究是国际化的研究，各研究者之间需要进行开放持续的交流。PIVOT 研究的各个研究者讨论并达成共识，如何减少不必要的通讯，所有研究者都同意定期参加电话会议或电视会议，至少每月 1 次，同时尽可能通过邮件来处理遇到的各种问题。

研究者会议也是需要优先安排的问题。在 PIVOT 研究的准备阶段，研究者需要坐在一起讨论并确定最终的研究实施方案。研究者会议讨论并通过了 PIVOT 研究的操作指南，包括最终确定的条目、最佳的纳入标准和保留策略、标准化的手术流程、疗效评估方法、培训计划、批准研究表格、讨论翻译研究表格、规章管理制度和其他必需的行政事务，保证研究能够顺利进行并获得成功。会议还决定每年至少组织一次研究者见面会，可以与其他国际会议一同举办。所有亲自出席的会议都需要登记在册，而且会议记录分发给不能出席的研究组成员。另外，在为期 4 年的研究期间，研究者团队成员需要至少参观一次参与的研究机构。

> PIVOT 研究者讨论并达成共识，如何交流并建立相应的政策。所有亲自出席的会议都需要登记在册，而且会议记录分发给不能出席的研究组成员。

成功进行多中心研究的关键点，PIVOT 研究的经验
- 在开展研究之前，确定研究目的，设立研究的科学问题和科学假说。明确不同参与机构的分工，制订论文撰写的计划。
- 研究的各部分均提供标准化的方法学，包括患者招募、筛选过程、干预和临床检查。所使用的清单和流程也需要标准化。
- 记录所有事情！指定专人负责和协调文书工作。
- 具备开放持续的交流机制，多中心研究需要团队协作，每一位成员都需要为合作环境做贡献。
- 遵守各国的法律和规章制度。

十、PIVOT 研究的结果

（一）数据收集分析

在整个注册阶段，持续进行数据收集工作，共注册 107 位患者，并持续随访 24 个月。作为研究的一部分，预先设计了针对每个研究目的的统计分析方法，而且，预先设计的数据库也便于后续的统计分析。主要研究单位匹兹堡大学带领数据分析工作，保证了数据统计分析的一致性。PIVOT 研究组延续最初的分工，每个研究中心承担不同的研究方向，撰写相应的科研论文。随着研究进展，研究组不断更新进度报告并发表文章。在研究期间出现的所有不良事件、翻修、对侧 ACL 断裂也应登记。

> 预先计划针对每个研究目的的统计分析方案，预先设计的数据库也有利于后续的统计分析。随着研究进展，研究组不断更新进度报告并发表文章。

（二）发表研究结果

PIVOT 研究发表的第一篇文章是非侵入性量化轴移试验的有效性研究，文章的结论是两种技术均有效，能够检测出低度和高度轴移的差别，这一研究发现鼓舞了研究组成员。自此以后，共四篇文章相继发表在不同杂志，其他文章已经投稿或在准备投稿中。PIVOT 研究团队在国际会议进行了超过 20 次的汇报，另有多次以论文摘要和海报的形式推广。PIVOT 研究也以时事通信和 *ATSM* 播客的形式进行推广。由每个研究机构的主要研究者共同撰写的《膝关节旋转不稳：循证方法》一书在 2017 年出版。这本书深入地讲述了如何评估膝关节旋转不稳定，包括轴移现象，加深了对于膝关节旋转不稳定的认识水平，指出了未来的研究方向。

> 第一篇发表的文章证实了非侵入性量化轴移技术的有效性，自此以后，共计四篇文章相继发表，其他文章在准备中。PIVOT 研究团队在国际会议进行了超过 20 次的汇报，并在 2017 年出版了《膝关节旋转不稳：循证方法》一书。

PIVOT 研究的主要发现

- 两种量化轴移的方法都被证明是有效的，可以用于检测并区分低度和高度轴移。
- 对比患者在麻醉和清醒状态下，分别进行量化轴移试验，发现麻醉下轴移试验的胫骨加速度和胫骨外侧间室位移显著性增高。
- ACL 解剖单束重建后，术前胫骨加速度和外侧间室位移会明显降低。
- ACL 断裂侧膝关节的量化轴移试验与多发关节松弛不相关。
- 对于 ACL 断裂的膝关节，静态膝关节前后向松弛度与量化轴移的相关性差。膝关节静态和旋转不稳定可能意味着不同的机制。

十一、未来的研究方向

在 PIVOT 研究进行期间，各研究机构间的合作日益增强，网络不断扩展。建立多中心研究鼓舞着笔者进一步深入探索这种研究模式，例如进一步进行高质量的量化评估轴移试验等。虽然前期提出的科学问题得到解答，但是，也为进一步的研究打开新的领域。例如，对比 ACL 重建和 ACL 重建联合肌腱固定术后的临床疗效和膝关节旋转稳定性等。

要点

● 跨越三大洲的多中心 PIVOT 研究，为评估 ACL 损伤患者量化轴移提供了新的解决方案。

● 多中心研究需要团队合作，这种研究模式的效能需要开放持续的交流。

● PIVOT 研究成功的基石是研究初期严格的准备工作，所有合作的研究机构达成共识，采用标准化的研究方法，包括标准化的患者招募和筛查、标准化的诊疗和临床检查。

(张 辉 李 箭 译)

第44章

开展多中心研究：JUPITER 经验

一、前言

对于骨科领域的重大科研问题，多中心研究是解决些问题的重要手段。鉴于骨科损伤和治疗的本质，很难依靠单一中心积累足够的患者，达到统计学所需的样本量，来验证临床问题。另外，某个医学中心特定的患者人群或特定的临床实践模式，也使得单一中心的研究结果难以推广。例如，对于髌骨不稳的治疗，20 岁左右男性军人的创伤性髌骨脱位的手术治疗效果，就难以在骨骺未闭且合并股骨滑车发育不良的非创伤性髌骨脱位的女性患者中进行推广。多中心研究可能有助于解决不同患者人群和多种临床实践模式的问题。

> 多中心研究的优点：通过收集足够数量和不同种类的患者，能够满足临床研究所需的统计学样本量和普适性。挑战：由于各研究中心的地理分布，使得多中心研究开展的难度远高于单一中心的研究。

多中心研究的面临的困难是由于各研究中心的地理分布，造成参与多中心研究的研究者相互间通信困难，增加了研究进展中的不确定性。因此，多中心研究的参与者需要具备奉献精神和合作意愿，必要时需要妥协以完成合作的目标。

二、多中心研究的起始

典型的多中心研究起始于一小组研究者，希望分享临床研究中共同感兴趣的问题，常以某个研究中心的经验为基础，希望验证这种经验是否具有普适性。在髌骨不稳治疗方案早期结果研究（justifying patellar instability treatment by early results，JUPITER）研究中，研究者的动机是通过多中心研究调查髌股不稳定在儿童、青少年和青年患者中的临床治疗结果。对于第一次急性髌骨脱位，标准的治疗方法是非手术治疗；但是，文献报道继发的复发性髌骨脱位的发生率相对较高，造成患者反复多次脱位和功能丧失。而且，反复髌骨脱位还会造成明显的关节软骨损伤，甚至造成远期的骨关节炎。近期的多中心研究已经确定了复发性髌骨脱位的一些风险因素。虽然已经有了推荐的治疗流程，但是仍然存在问题，不同的髌骨脱位患者的自然病程和治疗效果并不相同。JUPITER 研究的目的就是为了回答这些问题，这是一个多中心、多分支的前瞻性队列研究，回答什么样的患者通过单纯的内侧髌股韧带（medial patellofemoral ligament，MPFL）重建就能恢复稳定性，而什么样的患者仍需要其他的治疗方式。

> JUPITER 研究起始于一个单中心研究的预试验，研究的目的是为了确定复发性髌骨脱位的风险因素和预期的治疗效果。

三、讨论和计划阶段

讨论阶段起始于一群对髌股关节不稳定的研究者面对面或者电子邮件的交流，主要成员是参加 2015 年在芝加哥举办的国际髌股关节研究组（International Patellofemoral Study Group，IPSG）会议的成员。最初的研究者限定了研究的兴趣点，对于大多数多中心研究，这就是研究的领导者或者领导团队，保证研究能够按照既定目标顺利进行。领导团队是多中心研究的关键，其他研究团队需要保证领导团队的研究方向。

> 对于多中心研究，讨论和计划起始于一个研究者的小群体。接下来进行基础的统计学评估，设立调查表用来评估各个参与机构和参与者的能力。

首先需要确定研究目标，提出科学问题。然后，统计学专家或流行病学家进行样本量估算。统计学专家或者流行病学专家非常重要，他们需要计算研究所需的样本量，保证研究能够纳入足够数量的患者，解答科学问题。由于患者可能会被排除或者失访，因此需要适当增加样本量。多中心研究纳入样本量的总数需要与参与研究的各个机构在指定时间内预期的患者量进行比较，推算出在指定时间内是否能够达到研究所需的样本量，或者预期的研究时间是否足够。

设立筛查表并分发给各个感兴趣的参与机构。在筛查表中，参与机构或者参与研究者需要提供与研究相关的信息，包括对本研究感兴趣的程度、相关的研究经验和支持（包括经济支持、研究人员支持例如助手或协调人员）能够参与本研究的时长和是否能保证参与本研究。JUPITER 的作者标准见表 44-1。

表 44-1　JUPITER 作者标准

JUPITER 稿件作者的合格标准
Ⅰ. 以下条款必须满足，才能被接受为作者
1. 保持长期参与 JUPITER，与操作指南中的定义一致
2. 每篇稿件需要在 2 周内回复
（a）给出审稿意见或者编辑稿件（或者回复"所有项目均很好"）
（b）完成所有信息公开表格
（c）完成所有版权转移表格等
Ⅱ. 另外，参与研究者必须满足以下标准（至少达到 3 分才被接受）
1. 参与制定研究方案和研究设计——1 分
2. 参与撰写论文初稿——2 分
3. 审阅论文初稿并给出实质性建议或者编辑——1 分
4. 提供供研究使用的患者的完整数据
（a）1%～9% 的有完整随访数据的患者——1 分
（b）10%～29% 的有完整随访数据的患者——2 分
（c）≥30% 的有完整随访数据的患者——3 分
5. 参与研究团队项目申请书的撰写——2 分
Ⅲ. 作者顺序由执行委员会决定，基于以下标准
● 长期参与 JUPITER
● 稿件撰写、编辑或审稿的总数与质量
● 提供研究所需的患者数量
Ⅳ. 如果你希望承担研究的子课题并使用多中心研究的数据库，你需要完成"研究建议表"
● 建议表由辛辛那提儿童医院和美国特种外科医院审阅并确定：
- 与现行的研究方案没有冲突

续表

- 完全符合"FINER
● 如果申请通过，所有研究成员将被告知研究内容，与研究相关的研究中心将被邀请参与研究
● 初步的作者名单和顺序将被确定并作为改进提案交给研究机构。在后续的出版物中，作者列表的最后可以注明"JUPITER 研究小组"。

（一）制定研究方案

基于多中心研究前期的某个研究机构的预实验结果，由执行委员会提出研究方案。在制定研究方案的过程中，很多问题需要回答，包括纳入排除标准和评估。临床评估包括病史、查体和影像学检查，患者的主观评分和标准化的评估工具。

JUPITER 研究的目标是评估髌骨不稳不同治疗方案的安全性和有效性：①非手术治疗；②单纯 MPFL 重建；③ MPFL 重建联合骨性手术（截骨、股骨滑车成形术）。患者招募时间计划为 1 年，在 10 个中心进行。术后功能评估分别在术后 6、12 和 24 个月进行，包括功能评估、运动水平、健康相关的生活质量、髌骨稳定性、膝关节活动度和并发症。

（二）临床评估

在 JUPITER 研究中，研究者开发了用于数据收集的评估量表。最初，这个量表比较长，经过多次电话会议和研讨，评估量表被进一步精简和改进。重要的是，简化后的评估表可以减轻研究者的负担，而且能改善患者的依从性和数据的可重复性。使用有效的工具才能保证数据真实反映了患者的疗效，我们使用 Pedi-IKDC、Kujala、HSS Pedi-FABS、Banff 髌骨不稳定量表 2.0 和 KOOS 评分进行疗效的评估。最初使用纸质版评估量表，后来得到专门的学会资助，研究团队可以使用基于网络的数据库系统进行数据收集和处理（Oberd™，哥伦比亚，美国密苏里），后续研究逐步转移到基于网络的数据库。其他一些研究人员使用 REDCap（Research Electronic Data Capture），是一个免费软件，用于研究数据处理，由美国范德堡大学资助开发并获得 NIH 资助的系统。使用电子化数据库的优点在于：①能够借助任何电子媒介远程收集数据；②能够发送自动升级的随访数据和不完整的数据；③数据导出系统具有数据分析功能。

> 研究方案由研究团队提出，并选择临床和影像学评估方法。临床疗效评估量表和集中的影像学评估使用基于网络的数据库进行数据收集和处理，数据集中收集。

（三）影像学评估

对于影像学评估，研究组成员花费了大量时间讨论开发标准化的影像学评估方法。由于影像评估方法比较复杂，例如基于 MRI 测量 TT-TG，因此 JUPITER 研究组建立影像评估的培训机制，培训采用标准化的影像，既有受训者亲自参加的面对面的培训形式，也有电子化发放的培训方式。但是最终，不同的医生对于影像的解释仍然存在变异，可能会影响到入选患者的整体数据，解决方案就是将影像学资料通过网络发送到核心研究机构，由专业的骨骼肌肉影像学专家阅片并解释。在这方面，REDCap 被用来收集和储存数据。这种集中化的阅片和存储方式有利于提高多中心研究的一致性，而且也有利于各个机构节省时间。如果对于影像学资料的解读存在潜在的明显的变异性，那么集中化地解读影像资料并进行分析将是最佳的解决之道。

（四）集中化数据存储

多中心研究中，各个中心的数据必须被收集并集中存储在核心研究机构。这种处理数据的方式不但费时费力，而且非常昂贵，但是，妥善安全地存储数据并且保证研究人员随时能够读取使用，是保证研究顺利进展的关键。数据存储需要经济支持，可以由核心研究机构赞助，或者来自其他基金的支持。

（五）基金资助

当研究方案确定以后，通常需要向各个基金来源申请资助。多数情况下，初始的预实验需要自筹资金或者由研究者所在的机构提供经费，而多中心研究需要更多层面的基金支持。绝大多数非产业赞助的研究，各个研究机构所需的经费由研究者所在的机构负责。可能存在资金来源不足的问题，这时研究机构寻求基金支持就非常重要。研究者应该积极寻求当地大的组织机构的资金支持。基于预实验的数据，JUPITER 执行委员会成功地申请到某个骨科专委会的资金支持，用于支持患者报告的疗效数据的收集工作。另外，来自大学或者科室的资金支持可以用于影像学评估的费用。最后，JUPITER 的经验有望竞争获得 NIH 的基金支持。

> 基金支持在研究中起到至关重要的作用。

（六）机构审查委员会（Institutional Review Board，IRB）批准

开展临床研究必须获得机构审查委员会的伦理批准。这个过程通常比较复杂而且耗时费力。对于多中心研究，审批过程就会更复杂，所需的资料必须在不同机构间传递。在 JUPITER 研究中，最初的研究机构制定了 IRB 申请流程，其他机构将其作为模板，用于申请 IRB 审批。这样可以加快申请审批的速度。但是，多中心批准可能会造成延迟，影响研究的开展，有些案例可能会延迟几个月。如果可能，笔者希望将来能够集中申请 IRB 审批，将有助于加快获得多中心研究的伦理审批，避免造成延误。近期，NIH 提出单一 IRB 审批用于多中心研究的政策，将有助于审批的进程。具体内容详见 https://grants.nih. gov/policy/ clinical-trials/single-irb-policymulti-site-research.htm.

> 监管事宜（例如 IRB 和安全监测）是具有挑战性的，可能会影响研究的开展。集中化的 IRB 申请审批可能会有帮助，但是可能需要不断在不同机构间传递资料。标准化研究方案有助于保持评估的一致性和数据收集的安全。

需要注意，研究过程中 IRB 常常会进行审查，因此研究组必须组织和准备好各种材料，证明所开展的研究各方面均完全透明和有责任。近期，由于某些地方的疏忽和小失误，JUPITER 的一个分支研究机构审查了整个 JUPITER 研究，幸好已经得以纠正。

另外一个环节就是大多数杂志要求所有临床研究在发表时都要在临床研究数据库注册。在美国，常用且免费的注册数据库是 www.clinicaltrials.gov。

（七）数据安全和监管委员会

应基金资助机构的要求，绝大多数临床研究都会设置数据安全和监管委员会，目的是为了保证试验对象的安全和试验数据的真实。而且，一旦出现伦理问题（例如纳入患者不足或者数据分析显示巨大的差异），

委员会可以建议中止研究。另外，如果研究与既定方案背离，也需要委员会进行评估。研究协调员辅助研究服从监管并保证数据真实，各个机构定期的审查有助于保证数据收集的完整性。

（八）标准化的操作流程和培训

当研究方案和标准化的评估方法确立以后，研究领导组需要撰写操作手册。操作手册会清晰地描述纳入标准和标准化评估方法，可以用于培训研究人员。通常在研究过程中，研究人员的人事变动并不会很大。如果出现人事变动，操作手册有助于培训新的研究人员。培训既可以是面对面的培训，也可以通过文件、电话或者在线培训。定期电话或者会议可为研究人员保持更新。

（九）研究问题

在研究过程中，可能会出现新的与研究相关的科学问题，而且，权衡这些科学问题是否有意义是比较困难的事情。最佳解决办法是成立管理委员会设置标准来评估这些提议。FINER 标准被用来评估新提议的研究价值。FINER 标准改进后，被用在另外两个多中心研究 MOON 和 MARS，JUPITER 延用了相同的标准，用来评估哪些提案可以进一步研究。

（十）展示和发表

多中心研究的结果进行展示和发表时，需要确定作者的排名顺序，尤其是在准备投稿前。笔者认为作者排名应该遵循 ICMJE 的标准，也是多数核心医学期刊要求遵循的标准。作者排名必须满足一系列标准，包括对研究设计的贡献程度、执行情况、评估、撰写和编辑情况。最新的标准可以在线获取 http://www.icmje.org/recommendations。

> 研究的科学问题需要使用 FINER 标准进行评估。应当设立多中心研究的成果展示和发表指导方针，用来说明作者排名等问题。

在多中心研究中，作者排名是很复杂的问题。幸运的是，目前已经有很多作者排名先后顺序的案例。以前，很多杂志限制列出的作者人数，不过，随着电子出版物和索引系统的出现，在一篇文章中写上多个作者名字的问题变得容易解决。多数情况下，论文在发表时会写上主要作者的名字，其他研究者作为一个群体，其中每位研究者的名字列出在电子版论文中，而且可以被检索到。在 JUPITER 中，执行委员会首先提出作者排名的标准，然后主要的参与机构对标准进行评议。作者排名标准仿照小儿运动医学研究（Pediatric Research in Sports Medicine，PRISM）团队的标准，并且包括了评估数据收集的参与者和 ICMJE 标准。为了鼓励更多的作者参与，建议不同研究机构的主要作者仅在其各自的论文中署名。论文需要递交给研究机构审阅并按照 ICMJE 的要求署名。

四、执行

（一）交流与协作

研究者自始至终领导研究，是保证研究机构投入研究过程的重点。对于多中心研究，常常由于地理位置不便，限制研究者面对面地指导研究方向，而导致研究不能集中进行，失去前进的动力。通过每月的电话会议，让研究领导者与研究员（包括研究助理和协调者）定期交流，JUPITER 成功地解决了这个问题。在每次电话会议中，重点事项的进展传达给每个研究人员，特别是每天进行数据收集的工作人员。另外，每次电话会议还会安排时间给研究者或协调员，讨论需要进一步澄清或者深入研究的问题。电话会议的总结部分提供对目前执行的标准化流程进行指导，并提供有价值的信息。

> 交流和监管是研究进展的关键。通过定期举行会议能够提高研究团队的交流，使研究进程保持一致，公布研究的进度有助于监管，并鼓励研究人员持续参与研究。

另一个成功的经验就是定期发放"积分卡"给研究人员或机构，标志着研究进度的某些特殊里程碑式的环节，例如 IRB 进展状态、纳入患者数等。目标访问和随访的依从性也可能被列入积分卡的评估项目。积分卡可以发挥几方面的作用，首先，积分卡能够不断跟进研究的进展状态，显示出不同分支机构的进展程度和研究整体的进展程度；其次，积分卡能够显示不同团队的业绩，刺激其他团队向最成功的团队学习；最后，积分卡能够刺激团队内部的良性竞争，促进研究人员对研究的投入。

单独召开研究者面对面的会议也很有价值。笔者曾经试图将面对

面的会议附着在大型会议一起举办，希望藉此来增加参与者出席会议
的可能性。但是，由于参会者不可能有机会参加每一次大型会议，或
者即使出席，也可能需要参加其他团体或者会议而出现时间冲突。因
此一些作者建议单独召开研究者会议，有助于研究的进展，但是不可
避免，会增加时间和经济的负担。

（二）数据监管

在研究进程中，招募人数、研究进展和持续性随访都需要进行监管。
通过数据监管，可以准确掌握研究的进度，进行评估和交流。笔者建
议在整个研究进程中，研究监管要透明化，要参与到研究的每个步骤。
数字化表格有助于进行监管。

五、发表出版

如前文所述，确定出版物中作者署名的先后顺序很重要，在研究
的计划阶段就需要尽早讨论决定。多中心研究常常会产出多篇论文，
通常情况下，第一篇论文是基于初期研究方案的方法学论文。论文中
的各个部分（特别是前言和方法部分）可以在获得全部数据之前撰写。
在前期研究结束前，就可以提出下一步的研究提案，并按照 FINER 标
准进行讨论，评估可行性。

　　多中心研究常会产出多篇论文，作者顺序需要遵从预订的指导方针。论文
的起始部分（例如方法部分）可以在收集数据的同时完成撰写。作者应当抓紧
时间撰写论文。

当数据收集完成后，需要通知数据分析团队及时开展工作。在研
究设计阶段，如果生物统计学家能够参与研究设计，将使数据分析工
作更加简单明了。如果预先没有准备，从一堆无序的数据中找出有意
义的部分，将会让数据分析工作面临巨大的挑战。

论文初稿应尽快完成，然后马上交给共同作者审阅和修改，这些
工作最好能在 1 ～ 2 周完成。然后，主要作者整合修改意见并进行修改，
由主要作者选择合适的投稿杂志并进行投稿。

投稿后，稿件被高质量杂志拒稿或者被要求进行大修并不少见。
主要作者应当负责回复修改意见并修改稿件，重新投稿或者转投其他
杂志。论文发表后，研究团队所有成员就可以一起庆祝了！

六、多中心研究的要点

多中心研究的开展极具挑战性，由于有多个研究机构参与，因此复杂程度与单一中心的研究不可同日而语。多中心研究最重要的就是需要有一个高度积极性的研究者核心群体。其次重要的是流行病学专家或者统计学专家参与研究的设计计划。为了简化流程，集中化能达到事半功倍的效果：集中化 IRB 能够减少时间的浪费，让多个研究机构能够尽早开展研究；集中化的影像分析可以提高诊断的一致性，减轻研究者的负担；集中化的数据收集是研究成功的关键。

积极寻找基金的支持也是多中心研究开展的重要环节。多中心研究的各个分支机构都需要资金支持，尽早准备和申请基金资助有助于研究的顺利进行。

多中心研究的要点如下：

- 多中心研究开展具有挑战性。
- 研究设计和计划阶段有流行病学专家或统计学专家参与。
- 集中办理 IRB 和数据收集分析。
- 寻求资金支持也具有挑战性，但资金支持是研究开展所必需的。
- 寻求其他研究的经验，MARS、MOON 和 PRISM 多中心研究的经验为 JUPITER 的准备工作提供极大帮助。
- 研究中患者的纳入很复杂，同样具有挑战性。
- 交流和透明化有助于保持团队的一致性，鼓励研究者投身于研究。
- 多中心研究具有独特的优势——不仅能回答研究提出的科学问题，而且能在不同研究机构的研究者间建立联合领导和协作关系。

与其他成功的多中心研究团队交流并吸取经验，对于开展多中心研究非常重要。在骨科运动医学界，MARS 和 MOON 团队非常愿意分享经验，提供建议和帮助。PRISM 团队也为发表论文的作者排名提供经验和帮助。

研究者需要预料到研究开展过程中可能会遇到种种困难，例如研究机构难以获得 IRB 批准，或者研究开展后协作单位撤退等。因此，预见性地增加额外的研究机构，或者延长患者招募的时间将有助于研究的顺利进行。

顺畅的交流沟通联系需要贯穿于整个研究进程。因为多中心研究的研究者地理分布的问题，需要合适的通信手段保持信息分享和新思想的交流。研究进程的透明化和"积分卡"被认为是研究完成阶段性进展的标志。

最后，多中心研究不但是重要的医学研究手段，也是不同地区的不同研究者间建立合作和友谊的手段。医学研究的重点是分享知识和研究成果，一群志同道合的人在一起建立学术团体，为医学事业的发展贡献力量。

临床场景 / 案例研究

JUPITER 研究是一个多中心研究的案例，详细介绍了研究的起始、进展和执行过程。基于某个单中心的最初的预实验，一小群研究人员建立了研究方案，邀请其他研究者共同参与，进一步完善研究方案，包括集中化的数据收集与分析等具体方案。同时，研究组还吸取了其他多中心研究的经验，例如 MOON、MARS 和 PRISM。使用 FINER 标准评估研究的提案，同时制定了论文作者排序的指导方案。在研究的过程中，笔者也遇到一些困难，包括在获得当地 IRB 审查、研究合作者的招募等，但最终达到了研究的目的，获得了研究所需的数据。

要点

●多中心研究的优势是能够获得大量的研究样本，提高研究结果的通用性。但是也可能遇到寻求合作者的挑战。

●精心的研究设计，最好有流行病学专家或者统计学专家参与，对研究的顺利开展非常重要。

●集中化的数据存储和分析有助于提高一致性。

●其他骨科多中心研究和研究的参与者能够提供有价值的帮助。

●研究过程可能会由于 IRB 审核或者其他原因被延迟，在研究计划是要留有余地。

●研究者间的沟通交流也非常重要。

●多中心研究可以在不同研究者间建立同事关系，有利于进一步合作。

（张　辉　李　箭　译）

第45章

如何开展符合欧洲 GDPR 条例的国际注册：PAMI 经验

一、前言

50 年前，人们就已经开始注重涉及人体的医学研究相关的伦理、法律、规范、标准的考量。后来随着科技的高速发展和全球化的加深，人类的活动范围极大的扩展，保护个人信息变成了重中之重。跨境个人信息流的迅猛增长促使欧盟通过了非常有力的法律法规确保个人信息的安全，即《数据保护通用条例（General Data Protection Regulation）第 2016/679 号》，简称 GDPR。不论是否位于欧盟地区境内，所有收集、处理和储存欧盟国家居民个人信息的组织必须遵守 GDPR 条例。GDPR 条例也适用于研究机构及其大多数科学研究活动。骨科领域的研究人员需要了解欧盟这一新规对研究项目有哪些影响。

本章的目标是强调进行骨科临床研究时通常应注意哪些与欧盟 GDPR 条例有关的关键点，并通过一个国际注册项目的策划过程加以具体描述。为此，本章分为两部分：第一部分列出了与骨科临床研究最相关的 GDPR 条款；第二部分以 ESSKA 学会的儿童 ACL 监测研究项目（paediatric ACL monitoring initiative，PAMI）为例进行具体说明。该项目是最近在欧洲卢森堡进行的一项国际注册项目。读者应注意本章所述内容并非完全详尽，在进行自己的研究项目前一定要进行法律咨询。

欧盟关于信息保护的新法规

GDPR 适用于所有储存或处理欧盟国家居民（不论是否是欧盟国家公民）个人信息的组织，该条例不受组织所在地的限制。GDPR 条例也适用于研究机构及其大多数科学研究活动。GDPR 是一项具有法律效力的条款，必须在欧盟各国实行，不需要国家单独立法。该条例在 2018 年 5 月 25 日正式生效。该日期之前正在进行的数据处理行为必须在 2 年内进行修改以符合该条例。

二、GDPR 的背景与目的

GDPR 总的目标是充分保障欧盟国家自然人的权利和自由，同时促进欧盟内部个人信息的流通。这对涉及人体的国际骨科临床研究而言非常重要，因为研究中收集的大多数数据为健康相关数据，属于敏感数据。

2018 年 5 月前，欧盟数据保护法是欧盟成员国和欧洲经济区成员（挪威）施行的第 95/46/EC 号令，即"关于在个人信息的处理及自由流通中保护个体"的指令。然而欧盟各成员国的具体法律条文存在差异，一致性欠缺，因此 2016 年 4 月欧盟正式通过了 GDPR 第 2016/679 号。2018 年 5 月 25 日，GDPR 法案正式生效，替代了之前的条令。作为一项管理条例，GPDR 是一项具有法律效力的条款，必须在欧盟各国实行，不需要国家单独立法。

三、重要概念

该条例第 4 条中，GDPR 详细说明了一些骨科临床研究人员应该熟悉的概念，最重要的几个概念列举如下。

个人信息——与某一特定自然人或可识别自然人（即数据主体）有关的任何信息，无论为电子信息与否。个人信息包括人的姓名、地址、头衔和联系信息，也包括研究识别码、IP 地址或社会保障号码。换句话说，如果所处理的数据无法与数据所属的主体建立关系，那么就不需要遵守 GDPR。但是这种情形非常少见。所有关于个人健康的数据（临床结局问卷、治疗、生物样本、生物统计学测量等）均为敏感数据。处理敏感数据要求数据主体提供明确的同意授权，后文将进一步解释。

处理——对个人信息进行的任何操作，无论为自动与否，例如收集、记录、整理、划分、储存、改写或更改、撤回、查阅、使用，或通过传播、分发或其他方式公开，校准或整合、限制、抹除或损毁。

假名系统——处理个人信息时若不借助额外信息则无法识别数据主体的信息处理方式。这些额外信息分开保存，并通过技术手段和组织制度保证个人信息无法追溯到特定的或可识别的自然人。

数据控制者——单独或与他人共同决定个人信息处理目的和方式的自然人或法人、公共机关、部门或其他团体。通常来讲，主要研究者承担数据控制者的责任。

数据处理者——代表数据控制者处理个人信息的自然人或法人、公共机关、部门或其他团体。

数据主体的同意——数据主体知情后，本人在自由意愿下以声明或其他确认行为给出的具体且明确的表示，同意对与其相关的个人信息进行处理。

四、遵守或不遵守 GDPR

临床案例 1：Frank 医师和 Stein Want 医师一起进行一项国际研究项目

Frank 医师是一名欧洲的骨科医生和研究员。他的同事——来自加拿大的 Stein 医师邀请他进行一项跳高运动员半月板损伤的国际多中心研究项目。Stein 医师是项目的主要研究者，其医院是牵头单位。Frank 医师收到了研究规程的复件，包括患者信息页和患者知情同意书。在阅读了这些文件后，他意识到研究在个人信息处理的责任划分方面不是很清楚，具体来讲是数据控制者和处理者的识别性问题。需要收集的数据库中存在大量的细节，以至即便使用了假名，患者的身份依然可以通过数据进行追踪。在参加研究项目前，Frank 医师决定先联系法律部门的信息保护官员，帮助他设计一个新的符合欧盟 GDPR 规定的患者文档。

数据控制者和数据处理者都有责任保证处理个人信息时遵守 GDPR 的规定，并且应能够证明所做符合规定。具体来讲，他们必须确保进行了"适当的技术手段和组织制度"，并可由法规机构问责。不遵守 GDPR 可能让双方面临经济损失（高达公司年营业额 4% 或 2000 万欧元的行政罚款），以及商业和公司形象损害。

在 GDPR 条例生效前已经开始的数据处理必须在 2 年内进行修改以符合该条例。如果科学研究的数据处理是根据第 95/46/EC 号令进行的知情同意，且符合 GDPR 的规定，那么研究参与者不需要再次提供同意。

进行科学研究时为了遵守 GDPR 的规定，数据控制者和处理者必须：

- 将其行为维持在 GDPR 注册状态。

- 对每一个新的设计敏感数据的行为进行数据保护影响评估。

- 通过组织制度和技术手段减少风险，保障数据主体的权利（如假名、数据最简化、存储限制、意外丢失的预防、损毁、数据可访问及可处理期限等）。

- 与相关利益者、分包商和数据提供者修订协议。

- 修订研究参与者信息表和知情同意书。

进行涉及人体的科学研究项目时还需要注意其他原则，但以下列举的内容不能完全涵盖所有细节。应遵从 ICH-GCP 的要求，以容易理解的方式和通俗易懂的语言，详尽告知研究参与者研究目的。数据控制者和数据处理者应在患者信息表格中明确列出，还要介绍数据类别和法律框架。应解释处理个人信息的目的，但有时在数据收集阶段可能无法完成。因此，应按照预期目的，在一定程度上赋予研究参与者在研究的特定环节或部分予以同意的机会。

法律要求，进行数据处理前必须获得患者参与研究的明确同意，数据控制者必须能够证实研究已予以同意。参与者必须具有在任何时间点直接撤回同意的权利，且数据控制者必须满足该要求。其他参与者的权利包括访问数据、更正或擦除数据（即"被遗忘权"），限制数据处理的权利和数据可迁移性的权利。后者是指数据主体具有接收其提供给数据控制者的个人信息的权利，且信息格式应具有条理且易于阅读，从而可以将该数据提供给其他数据控制者。

GDPR 中与科学研究有关的关键点
- 法规也可以管辖所在地位于欧盟以外的研究机构。
- 数据控制者和数据处理者都承担相应责任。
- 研究参与者的权利更高，包括访问自己数据的权利、"被遗忘"权、接收数据泄露提醒的权利和数据可迁移权。
- "默认隐私"与"从设计入手保护隐私"理念。
- 严格的控制与制裁体系。

五、儿童 ACL 监测研究

骨骼未发育成熟的前交叉韧带撕裂患者面临关节不稳和功能缺失的严重问题，最近几年这些问题受到了越来越多的关注。过去 10 年，有关骨骼未发育成熟人群中 ACL 损伤治疗的发表文章也越来越多。ACL 内部断裂最令人担忧，因其具有导致早发型骨关节炎的严重长期影响。而且，进行 ACL 重建手术时必须谨慎对待膝关节两侧开放的生长板。世界各地对骨骼未发育成熟儿童中 ACL 断裂的治疗流程各不相同，以至于当前达成的唯一统一意见是"治疗方式不统一"。

为了解决这一问题，最近正式启动了 PAMI。该项目的主要目的是利用精细的数据收集系统收集并分析治疗儿童及青少年 ACL 损伤的骨科医师提供的数据。

PAMI 的最终目标是：

1. 描述当前儿童 ACL 损伤后的治疗选择。

2. 分析相关的短期、中期和长期临床结局。

3. 扩充最佳治疗选择的证据。

4. 提出国际治疗指南。

为了实现这项目标，研究人员开发了一个电子数据收集平台，即 PAMI 数据库，对欧洲各国与儿童 ACL 损伤相关的系统信息和标准化信息进行储存。根据长期的患者随访，该项目将为当前儿童 ACL 损伤后的结局提供重要信息，并且可以区分哪些患者需要手术治疗，哪些患者通过非手术治疗获益更大。除此之外，大规模的客观性结局评价数据将为首个国际治疗指南提供信息支持。

六、PAMI 的利益相关方

PAMI 项目是由国际伞状组织欧洲运动创伤、膝关节手术和关节镜协会（European Society of Sports Traumatology, Knee Surgery and Arthroscopy——www.esska.org, ESSKA）牵头、推广、支持。通过专门的指导委员会，ESSKA 作为项目的总协调机构，承担数据控制者的责任。

此外，该项目还与卢森堡卫生研究院（Luxembourg Institute of Health, LIH——www.lih.lu）运动医学研究实验室合作开展，该实验室可以为项目目标的实现提供大量的科研和技术经验。LIH 负责 PAMI 数据库和 Web 应用的开发、部署、维护和安全，属于数据处理者。PAMI 平台的数据通信往来通过一安全通信协议，该协议可以授权访问网站，还可以通过加密手段保证数据交换的保密性和完整性。为了尽可能增加数据安全性，研究使用了基于 SMS（短信服务）的双因素认证方案（two-factor authentication，2FA），在项目参与者进行常规账号登录的基础上增加了第二道授权。

最后，欧洲各国的伙伴机构和医院中，凡是可以对目标人群进行治疗的都可以参与到该项目中。他们通过专门的网页应用提供当前的手术与非手术治疗数据、随访治疗和临床结局数据，履行本地数据管理员和数据处理者的角色。只有假名化的患者信息才能上传至 PAMI 数据库，从而保证最严格的数据保护，避免与欧洲各国之间传递数据相关的法律问题。因此，每个场地协调员掌管着患者 ID 信息和系统生成的原始码的对应表格。图 45-1 展示了假名化患者信息上传的数据流。

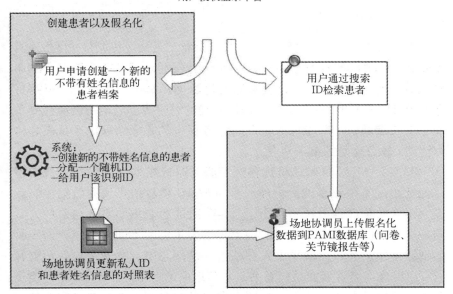

图 45-1　PAMI 项目中的上传数据流程

七、PAMI 项目中的患者数据处理

临床案例 2　一位新患者加入 PAMI 项目

Nancy 是一名 14 岁的手球运动员。6 周前，她在一场国际锦标赛中扭伤了左膝 ACL。上次她和父母一起来就诊时，医生推荐她接受 ACL 重建。Nancy 接受治疗的医院是 PAMI 研究项目的伙伴单位，她的医生解释了该研究的意义以及 Nancy 的参加可以带来的价值。在阅读了患者信息表并咨询了一些其他问题后，她的父母同意签署知情同意，加入到这项研究中。本地的数据处理者将有关 Nancy 情况的数据以及手术过程的数据上传至 PAMI 数据库中。另外，Nancy 每年需要填写两份问卷，一份是关于她的膝关节功能的（国际膝关节文献委员会主观表格儿童版，Pedi-IKDC），一份是关于她的日常体力活动和体育运动情况（儿童活动评分）。

参与 PAMI 项目的机构和医院需要负责患者招募、患者信息收集以及签署参加研究的知情同意。参加研究的患者是自己数据的所有者。伙伴单位作为患者数据的管理员。根据对研究参与机构和医院的要求，每个患者都有权利访问自己的数据。患者也可以直接要求数据控制者（ESSKA）访问。利益相关方（数据控制者和本地数据处理者）需要在患者信息表上详细列出。

机构和医院参与 PAMI 项目时必须指派一名场地协调员（自然人），代表 PAMI 项目的参与单位，且是唯一有权利访问 PAMI 数据库的本地人员。因为 PAMI 项目只收集假名化数据，每一个场地协调员都持有患者 ID 信息和系统生成的原始码之间的对应表。场地协调员还要负责患者长期随访，每年向患者发送患者报告的临床结局电子量表和体力活动 / 体育运动的电子问卷。

参加 PAMI 项目前，机构和医院必要时应根据本国法律法规申请并获批通过本国或本地的伦理。参与 PAMI 项目前必须向数据控制者递交正式的伦理获批证明。小于一定年龄的患者需要本人与监护人共同签署知情同意书，在不同的国家年龄要求可能不同。当患者的年龄达到法定年龄后，会联系本人并签署知情同意书。参与单位应负责和所有研究参与者签署知情同意书，并存档原始复印件。PAMI 指导委员会作为数据控制者的代表，保留对参与机构和医院进行现场审查的权利。给予同意或撤销同意的日期存储在 PAMI 数据库中的患者记录中，

对数据控制者可见。每一个参与机构均具有访问本单位患者的假名化数据的权利。

理想中，PAMI 数据库可以对骨骼未发育成熟的 ACL 损伤的儿童和青少年患者进行非常长期的随访。预计的随访时间长达 30 年。在 30 年随访结束后，数据会储存额外的 10 年，然后删除。只要患者配合每年的数据收集，数据会源源不断地进行记录。

要点

- 2018 年 5 月欧盟开始实行《数据保护通用条例》。
- 处理欧盟各国居民患者个人信息的研究机构必须遵守该规定。
- 骨科临床研究人员进行研究项目时应注意这些规定，进行风险控制。
- 本章讨论的是条例中最应该注意的几个方面，并通过一项国际注册的儿童 ACL 治疗研究进行了说明。
- 强烈建议研究人员在项目计划之初就与有资质的数据保护官员进行法律咨询。

（陈拿云　译）

第十部分

进一步有用的信息

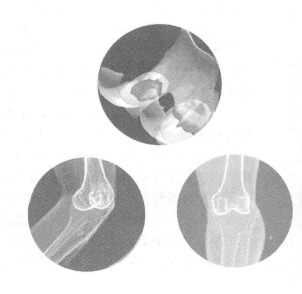

第46章
运动医学研究中的常用量表及清单

一、前言

临床研究，特别是 RCT，主要目的是比较不同治疗方法的效果，因此对临床结局指标的测量方法至关重要。在研究设计的早期阶段，应注意选择适当的结局指标和量表来评估患者。RCT 的样本量计算主要基于评估的主要结局指标。当使用罕见事件（如失败或并发症）的二分类结局指标时，通常需要非常大的样本量或大量资源。这一要求可能会阻碍研究的实现。相反，如果选择连续结局指标，如患者或临床医师报告的量表，基于均值和标准差的效能检验，通常可以获得更可行的样本量。

然而，在进行效能检验时应注意，应确保采用的临床评分能够检测出不同治疗之间真正差异。事实上，如果一个临床研究或 RCT 的结局指标不完全适合研究的目的，患者群体和采取的治疗措施，可能影响其效用和后续对结果的影响。因此，研究人员应该非常熟悉临床评分的主要特征，也应该知道与正在研究的病理或治疗相关的每个量表的主要特征。

结局指标选择的另一个重要方面是患者的整体评估。传统上，骨科的临床结局指标包括测量活动范围、关节稳定性、力量、疼痛和关节功能等。有时，外科医师对患者总体功能障碍和精神状态不太关注；然而，患者对自身健康状况变化的感知应该是治疗成功最重要的指标。因此，在骨科和运动医学领域，有两种可行的方法来测量与健康相关的生活质量。"一般测量方法"：关注患者的整体健康水平，包括身体、精神和社会幸福感，并能利用其优势来比较不同疾病、严重程度和干预措施。然而，它们只是一般的度量，它们能够检测微小变化，但检测重要的变化的能力可能有限。另一方面,"疾病特异性测量方法",即针对特定疾病,衡量受特定疾病影响患者生理、心理和社会方面的健康状况的变化。因此,它们能够发现微小而且重要的变化,但在比较不同疾病的健康状况变化时价值有限。基于上述原因,只有通过"疾病特异性测量方法"与"一般测量方法"相结合的评估,才能全面了解对患者的治疗效果。

> 外科医师往往对患者的整体健康状况的自我认知和精神状态缺乏兴趣;然而,患者对自身健康状况和功能障碍变化的感知是治疗成功的主要指标。

二、一般量表特征

用于结局指标测量的临床量表的主要特征如下:

结构效度:被定义为一个工具的测量能力。这取决于构成量表的所有条目如何包含所测量的病理和功能障碍的所有相关方面。聚合效度表示评分如何与测量相同结构的其他评分系统相关联。同时,预测效度表明该评分是否能预测患者在某个相关结构上的分数。

重复性(测试/重测的可靠性):定义为在稳定健康状况下,间隔一个时间段,对同一患者分别测量 2 次及 2 次以上,测量结果的一致性;当没有涉及评估者或者评估者的影响可以忽略不计时,认为具有可重复性。它可以用组内相关系数(intraclass correlation,ICC)或 Cohen K 统计来评估。

评分者内部信度:定义为由一个评估者进行的两个或以上重复评分之间的一致性。在这种情况下,可以使用 ICC 或 Cohen K 统计来评估。

评分者间信度:指两个或以上评估者评分之间的一致性。它衡量的是不同评估者测量结果的异同。也可以使用 ICC 或 Cohen K 统计来评估。

内部一致性:定义为同一测试中不同条目之间的相关性,衡量对相同一般结构进行测量的一些条目是否产生相似的分数。使用 Cronbach's α 进行评估。

变化反应性:是指假定所有其他因素不变的情况下在,工具检测患者干预前和干预后临床重要变化的能力。

最小可测变化值(minimal detectable change,MDC):定义为所能

测量的能够超过随机误差的最小变化值，该评分工具常测量一种症状。

最小临床重要差异值（minimal clinically important difference，MCID）：定义为对患者有意义的或需要在测量的结局指标中患者感受到差异的最小临床意义变化值。

测量标准误差（standard error of measurement，SEM）：它衡量在重新测量情况下，分数可能变化的范围。

标准化反应均数（standardized response mean，SRM）：它度量对变化的反应性，定义为得分的平均变化除以变化得分的标准差。

地板效应：地板效应发生在评估的最低分值无法评估患者的能力水平时。如果地板效应为＞20%，则认为检测效果不佳。

天花板效应：天花板效应发生在评估的最高分数无法评估患者的能力水平时。如果上限效应为＞20%，则认为试验效果不佳。

三、肩关节功能测量

有很多测量工具可以测量肩关节的症状和功能，也有一些可以评估肩盂肱关节关节和整个上肢。最普遍应用且最好的测量工具是臂 - 肩 - 手功能障碍问卷（disabilities of the arm, shoulder, and hand questionnaire，DASH）。此外，肩关节疼痛和功能障碍指数（shoulder pain and disability index，SPADI）、Constant-Murle 肩关节评分（Constant-Murley score，CMS）和美国肩肘外科医师（American shoulder and elbow surgeons，ASES）问卷也被广泛使用，这些问卷对肩关节疾病更有针对性。简明肩关节测试（simple shoulder test，SST）、肩关节功能障碍问卷（shoulder disability questionnaire，SDQ）、牛津肩关节评分（Oxford shoulder score，OSS）和西安大略肩关节不稳定指数（west ontario shoulder instability index，WOSI）也是最常见工具。

表 46-1 描述了最常见的肩关节功能量表的基本计量特征、优势和不足。

（一）DASH

DASH 是一个由患者自我评定的问卷，有 30 个条目，包括症状、疼痛、身体功能和社会功能。除此以外，还有包含 11 个条目的 Quick DASH 简化版本。DASH 是对上肢状况进行综合评估的最佳工具，因

表 46-1 肩关节功能测量

问卷	条目	量表选项	实施	范围	载点	收集时间(分钟)	统计时间(分钟)	内部一致性	重复性	标准化响应均值	最小可检测变化	最小临床重要差异
DASH[a]	30	Likert (5)	患者	0(最好)~100(最差)	是	4	10	0.92~0.98	0.93~0.98	0.43~1.2	7.9~14.8	10.2
SPADI[a]	13	VAS/NRS	患者	0(最好)~10(最差)	否	5	2	0.86~0.96	0.84~0.95	1.23~1.81	13.2~21.5	13.2~23.1
ASES[a]	11	Mix	患者	0(最差)~100(最好)	否	3	>8	0.61~0.96	0.84~0.9	1.42~1.81	11.2	6.4~16.9
CMS[a]	8	Likert (3-10)	患者+医师	0(最差)~100(最好)	是	5	NA	0.60	0.80~0.96	0.59~2.09	NR	NR
SST[a]	12	Dichotomous	患者	0(最好)~12(最差)	否	2	5	0.85	0.97~0.99	0.63~1.94	NR	2.05~2.33
OSS[a]	12	Likert (5)	患者	12(最差)~60(最好)	否	3	5	0.94	0.98	1.10~1.14	NR	NR
UCLA[b]	5	Likert (2-6)	患者+医师	0(最差)~35(最好)	是	5	5	0.93~0.95	NR	0.15~0.90	NR	NR
WOSI[a]	21	VAS/NRS	患者	0(最好)~100(最差)	否	3	6	0.88~0.96	0.87~0.98	0.93~1.40	NR	NR
WOOS[c]	19	VAS	患者	0(最差)~100(最好)	否	10	5	NR	0.96	1.91	NR	NR
WORC[d]	20	VAS	患者	0(最差)~100(最好)	否	10	5	NR	0.96	NR	NR	11.7
OSIQ[e]	12	Likert (5)	患者	0(最差)~48(最好)	是	5	5	0.88	0.87	NR	9	NR

[a] Angst F, Schwyzer HK, Aeschlimann A, Simmen BR, Goldhahn J. Measures of adult shoulder function. Arthritis Care Res (Hoboken). 2011 Nov;63 Suppl 11:S174-188

[b] Amstutz HC, Sew Hoy AL, Clarke IC. UCLA anatomic total shoulder arthroplasty. Clin Orthop Relat Res. 1981 Mar-Apr;(155):7-20

[c] Lo IK, Griffin S, Kirkley A. The development of a disease-specific quality of life measurement tool for osteoarthritis of the shoulder: The Western Ontario Osteoarthritis of the Shoulder (WOOS) index. Osteoarthritis Cartilage. 2001 Nov;9(8):771-778

[d] Kirkley A, Griffin S, Dainty K. Scoring systems for the functional assessment of the shoulder. Arthroscopy. 2003 Dec;19(10):1109-1120

[e] van der Linde JA, van Kampen DA, van Beers LW, van Deurzen DF, Terwee CB, Willems WJ. The Oxford Shoulder Instability Score; validation in Dutch and first-time assessment of its smallest detectable change. J Orthop Surg Res. 2015 Sep 17;10:146

为它易于应用、分析和解释；此外，它对各种上肢疾病都有很好的研究目的性，并且通过 Pearson 或 Spearman 检验证实与 SPADI，HAQ，CMS，ASES，EQ-5D 有很好的相关性。当需要评估多关节情况或研究整个上肢的症状和功能时尤其实用。它也适用于所有肘部和手部疾病的评估。但是 DASH 是区域特异性的，而不是关节特异性的；因此，特异性和反应性低于独特的肩关节特异性评价工具。

适用条件：任何一种或多种上肢疾病，特别是以疼痛为表现的疾病，包括类风湿关节炎，多发性硬化症、粘连性关节囊炎、肩关节撞击和肌腱炎、肱骨近端骨折、桡骨远端骨折、手骨关节炎或骨折，关节镜下肩峰成形术。

（二）SPADI

SPADI 是由患者完成的量表，包括 13 个关于症状和疼痛的条目，采用 VAS/NRS 评分量表。它是最具代表性的肩评估关节工具之一，已经在许多情况中进行了测试；此外，它容易执行、便于理解和完成。与 DASH，ASES，CMS 具有良好的相关性。结构效度的一个可能的缺陷是只有一个条目可以评估高空工作。

适用条件：肩关节的任何疾病，特别是粘连性关节囊炎，肩袖病变。

（三）ASES 肩关节评估表

ASES 是患者自我评估量表，包含 11 个条目，用来评估疼痛和功能，并与依赖临床医生的部分整合。具有良好的信度、结构效度和反应性。然而，它使用不同类型的量表（binary，Likert，VAS），且临床医师评估部分可能需要花费时间。此外，它也评估日常活动，所以它已经发展到适用于所有的肩关节患者，无论是什么诊断。它与 SPADI、DASH 问卷具有良好的相关性。

适用条件：肩关节的任何疾病，特别是肩袖疾病、肩关节撞击症、肩关节关节炎、钙化性肌腱炎。

（四）CMS

CMS 是患者和临床医师报告两部分组成的评分，包括 8 个条目，评估患者疼痛、日常生活活动、灵活性和力量。它记录个人参数，提供全面的临床功能评估，而不考虑诊断或影像学异常。根据与异常侧的差异，肩关节指数评分可分为优（＜ 11 分）、良（11 ～ 20 分）、一般（21～30 分）、差（< 30 分）。尽管 CMS 在临床高度接受，但是由于测试者间信度较低、非标准化的力量测量以及只有少数条目评估疼痛和日常活动，CMS 的使用受到了一些限制。它对测量方案是有用的，但不能对患者的疼痛和功能提供充分的自我评估。与 ASES、DASH 和 SPADI 具有良好的相关性。

适用条件：主要是肩袖相关疾病、撞击综合征、退行性或炎性疾病、不稳定性、骨关节炎。

（五）SST

SST 是患者报告评分，包括关于疼痛、力量和活动范围的 12 个二分类（是 / 否）条目。它以一种非常简短的方式评估肩关节的功能障碍；然而，由于是二分类反应选项，它对结果的综合衡量可能会受到质疑。与 SPADI、ASES、DASH 和 CMS 评分有较好的相关性。

适用条件：一般的肩关节损伤和肩袖病变。

（六）OSS

OSS 是一个患者报告的评分，包含 12 个条目，用于评估患者的疼痛以及日常功能。它提供了肩关节疼痛和功能的自我评估。它简短且容易完成，但在目前的文献中并不常用。与 SPADI、DASH 和 CMS 相关性良好。

适用条件：肩关节退行性变和炎性病变，肩峰下撞击，肩袖病变，骨关节炎，肱骨近端骨折。

（七）UCLA 肩关节评分

加州大学洛杉矶分校（University of California at Los Angeles，UCLA）肩关节评分是一个由患者和临床医师共同报告的评分，包含 5 个条目，评估疼痛、功能、关节活动度、力量和患者的满意度。尽管它是最早可用于肩关节结果测量的方法之一，但尚未得到正式验证。它简单、快速，但需要医师手动评估；由于这个原因，它可能会导致较差的有效性或反应性，这并不是理想的研究选择。UCLA 与 DASH、SPADI 和 SF-36 具有良好的相关性，可分为良好 / 优秀（> 27 分）和一般 / 差（< 27 分）。

适用条件：常见的肩关节疾病。

（八）WOSI

WOSI 是一个由 21 个条目组成的由患者报告的量表，用于评估与肩关节不稳定相关的身体症状、疼痛、运动、工作、生活方式和情绪。它被用来评估有症状的肩不稳定患者的疾病特异性生活质量。它的优点是疾病特异性较强，但是由于缺乏测试数据，在个体患者层面，谨慎是必要的。与 VAS 功能评分和 DASH 评分有良好的相关性。

适用条件：肩关节不稳定。

（九）WOOS

西安大略肩骨关节炎指数（Western Ontario osteoarthritis of the shoulder index，WOOS）是一份由 19 个条目组成的患者报告的问卷，评估疼痛、身体症状、运动和工作、生活方式和情感等方面的情况。其为 100mm VAS 量表形式使其成为一个简单、快速、可靠的问卷调查；然而，它是针对退行性疾病，特别是骨关节炎。它涉及功能和心理两方面的多个领域，这使 WOOS 成为一个多样化通用和完整的量表。事实上，它包含了许多其他肩关节问卷很少调查的条目。它与 Constant-Murley 和 UCLA 评分有中等相关性。

适用条件：肩关节骨关节炎。

（十）WORC

西安大略肩袖指数（Western Ontario rotator cuff index，WORC）是一个由 20 个条目组成的患者报告的评分，用于评估症状、运动、工作、情绪和社会功能。它是由 100mm VAS 量表组成的，因此很容易并且快速执行，同时它具有疾病特异性，用于评估与肩袖相关的生活质量。它与 ASES 和 UCLA 评分具有很好的相关性。

适用条件：手术或者非手术治疗的肩袖病变。

（十一）OSIQ

牛津肩关节不稳问卷（Oxford shoulder instability questionnaire，OSIQ）是一份由 12 个条目组成的患者报告的问卷，旨在探索肩关节不稳定对工作、运动和社会生活、心理反应、生活质量和疼痛的影响。它是专门为盂肱关节脱位和肩关节不稳定而设计的。它与 DASH 和 WOSI 都有很好的相关性。根据得到的分值，功能等级可划分为优（40～48 分）、良（30～39 分）、一般（20～29 分）、差（0～19 分）。

适用条件：手术或物理治疗的肩关节不稳定。肩关节不稳定。

四、肘关节、腕关节和手功能测量

肘关节、腕关节和手功能代表了一个评估的复杂方面。尤其对于肘关节而言，体格检查、关节活动度和关节僵硬的客观评价是评价关节功能、患者满意度、正常或病理状态的重要特征。因此，临床评分通常需要临床医生报告的条目来提高评估的准确性，但同时降低了可靠性，也使评估过程耗时。

表 46-2 描述了肘关节、腕关节和手功能最常见量表的基本计量特征、强度和不足。

（一）MEPS

梅奥肘关节功能评分（Mayo elbow performance score，MEPS）包括患者和临床医师报告的评分。它包括 4 个 Likert 量表条目，主要评价疼痛和运动、稳定性和功能。它与其他肘关节测量的原始分数相关，而不是分类等级，并且需要临床医师对患者进行客观评估，这可能延长其应用时间。

适用条件：一般肘关节疾病，类风湿关节炎，滑膜切除术。

（二）OES

牛津肘关节评分（Oxford elbow score，OES）是一个由 12 个条目组成的患者报告评分。它包括 12 个 Likert 量表条目，评估肘关节功能、疼痛和心理方面。简单易行容易操作；然而，它缺乏对临床结果的客观评价。与 DASH、Mayo 肘关节评分、SF-36 有较好的相关性。

适用条件：一般肘关节疾病。

（三）ASES

美国肩肘关节外科医师协会（American Shoulder and Elbow Surgeons Society，ASES）肘关节功能评分是患者和临床医师报告的问卷，通过 19 个条目评估肘关节疼痛、功能和满意度，通过 38 个条目评估运动、稳定性、力量和查体结果。该分数代表一个完整的评估，但需要大量时间才能完成，疼痛对总分的影响最大。

适用条件：一般肘关节疾病。

（四）PRTEE

患者网球肘自评量表（Patient-Rated Tennis Elbow Evaluation，PRTEE）是一项由 15 个条目组成的患者报告评分，用于评估肱骨外上

表 46-2 肘关节、腕关节、手功能测量

问卷	条目	量表选项	实施	范围	截点	收集时间（分钟）	统计时间（分钟）	内部一致性	重复性	标准化响应均值	最小可检测变化	最小临床重要差异
MEPS[a]	4	Likert (3-4)	患者+医师	0（最差）～100（最好）	否	5	3	NR	0.89	NR	11.3	15
OES[b]	12	Likert (5)	患者	0（最差）～100（最好）	否	3	3	0.8～0.9	0.87	0.46～0.69	27.6	NR
ASES[c]	57	Mix	患者+医师	0（最差）～100（最好）	否	15	10	0.68～0.82	0.95	NR	NR	NR
PRTEE[d]	10	NRS	患者	0（最好）～100（最差）	否	3	3	NR	0.87	2.01	NR	NR
MWS[e]	4	Likert (3～4)	患者+医师	0（最差）～100（最好）	否	5	5	NR	NR	NR	NR	NR
MHQ[f]	37	Likert (5)	患者	0（最差）～100（最好）	否	15	20	0.75～0.94	0.95	0.47～1.61	NR	3-13
FIHOA[f]	10	Likert (4)	患者	0（最好）～30（最差）	否	3	3	0.85～0.90	0.95	0.58～0.87	NR	NR

[a]Celik D. Psychometric properties of the Mayo Elbow Performance Score. Rheumatol Int. 2015 Jun；35（6）：1015-1020

[b]Dawson J, Doll H, Boller I, Fitzpatrick R, Little C, Rees J, Jenkinson C, Carr AJ. The development and validation of a patient-reported questionnaire to assess outcomes of elbow surgery. J Bone Joint Surg Br. 2008 Apr；90（4）：466-473

[c]MacDermid JC. Outcome evaluation in patients with elbow pathology：issues in instrument development and evaluation. J Hand Ther. 2001 Apr-Jun；14（2）：105-114

[d]Rompe JD, Overend TJ, MacDermid JC. Validation of the Patient-rated Tennis Elbow Evaluation Questionnaire. J Hand Ther. 2007 Jan-Mar；20（1）：3-10

[e]Amadio PC, Berquist TH, Smith DK, Ilstrup DM, Cooney WP 3rd, Linscheid RL.Scaphoid malunion. J Hand Surg Am. 1989 Jul；14（4）：679-687

[f]Poole JL. Measures of hand function. Arthritis Care Res (Hoboken)．2011 Nov；63 Suppl

髁炎患者的前臂疼痛和功能障碍。它有两个子量表：疼痛和功能。该量表容易完成，执行速度快，与 DASH 评分和伸腕时 NRS 疼痛评分有很好的相关性；然而它只评估一种特异疾病。

适用条件：肘关节肱骨外上髁炎。

（五）MWS

梅奥腕关节评分（Mayo wrist score，MWS）是患者和临床医师报告的评分，包括 5 个 Likert 量表条目，评估疼痛、功能、关节活动度和握力评估。它比较基础，但涉及对腕关节灵活性和力量的客观评估，这可能会限制它的使用。此外，其可靠性和一致性特征还没有得到深入的研究。它可以分为优（90～100分）、良好（80～90分）、满意（60～80分）和差（< 60 分）。

适用条件：最初用于舟骨不愈合；可用于腕关节骨折和关节炎。

（六）MHQ

Michigan 手功能调查问卷（Michigan hand outcome questionnaire，MHQ）是一个由 37 个条目组成的患者报告量表，用于评估手部功能、外观、疼痛和满意度。可在各种情况下适当测量手的功能；然而它的应用可能比较耗时。

适用条件：手和腕关节损伤，包括骨关节炎。

（七）FIHOA

手骨关节炎功能指数（functional index for hand osteoarthritis，FIHOA）是一个患者报告的量表，由 10 个条目组成，包括评估关于使用钥匙、切割、提起、扣纽扣和书写等问题，旨在测量手骨关节炎患者的手的功能。它与 MHOQ 有很好的相关性。

适用条件：手骨关节炎。

五、髋关节功能测量

髋关节手术结果的评估主要集中在患者满意度和生活质量、疼痛程度、活动度、并发症和行走辅助工具的使用上。已经开发了各种各样的生活质量评估工具，它们在测量技术和所评估的领域数量上有所不同。这些评分工具不仅对老年患者和髋关节先天性疾病的临床评估有帮助，而且对保髋手术的结果评估也有帮助。理想的髋关节结局指标应该是特异针对髋关节，具有一般的组成部分，并且清晰简洁。以前的结局评估工具是对先前评估慢性病（如骨关节炎）工具的改良。临床实践中最常使用的评分量表是 Harris 髋关节评分量表、髋关节功能障碍和骨关节炎结果评分、牛津髋关节评分和评估髋关节骨关节炎严重程度的 Lequesne 指数。更多的与运动相关的髋关节损伤特异评分在过去几年被设计，如非关节炎髋关节评分和国际髋关节结果工具。

表46-3描述了髋关节功能最常见量表的基本计量特征、强度和不足。

（一）HHS

Harris 髋关节评分（Harris hip score，HHS）是一个基于临床医师的结局评分，包括 10 个条目，用于评估疼痛、功能、有无畸形和活动范围。该评分有两个版本：1969 年出版的原始版本和经过修改的 HHS（MHHS）版本。后者仅包括疼痛和功能部分，已被广泛用于评估髋关节镜手术的结局。HHS 在世界范围内被广泛应用于全髋置换手术的结局评价，它也被证明是测量股骨颈骨折手术结局评价的合适方法。它似乎对短时间的随访很有用；此外，不可接受的上限效应严重限制了它的有效性。HHS 已在许多不同的国家（瑞典、荷兰、丹麦等）使用，但还没有其他语言的版本。与 WOMAC、NHP、NAHS、SF-36 在疼痛和功能域方面有较好的相关性。根据得到的分数，可以分为优（90 ～ 100 分）、良（80 ～ 90 分）、一般（70 ～ 80 分）或差（< 70 分）。

适用条件：股骨颈骨折，髋关节骨性关节炎，髋关节撞击综合征。

（二）HOOS

髋关节功能障碍和骨关节炎结果评分（hip disability and osteoarthritis outcome score，HOOS）是由患者报告的评分，包含 40 个条目，用于评估疼痛、其他症状、日常生活活动功能、运动娱乐功能以及与髋关节相关的生活质量。有两个稍微不同的版本 LK1.1 和 LK2.0 已被验证。2008 年，根据 HOOS 问卷，采用条目应答理论，发布了由 5 项身体功能测量条目组成的 HOOS-PS 问卷，来收集患者对髋关节问题所遭遇困难的意见。HOOS 已被用于患有或不患有髋关节骨关节炎的髋关节功能障碍患者，以及患有髋关节骨关节炎行全髋置换手术患者的术前术后评估。HOOS 是 WOMAC 的扩展，由于增加了子量表，其对更年轻和更积极活跃的人更有价值。它适合在研究中用作疾病特异性问卷。它与牛津髋关节评分、Lequesne 指数和 VAS 疼痛评分有较好的相关性。根据其得分，可以将其分为优（> 41 分）、良（34 ～ 41 分）、

表 46-3　髋关节功能测量

问卷	条目	量表选项	实施	范围	截点	收集时间（分钟）	统计时间（分钟）	内部一致性	重复性	标准化响应均值	最小可检测变化	最小临床重要差异
HHS[a]	10	Likert (2~15)	医师	0(最差)~100(最好)	是	5	10	NR	0.93~0.98	2.52~2.73	NR	NR
HOOS[b]	40	Likert (5)	患者	0(最差)~100(最好)	否	10~15	2-3	0.82~0.98	0.75~0.97	1.29~3.24	9.6~16.2	NR
OHS[c]	12	Likert (5)	患者	0(最差)~48(最好)	是	2~8	5	0.84~0.93	0.84~0.93	1.12	6.11	3~5
LISOH[a]	11	Likert (2~7)	患者+医师	0(最好)~24(最差)	是	2~5	5	0.83~0.84	0.94	NR	NR	NR
NAHS[c]	20	Likert (5)	患者	0(最差)~100(最好)	否	8~10	5	0.69~0.92	0.87~0.95	NR	10.4~12.4	NR
IHOT33[d, e]	33	VAS	患者	0(最差)~100(最好)	否	15	6	0.96~0.99	0.87~0.96	1.7	16.0	6.1
HAGOS[f]	37	Likert (5)	患者	0(最差)~100(最好)	否	10	10	0.37~0.73	0.82~0.92	NR	0.2-mag	NR

[a]Nilsdotter A, Bremander A. Measures of Hip Function and Symptoms. Arthritis Care & Research Vol. 63, No. S11, November 2011, pp. S200–S208

[b]Martinelli N, Longo UG, et al. Cross-cultural adaptation and validation with reliability, validity, and responsiveness of the Italian version of the Oxford Hip Score in patients with hip osteoarthritis. Qual Life Res (2011) 20:923–929

[c]Ramisetty N, Kwon Y and Mohtadi N. Patient-reported outcome measures for hip preservation surgery. A systematic review of the literature. Journal of Hip Preservation Surgery Vol. 2, No. 1, pp. 15–27

[d]Mohtadi NG, Griffin DR, Pedersen ME et al. The development and validation of a self-administered quality-of-life outcome measure for young, active patients with symptomatic hip disease: the international hip outcome tool (iHOT-33). Arthroscopy 2012; 28: 595; 605

[e]Kemp JL, Collins NJ, Roos EM et al. Psychometric properties of patient-reported outcome measures for hip arthroscopic surgery. Am J Sports Med 2013; 41: 2065–2073

[f]Thorborg K, Holmich P, Christensen A, Petersen F, Roos EM. The Copenhagen Hip and Groin Outcome Score (HAGOS): development and validation according to the COSMIN checklist. Br J Sports Med 2011;45:478-491

一般（27 ～ 33 分）或差（< 27 分）。

适用条件：骨关节炎，一般的髋关节疾病。

（三）OHS

牛津髋关节评分（Oxford hip score，OHS）是患者报告结局评分，包含 12 个条目，用于评估与日常活动（如走路、穿衣和睡觉）相关的髋关节疼痛和功能。它是为评估关节置换而设计的，并已在几个国家的大型注册研究中使用。在髋关节置换手术长期随访的系统研究中，OHS 量表补充了其他一般结果评价指标。它也被证实可用于髋关节翻修手术。由于其简短，OHS 问卷可用于邮件调查，回复率很高，因此是大型研究的首选。在全髋置换患者中 OHS 与 HHS 之间存在高度相关性。

适用条件：髋关节骨关节炎。

（四）LISOH

髋关节骨关节炎严重程度的 Lequesne 指数（Lequesne in severity for osteoarthritis of the hip，LISOH）是基于访谈或报告的评分，包括 11 个条目，评估疼痛、最大步行距离和日常生活活动。LISOH 目前有几个版本：基于访谈版、自我管理版，以及由于评分和措辞的变化而修改的版本。LISOH 的开发是为了在药物试验中评估髋关节骨关节炎的严重程度和髋关节骨关节炎的长期治疗效果，并帮助决策是否需要行髋关节置换手术。它的结构效度有限；问卷的聚合效度也受到了质疑。建议只将 LISOH 用于组间比较。根据其评分，髋关节骨关节炎的功能障碍可分为极其严重（> 14 分）、非常严重（11 ～ 13 分）、严重（10 ～ 8 分）、中度（5 ～ 7 分）、轻度（1 ～ 4 分）或正常（0 分）。

适用条件：骨关节炎，药物干预有效性，帮助判定手术指征，如全髋置换。

（五）NAHS

非关节炎髋关节评分（non-arthritic hip score，NAHS）由 20 个条目组成，包含疼痛、机械症状、功能症状和活动水平 4 部分。它是为有更高要求和期望的爱好运动年轻患者开发的。是基于患者自我管理问卷，是根据西安大略大学和麦克马斯特大学骨关节炎指数（Western Ontario and McMaster Universities Osteoarthritis Index，WOMAC）修改而开发的。来自患者、外科医师、物理治疗师和流行病学家的大量意见用于创建 NAHS 评分系统。NAHS 在 4 个部分都有令人满意的内部一致性。但是，在和其他结果评估的直接比较研究中并没有关于其内部一致性的进一步证据。因此，NAHS 的内部一致性总得分是好的。复测信度的总得分为优。NAHS、HHS 和 SF-12 三者之间结构效度令人满意。

适用条件：所有非关节炎髋关节疾病。

（六）国际髋关节结果工具 -33 （International Hip Outcome Tool-33，iHOT-33）

iHOT-33 是采用视觉模拟应答模式由 33 个问题组成的患者自我管理问卷，结果 0 ～ 100（最差～最好）。iHOT-33 是与多中心髋关节镜结果研究网络（multicenter arthroscopy of the hip outcomes research network，MAHORN）联合开发的。它有一个简短的版本：iHOT12，包括 12 个条目，而不是最初的 33 个，旨在更方便地应用于临床验证和测试其可靠性。适合使用该工具的人群包括年龄在 18 ～ 60 岁，Tegner 活动水平为 4 或更高的患者，这意味着他们每周至少进行一次娱乐体育活动，或从事中度重体力劳动。在他们的原始文章中没有提到 iHOT-33 的地板或天花板效应。最后，与 NAHS 的结构效度的相关系数为 0.81。

适用条件：髋关节撞击综合征，治疗髋关节内病变的关节镜手术。

（七）HAGOS

哥本哈根髋与腹股沟结果评分（the Copenhagen hip and groin outcome score，HAGOS）是一份患者报告结果的问卷；它由 37 个条目组成，分为 6 个子量表，分别是疼痛、症状、日常生活活动中的身体功能、运动娱乐中的身体功能、参与体育活动以及与髋和（或）腹股沟相关的生活质量。

HAGOS 是 2011 年制定的，这是第一个根据 COSMIN 清单指南制定的结局指标。这个问卷的目标是根据有髋和（或）腹股沟疼痛的中青年体力活动患者的功能、残疾、健康的国际分类来评估与髋和（或）腹股沟相关的功能障碍（身体结构和功能）、活动（活动限制）、参与（参与限制）。从原始文章中所有子量表的 ICC 范围从 0.82 ～ 0.92 可以明显看出，HAGOS 具有优异的重测可靠性。同时具有优异的内部一致性和良好的内容效度。如他们的原始文章所述，在 HAGOS 的一些子量表中发现了地板或天花板效应，而在术后 12 ～ 24 个月的 HAGOS 日常生活活动（32%）和体力活动（28%）子量表中存在天花板效应，不存在地板效应。最后，HAGOS 和 SF-36 之间的结构效度是令人满意的。

适用条件：伴有长期髋和（或）腹股沟疼痛的中青年患者。

六、膝关节功能测量

膝关节是骨科和运动医学研究最多的关节之一；因此，在许多临床或研究中需要使用结局指标评估。最相关的是那些对疼痛、功能、生活质量和活动的评估。临床医师报告量表记录关节的客观特征，如畸形、关节活动度和稳定性。表 46-4 描述了最常见的膝关节功能量表的基本计量特征、强度和不足。

（一）主观 IKDC

国际膝关节文献委员会主观评分（International Knee Documentation Committee Subjective Score，主观 IKDC）表是包含 18 个条目的患者报告评分表、评估膝关节症状、运动参与和日常活动。它于 1994 年制定，并于 2001 年修订为目前的形式。它的优点是对患者状况全面评估，最重要的是反映了手术干预后患者的变化。它操作简单，易于回答，使其在临床和研究中都是理想的选择。此外，它与辛辛那提膝关节评分系统、VAS 疼痛评分、WOMAC、Lysholm 和 SF-36 具有良好的相关性。另一方面，它缺乏心理测试，这使得它不能成为评估骨关节炎患者的最佳选择。

适用条件：膝关节韧带损伤及手术、半月板损伤、软骨损伤、膝关节脱位。

（二）国际膝关节文献委员会客观评分 （International Knee Documentation Committee Objective Score，客观 IKDC）

客观 IKDC 表是一个临床医师报告的评分表，评估膝关节所有方面的结果。包含 25 个条目，分为 7 个子量表，分别评估关节积液、被动活动障碍、韧带检查、捻发音、供区并发症、X 线表现及单腿跳跃能评估。参照对侧健康膝关节，每一项按照 Likert 四级评分量表进行评级，从 A ～ D 级，或从正常到严重异常。总评分是由前三组（积液、被动活动度和韧带稳定性）的最低值决定的。但是，所有的项目都应该被评估，即使它们对总评分结果没有影响。该表常用于评估韧带手术，

表 46-4　膝关节功能测量

问卷	条目	量表选项	实施	范围	截点	收集时间(分钟)	统计时间(分钟)	内部一致性	重复性	标准化响应均值	最小可检测变化	最小临床重要差异
主观 IKDC[a]	18	Likert (5-10)	患者	0(最差)~100(最好)	否	10	5	0.92~0.97	0.87~0.89	0.94~1.5	6.7	11.5
客观 IKDC[a]	25	Likert (4)	医师	A(最好)~D(最差)	是	15	3	NR	NR	NR	NR	NR
KOOS[a]	25	Likert (5)	患者	0(最差)~100(最好)	否	10	5	0.25~0.90	0.0~0.97	0.61~2.12	5-21	NR
Lysholm[a]	8	Likert (3-6)	患者	0(最差)~100(最好)	是	5	3	0.65~0.73	0.88~0.97	0.90~1.10	8.9-10.1	NR
OKS[a]	12	Likert (5)	患者	0(最好)~48(最差)	否	5	5	0.93~0.97	0.91~0.94	0.7	6.1	NR
CKRS[b]	13	Mix	患者+医师	0(最差)~100(最好)	是	20	10	NR	0.75~0.98	0.72~2.48	NR	NR
WOMAC[a]	24	Likert (5)	患者	0(最好)~20疼痛;8僵硬;68功能(最差)	否	10	5	0.67~0.98	0.65~0.98	0.40~2.02	10.6~30.6	14~33
WOMAC VAS[a]	24	VAS/NRS	患者	0(最好)~500疼痛;200僵硬;1700功能(最差)	否	5	3	NR	NR	NR	NR	NR
KSS[c]	7	Likert (2-25)	患者+医师	0(最差)~100(最好)	是	10	5	0.74~0.94	0.65~0.88	NR	NR	NR
HSS[d]	13	Mix	患者+医师	0(最差)~100(最好)	是	10	5	0.70	0.98~0.99	NR	NR	NR
AKPS[e]	13	Likert (3-5)	患者	0(最差)~100(最好)	否	5	5	NR	0.81	NR	NR	8~10
VISA-P[f]	8	Mix	患者	0(最差)~100(最好)	否	5	5	0.71~0.73	0.74	NR	NR	14

[a]Collins NJ, Misra D, Felson DT, Crossley KM, Roos EM. Measures of knee function. Arthritis Care Res (Hoboken). 2011 Nov;63 Suppl 11:S208-228
[b]Barber-Westin SD, Noyes FR, McCloskey JW. Rigorous statistical reliability, validity, and responsiveness testing of the Cincinnati knee rating system in 350 subjects with uninjured, injured, or anterior cruciate ligament-reconstructed knees. Am J Sports Med. 1999 Jul-Aug;27(4):402-416
[c]Hamamoto Y, Ito H, Furu M, Ishikawa M, Azukizawa M, Kuriyama S, Nakamura S, Matsuda S. Cross-cultural adaptation and validation of the Japanese version of the new Knee Society Scoring System for osteoarthritic knee with total knee arthroplasty. J Orthop Sci. 2015 Sep;20(5):849-853
[d]Narin S, Unver B, Bakirhan S, Bozan O, Karatosun V. Cross-cultural adaptation, reliability and validity of the Turkish version of the Hospital for Special Surgery (HSS) Knee Score. Acta Orthop Traumatol Turc. 2014;48(3):241-248
[e]Crossley KM, Bennell KL, Cowan SM, Green S. Analysis of outcome measures for persons with patellofemoral pain: which are reliable and valid? Arch Phys Med Rehabil. 2004 May;85(5):815-822
[f]Hernandez-Sanchez S, Hidalgo MD, Gomez A. Responsiveness of the VISA-P scale for patellar tendinopathy in athletes. Br J Sports Med. 2014 Mar;48(6):453-457

并可靠比较不同组的治疗效果。然而，为了提高其精度，它需要工具辅助评估膝关节稳定性。此外，在双侧膝关节病变或对侧之前受过伤的情况下，不能使用该评分。通常，C 级和 D 级认为是治疗失败。

适用条件：尤其是膝关节韧带损伤和手术，还有其他由主观 IKDC 表评估的膝关节情况，如半月板损伤、软骨损伤、膝关节脱位等。

（三）KOOS

膝关节损伤与骨关节炎结果评分（Knee Injury and Osteoarthritis Outcome，KOOS）是一项包含 42 个条目的患者报告量表，包括 5 个部分，每部分单独评分，分别为疼痛、症状、日常生活活动、运动和娱乐活动，以及与膝相关的生活质量。这是一份完整的问卷，因为它探索了多种膝关节疾病的所有可能方面。然而，由于这个原因，可接受性和可靠性可能会因患者的年龄和情况而不同，特别是在运动子量表上。与 SF-36 评分、WOMAC 有较好的相关性。由于以上原因以及其使用相对简单，KOOS 被广泛使用，尤其是在大型登记注册中。此外，每个子量表都是单独评分，而不是综合评分，从而允许在不同的维度上对不同的干预措施进行临床解释。另一方面，KOOS 还没有验证是否可以用于电话随访和访谈，因为需要患者直接参与，这可能会限制其使用。

KOOS- 身体功能简表（physical function short form，PS）是 KOOS 的一个简版，它只包含来自日常生活活动和运动子量表的 7 个条目，在临床应用中更短、更快且更容易使用。

适用条件：中青年患者创伤后骨关节炎（行 TKA 手术）伴有软骨、韧带或半月板损伤的患者。

（四）Lysholm 评分

Lysholm 评分是一个由 8 个条目组成的患者报告量表，用于评估膝关节症状，如跛行、绞锁、肿胀、不稳定、疼痛、爬楼梯和下蹲。它于 1982 年推出，是膝关节评估中最常用的临床评分之一。它非常受欢迎，并广泛应用于临床和研究。它的地板效应和天花板效应有限，因此有助于跟踪干预措施随着时间推移而改善或恶化。此外，它与主观 IKDC、辛辛那提膝关节韧带评分、WOMAC 具有良好的相关性。然而，它的主要局限是，评分仅来源于临床医师，没有患者输入。研究者担心其可靠性有限和缺乏对 MCID 的定义。Lysholm 评分的结果可分为优（95～100）、良（84～94）、一般（65～83）或差（＜65）。

适用条件：韧带损伤和手术，尤其是伴有膝关节不稳症状，但也可以是半月板损伤、软骨损伤、髌股关节疼痛和膝骨关节炎。

（五）OKS

牛津膝关节评分（Oxford Knee Score，OKS）是为接受全膝置换手术患者制定的由 12 个条目组成的患者报告评分表。它也可以用来评估骨关节炎和早期骨关节炎。由于这些原因，它与 WOMAC、KOOS 和 SF-36 具有良好的相关性。它的有效性、可靠性及对评分变化的反应性，使其在研究中非常有用。然而，由于是基于膝关节骨关节炎制定的，这也限制了它的使用。

适用条件：全膝置换、骨关节炎、类风湿关节炎。

（六）CKRS

辛辛那提膝关节评分系统（Cincinnati knee rating system，CKRS）1983 年提出，后进一步修改，由患者和临床医师报告，包含 13 个条目，用于评估患者症状（疼痛、肿胀和打软腿），对膝关节整体状况的感知，日常生活功能（散步，爬楼梯，下蹲），运动功能（跑、跳、旋转），体育活动和职业。评估通过体格检查、单腿环转功能测试和关节间隙狭窄的影像测量完成。总分 100 分，包含综合症状（20 分）、功能活动（15 分）、体格检查（25 分）、稳定性（20 分）、影像学表现（10 分）和功能测试（10 分）。根据结果，可以分为优（＞80 分），良（55～79 分），一般（30～54 分）或差（＜30 分）。它是一个全面而严谨的量表，具有良好的可靠性和对检测变化的高反应性。然而，可能相当耗时。其应用主要在运动医学膝关节韧带和半月板疾病。

适用条件：韧带损伤和手术，同种异体半月板移植和修复。

（七）WOMAC

西安大略和麦克马斯特大学指数（Western Ontario and McMaster Universities Index，WOMAC）是一个包含 24 个条目由患者报告的量表，评估包含 3 个方面，每个方面都有一个专门的子量表：疼痛、僵硬和功能活动。它以 Likert 五分量表和 100 mm VAS 或 NRS 量表形式应用；而且根据评分的类型，可以从 3 个子量表得到不同评分。获得的评分可以转换为简单的 0～100 分形式。WOMAC 是评估膝 OA 患者最常见的量表之一，并在多种语言中得到验证。此外，它的优点是已通过患者亲自使用、电话或电子方式进行验证。3 个方面分别评分，而不是计算总分值，增强了对每个方面的解释。然而，与不常见任务相关的条目可能导致数据丢失，而缺乏困难的任务使得该量表不是更活跃患者的最佳选择。因为较高可靠性和检测变化的能力，该量表是研究的最佳选择，尤其是在对膝骨关节炎和软骨缺损进行手术和非手术干预后的评估。

适用条件：膝关节骨关节炎，软骨损伤，ACL 损伤。

（八）KSS

膝关节协会评分（knee society score，KSS）是一项包括 7 个条目的由患者和临床医师报告评分，综合了疼痛的主观评估与客观特征如屈伸受限、关节活动度、力线和关节松弛。由于这个原因，它受到低可靠性、观察者间信度和观察者内部信度的限制。主要用于全膝置换评估，与 SF-36、OKS 评分有较好的相关性。根据得到的分值，可以分为优（80～100 分）、良（70～79 分）、一般（60～69 分）或差（< 60 分）。

适用条件：膝关节骨关节炎。

（九）HSS

美国特种外科医院评分（hospital for special surgery score，HSS）是一个包含 13 个条目的量表，由患者和临床医师报告，评估疼痛、功能、关节活动度、肌力、屈曲畸形、不稳定性和力线。它与 KSS 评分有相似的特点，也可以根据评分分为优（85～100 分）、良（70～84 分）、一般（60～69 分）或差（< 60 分）。它可以对膝关节功能进行精确评估，但缺乏对一般的生活质量的评估。因此，它应该与其他能够描述患者一般情况的评分工具一起使用。

适用条件：膝关节骨关节炎。

（十）AKPS

Kujala 膝前痛评分（Kujala Anterior Knee Pain Scale，AKPS），也被称为"Kujala 评分"，是一个由 13 个条目组成的患者报告量表，评估对 6 种活动的主观反应，这些活动被认为是引发前膝疼痛的诱因，如走路、跑步、跳跃、爬楼梯、下蹲和坐下。并且同时整合了肿胀、大腿萎缩、屈曲挛缩和髌骨异常运动等客观的膝关节基本特征。因此，它是专门用于评估膝关节前方疼痛的情况，特别是髌股关节病变。该问卷简单快速，与 Lysholm、KOOS、VAS 疼痛评分相关性好；然而，它不能区分初次髌骨脱位和复发性不稳患者。

适用条件：膝前疼痛，髌股关节病变，特别是不稳定的情况。

（十一）VISA-P

维多利亚体育学院髌骨评估（Victorian institute of sport assessment-patella，VISA-P）评分是由 8 个条目组成的患者报告问卷，由 VAS 和 Likert 量表两部分组成，用于评估活动、功能测试和参与运动期间的疼痛。它是专门为测量髌腱而开发，具有良好的可靠性和重复性，与 VAS 疼痛评分有良好的相关性。此外，由于其 MCID 是可用的，因此 VISA-P 是评估髌腱病变治疗的最常用评分系统之一。

适用条件：髌腱疾病。

七、足踝功能测量

在临床研究中，为评价足踝功能，已经开发了多种结局测量方法；在过去 10 年的时间里，提出了 139 种不同的量表，而在 2012—2016 年，文献中有多达 89 种足踝方面测量方法。这种令人难以置信的多样性可能不利于循证决策和比较临床结果。

表 46-5 描述了最常见的足踝功能量表的基本计量特征、强度和不足。

（一）AOFAS 评分

美国骨科足踝协会评分（American Orthopaedic Foot and Ankle Society Score，AOFAS）于 1994 年首次引入，是临床医师最常用的结果测量工具。根据足不同部位分为 4 个调查问卷：踝 / 后足、中足、跗趾和其余四趾；每一类都由 9 个条目组成，分为 3 个方面（功能、力线和疼痛），并从 0～100 进行评分。AOFAS 评分并不完全是患者报告，其中包含了需要临床医师评估的主观和客观数据。尽管临床上广受欢迎，但也存在局限性：缺乏相关验证、观察者之间的高度变异性以及与其他一般 PROM 的相关性较差。由于这些原因，AOFAS 协会本身推荐使用更有效和标准化的结局评分。

适用条件：这些部位特异性问卷已被用于评估各种足踝关节疾病的患者，如关节炎、软骨缺损、软组织疾病及趾畸形。

（二）AAOS-FAM

美国骨科医师学会：足踝评分（American Academy of Orthopaedic Surgeons：Foot and Ankle Model，AAOS-FAM）于 2004 年发布，由 25 个条目组成的患者报告问卷，分为 5 个子量表：疼痛、功能、僵硬

表 46-5 足踝功能测量

问卷	条目	量表选项	实施	范围	截点	收集时间（分钟）	统计时间（分钟）	内部一致性	重复性	标准化响应均值	最小可检测变化	最小临床重要差异
AOFAS[a]	9	Likert(3~4)	患者+医师	0(最差)~100(最好)	否	10	3	0.585(0.863功能量表)	0.89~0.97	0.79	1.7	NR
AAOS-FAM[b]	25	Likert(5~6)	患者	0%(最差)~100%(最好)	否	15	10	0.83~0.93	0.79~0.99	NR	NR	NR
FFI[b]	23	VAS	患者	0(最好)~230(最差)	否	5	7	0.73~0.96	0.70~0.87	NR	7	NR
FAOS[b]	42	Likert(5)	患者	0(最差)~100(最好)	否	10	10	0.88~0.94	0.70~0.87	NR	NR	NR
FAAM[b]	29	Mix	患者	0%(最差)~100%(最好)	否	7	10	0.96~0.98	0.87~0.89	NR	NR	8(ADL)/9(sport)
FADI[b]	34	Likert(5)	患者	0%(最差)~100%(最好)	否	7	10	0.84~0.89	NR	NR	NR	NR
ACFAS[c]	16	Likert(5)	患者+医师	0(最差)~100(最好)	否	15	10	NR	NR	NR	NR	NR
FHSQ[b]	13	Likert(3~5)	患者	0(最差)~100(最好)	否	6	10	0.89~0.95	0.74~0.92	NR	NR	7~14
ROFPAQ[b]	39	Likert(5)	患者	1(最好)~5(最差)	否	10	6	0.81~0.89	0.82~0.93	NR	NR	NR
QOL[b]	5	Likert(5)	患者	0(最差)~20(最好)	否	3	1	0.85~0.91	NR	NR	NR	NR
OMAS[d]	9	Likert(3~5)	患者	0(最差)~100(最好)	否	3	3	0.76	0.95	NR	NR	NR
VISA-A[e]	8	Mix	患者	0(最差)~100(最好)	否	5	7	0.73	0.79	NR	NR	NR

[a]De Boer AS, Meuffels DE, et al. Validation of the American Orthopaedic Foot and Ankle Society Ankle-Hindfoot Scale Dutch language version in patients with hindfoot fractures. BMJ Open. 2017;7(11):e018314

[b]Martin RL, Irrgang JJ. A survey of self-reported outcome instruments for the foot and ankle. J Orthop Sports Phys Ther. 2007;37(2):72-84

[c]Cook JJ, Cook EA, et al. Validation of the American College of Foot and Ankle Surgeons Scoring Scales. J Foot Ankle Surg. 2011;50(4):420-429

[d]Nilsson et al. The Swedish version of OMAS is a reliable and valid outcome measure for patients with ankle fractures. BMC Musculoskeletal Disorders. 2013;14:109

[e]Iversen, J. V., Bartels, et al. Danish VISA-A questionnaire. Scand J Med Sci Sports. 2016; 26: 1423-1427

和肿胀、打软腿和鞋子舒适度。每项都在 1 ～ 5 分或 6 分制内打分，然后计算；结果是百分比（0 ～ 100 分），其中较高的数字表示更好的功能。该量表在外科医师中越来越受欢迎；具有良好的可靠性和重复性。

适用条件：AAOS-FAM 可用于比较特定足踝关节疾病或手术方法的临床结果。

（三）FFI

足功能指数（foot function index，FFI）是在 1991 年为患有足部相关疾病的老年患者开发的；它被认为是专门针对继发于风湿性关节炎的足踝疾病，但是问卷没有具体的条目针对这种情况。它由 23 个患者报告的问题组成，从 3 个方面评估足部功能：疼痛、功能障碍和活动受限。与 SF-36 有中度至高度相关性；这提示 FFI 可以很好地测量健康状况和患者结局。

适用条件：一般用于老年患者，类风湿患者，矫形结局评估。由于报道的天花板效应，对于职业运动员应用可靠性差。

（四）FAOS

足踝结果评分（foot and ankle outcomes score，FAOS）是 2001 年发布的包含 42 个条目的患者报告量表，包括五个子量表（疼痛、症状、日常生活能力、运动和与踝关节相关生活质量）。每个子量表单独评分，用 0 ～ 100 分进行评分。FAOS 显示出良好的信度和效度，但调查的内容过多会给患者带来显著的负担。

适用条件：它已被验证用于各种足踝疾病，如成人平足畸形、踇外翻、踇僵直。

（五）FAAM

足踝功能测量（foot and ankle ability measure，FAAM）是在 2005 年开发的；具有部位特异性的由 29 个患者报告的条目组成，分为 2 个子量表：日常生活活动量表和运动量表。最近的一项研究表明，足部和踝关节创伤患者的 FFI 和 FAAM 高度相关。

适用条件：它适用于一系列足踝疾病，以及慢性踝关节不稳定和与糖尿病足等疾病。

（六）FADI

足踝功能障碍指数（foot and ankle disability index，FADI）于 1999 年首次发布；它是 FAAM 的原版，包括 4 个以上疼痛评估条目和一个睡眠能力条目（共 34 个条目）。FADI 和 FAAM 可用于评估患有慢性踝关节不稳的运动员的功能障碍。

适用条件：运动相关的足踝疾病和创伤评估。

（七）ACFAS 通用评估量表

美国足踝外科医师学会（American College of Foot and Ankle Surgeons，ACFAS）在 2005 年开发了这个基于解剖学的评分量表，作为评价手术前后客观和主观参数的临床工具。第一跖趾关节和第一跖楔关节、前足（不包括第一跖楔关节），后足和踝关节都包含 4 个模块；每个问卷由患者和临床医师共同完成，包括主观（疼痛、外观和功能）和客观（放射学和功能）参数，共 100 分。该工具经过验证，对变化具有良好的可靠性和灵敏度。

适用条件：需要手术治疗的：足踝肌肉骨骼相关疾病。

（八）FHSQ

足健康状况问卷（foot health status questionnaire，FHSQ）是为那些因常见足部疾病而接受手术治疗的患者而开发的。它由 4 个子量表组成，共 13 个条目，包含以下 4 个方面：疼痛（4 个条目）、功能（4 个条目）、鞋子舒适度（3 个条目）和一般足部健康（2 个条目）。每个子量表的分数范围从 0 ~ 100，分数越高代表结果越好。

适用条件：足踝相关的疾病，包括影响皮肤和指甲的疾病。

（九）ROFPAQ

Rowan 足部疼痛评估（Rowan foot pain assessment，ROFPAQ）是一种专门为慢性足部疼痛开发的特异性工具。它包含 39 个条目，分布在四个疼痛评估子量表中：感觉（16 个条目），情感（10 个条目），认知（10 个条目），理解（3 个条目）。每个子量表分别从 1 ~ 5 分进行独立评分，将子量表的每个条目进行汇总，形成一个分数从 1 ~ 5 分的子量表评分，分数越高代表疼痛越严重。

适用条件：慢性足踝疼痛。

（十）运动踝关节生活质量

运动踝关节生活质量（quality of life，QOL）评分系统具有部位特异性，包括自我报告和临床医师完成的测量。3 个结果测量：生活质量测量、临床评分和单一数值评估，可以同时使用或独立使用。QOL 是一份自我报告的问卷，旨在评估运动员踝关节受伤后的生活质量；它包含 5 个条目，评估症状、工作和学校活动、娱乐和体育活动、日常生活活动和生活方式。

临床评分由 11 个条目组成，由患者和临床医师报告；最后，通过 VAS 评价工具，让患者对其踝关节功能从 0 ~ 100 分进行评分。

适用条件：踝关节损伤，特别是脚踝扭伤。

（十一）OMAS

Olerud-Molander 踝关节评分（Olerud-Molander Ankle Score，OMAS）是针对踝关节骨折患者开发的特异性结局评估工具，常被用于评估这类患者；此外，据报道，它是记录急性踝关节韧带损伤后短期变化的有效工具。OMAS 是一份患者自我管理问卷；评分范围从 0 分（功能完全受损）到 100 分（功能完全正常），基于 9 个不同方面：疼痛、僵硬、肿胀、爬楼梯、跑步、跳跃、下蹲、支撑和工作 / 活动水平。

适用条件：踝关节骨折，踝关节韧带损伤

（十二）VISA—A

维多利亚体育学院跟腱评估（Victorian institute of sports assessment-achilles，VISA-A）是一种疾病特异性工具，用于评估慢性跟腱病患者的临床严重程度。这是一个容易自我管理的问卷，评估症状及其对体育活动的影响。问卷包含 8 个问题，涵盖 3 个必要的方面：疼痛、功能状态和活动。前 6 个问题使用 VAS 量表，以便患者可以报告连续主观症状的程度；最后两个问题使用了分类评定量表。最终结果范围从 0 ~ 100 分，无症状者预期得分为 100 分。

适用条件：慢性跟腱病。

八、活动水平的测量

使患者能够进行不受限制的体力活动是临床医生的主要关注点；基于这个原因，创建了一系列评分工具来评估重返运动 / 活动（return to sport/activity，RTS）的结局情况。当考虑这些工具时，有一个因素应该特别注意：运动员不同于一般人群，因为他们有更高水平的身体功能和感知健康能力，在日常活动中他们可能觉察不到症状，普通的结果评估工具可能不会发现那些在高强度训练和比赛中出现的问题。

最常见的活动水平量表的基本计量特征、强度和不足描述如下（表46-6）。

表 46-6　活动水平测量

问卷	条目	量表选项	实施	范围	截点	收集时间（分钟）	统计时间（分钟）	内部一致性	重复性	标准化响应均值	最小可检测变化	最小临床重要差异
TEGNER[a]	1	Likert(11)	患者	0(最差)~10(最好)	否	1	1	NR	0.8	1	1	1
UCLA[b]	1	Likert(10)	患者	0(最差)~10(最好)	是	2	2	NR	NR	NR	1	1
ARS[c]	4	Likert(5)	患者	0(最差)~16(最好)	否	1	1	8.87	0.81	NR	NR	NR
AAS[d]	1	Likert(11)	患者	0(最差)~10(最好)	否	1	1	1	NR	NR	1	1
LEFS[e]	20	Likert(5)	患者	0(最差)~80(最好)	否	5	3	0.96	0.86	NR	9	9
SAS[f]	7	Likert(4~5)	患者	0(最差)~20(最好)	否	1	1	NR	0.92	NR	9	9
HAS[g]	44	Likert(6)	患者	0(最差)~220(最好)	否	120	30	NR	0.75	NR	NR	NR
OSTRC[h]	4/每个关节	Likert(4~5)	患者	0(最好)~100(最差)	否	>5	3~7	0.86~0.91	NR	NR	NR	NR
SQUASH[i]	11	Open	患者	1(最小)~9(最大)（每个项目）无上限	否	3~5	10	NR	NR	NR	NR	NR
IPAQ-SF[f]	7	Open	患者	0~无上限	否	3~5	10	<0.8	NR	NR	NR	NR
HAP[i]	94	Likert(3)	患者	1(最差)~94(最好)	否	10	5	NR	0.84MAS 0.79AAS	NR	6.5MAS 8.4AAS	NR

[a]Briggs KK, Lysholm J, et al. The reliability, validity, and responsiveness of the Lysholm score and Tegner activity scale for anterior cruciate ligament injuries of the knee: 25 years later. Am J Sports Med. 2009;37(5):890-897
[b]Terwee CB1, Bouwmeester W, et al. Instruments to assess physical activity in patients with osteoarthritis of the hip or knee: a systematic review of measurement properties. Osteoarthritis Cartilage. 2011;19(6):620-633
[c]Hossein Negahban, Neda Mostafaee, Soheil Mansour Sohani, Masood Mazaheri, Shahin Goharpey, Mahyar Salavati, Shahla Zahednejad, Zohreh Meshkati & Ali Montazeri (2011) Reliability and validity of the Tegner and Marx activity rating scales in Iranian patients with anterior cruciate ligament injury, Disability and Rehabilitation, 33:22-23, 2305-2310
[d]Tamás Halasi, MD, Ákos Kynsburg, MD, et al. Development of a New Activity Score for the Evaluation of Ankle Instability. The American Journal of Sports Medicine. 2004;32,899-908
[e]Alcock GK, Stratford PW. Validation of the Lower Extremity Function Scale on athletic subjects with ankle sprains. Physiother Can. 2002;54:233-240
[f]Brophy RH, Beauvais RL, et al. Measurement of shoulder activity level. Clin Orthop Relat Res. 2005;439:101-8
[g]Seeger J, Weinmann S, et al. The Heidelberg Sports Activity Score - A New Instrument to Evaluate Sports Activity. The Open Orthopaedics Journal. 2013;7:25-32
[h]Clarsen B, Myklebust G, et al. Development and validation of a new method for the registration of overuse injuries in sports injury epidemiology: the Oslo Sports Trauma Research Centre (OSTRC) Overuse Injury Questionnaire. Br J Sports Med. 2013;47:495-502
[i]Terwee CB, Bouwmeester W, et al. Instruments to assess physical activity in patients with osteoarthritis of the hip or knee: a systematic review of measurement properties. Osteoarthritis Cartilage. 2011;19(6):620-633

（一）Tegner 活动评分

Tegner 活动量表在 1985 年第一次被描述用于对膝关节韧带损伤进行前瞻性评估，该量表根据患者目前参加的运动和休闲活动及比赛的水平进行任意的排名。这是一个简单的量表，在这个量表中，受试者表示他们当前的活动范围从 0（没有体力活动 / 功能障碍）到 10（参加足球比赛或旋转运动）。它是作为 Lysholm 评分的补充而创建的；但它的应用也扩展到其他关节，包括髋关节和踝关节。

适用条件：主要用于膝关节韧带损伤和重建。

（二）UCLA 活动评定量表

加州大学洛杉矶分校（University of California at Los Angeles，UCLA）活动评定量表是一个简单的量表，范围从 1（无运动）～ 10（参与冲击性运动）；它是 1998 年开发的，用于评估关节置换术后的体力活动。与 Tegner 评分一样，患者被要求评价自己最合适的活动水平。定义了 4 个活动亚组：0 ～ 4 分（低活动），4.1 ～ 6（中度低活动量），6.1 ～ 8（中度高活动量），和 8.1 ～ 10（高活性）。

适用条件：UCLA 活动评定量表主要用于和验证髋膝关节骨性关节炎和关节置换的评估。

（三）ARS 或 Marx 量表

活动评定量表（Activity Rating Scale，ARS）/Marx 问卷量化了影响膝关节动态稳定性的活动频率；它包括 4 个关于患者进行活动频率的问题，如跑步、切割、减速和旋转等。每个问题得分 0 分（＜ 1次 / 月）～ 4（＞ 4 次 / 月），总分范围为 0 ～ 16 分。ARS 是基于测量功能 / 运动的特定组成部分（普遍适用于下肢）的理念，以便在患者之间进行更准确的比较。该量表可以在很短的时间内完成。

适用条件：涉及膝关节和下肢复杂关节运动的体育活动。

（四）AAS

踝关节活动评分（ankle activity score，AAS）是 2004 年发布的针对特异关节的评分；它是基于 Tegner 评分而开发出来的。它包括 53 项体育活动、3 项工作活动和 4 项一般活动；患者被要求选择他们最合适的运动 / 活动，并明确参与水平(最高水平，较低的竞技水平，娱乐水平)。与 Tegner 评分一样，结果由 0 ～ 10。

适用条件：踝关节损伤。

（五）LEFS

下肢功能量表（lower extremity functional scale, LEFS）是针对髋、膝、足踝疾患的一种广泛的区域特异性测量方法。它包括 20 个具体条目，涉及活动和参与的条目。量表采用 Likert 反应模式，得分越高表示活动水平越高。

适用条件：LEFS 已被证实应用于下肢的几种疾病；此外，它还被翻译成不同的语言。

（六）SAS

Brophy-Marx 肩关节活动量表（shoulder Activity Scale，SAS）是在 2005 年开发的，作为一种简单的工具来评估患者在不同运动中整体肩关节活动水平，可在不到 1 分钟内完成。它由两个部分组成：第一部分前五个条目描述了患者前一年肩关节 5 种常见的活动和相对频率，每一个项目评分从 0 ～ 4（< 1 次 / 月、1 次 / 月、1 次 / 周、> 1 次 / 周，或 1 次 / 天）。活动总得分从最小的 0 分到最大的 20 分不等。在第二部分，患者被问及他们是否参加了接触性运动和重复过顶投掷运动。这两个问题的答案从 A（不）～ D（是，在专业水平上）。SAS 具有良好的信度和效度。

适用条件：该评分用于肩袖撕裂患者。

（七）HSAS

Heidelberg 运动活动评分（Heidelberg sport activity score，HSAS）发表于 2013 年；这个经过验证的工具将体育活动分为 11 类：散步、游泳、骑自行车、跑步、越野滑雪、高山滑雪、高尔夫、跳舞、球拍运动、球类运动和其他。对于每一项活动，患者被要求对受影响关节的频率、持续时间、重要程度和损伤程度进行 0 ～ 5 级评分。对于每类活动，评分范围从 0 ～ 20，评分计算公式为：（频率＋持续时间）×（1 ＋ 损伤程度 /10 ＋ 重要程度 /10）。然后将这些分数相加，得到 0 ～ 220 的最终分数。该评分已被证明具有较高的效度、敏感性、可靠性和敏感性。适用于精英级别的运动员和从事不同运动的运动员，已经验证适用于不同的关节。然而，其缺点是收集数据时间极长（120 分钟）。

适用条件：创伤或手术后的活动评估；可用于精英水平运动员。

（八）OSTRC 过劳性损伤问卷

Oslo 运动创伤研究中心（Oslo Sports Trauma Research Center，

OSTRC）过劳性损伤问卷是为了创建一份可用于过劳性损伤问题的问卷。该工具对每个受影响的关节都设计了 4 个条目；对于每个过劳的问题，最终的"严重程度评分"范围在 0 ～ 100（每项 25 分）。在涉及多个感兴趣的解剖部位的研究中，每个解剖部位都要重复回答这四个问题。本问卷使用"问题"一词而非"损伤"一词，因为"损伤"一词的解释有较大的差异。

适用条件：主要用于运动损伤流行病学中评估过劳的问题。

（九）SQUASH

评估增强健康体育活动的简短问卷（short questionnaire to assess health-enhancing physical activity，SQUASH）不是用来测量能量消耗的，而是用来确定习惯性活动水平。它由 11 个问题组成，涉及通勤活动、休闲时间和体育活动、家庭活动以及工作学校活动。11 个问题活动得分之和就是总得分。

适用条件：SQUASH 是一份简短的体育活动问卷，目的是评估习惯性体育活动。

（十）IPAQ–SF

国际体育活动问卷——简短版（International Physical Activity Questionnaire-Short Form，IPAQ-SF）由 7 个问题组成，分别是参加剧烈、中等强度和步行活动的频率和持续时间，以及过去一周坐着的时间。最后的分数以代谢当量（metabolic equivalents，METs）表示，代谢当量表示一个人坐 1 分钟的耗氧量 [3.5ml/（kg · min）]。

适用条件：IPAQ 已得到验证，是监测不同环境下人群体育活动水平的合理测量工具。

（十一）HAP

人类活动概况（human activity profile，HAP）包含 94 项自我报告条目，测量能量消耗或身体健康；它被用来评估不同身体疾病的患者医疗康复结局的情况。它包括一个活动列表，患者应该指出他们目前是否能够执行该活动，是否已经停止执行该活动，或从未执行过该活动。每一个被选择的活动都有一个能量需求，估计在 1 ～ 10 METs。计算两个分数：最大活动分数（maximum activity score，MAS）和调整活动分数（adjusted activity score，AAS）。

适用条件：流行病学、人口研究及康复医学。

> 运动员在许多方面与一般人不同；他们有更高水平的身体功能和健康状况。因此，他们在日常活动中没有察觉到症状，而选择合适的测量工具是必需的。

九、整体和心理健康测量

对与健康有关的生活质量的一般测量工具经常用来评估治疗和临床结果的影响，并监测人群健康。这些量表通常由各种独立的方面/维度组成，共同代表了与健康相关的生活质量的概念。对这些条目进行加权，以表明受访者赋予它们的相对重要性，然后将这些条目汇总为反映健康状态的、质量或价值的单个数字。为了获得这些数值，已经研制了若干工具。

表 46-7 描述了整体和心理健康最常见的量表的基本计量特征、优势和不足。

（一）SF-36 和 SF-12

36 项健康调查简表（36-Item Short-Form Health Survey，SF-36）于 1992 年推出，包括 36 项针对 8 个方面的总体健康状况：生理功能、躯体疼痛、身体健康问题引起的角色限制、个人或情绪问题引起的角色限制、一般心理健康、社会功能、精力/疲劳或活力和一般健康观念。尽管该量表已证实用于骨科，但专家建议将 SF-36 与特定的骨科测量相结合，因为它是一种通用的健康量表，很难将骨科结果与其他无关的健康状况分开。

12 项简表（Short-Form 12，SF-12）SF-12 是 1996 年开发的 SF-36 的一个缩简版，目的是减少冗余和患者的时间负担。它将调查缩短到 12 个条目，并报告 2 个身体和精神方面的得分。它已在骨科患者中得到验证。SF-12 被 AAOS 推荐推荐为"一般生活质量"的 PRO 测量。

SF-36 和 SF-12 都是很好地用于研究结果评估问卷。两者都需要与具体的骨科评估工具结合使用。

（二）EQ—5D—3L

欧洲生活质量 3 水平五维量表（EuroQol-5 Domains-3 Likert，EQ-5D-3L）测量健康状况和生活质量，由 5 个条目组成（活动、自我照顾、日常活动、疼痛/不适、焦虑/抑郁），有 3 个可能的反应层次（没有问题、部分/中度问题、极端问题）。EQ-5D 指数从 5 个维度计算，

表 46-7　一般和心理健康测量

问卷	条目	量表选项	实施	范围	截点	收集时间（分钟）	统计时间（分钟）	内部一致性	重复性	标准化响应均值	最小可检测变化	最小临床重要差异
SF-36[a]	36	Likert (2-6)	患者	0(最差)~100(最好)	否	7	13	≥0.7(0.9体育活动)	<0.7	1.04	5	NR
SF-12[b]	12	Likert (2-6)	患者	0(最差)~100(最好)	否	3	7	≥0.82PCS ≥0.75MCS	0.89PCS 0.79MCS	<0.2	NR	NR
EQ-5D-3L[b]	6	Mix	患者	-0.594(最差)~1(最好)/0~100	否	5	10	NR	NR	0.7/0.04	NR	NR
AQoL[c]	12	Likert (4)	患者	-0.04(最好)~1(最好)	否	5	7	NR	NR	NR	NR	NR
NPH[a]	45	Dichotomous	患者	0(最好)~100(最差)	否	5-10	10-15	0.83(0.33移动性)	0.77~0.85	NR	NR	NR
PROMIS 10[b]	10	Mix	患者	T值分布	否	5	2	NR	NR	0.72	NR	NR

[a]Busija, L., Pausenberger, E., et al. (2011). Adult measures of general health and health-related quality of life: Medical Outcomes Study Short Form 36-Item (SF-36) and Short Form 12-Item (SF-12) Health Surveys, Nottingham Health Profile (NHP), Sickness Impact Profile (SIP), Medical Outcomes Study Short Form 6D (SF-6D), Health Utilities Index Mark 3 (HUI3), Quality of Well-Being Scale (QWB), and Assessment of Quality of Life (AQOL). Arthritis Care Res, 63: S383-S412

[b]Oak SR, Strnad GJ, et al. Responsiveness Comparison of the EQ-5D, PROMIS Global Health, and VR-12 Questionnaires in Knee Arthroscopy. Orthop J Sports Med. 2016 Dec 17;4(12):2325967116674714

[c]Kathryn Whitfield, Rachelle Buchbinder, et al. Parsimonious and efficient assessment of health-related quality of life in osteoarthritis research: validation of the Assessment of Quality of Life (AQoL) instrumen. Health and Quality of Life Outcomes 2006, 4:19

范围为 –0.594（最差）～ 1.0。此外，在 EQ-5D 指数中，包含一个
VAS 量表，用于从 0（最差的可想象的健康状况）～ 100（最好的可
想象的健康状况）对整体健康状况进行评分。这种测量的缺点是缺乏
对变化的敏感性，因为每个问题只有 3 个级别的反应可供选择。为了
解决这个问题，已经开发了一个包含 5 个反应级别的测量版本，称为
EQ-5D-5L。

（三）AQoL

生活质量评估（Assessment of quality of life，AQoL）是一个包含
12 个条目的测量工具，它包含 4 个维度：独立生活、社会关系、生理
感觉和心理健康。这些子量表的权重在 0（死亡）和 1（健康）之间。
它强调健康的心理社会维度，这对评估那些心理社会维度很重要的研
究有显著的优势。

（四）NHP

Nottingham 健康问卷（Nottingham Health Profile，NPH）是一种
自我管理的英文问卷。由两部分组成：第一部分包含 38 个"是 / 否"
问题，涵盖 6 个方面：疼痛、身体活动、情绪反应、精力、社交孤立
和睡眠；第二部分有 7 个关于日常活动问题的"是 / 否"问题。它已被
证明有较好的内部一致性，有效性，可重复性和敏感性。

（五）PROMIS

患者报告结局测量信息系统 -10 项总体健康状况（Patient-Reported
Outcomes Measurement Information System 10 Global Health，
PROMIS-10 Global Health）于 2004 年在 NIH 资助下成立，用于评估
患者报告健康指标和症状的关键检测。PROMIS 测量是标准化的，允
许评估多个患者报告结果指标，如疼痛、疲劳、情感抑郁、身体功能
和社会角色参与。

计算机自适应测试（computerized adaptive testing，CAT）软件已
经应用；这允许根据对之前问题的回答，选择信息最丰富的一组问题
来对患者特异 PRO 评估。

十、疼痛测量

疼痛是一种复杂和主观的体验，这意味着有几个测量上的的挑战。
虽然目前我们主要依赖于自我报告的测量方法，但对临床医师来说，

使用敏感和准确的疼痛结局测量是很重要的。有临床意义的疼痛截断值必须根据对患者重要的最小变化量来确定。疼痛减轻 10% ～ 20% 可被认为具有临床意义。

表 46-8 描述了最常见的疼痛评估量表的基本计量特征、强度和弱点。

（一）疼痛 VAS 测量

疼痛视觉模拟量表（visual analog scale for pain，VAS for Pain）在 1976 年制定；这是一种被广泛认可的简单工具，让患者在长 100mm 直线上给自己的疼痛程度打分，0 表示"没有疼痛"，100 表示"想象到的最严重的疼痛"。其在骨科手术中的有效性已得到认可，VAS 已被证明具有较高的有效性和反应性；另一方面，其已证明特异性较低，与疼痛最小临床重要差异（minimal clinical important difference，MCID）相比下降 1.1cm。患者疼痛状态值＜ 3cm，说明疼痛可耐受。

（二）疼痛 NRS 测量

疼痛数字评分量表（Numerical Rating Scale for Pain，NRS for Pain）是一个 11 分制的评分量表，由 0 ～ 10 的整数组成：0 代表"没有疼痛"，10 代表"可想象的最强烈的疼痛"。受访者选择最能代表他们疼痛程度的数字。与 VAS 相比，它更全面；然而，它可能能捕捉到疼痛体验的复杂性。

（三）疼痛 VRS 测量

疼痛语言评定量表（Verbal Rating Scale for Pain，VRS for Pain）是只有一个维度的 5 分制量表，量表中包含一系列句子（无疼痛、轻度疼痛、中度疼痛、剧烈疼痛、最剧烈疼痛）组成，描述疼痛程度的增加水平。受访者选择最能体现他们的疼痛强度的一个短语。

（四）FPS-R

疼痛表情评定量表修订版（Faces Pain Scale-Revised，FPS-R）是一个 6 分制量表，由 6 张不同表情来显示疼痛程度的增加。患者被要求选择最接近他们疼痛强度的面部表情，从最左边的脸（"没有疼痛"）到最右边的脸（"非常疼痛"）。FPS-R 最初是为儿科患者开发的，但它的简单性使其成为认知和沟通障碍患者的可靠工具。

（五）SF-MPQ

McGill 疼痛问卷简表（Short-Form McGill Pain Questionnaire，SF-

表 46-8　疼痛测量

问卷	条目	量表选项	实施	范围	截点	收集时间（分钟）	统计时间（分钟）	内部一致性	重复性	标准化响应均值	最小可检测变化	最小临床重要差异
VAS[a]	1	VAS	患者	0 mm(最好)~100 mm(最差)	是	<1	<1	NR	0.71~0.94	NR	1mm	1.1cm
NRS[a]	1	Likert (11)	患者	0(最好)~10(最差)	否	<1	<1	NR	0.96	NR	1	2
VRS[a]	1	Likert (5)	患者	1(最好)~5(最差)	否	<1	<1	NR	NR	NR	1	1
FPS-R[b]	1	Likert (6)	患者	0(最好)~10(最差)	否	<1	<1	NR	NR	NR	2	2
SF-MPQ[a]	17	Mix	患者	0~45/0~5/0~10 最好~最差	否	2~5	1~2	0.73~0.89	0.79~0.93	>0.8	5.2, 4.5, 2.8, 1.4, 1.4cm	>5

[a]Hawker, G. A., Mian, S., et al. Measures of adult pain: Visual Analog Scale for Pain (VAS Pain), Numeric Rating Scale for Pain (NRS Pain), McGill Pain Questionnaire (MPQ), Short-Form McGill Pain Questionnaire (SF-MPQ), Chronic Pain Grade Scale (CPGS), Short Form-36 Bodily Pain Scale (SF-36 BPS), and Measure of Intermittent and Constant Osteoarthritis Pain (ICOAP). Arthritis Care Res, 2011；63：S240-S252

[b]Ferreira-Valente MA, Pais-Ribeiro JL, et al. Validity of four pain intensity rating scales. Pain. 2011；152(10):2399-2404

MPQ）是一种多维度的测量方法，具有广泛的临床研究用途。患者用 15 个描述词对他们的疼痛进行评分，包括感观术语（例如：尖锐的的或刺痛的）和情感术语（例如：恶心或者害怕）。每一项按从无到严重的四分制进行评分。SF-MPQ 也有一个单独的 VAS 条目表来评估疼痛强度，以及一个 VRS 条目来评估总体疼痛。它特别适用于成年慢性疾病疼痛的感觉和情感方面以及疼痛强度的测量。

> 由于"疼痛"感知可能是临床实践中最相关的结果，研究方案应包括敏感和准确的疼痛测量。目前我们主要依靠患者自我报告的方法，在这种方法中，疼痛减少 10% ~ 20% 被认为是对患者重要的最小改变量。

十一、运动相关心理方面的测量

研究表明，虽然大多数运动员的身体功能恢复正常，但只有不到 50% 的人能恢复到原来的运动水平。可能是心理因素参与了运动员的康复过程和其对恢复的自我感知。以下部分描述了体育活动评估、能量消耗和受伤后心理因素的一些常用量表。

表 46-9 描述了与运动相关的心理方面的最常见量表的基本计量特征、优势和不足。

（一）I-PRRS

伤后重返运动心理准备评估量表（Injury-Psychological Readiness to Return to Sport Scale，I-PRRS）是一种易于使用的工具，用于测量运动员受伤后重返运动的心理准备。该量表有 6 个条目，每项的得分从 0（无信心）~ 100（最大信心），间隔为 10。6 个条目的分数相加后再除以 10 来计算总分。分数范围在 0 ~ 60 分。60 分表示对重返赛场信心十足；40 分，中度信心；20 分，低信心。

适用条件：评价运动员重返运动的心理准备。

（二）RIAI

再损伤焦虑量表（Re-injury Anxiety Inventory，RIAI）是一个由 28 个条目组成的量表，用来评估运动员对再次受伤的恐惧。它由康复焦虑（13 个条目）和重新进入竞争焦虑（15 个条目）组成。该工具基于四分制 (0 ~ 3) Likert 响应类型；最终得分范围从 0 (完全无焦虑) ~ 45 (极度焦虑)。

表 46-9 心理评分和测量

问卷	条目	量表选项	实施	范围	截点	收集时间（分钟）	统计时间（分钟）	内部一致性	重复性	标准化响应均值	最小可检测变化	最小临床重要差异
IPRRS[a]	6	Likert (11)	患者	0(最差)~60(最好)	是	8~10	5~8	0.63	0.97	NR	NR	NR
RIAI[b]	28	Likert (4)	患者	0(最好)~45(最差)	否	8~15	8	0.96~0.98	NR	NR	NR	NR
TSK[c]	11	Likert (4)	患者	11(最好)~44(最差)	否	4~8	5	0.7~0.9	>0.7	NR	NR	NR

[a]Naghdi S, Nakhostin Ansari N, et al. Cross-cultural adaptation and validation of the Injury-Psychological Readiness to Return to Sport scale to Persian language. Physiother Theory Pract. 2016;327(7):528-535

[b]Walker, Natalie et al. A preliminary development of the Re-Injury Anxiety Inventory (RIAI). Physical Therapy in Sport, Volume 11, Issue 1, 23-29

[c]Roelofs J, van Breukelen G, et al. Norming of the Tampa Scale for Kinesiophobia across pain diagnoses and various countries. Pain. 2011;152:1090-1095

适用条件：用于评估运动员的重返运动的心理准备。

（三）TSK

Tampa 运动恐惧量表（Tampa Scale for Kinesiophobia，TSK）是一种自我报告的测量方法，用于评估肌肉骨骼疾病患者"对运动相关疼痛的恐惧"。最初的英语版本现已被翻译成 10 种语言。使用最广泛的是 TSK-11；它包括 11 个条目，均来源于原来 17 个条目调查表。每一项都用 Likert 4 分制评分，从 1 分"非常不同意"到 4 分"非常同意"；总分在 11 ～ 44 分变化，得分越高，说明对运动相关疼痛的恐惧程度越高。

适用条件：TSK-11 是一种可靠和有效的测量工具，在肌肉骨骼疼痛患者的活动回避和明确躯体病灶方面为治疗师提供有价值的信息。

临床案例

假如你所在的机构正在研发一种针对膝关节复杂骨软骨损伤的微创手术新技术。从第一次门诊随访开始，医生意识到用这种新技术治疗的患者似乎对他们的健康状况和膝关节功能非常满意。最后，你需要设计一个研究方案比较新技术和经典技术的结果。除了对骨软骨的精确成像以及关节液的生化特性进行描述外，研究方案还应包括哪些临床结果的测量？哪种更适合用于检测患者病情的有效改善？

首先，应选择一个或多个膝关节特异测量工具。在这一类疾病中，KOOS 评分显示出良好的计量特性，而 WOMAC 评分具有优良的可靠性和检测变化能力。

其次，要评估患者的感知疼痛水平和健康状况。因此，SF-MPQ 疼痛评分准确且容易完成；此外，它还包括一般疼痛评估的 VAS 评分。SF-12 评分收集整理信息时间短，对患者的总体健康能给出准确的评估。

最后，由于大多数患者在受伤前都很活跃，我们的方案应该包括至少一个活动水平的测量。我们选择了 Tegner 评分，它是专门为膝关节损伤设计的，收集整理信息非常方便。LEFS 评分可以用于多种下肢疾病，具有良好的可靠性。

要点

● 开发、测试和应用工具来帮助测量医学现象是临床实践和临床研究的重点；因此，PROM 是骨科研究的关键组成部分，在骨科手术临床实践中也非常重要。

● 健康状况测量工具必须具备足够的测量特性，而且最基本的是必须记住，只有结合"疾病特异性测量"和"通用测量"，才能对患者的病情或治疗效果提供完整的描述。

（宿　鹏　王辉辉　周宗科　译）

第 47 章

撰写和理解科技论文的实用指南：meta 分析

一、前言

在循证医学时代，临床医生会不断接触到大量结果各异的临床研究。为了促进知识的传播，叙述性综述、系统综述和 meta 分析成为总结某个特定主题相关证据必不可少的工具。

在叙述性综述中，"专家"会对某一主题的相关重点进行总结，并假定这名专家会客观地说明相关的信息。但由于缺少明确的研究问题和系统的证据检索，会存有偏倚（通常是无意的）。

相反，系统评价对某一主题或问题的信息收集更加严格、复杂、透明，表现出更高、更公正的证据水平。系统评价是对具体问题的相关文献进行收集、评估的正式过程，从问题的提出开始，到纳入、排除标准的制定，提取必要的数据，以及对文献质量方法学的评估。

meta 分析是更进一步的展示，因为它合并临床试验数据，通常是相关的随机对照研究，而且这些临床研究都是通过系统评价检索的文献。合并数据的原因是为了更好地发现组间差异，降低 II 型错误的概率（未发现真实存在的差异），并通过扩大样本量来提高评估效果的精确度。因而 meta 分析是一款强大的收集和总结现有知识的工具；但它的使用也存在一定的争议，meta 分析存在的几个关键的问题和方法学的考虑，这些问题会导致误导性的结论。正是因为如此，meta 分析需要辨识力、专业知识，流程的规范化，以及较高的完成质量，以降低可能影响结果的风险偏倚。

● 叙述性综述："专家"对某一主题相关重点总结，没有系统地呈现证据。通常会导致非故意的偏倚。

● 系统综述：为解决具体问题而进行相关文献收集、评估的正式过程，从问题的提出开始，到纳入、排除标准的制定，提取必要的数据。

● meta 分析：对临床试验数据进行统计合并的过程，这些试验数据通常是从相关的随机对照研究的系统评价中得来。

这个章节的目的是为读者提供写作和理解 meta 分析的基本知识，通过描述准备过程中完整的方法学步骤，为详细、深入了解这个复杂、备受争议的领域提供一些有用的参考。

这篇指南的制定有以下 4 不同的目的：

1. 为有 meta 分析学习计划的临床医师提供完成 meta 分析的指导。

2. 为已经熟悉 meta 分析流程的临床医师提供一些总结和参考资料来源。

3. 帮助读者理解 meta 分析，对分析的结果做出解释。

4. 帮助期刊审稿人识别 meta 分析关键的方面。

为了获取更详细的指南，Cochrane 干预性系统综述手册和 PRISMA 值得推荐。

二、meta 分析原理：效应量的概念

总而言之，经典的纳入了随机对照试验的 meta 分析可以提供一份独立而全面的疗效评估，在多项研究的基础之上，增强对临床结果的解读。当几项类似的临床试验结果一致或不一致时，或是小、中样本的试验结果不明确时，meta 分析尤为有用。meta 分析结果的统计计算是基于"效应量"（effect size）的概念。效应量被定义为反映效应程度的统计量，在统计学中，它是反映各项研究治疗效果的大小和趋势的参数。例如，如果 meta 分析中纳入的所有研究都分析了一项连续性结果，如单束或双束 ACL 重建的 Lysholm 评分，两组之间的平均差可以作为效应量并表达治疗效果，而 meta 分析的总效应量就是通过合并各项纳入研究效应量计算得出的。

效应量的大小与趋势和置信区间（CI）的大小密不可分。置信区间报道为概率（例如 95% CI），它提供了一个具有上下边界的可以反映纳入研究治疗效应量预估精度的范围。如果 CI 较为宽泛，可能是由

于样本量小或测量不精确造成的（例如：某项结果中存在很大的标准差），表明预估的精度较低，因此可能会引发对研究结果在临床实践中应用的质疑。

三、如何正确地开始 meta 分析

（一）确定一个研究问题

完成一项 meta 分析的第一步也是最重要的一步，是确定一个合适的需要解决的问题。根据 JBJS 指南，meta 分析的选题应该是相关的题目在近 5 年内都没有做过，除非是最新的文献表明其结果可能已经发生了较大的变化。此外，meta 分析所研究临床问题，最好是之前的多项高质量 RCT 的结果都不满意或者不一致的情况下。最后，所提出的问题应是针对相同的临床疾病，评估两种不同治疗方法的效果，仅允许纳入随机或半随机临床试验。骨科领域典型的 meta 分析的选题，比如比较单束或双束、腘绳肌或骨 - 髌腱 - 骨重建 ACL 的临床结果和失败率，评估跟腱断裂非手术或手术治疗后的再断裂率和并发症，比较初次髌骨脱位支具固定或手术修复后的再脱位率，比较患者个性化特异假体（PSI）或常规全膝关节置换术（TKA）后临床结果和力线，比较透明质酸或富血小板血浆（PRP）用于膝关节骨关节炎治疗后的功能和疼痛等。

另外一种不太常用的 meta 分析，是将多个单臂病例系列研究的数据进行合并。连续性变量例如 Lysholm 评分或二分类变量，例如返回至运动的人数、失败率或疗效优劣等，都可以合并获得一个由单项研究群体组成的更大的群体的平均值。在某些情况下，从更多的一致性好的人群中，统计计算可用于比较不同亚组的结果；但是，结果的解释应该极其谨慎，因为数据来自单臂的病例系列，而不是来自 RCT。

> JBJS 关于 meta 分析的要求 JBJS 不接受 5 年内已发表过的同一主题的 meta 分析或系统评价，除非作者可以证明文献发生了巨大的变化。如果 meta 分析或系统评价使用了相同（或大部分相同）的论文得出相似的结论，将不被接受。使用统计方法来合并和汇总结果的 meta 分析，只汇总随机试验的 meta 分析将被接受。只有纳入、排除标准具有足够同质性的研究才被认为适合进行 meta 分析。作者应熟悉报告清单以提高报告质量，例如 PRISMA。

（二）执行适当的文献检索

下一个实践步骤是获得与研究问题相关的最大数量的研究。文献检索通常由两名独立的研究人员完成，检索至少 3 个数据库，因为单个数据库可能不能囊括所有的研究，会遗漏符合纳入条件的临床研究。这三个数据库通常被认为是检索试验报告的最重要的来源，分别是 CENTRAL，PubMed 和 EMBASE（Excerpta Medica 数据库）。Cochrane 对照试验注册中心（CENTRAL）是最全面的对照试验报告来源。CENTRAL 作为 Cochrane 图书馆的一部分，可免费使用。MEDLINE 目前包含超过 1600 万种 20 世纪 50 年代及以后的期刊论文。PubMed 提供 MEDLINE 免费版本的检索，该版本还包括尚未被 MEDLINE 及时更新收录的最新论文。最后，EMBASE 目前包含了自 1974 年以来的 1200 万条文献。EMBASE.com 是 Elsevier 公司的 EMBASE 版本，除了 1974 年及以后的 1200 万条 EMBASE 记录外，还包括 1966 年至今的 MEDLINE 的 700 万条文献，其是收费数据库，必须通过订阅才能访问 EMBASE。

除上述 3 个主要数据库外，还应检索其他数据库，以最大程度地降低遗漏符合纳入条件的文献的可能性，例如国家和地区数据库，相关专业期刊的目录，试验尚未发表的灰色文献，以及人工检索，或已发表的 meta 分析纳入论文的参考文献列表。由于阳性结果的临床试验更有可能被发表，因此可能会存在发表偏倚。因此，许多期刊现在要求每项发表的 RCT 在实施之前，都要在 Clinicaltrials.gov 网站上进行注册，以利于对每项 RCT 的追踪，无论其结果是阳性还是阴性。因此也应该检索 Clinicaltrials.gov，以便于降低漏掉文献的可能性。

在检索策略方面，关键词的选择应旨在产生尽可能广泛的检索。但是，有必要在追求全面性和保持检索的相关性之间取得平衡，因为提高搜索的全面性将降低搜索的准确性，并且会检索到更多不相关的论文。通常在制定检索策略时，要将三组关键词包括某种疾病，干预措施和研究类型，用布尔"AND"连接符组合在一起。为了尽可能全面，在检索策略中包含一些更多自由词（例如与 ACL 或跟腱有关的"Injury""rupture"或"lesion"），再将这些自由词用连接符"OR"进行组合。截词检索（例如，Menisc* 既包含 Meniscus 也包含 Meniscal）也是一种扩大检索范围的策略。由于制定检索策略是 meta 分析的最重要阶段之一，因此获得专门从事数据库检索工作的图书馆员的帮助可能会非常有用。

　　什么是 Clinicaltrials.gov？创建 ClinicalTrials.gov 是因为 1997 年颁布的食品药品管理现代化法案，这是一个网络资源，患者及其家庭成员、医疗专业人员、研究人员、公众都可以轻松访问的资源，这些公开和私人的信息给临床研究提供了广泛的疾病信息和条件的支持。每条 ClinicalTrials.gov 记录都提供有关研究方案的摘要信息，包括疾病，干预措施，研究设计和研究地点的联系信息。部分记录还包括了研究结果。

四、如何获得恰当的数据

（一）精确制定研究的纳入标准和排除标准

　　最常见的文献管理软件可以完整汇总在选定数据库中进行系统检索的结果，并完成去重。然后，复核评估纳入研究并详细记录排除文献的原因及数量，并制作出精准的文献筛选流程图。

　　研究筛选阶段至关重要的步骤是确定明确而精准的纳入标准和排除标准。据此可以为 meta 分析创建一个同质的研究主体。因为对于读者来说你的纳排标准他们并不知晓，所以应告知选择纳排标准的理由。纳入标准可以基于研究设计，研究对象样本量和特征，干预措施和随访情况制定。排除标准可以包括非英文或者非全文发表的研究，失访率（通常 > 20%），学位论文以及在非同行评审期刊上发表的研究。此外，需要分析结局指标，并且其表达方式可能成为纳入和排除标准的考量因素（例如，仅根据 Kellgren-Lawrence 量表对骨关节炎进行放射学评估）。文献检索和数据提取应由两名研究者独立进行；然后比较结果，若存在意见分歧需与第三位独立研究者协商确定。通常，文献筛选分两步走：首先阅读所有研究的标题和摘要排除不相关研究，第二步，对潜在的合格研究获取全文并进行仔细分析。

（二）提取所有相关信息

　　两位或两位以上 meta 分析作者应独立地从研究中提取资料。资料是关乎（或源于）研究的任何信息，包括详尽的研究方法，研究对

象，招募场景，研究背景，干预措施，结局指标，研究结论，出版物
和研究者。另外，作者注意仅从单独的病例集中汇总数据，规避那些
重复发表的研究，即在不同的文献里报告完全相同或有重叠的研究对
象。假若这样，选择较大目标人群或最新信息。表 47-1 列出了资料
收集的主要项目：

表 47-1 meta 分析中纳入研究资料提取条目概要表

资料提取条目	
研究方法	研究设计、研究期限，随机序列生成，分配隐藏，盲法，其他偏倚等，纳入和排除标准
研究对象	样本量，招募场景，诊断标准，年龄，性别，合并症
干预措施	干预组数，干预名称，干预方法
结局指标	结局名称，时间节点，定义，单位和测量尺度
测量结果	不同干预组研究对象数量和结局指标，数据概要，可能的亚组分析
其他信息	资助来源，主要研究结论

鉴于数据资料是统计分析的基础，当无法从文中获得全部相关信息时，可以联系作者索取结局报告中缺少的若干变量参数，这一步非常关键。对于二分类变量，仅需要提取发生事件数和总数。此外，对于多分类变量（例如膝骨关节炎的 Kellgren-Lawrence 量表），通常根据临床意义确定临界值将数据分成两组，进而转换为二分数据。而对于连续性变量，需要提取均数和标准差（SD）。由于依据标准差可以估计干预的效应量，所以当原始文献未能报告标准差，可通过其他已知信息估计（例如标准误、极差或 P 值）（表 47-2），退而求其次是采用纳入的相似文献中的标准差的最大值、合理的较大值或平均值。但是除非不得已，尽量避免估计，因为任何一种估算方法都包含对未知统计量的基本假定，进而引入偏倚。如果纳入的大多数研究都缺少标准差，不宜估计，进而放弃 meta 分析，此时首选叙述性呈现结果。另外，如若估计标准差，建议进行敏感性分析，以确定估计值的不精确性是否会影响 meta 结果及干预效果。

表 47-2　常用的标准差推导方法

从可用数据中获取标准差
通过标准误
标准差：标准误 $\times \sqrt{样本量}$
通过极差
标准差：（上界值－下界值）/ 4
通过 P 值
步骤 1：从 P 值到 t 值
Excel 公式：= tinv（P 值，自由度）
自由度＝试验组例数＋对照组例数－ 2
步骤 2：从 t 值到标准误
标准误：（组 1 均值－组 2 均值）/ t 值
步骤 3：从标准误到标准差
标准差：标准误 $/ \sqrt{(1/组 1 例数 +1/组 2 例数)}$

五、如何分析数据

（一）统计软件的选择

Microsoft Excel 或其他同类工具，可用于制作表格和计算中位数、均数及标准差，但仍需专用软件完成 meta 分析适当的统计。其中，Review Manager（RevMan，哥本哈根：北欧 Cochrane 中心，Cochrane 协作，2014 年）最常用，它是 Cochrane 协作网官方提供的免费软件，旨在方便准备研究方案和完成系统评价，可以文书撰写、纳入研究特征、对比表格和研究数据。此外，软件具有 meta 分析功能，并以图表形式展示结果。另外一个可替代的免费开源软件是 OpenMetaAnalyst，操作简单、与 Excel 界面类似，可通过贝叶斯和最大似然估计的固定效应模型及随机效应模型对二分类数据，连续性变量或诊断数据进行 meta 分析。另外，该软件还可实现 meta 回归、单臂的比例变量和连续变量 meta 分析、累积 meta 分析、剔除单个研究的敏感性分析及亚组分析。此外，MedCalc（MedCalc 软件，比利时奥斯坦德）也是一款简单并可以完成诸多统计分析和图示的软件，但是 meta 分析选项有限，仅有限免费。

（二）效应测量指标定义

如上所述，结果可以有两种方式呈现：二分类变量或连续变量，干预的效应指标使用如下：

The risk ratio (*RR*)：风险比，或相对风险，是两组某事件风险的比值。用于二分类变量，范围从 0 到无穷大，RR 值描述了干预组事件的风险倍数。例如，干预组 RR 为 5 意味着干预组事件发生率是对照组的 5 倍。或者，阐述为干预使事件的风险增加了 $100 \times (RR - 1) \% = 400\%$。相反，RR 为 0.20 意味着干预组事件发生的概率是对照组的 1/5。也可以使用相对风险降低（relative risk reduction，RRR）表示这种降低。在解释 RR 值的临床重要性时需考虑到对照组，因为 RR 为 5 可能有重要临床意义，如事件风险从 10% 增至 50%；亦或很小的临床意义，如事件风险从 1% 增加到 5%。

The relative risk reduction (*RRR*)：RR 的替代表达方式，即与对照组相比，试验组干预后相对风险降低的百分比。例如，RR 为 0.20 解释为试验组事件发生概率是对照的 1/5。则 RRR 计算为：$100 \times (1 - RR) \%$，因此可以说，试验干预可将事件风险降低 80%。

The odds ratio (*OR*)：比值比。"O 即概率（odds）"指事件将发生概率与事件不发生概率比值，OR 是两组各自事件比值的比值，用于二分类结局，范围从 1 到无穷大。OR 较难解释，因为它描述了试验组干预事件几率的倍比，最简单的方法是将其转换为 RR，然后跟标准对照做对比解释相对危险如何。注意 RR 和 OR 二者区别，不要错误解释。

The risk difference (*RD*)：风险差，即试验组和对照组间事件发生的风险（发生与可能发生比值）差异，用于二分类结局，介于 $-1 \sim +1$ 之间（亦可乘 100 转换为百分数）。同 RR 一样，RD 的临床意义取决于对照组的事件风险，如 RD 为 0.05（或 5%）即代表微不足道的改变（55% $\sim$ 60%），也可能很重大的改变（1% $\sim$ 6%）。

The number needed to treat (*NNT*)：需治例数，即为增加或减少 1 例事件发生数，试验组预期需要干预的病例数，用于二分类结局，大于 0，通常向上调整为整数。计算：$1/|RD|$，如 RD=0.23，则 NNT=4.34，并向上调整为 5，解释为"预计每 5 名受试者接受试验组干预而非对照，将增加（或减少）1 个事件发生"。NNT 给出的是"期望值"，因此并不意味着试验组每" n "例观察对象中必然会发生 1 例事件。

The mean difference (*MD*)：均数差，即试验组和对照组均数差的绝对值，用于同尺度的连续变量，意思是相对于对照组，试验组干预

结局指标的平均改变。

The standardised mean difference（*SMD*）：标准化均数差，即相对于变异干预的效果大小。当用不同的测量尺度估计相同的结局指标时（例如用 Lysholm、主观 IKDC 或 KOOS 评分衡量膝关节功能），结果在合并之前，必须进行统计学标准化。需注意，评分可能具有不同的"方向"（例如，伴随疾病的严重程度，某个评分是增加而另外一个评分是减小）；在这种情况下，为确保所有评分指向同一方向，必要时结果应乘以 - 1。

（三）异质性识别和测量

异质性是用于描述研究间变异的术语。其中，临床异质性包括：研究对象差异（如男性或女性，成年或青少年），干预措施差异（如开放或微创手术，重建移植物的差异）和结局差异（如客观或主观）；方法学异质性包括：研究设计差异和偏倚风险；统计学异质性指不同研究中治疗效应的差异。通常，统计学异质性源于临床异质性或方法学异质性或两者兼而有之，比如，当研究设计有缺陷及研究样本量不足是，干预效果通常被高估，导致统计学异质性。因此必须采用统计检验分析方法评估和量化统计学异质性，并采取措施降低偏倚风险。通常采用卡方检验（x^2）定性评估在结果中观察到的差异是否可以用随机抽样误差解释，P 值越小越有证据认为干预措施异质性的存在。根据 Higgins I^2 统计量可以定量评估异质性，I^2 取值从 0 ～ 100%，表示用异质性可解释的变异占研究间总变异的百分比。根据《Cochrane 指南》依据 I^2 将异质性分为 4 个程度：0 ～ 40%，轻度；30% ～ 60%，中度；50% ～ 90%，较大；75% ～ 100%，很大。但是，指南没有根据经验给出禁止 meta 分析的 I^2 临界值，而将决定权交给作者根据异质性检测结果和临床经验判断 meta 分析可行性。

（四）异质性的处理策略：随机效应模型及其他

异质性大意味着研究间不相似，应谨慎进行 meta 分析，并根据情况采取多种策略。当确认数据提取过程中没有任何错误后，可以考虑应用如下方法。

采用随机效应模型进行 meta 分析：meta 分析最常用的两种模型是固定效应模型（Mantel-Haenszel，逆方差或 Peto 法）和随机效应模型（DerSimonian 和 Laird 法）。固定效应模型假定所有研究具有相同的处理效应，研究间的差异来自随机抽样，从而"估计最佳的总体效应量为何值"。因为它赋予较大研究以更大的权重，所以该模型应在异质性低时应用。随机效应模型假定临床异质性和方法学异质性必然导致处理效应不同，使得处理效应在一定区间服从某种分布，从而"估计平均处理效应为何值？"当无法解释研究间的高异质性时，可用该模型，给予较大研究较小权重。当异质性不大时，两种模型计算结果相似；反之，它们可能得出截然不同的结论，尽管尚无相关指南，也需根据异质性大小认真选择固定效应模型或随机效应模型。通常，$I^2 > 50\%$使用随机效应。

亚组分析：用于探索研究结果异质性或用于回答有关患者分组、干预分型或研究分类等问题。可以对研究对象子集或研究子集分别进行分析，并得到相应的 meta 分析结果。通常而言，非重叠的置信区间表示亚组间干预效果不同，且差异具有统计学意义，从而在一定程度上解释了异质性。但是由于亚组分析将导致观察对象例数减少从而增加 II 类错误概率，所以宜有节制地进行。

meta 回归：meta 回归是亚组分析的扩展，联合分析多个连续或分类变量的效果。与简单回归类似，效应量估计（RR，OR，MD）是结果变量，而解释变量或协变量是可能影响干预效果大小的研究特征。meta 回归系数将描述结果变量如何随协变量单位增加而变化，而其统计意义则描述它们之间是否存在线性关系。应该强调的是，研究特征（协变量）的生物和临床假说应确保合理，且应尽可能少。meta 回归局限性是通常要求至少十项以上的原始研究。

敏感性分析：亚组分析的目的是估计特定亚组的干预效果，而敏感性分析用于调查任一纳入研究或分析过程的不明决策对 meta 分析结果稳健性是否有影响。影响敏感性分析决策主要因素包括：研究的纳排标准（如涉及研究设计或方法学问题）；提取的数据（如 SD 缺失）和分析方法（固定效应模型或随机效应模型，效果量测量尺度）。实际上，敏感性分析是一系列重复进行的 meta 分析，如排除表述不清楚或任意决策的研究，也如对同一事物以不同方式估计的非正式比较。若经敏感性分析，总体结论不受影响，则结论的把握度提高。相反，如果结论受到影响，则在无法改善过程的情况下，必须谨慎解释结果。与亚组分析不同，敏感性分析目的不用于估计干预措施效应量，因此其报告应做成汇总表。

改变效应的测量尺度：效应量测量的选择可能会影响异质性程度；然而，尚不清楚单独干预效果的异质性是否可以作为标准选择测量尺度。

排除研究：由于异质性可能是由于存在一两个异常值引起的，排除与其他结果有冲突的研究，即可以解决异质性问题。但此举可能会引入其他偏倚，因此并不能基于研究结果排除某些研究。除非原因明确具体，才能有把握将研究移除。不幸的是，目前尚无方法确定临床异质性的程度，研究人员必须根据专业主观判断纳入研究在临床上相似性，即 meta 分析可行性。不断完善纳入标准和排除研究，即可以减少异质性，也会减少研究问题所涵盖文章总数。建议进行敏感性分析以检查排除的研究是否可以改变 meta 分析的结果。

不执行 meta 分析：如果如上策略无法解决高异质性问题，那么研究者应考虑异质性的量是否太大，以至 meta 分析结果不可信。此时，尤其是当干预效果存在不一致性时，均值的使用可能产生误导，应放弃 meta 分析，并在系统的评价中公平地表达证据。另一个常见放弃 meta 分析的原因是系统检索后研究太少且没有新的发现。

六、如何呈现和评估结果

（一）绘制主要结局的森林图

meta 分析的结果部分应以清晰、按逻辑顺序总结研究结果，明确地解决提出的目标。应以叙述方式或参考表格的形式进行报告方法学、参与者、干预措施和结局等重要特征。另一方面，最好通过所谓的"森林图"更好地呈现数据分析。这是一种简单，直接、视觉感更好的方法用于描述原始数据，评估所选择效应量的估计值和置信区间，meta 分析的固定或随机效应模型的选择，异质性，每项研究的权重，以及总体效应的检验。如果一项结局指标仅在一项研究中被报道，则这项结局不应使用森林图来呈现结果。

meta 分析和森林图中每项研究的效应测量均以正方形表示，正方形的大小与其权重成正比（基于样本量和固定 / 随机效应模型的选择），水平线对应的是它的可信区间。由于 CI 描述的是一个范围，因此我们可以合理地确定真正的效果位于这一范围内。较窄的 CI 表示效应量是比较精确的，而较宽的 CI 表示我们对该效应了解甚少。单个研究的 CI 宽度取决于样本量、标准差（针对连续性结局）和事件风险（针对二分类结局）。当 CI 越过中心线（MD 或 SMD 中线值是 0，OR 或 RR 是 1）时，试验组或对照组对所评估的结局指标很可能具有相同干预效果。如果大多数纳入研究的效应量位于森林图的同一侧，从而表明这些研究治疗效果相似，总的异质性通常较低。

meta 分析的总效应量以"钻石"图形表示。其所在位置表示效应量的值，而钻石的宽度表示 CI。该宽度取决于单个研究估计的精确度、合并的研究数量，和异质性的大小（在随机效应模型中，精度会随着异质性的提高而下降）。当 meta 分析效应的 95% CI 没有越过中心线时，在排除无效值（MD 或 SMD 为 0，OR 或 RR 为 1）之后，最终合并后的 meta 分析的 P 值 < 0.05。在这种情况下，我们可以确定观察到的效果不可能完全是偶然产生的，因此，试验和对照干预的效果存在差异。

在某些研究设计中，森林图可以呈现出单臂病例系列的连续性或二分类结局的效应量，在这种情况下，我们只有合并结果的估计值，而没有两种治疗方法之间的比较。

（二）进行方法学评估和偏倚评价

保证 meta 分析的可信度的基本方法是对纳入研究的方法学和偏倚进行评估：这是必不可少的步骤，因为它可能会产生误导的结果。首先，作者应即时并清楚地报告证据等级（表 47-3）。对于单臂病例系列，很多方法学问卷可以使用，其中最常用的一种是 Coleman 评分或它的改良版本（表 47-4）。对于非随机对照研究，作者通常参考 Newcastle-Ottawa 量表（NOS）或它的改良版本（表 47-5）。对于 RCT，很多方法学质量评分和清单也可供选择，运用 CONSORT 指南清单列表认为是最具权威的（表 47-6）。然而确保科学严谨性的必不可少步骤的是偏倚风险评估，运用"Cochrane 偏倚风险工具"。

表 47-3 五个证据级别的列表

治疗研究的证据级别	
1 级	随机对照研究（RCT）
2 级	前瞻性队列研究（非随机对照研究）
3 级	回顾性队列研究（非随机对照研究）；病例对照研究
4 级	病例系列研究
5 级	基于机制的推论研究

表 47-4　应用于骨科病例系列的改良 Coleman 方法学评分

结局	选项	得分
A 部分：每个部分只给出一个分数（总计 = 60）		
1. 研究大小：患者数量	> 120	10
	81 ~ 120	7
	40 ~ 80	4
	< 40 或未陈述	0
2. 平均随访时间（年）	> 6 年	5
	3 ~ 6 年	3
	< 3 年，未陈述，不清楚	0
3. 获得随访的患者比例	> 90%	5
	80% ~ 90%	3
	< 80%	0
4. 每组的干预次数或分别应该报道的结局	一次干预过程	10
	每组的所有患者超过一次干预，但是干预是一致的	5
	每组所有患者不清楚或有多种干预	0
5. 研究类型	随机对照研究	15
	前瞻性队列研究	10
	回顾性队列研究	5
6. 诊断确定性	全部	5
	> 80%	3
	小于 80%，未陈述，不清楚	0
7. 手术技术描述	技术说明详细	5
	有技术名称，未细说	3
	未陈述，不清楚	0
8. 术后康复锻炼的描述	详尽的描述	5
	描述了，但是不详细	3
	康复方案未报道	0

续表

结局	选项	得分
B 部分：可以在 3 个部分中每个选项给出分数（总计 =40）		
1. 结局制定标准	明确地定义结局指标的测量	2
	清楚地描述结局指标评估时间	2
	结局指标的应用具有良好的可靠性	3
	结局指标的应用具有良好的敏感性	3
2. 结局评估的过程	招募对象	5
	独立的调查者	4
	书面评估	3
	收集以患者为中心的数据	3
3. 描述研究对象的选择过程	报道了选择标准且无偏倚	5
	报道的招募率 > 80%	5
	合格的研究对象没有占据令人满意的比例	5

研究评估的总分（最高 = 100）计算为 A 部分和 B 部分的总和

表 47-5 用于非随机研究的改良 Newcastle-Ottawa 量表

问题	是 / 否
研究人群	
1. 所有研究组均来自相似的来源 / 人群?	
2. 不同研究组的人员退出没有显著差异吗?	
研究有效性	
3. 对暴露的测量是否有效?	
4. 结局测量是否有效?	
5. 终点指标评估时是否对研究者施盲?	
混杂因素	
6. 能被识别的潜在的混杂因素（例如合并症）	
7. 对潜在混杂因素进行统计调整?	
8. 资金来源是否透露，没有明显的利益冲突吗?	
量表不需要计算分数，但可以用来直观地绘制研究特征	

（改编自：http：//www.uphs.upenn.edu/cep/methods/Modified%20Newcastle-Ottawa.Pdf.）

表 47-6 根据 CONSORT 指南进行的随机
对照试验的报告质量量表

基于 1996 CONSORT 声明的报告质量量表	
问题	是 / 否
1. 标题是否明确了研究为随机对照试验？	
2. 摘要是否以结构化格式呈现？	
3. 是否陈述了目标？	
4. 是否陈述了假说？	
5. 是否描述了研究人群？	
6. 是否描述了纳入 / 排除标准？	
7. 是否描述了干预措施？	
8. 是否描述了结局测量？	
9. 是否指定了主要结局？	
10. 是否报告了主要结局的最小（临床上）重要差异？	
11. 是否描述了统计效能？	
12. 是否解释了统计分析的基本原理？	
13. 是否描述了统计分析方法？	
14. 是否描述了试验终止原则？	
15. 是否描述了随机分组单位？	
16. 是否描述了生成分配序列的方法？	
17. 是否描述了分配隐藏的方法？	
18. 是否描述了分配时间？	
19. 是否描述了将那些生成分配序列的受试者从那些参与者分开的方法？	
20. 是否描述了盲法机制？	
21. 是否报告了符合纳入标准的患者的数量？	

续表

基于 1996 CONSORT 声明的报告质量量表	
问题	是 / 否
22. 是否报告了每个治疗组随机到的患者数量?	
23. 是否描述了治疗和对照组的预后变量?	
24. 是否报告了每组依照分配方案接受干预的患者数量?	
25. 是否分析报告了每个比较组的患者数量?	
26. 是否描述了每个比较组的退出和失访情况?	
27. 是否描述了每个比较组的方案偏离情况?	
28. 是否陈述了干预措施对主次要结局的影响预估,包括测量精度?	
29. 结果是否以绝对数字表示?	
30. 是否以足够详细的方式呈现了的总结的数据和推论统计,以允许进行可供选择的分析和复制?	
研究评估的总分(最高 = 30)计算为"是"的总和	

偏倚定义为结果中的系统误差(或与事实的偏离)。一旦出现偏倚,将会导致真实干预效果的低估或高估。Cochrane 偏倚风险工具中的偏倚类型有:

- 选择偏倚:组间在基线特征上的系统差异。
- 实施偏倚:试验在实施过程中所产生的组间系统差异。
- 失访偏倚:由于患者在临床研究中的提前退出所造成的组间系统差异。
- 检测偏倚:各组之间在如何确定结局指标中所产生的系统差异。
- 报告偏倚:已发表和未发表的的不同临床研究间的系统差异。

根据这些偏倚的类型,对 7 个方面进行了评估,并将其划分为低、不清楚和高偏倚风险。

- 随机序列生成(选择偏倚):足够详细地描述产生分配序列的方法,以评估是否可以生成有可比性的干预组。

● 分配隐藏（选择偏倚）：足够详细地描述隐藏分配序列的方法，以确定是否可能在干预之前或之中预见干预措施的分配。

● 试验参与者和实施者的盲法（实施偏倚）：描述使研究的参与者和实施者不知道受试者所接受何种干预措施，所采取的方法。提供一些有关盲法是否有效的信息。对每个主要结局指标进行评估。

● 结局评估的施盲（检测偏倚）：描述使研究的结果评价者不知道受试者所接受何种干预措施，所采取的方法。提供一些有关盲法是否有效的信息。对每个主要结局指标进行评估。

● 不完整结局数据（失访偏倚）：描述每个主要结局的数据完整性，包括从分析中被排除和失访的数据。陈述是否报告了失访和排除情况，每个干预组中失访和排除的人数（与随机分组的总人数相比），报告失访 / 排除的原因，以及作者任何重新纳入分析的原因。

● 选择性报告（报告偏倚）：原文是否有对结局指标进行了选择性的报告的可能性，以及报告了什么内容。

● 其他（其他偏倚）：在上述几个条目以外的，任何其他的重要的偏倚。

根据临床研究的质量和方法学，对每个条目进行评价（表 47-7）。最终，总的偏倚风险被评价为低风险即上述所有条目都是低风险偏倚，高风险即上述条目中存在一个或更多的高风险偏倚，不清楚风险即存在一个或更多的的不确定偏倚。最后，如果大多数信息来自低偏倚风险的研究，则贯穿于被纳入研究的总的风险可定义为低；如果信息来自高偏倚风险的研究，足以影响结果的解释，则将整个研究的风险定义为高；大多数信息来自低偏倚风险或不清楚的研究，则整个研究的风险可定义为不清楚。

Cochrane 风险偏倚工具所包含和评价的偏倚

● 选择偏倚：组间在基线特征上的系统差异。

● 实施偏倚：试验在实施过程中所产生的组间系统差异。

● 失访偏倚：由于患者在临床研究中的提前退出所造成的组间系统差异。

● 检测偏倚：各组之间在如何确定结局指标中所产生的系统差异。

● 报告偏倚：已发表和未发表的不同临床研究间的系统差异。

表 47-7 "Cochrane 偏倚风险工具"中识别主要领域高、低
或不清楚偏倚风险的策略

基于"Cochrane 偏倚风险工具"的偏倚风险评估		
选择	随机序列生成：足够详细地生成分配序列的方法，以评估是否应产生有可比性的几组	
	低风险	随机数字表，抛硬币，计算机生成器，骰子……
	高风险	出生日期，住院日期，临床病案号，临床医师的判断……
	不清楚	有关随机化过程的信息不足
	分配隐藏：隐藏分配序列的方法，以避免在招募前或期间干预分配方案被预料到	
	低风险	试验参与者无法预见分配由于通过中心分配、相同的药品容器、或者不透明的密封信封隐藏
	高风险	试验参与者可以预见分配由于分配序列被公开的分配方案、交替，或者未密封的信封
	不清楚	信息不足或未描述
实施	对试验人员和参与者施盲：使参与者和研究人员不知道所接受干预措施的方法	
	低风险	应用盲法或结局不受未使用的盲法影响
	高风险	未实施盲法或不完整的盲法能够影响到结果
	不清楚	信息不足，无法做出判断
检测	结局评估的盲法：用于使结局评估者不了解参与者所接受何种干预措施的方法	
	低风险	应用盲法或结局不受未使用的盲法影响
	高风险	未实施盲法或不完整的盲法能够影响到结果
	不清楚	信息不足，无法做出判断
失访	不完整的结局数据：每个主要结局指标数据的完整性，包括分析中的失访和排除	
	低风险	没有结局数据丢失，或各组丢失数据较平衡且不影响结局
	高风险	缺少与结局相关的数据，或干预组之间退出和失访失衡
	不清楚	对于退出研究的情况报告不足，不能做出判断
报告	选择报告：选择性报告结局的可能性	
	低风险	所有预先指定的结局均已报告
	高风险	并非所有预定的结局都已报告、报告的结局不完整，或缺少关键结局指标
	不清楚	信息不足，无法做出判断

基于"Cochrane 偏倚风险工具"的偏倚风险评估		
其他	其他偏倚：该工具上述条目中未解决的任何有关偏倚的重要问题	
	低风险	该研究似乎没有其他偏倚
	高风险	与特定研究设计相关、欺诈或其他问题
	不清楚	信息不足，无法评估是否存在其他偏倚

其他类型的偏倚也可能存在，由于研究结果的性质和方向在传播中的不平衡。它们被称为报告偏倚，可以是：

●发表偏倚：一项研究是否被发表取决于结果的性质和方向，例如，阴性结果的研究通常不容易发表。

●延时发表偏倚：研究结果的快速或延迟发表取决于结果的性质和方向。

●多次发表偏倚（重复）：研究结果的多次或单次发表取决于结果的性质和方向。

●位置偏倚：研究成果在期刊中是否容易访问或是否被标准数据库检索。

●引用偏倚：研究结果是否被引用取决于结果的性质和方向。

●语言偏倚：当临床研究通过非英语发表时，这项研究经常被认为不那么重要，而当研究的结果是阳性时，更容易以英文的形式发表。

结局指标的报告偏倚：选择性地报告某些结局而没有将所有结果报道出来，这种情况一般取决于研究的结果，比如在结局指标当中，有的结局是阳性的结果，有的结局是阴性的结果。或者一项研究的一部分结局指标的结果与之前发表的类似的研究的结果相同，另一部分结局指标的结果与之前发表研究的结果不同。

一种检测发表偏倚的实用方法是漏斗图的使用。这是一种来源于每个研究的干预效果评估的简单的散点图，而不是针对每项研究精确度的一些测量方法；对纳入研究的治疗效果为水平轴，研究样本大小的测量为垂直轴（图 47-1）。由于小样本的效果估计值更分散，较宽的位于散点图的底部，而样本量大的研究则比较集中，较窄的位于图形的顶部，因此理想的绘图应该是对称倒漏斗的形状。如果存在发表偏倚，规模小的研究没有统计学意义未能发表，该图将是不对称的，并且在底角有一个缺口。在这种情况下，meta 分析结果将倾向于高估干预效果。

除了发表偏倚外，漏斗图的不对称性还可能是由于较差的方法学质量，异质性的存在，人为的或偶然性造成的。只有在 meta 分析中至少纳入 10 项研究时，并且纳入研究的样本量不相近的情况下，才应根据漏斗图是否对称来判断是否存在发表偏倚。

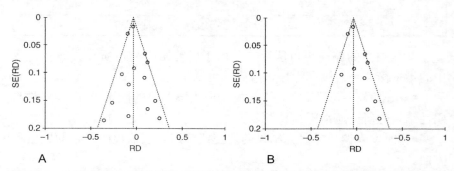

图 47-1 在漏斗图中，偏倚风险是低的，而且可以看到对称的倒置漏斗形状（A）。当排除那些没有统计学意义的小样本研究时出现了发表偏倚，漏斗图结果是不对称的，在底角（图中为左下角）带有缺口（B）

（三）正确看待和评估非随机研究

最后，针对非随机对照研究的 meta 分析，应该多强调一下。当非随机研究的结果产生重大影响时，将它们汇总在一起可能是适当的；但是，不推荐将 RCT 与非随机研究合并，因为应该可以预期到其结果存在本质上的不同，从而导致异质性增加。

非随机研究的 meta 分析具有更大的潜在偏倚，因此应谨慎解释其结果。事实上，由于缺乏随机性，尤其是不同干预组之间的人群差异（选择偏倚），结果解释会有较大的顾虑。

如果一项干预相关的题目，即存在相关的 RCT，也有非随机研究发表，且由于 RCT 数量少，作者还希望纳入非随机研究，那么 RCT 和非随机研究应分开合并结果，或者应在最终讨论中将非随机研究的结果与 meta 分析的结果一起讨论。

七、如何严格地解释你的结果

（一）总结你的主要结果

在正确、清楚地报告了结果，并充分评估了方法学和偏倚之后，即可对 meta 分析的主要发现进行严格的解释。

因此，"结果总结"表是很有用的，因为它以简单的格式呈现了主要结果，提供了证据质量、干预效果的大小以及主要结果的合并后的数据等多个关键信息。6 个要素需要报告，即所有重要结局的列表、这些结局典型负担的测量、效应的绝对和相对大小、涉及这些结局的参与者和研究的数量，每个结局整体的证据质量等级以及评论。特别强调的是证据质量的评估，该证据质量通过 GRADE 工具进行评估。它根据方法学的质量，证据的直接性，异质性，效果估计的精度和发表偏倚的风险，将证据评定为"高""中等""低"或"非常低"4 个等级。

（二）注意："统计意义"是否就是"临床意义"

当要解释数值结果时，应注意 95% CI，因为如果区间范围狭窄，说明效应量精准，如果范围宽泛，则效应量的不确定性就更大。meta 分析的 CI 和 P 值密切相关，因为 $P < 0.05$，CI 内不存在无效值（OR，RR 为 1 或 MD，SMD 为 0），因此表明试验组与对照组相比，该试验组治疗具有一定的效果。

但是，即使发现具有统计学意义，也应准确地权衡试验组获益的临床意义。当用 RR 或 RD 衡量治疗效果时，如果不了解未经治疗的典型的事件发生风险，就无法解释其临床重要性。事实上，以 RR 是 0.75 为例，相对的可能是发生率从 80% 降低到 60% 或较小，这样的话就是有临床意义的减少；0.75 的 RR 也可以是发生率从 4% 降至 3%，降低的幅度只有 1%，这样的减少就很有可能没有临床意义。在处理连续量和均数差时，应考虑结局适当的 MCID。由于 MCID 代表着患者认为重要的治疗结局最小的变化，从临床角度来看，尽管有统计学意义，但均数差可能没有临床意义（例如，主观 IKDC 的 MD 为 4 分有统计学意义，但是没有达到 MCID 为 11.5 分，仍然没有临床意义）（表 47-8）。此外，最小可检测变化值（MDC），即患者得分的最小变化量，而且确保改变化不是测量误差造成的，也应该考虑。最近，JBJS 评论质疑了一项 I 级证据的 RCT，这项 RCT 报道了双束 ACL 重建比单束重建更优。尽管有统计学意义，但因为关节测量中，小于 1 mm 的差异和主观 IKDC 评分中的两个点是没有临床意义的。

表 47-8　膝关节手术使用的主要临床评分的最小可检测变化（MDC）
和最小临床重要差异值（MCID）

最常用于膝关节评价的临床评分			
分数	条件	MDC	MCID
主观 IKDC	损伤	8.8 ～ 15.6	6.3（6m）～ 16.7（12m）
主观 IKDC	多种情况	6.7	11.5（敏感性）～ 20.5（特异性）
KOOS 疼痛	损伤	6 ～ 6.1	—
KOOS 症状	损伤	5 ～ 8.5	—
KOOS 日常生活活动	损伤	7 ～ 8	—
KOOS 运动 / 娱乐活动	损伤	5.8 ～ 12	—
KOOS 生活质量	损伤	7 ～ 7.2	—
KOOS 疼痛	骨关节炎	13.4	—
KOOS 症状	骨关节炎	15.5	—
KOOS 日常生活活动	骨关节炎	15.4	—
KOOS 运动 / 娱乐活动	骨关节炎	19.6	—
KOOS 生活质量	骨关节炎	21.1	—
Lysholm	损伤	8.9 ～ 10.1	—
Lysholm	多种情况	—	—
Oxford 膝关节评分	骨关节炎	6.1	—
WOMAC 疼痛	骨关节炎	14.4 ～ 16.2	22.87（TKR 6m）～ 27.98（TKR 24m）
WOMAC 症状	骨关节炎	22.9 ～ 30.6	14.43（TKR 6m）～ 21.35（TKR 24m）
WOMAC 功能	骨关节炎	10.6 ～ 15	19.01（TKR6m）～ 20.84（TKR 24m）
Tegner 活动评分	损伤	1	—
Tegner 活动评分	骨关节炎	—	—

　　此外，如果没有通过亚组或敏感性分析对异质性进行准确的评估，就不能轻易得出结论。例如，Soroceanu 等在比较非手术和手术治疗治

疗跟腱断裂的报道中，RR 为 0.4，支持手术治疗是有优势的。但是，由于作者发现 35% 的异质性不容忽视，他们通过 meta 回归分析，发现"功能康复"是导致异质性较高的原因。因此，在对功能康复和常规康复的患者进行亚组分析后，他们发现手术治疗与采用功能康复的保守治疗组间在再断裂率上没有差异。另一方面，如 Foster 等研究者执行了一项射线照射和未经射线照射相比较的的同种异体肌腱移植重建 ACL 的 meta 分析，并尽可能多的纳入相关的研究。他们进行了敏感性分析去评价是否输入 SD 会影响最终结果。在对仅报告 SD 的研究进行分析后，他们重复了分析，还添加了那些将 SD 归为平均值的研究，结果没有显著差异。因此，他们在最终评估中披露了此问题，并提供了与所有研究相关的数据，这些与 SD 的来源无关。

八、将你的发现转化到临床

解释 meta 分析结果最后的困难在于将结果应用于临床实践。重要的是要正确揭示 meta 分析中汇总的各个研究是否可以推广到特定的临床情况中。这其中包括确保有相似的患者群体、干预措施及关注的结局指标。例如，Jiang 等报道，跟腱断裂后接受手术治疗和非手术治疗的两组患者的回归运动率无差异。但是，由于被纳入 meta 分析的 RCT 中的患者的平均年龄为 40 岁左右，因此对于年轻人和专业的运动员，应谨慎使用此结论。

最后，在解释不确定或有悖于常识的结果时应注意，这是科学手稿中最常见的错误之一。如果没有确凿的证据，则不宜声明"存在没有效果的证据"。相反，更恰当地应该说"不存在有效果的证据"。

如果结果有悖于常识，临床上的判断需要基于经验、教育和当前实践的情况来解读意料之外的结果。最后究竟是要接受 meta 分析的结果还是质疑统计学的问题，应该先看 meta 分析中被纳入的原始研究，重新评估其纳入标准，评估在合并研究后是否原始研究问题的假设会改变。

九、结论：如何准备手稿

meta 分析的最后一步是准备一份完整、必不可少的、对读者清晰的、适合在同行评审期刊上发表的手稿。首先，应参考目标期刊的投稿指南，相应地"量身定制"手稿。然后，应遵循 PRISMA 指南（表

47-9)，按最高质量标准执行。

标题：应简明扼要，并以主题为重点，在题目中标注这篇论文是meta分析。

摘要：应该结构化，包括论文的所有部分。

引言：应简短，重点突出主题，表达执行这项meta分析原因，目的和假设。

方法：应提及有关所有数据库，检索时间，关键词，纳入标准，数据提取方法和评价内容。用于结果合并的统计方法，偏倚评估和最终敏感性或亚组分析。

结果：应该清晰易懂。所有纳入和排除的研究都应在流程图中进行描述。建议通过森林图和汇总表呈现数据。该部分也应提供敏感性分析或亚组分析，以及偏倚评估的结果。

讨论：不应太长，最好应侧重于meta分析的主要结果。应该总结和讨论证据，以及论文的缺陷。结论必须仅基于结果而没有推测，应说明临床和研究意义。

图和表：森林图和漏斗图对于结果的呈现非常有用，还有汇总表。

参考文献：应根据期刊指南进行更新和格式调整。

资金：作者应始终披露任何存在的利益冲突和最终的资金来源。

表 47-9　PRISMA 清单作为 meta 分析最终的制作指南

部分	项目		描述	页码
标题	1	标题	确认该报告是系统评价，meta 分析，或两者均是	
摘要	2	结构化总结	包括：背景；目标；数据来源；纳入标准；参与者和干预措施；合成方法；结果；局限性；结论	
引言	3	基本原理	在已知的背景下陈述该系统评价的基本原理	
	4	目的	提出一个确切的研究问题，并阐述人群，干预措施，对照措施，结局指标和研究设计（PICOS）	

续表

部分	项目		描述	页码
方法	5	方案和注册	指出是否存在系统评价的方案，如果有的话，提供注册信息包括注册号	
	6	纳入标准	具体说明纳入研究的研究特征和报告特征，并给出理由	
	7	信息来源	描述所有信息来源和最后检索日期	
	8	检索	呈现至少一个数据库的完整电子检索策略，包括使用的任何限制，以便可以被重复	
	9	研究选择	说明选择研究的过程	
	10	数据收集过程	描述从报告中提取数据的方法	
	11	数据条目	列出并定义所需数据的所有变量，以及所做的任何假设和简化	
	12	每项研究中的偏倚风险	描述用于评估每项研究偏倚风险的方法，以及如何在数据合并中使用这些信息	
	13	汇总参数	陈述主要的测量参数（例如相对危险度，均数差）	
	14	结果合并	描述处理数据和合并研究结果的方法	
	15	所有研究的偏倚风险	具体说明任何可能影响合并证据的风险偏倚的评估	
	16	其他分析	描述其他分析方法（例如敏感性分析、亚组分析、meta 回归）	
结果	17	研究选择	提供初筛的研究数量，评估并纳入符合纳入条件的研究，并列出每个阶段被排除的原因（流程图）	
	18	研究特征	对于每个研究，呈现被提取的数据特征	
	19	研究内的偏倚风险	呈现每项研究偏倚风险的数据	
	20	每项研究的结果	对于所有结局，为每个研究提供每个干预组的简单总结数据，并使用 CI（森林图）进行效果估计	
	21	合并结果	展示执行的每项 meta 分析的结果，包括置信区间和一致性测量	

续表

部分	项目		描述	页码
结果	22	所有研究的偏倚风险	展示所有研究偏倚风险评估结果	
	23	其他分析	给出其他分析的结果（如果进行的话，例如敏感性分析或亚组分析，meta 回归）	
讨论	24	证据总结	总结主要发现，包括：每个主要结局的证据强度	
	25	局限性	在研究和结局方面，以及该系统评价等方面讨论局限性	
	26	结论	在其他证据和对未来研究的影响的背景下对结果提供一般性解释	
提供资金	27	基金	描述系统评价的资金来源及其他支持；资助者在系统评价中的角色	

临床案例 参加国际会议后，你发现运动医学医生们的注意力转移到了一种几年前已引入的治疗特定类型踝关节骨折的新设备上。你已经了解到之前有 2 篇 RCT 发表，在进行了快速 PubMed 检索之后，你发现了去年发表了至少 3 项新的 RCT，以及一项在 Clinicaltrials.gov 网站上已完成的、且由你的一些海外同行所实施的试验。因此，你计划实施系统检索，并开展一项 meta 分析，比较此新器械与传统的治疗方法。在图书馆管理员和骨科住院医师的帮助下，你定义了一个广泛且适当的检索策略，检索了 3 个数据库和 Clinicaltrials.gov 网站。仅纳入新器械与经典方法进行比较的 RCT。你可以在你大学生物统计学家的帮助下得到 9 项研究，这些研究汇总在正式的 meta 分析中。由于手术程序和患者入选标准有几处不同，同时考虑 I^2 检验显示的高统计异质性，你选择使用随机效应模型来进行较为保守的统计分析，分析后你发现在并发症的相对危险度和主要功能评分的均数差方面，新器械有着显著优势。但是，当你进行风险偏倚评估时，你发现纳入研究缺少对患者和临床医生施盲，存在较高的检测、实施风险偏倚，增加了一丝对结果真实性的担忧。最终，在对结果和偏倚进行严格评估之后，你同意你的所在诊所的负责人，在你的临床实践中对符合适应证的患者使用这种新器械，可能会提高你的治疗质量。

要点

● meta 分析是一种强大的工具，可以将具有类似的研究设计和纳入人群的研究合并在一起，而这些单个研究往往样本量小不足以发现差异。

● 但是，有许多潜在的问题可能会限制 meta 分析报告结论的内部有效性和实际临床上结果的应用。

● 适当的研究问题和设计，对异质性的适当处理，以及对纳入研究的方法学评估和偏倚评估是高质量的保证。

附录　可用于准备 meta 分析各个步骤的网站链接

meta 分析指南	
Cochrane Handbook for Systematic Review of Interventions	http：//handbook.cochrane.org/
PRISMA Guidelines for Systematic Reviews and meta-Analyses	http：//www.prisma-statement.org/
GRADE Handbook	http：//gdt.guidelinedevelopment.org/app/handbook/handbook.html
数据库	
Cochrane Library	http：//www.thecochranelibrary.com
PubMed	https：//www.ncbi.nlm.nih.gov/pubmed/
Embase	http：//store.elsevier.com/embase
Clinical Trials Database	https：//clinicaltrials.gov/
统计软件	
Cochrane RevMan	http：//tech.cochrane.org/revman/download
OpenMetaAnalyst	http：//www.cebm.brown.edu/openmeta/download.html
MedCalc	https：//www.medcalc.org/download.php

续表

方法学评价	
Oxford Level of Evidence	http：//www.cebm.net/ oxford-centre-evidence-based-medicine-levels-evidence-march-2009/
JBJS Level of Evidence	http：//jbjs.org/level-of-evidence
Newcastle-Ottawa Scale for Non-randomised Studies	http：//www.ohri.ca/programs/clinical_epidemiology/oxford.asp
Modified Newcastle-Ottawa Scale	http：//www.uphs.upenn.edu/cep/methods/ Modified%20Newcastle-Ottawa.pdf
CONSORT checklist for randomised controlled trials	http：//www.consort-statement.org/
PEDRO scale for randomised controlled trials	https：//www.pedro.org.au/english/downloads/pedro-scale/
AMSTAR score for systematic reviews	https：//amstar.ca/Amstar_Checklist.php
COSMIN guidelines for studies of measurement instrument	http：//www.cosmin.nl/downloads.html（for studies of measurement instruments）

（赵嘉国 李 戈 黄逸之 译）

第48章

撰写和理解科技论文的实用指南：临床研究

要成为一名医学论文的作者，首先要了解医学领域的相关概念和术语，熟悉相关的指南和文献结构与内容，最后要掌握一套良好的写作技巧。在现有文献证据的支持下，应明确感兴趣的主题。在患者入组前，要有确切的研究计划。

一、前言

撰写科技论文是医师的工作之一。发表和评审文章对于医学知识的传播越来越重要。发表是证实研究成果的机会，也是向其他研究人员分享研究成果的机会。这对于现代科学的发展是至关重要的，因为一个科学家的工作是以其他科学家的成果为基础的。临床效果需要通过研究、教育和临床实践来逐步改善。所有相关临床经验，主要通过同行评议的研究论文和综述文章与国际社会实现共享。

撰写科技论文具有两个方面的挑战性。首先，完成一篇高质量的论文所需的时间较长；其次，关于写作风格，通常相对与外科手术而言，发表文章并不具有太大吸引力。有些研究一开始就试图解决最具挑战性的临床问题。此时，需要明确认知困难、确立团队支持和指导、明确如何区分文章内容和结构，以及确定文章的行文格式就显得格外重要。当一名医师开始写论文时，写作动机是至关重要的。然而，由于临床工作繁重，很难投入更多的时间保证写作。作为一名医师要撰写论文，需要明确医学领域的相关概念和术语，熟悉相关的指南和文献结构与内容，最后要掌握一套良好的写作技巧。

本文的目的是提供写作技巧，试图帮助作者在不浪费时间的前提下写出高质量的临床论文，以及在合适的期刊上发表论文。本文包括几个特定主题，将在下面分别叙述，包括选题、文献检索、数据分析、构建论文结构、撰写论文、处理参考文献及如何投稿。

（一）如何选题

在开始招募患者前，需要收集资料或阅读文献。第一步需要选择一个感兴趣的话题。要做到这一点，最好的方法是向上级请教，询问他们外科手术的发展趋势或创新技术，有什么值得关注的问题。确定选题之后，接下来在最常用数据库中进行精确检索文献，以帮助研究人员确定研究领域内的"热门"话题。有必要遵循时间轴，进行数据收集和文献阅读与评价。

（二）文献检索

医学科学研究起于文献。互联网的广泛使用，为临床医师提供了一个很好地查阅文献的机会。最常用的生命科学和生物医学文献数据库是 MEDLINE。PubMed 是一个免费的搜索引擎，其主要访问 MEDLINE 中关于生命科学和生物医学相关领域的参考文献和摘要。

注意，PubMed 不应与 PubMed Central 混淆，后者是收录数字存档文献，任何人都可以免费访问。所有 PubMed Central 中的文章都可以免费阅读全文。

为了获得有效的检索结果，在使用 PubMed 时需要一些技巧。主页上有检索教程的链接，可以帮助研究人员正确使用搜索引擎。MeSH（医学主题词）是国家医学图书馆（NLM）设立的医学词汇表，为 PubMed 收录的文章编制索引。这个词汇表有助于在医学研究领域精确识别文献，帮助作者找到正确的主题。请注意，MeSH 主题词是按层次结构排列的。订阅者对某一个主题词的检索包括了该主题词的下位主题词。

世界卫生组织编制了区域卫生和医疗数据库，以补充国际知名的书目和文献索引，如 MEDLINE。

由世卫组织各区域办事处出版或在其主持下出版的地区医学索引提供了关于在各地区卫生领域的检索信息。因此，除了从发达国家的数据库获得检索信息外，他们为从其他区域获得信息提供了重要补充。

Cochrane 图书馆是 Cochrane 和其他组织提供的医学和其他健康专业数据库的集合。其核心是收集 Cochrane 系统综述，是一个关于系统综述和 meta 分析的数据库，总结并评价了医学研究的结果。利用 Cochrane 图书馆，可以方便获得高质量临床对照试验的结果，并且检索到循证医学方面的重要资源。

（三）如何选择临床研究的类型

临床研究的种类很多，大致分为原始研究和基于发表文献的二次研究。重要的是不同的研究类型适合发表在不同的杂志。原始研究是基于具体临床实践的研究，因此归类为原始文献。这一类研究包括：治疗研究或观察研究。治疗研究主要是随机对照临床试验（RCT）或对照试验。观察研究包括：前瞻性、回顾性队列研究、病例对照研究、横断面和病例报告。综述文章调查总结以前发表的研究，而不是报道、分析新的事实，因此称之为二次文献。

确定证据级别非常重要，证据级别用来描述临床试验或研究中测量结果强度或可信度的排名。证据级别是循证医学的重要组成部分，了解证据水平及其被发表的原因，有助于读者对检索的信息进行优先性排序。描述证据等级的方法很多，并且许多期刊为其以发表的论文确定了证据等级。随机对照试验通常被视为 1 级证据，但在评价论文质量时必须考虑其他因素：随机化、盲法、对随机化和盲法过程的描述，以及对退出或脱落的受试者数量的描述、与研究结果可信区间的描述以及样本量计算的描述等。

虽然我们的目标是提高医疗实践中的整体证据水平，但这并不意味着所有较低水平的证据都应该丢弃。病例系列研究和病例报告，对于假设的行成非常重要，其可以成为相关研究的基础。

二、如何撰写文章

目前已有许多关于有效撰写科学论文方法的报道。19 世纪 80 年代提出了科技论文的 IMRAD 结构形式，包括前言、方法、结果和讨论四部分。该结构格式已成为开展观察性研究和实验性研究中"提交给生物医学期刊手稿的统一要求"，也是国际生物医学出版物中指导写作、发表和编辑最重要和广泛接受的指南。论文撰写的统一要求由 ICMJE 发布。有些类型的文章（如 meta 分析）可能需要不同的格式。另外，个案报告、描述性综述和述评类文章，其结构化程度较低，甚至是非结构化形式。有关如何撰写论文特定部分的详细建议，可在 ICMJE 网站上在线获得。 英国国家知识服务局资助启动了 EQUATOR（提高医学研究的质量和透明度）项目。 该项目旨在通过提高医学研究的透明度以及研究的报告规范来提高研究的可靠性。在本文中，笔者仅讲述常用的写作技巧。 如果作者有目标期刊，那么仔细阅读稿约。稿约对于作者及审稿人都是开放的。这点非常重要，因为作者通过阅读稿约了解审稿人的来源和专业。语言必须地道，如果语言不够流利，建议通过在线编辑系统或英语母语编辑进行语言润色。文字不要过多，一般建议 3000 ～ 4000 字，否则会因为冗长而拒稿。

> 临床研究写作要遵循 19 世纪 80 年代提出的 IMRAD 结构（前言、方法、结果和讨论）。摘要部分应该强调研究或观察结果的创新性和重要发现，不要过度解读结果。前言应描述研究背景和清晰的研究目的。方法部分应解释研究的结构、获得结果的方法和所有与患者管理有关的从入组到最终评估的步骤。

下面将针对文章结构的每部分的写作技巧分别介绍如下。

（一）摘要

结构化摘要包括背景/目的、方法、结果和结论。 摘要应提供研究背景，并阐明研究目的，基本的研究过程或方法（如受试者的选择、研究实施、结局指标和统计分析方法），主要结局（给出具体的统计量及其临床意义）和主要结论。 结果部分是摘要最重要部分，需首先满足结果部分的篇幅和质量。 这部分应强调研究或观察到的创新性结果，而不能做过度解释。 大多数期刊都要求摘要符合形式结构，字数在 200 ～ 250 字。尽管摘要是任何文章的第一部分，也是可以在大多数数据库中免费查看的，但应在论文全部完成后撰写摘要。

ICMJE 建议在摘要后面标注临床试验注册号。 证据级别也可以标注在摘要末尾。

（二）引言

引言的重点是介绍已经明确的知识背景。更重要的是，引言要说明未知的事物，从而证明研究内容的合理性和必要性。

有时审稿人会认为你的引言书写了过于常识性内容或文字冗长。

引言至少要明确的研究目标，说明关注的主要和次要结果及研究假设。至少对于临床研究是这样的。

（三）方法

方法学部分需要准确地描述研究人员所做的具体工作，并应说明研究的过程，以及获得研究结果的方式、受试者纳入的过程等，包括从入组到最终评估的完整过程。

首先说明研究设计类型、受试者的临床诊断标准以及大部分的研究实施。

如果研究比较了不同干预措施的治疗效果，则必须仔细描述分组过程。随机化在临床试验中至关重要，因为它可以减少偏倚，并且是使用统计检验确保数据分析有效性的基础。分配序列产生过程无法预知，是随机对照试验中随机化的首要因素。随机化的两个基本特征包括：研究人员无法预知受试者分组，直到每名受试者分配到研究组中；一旦受试者被随机化，研究人员无法更改分配方案。请注意，分配隐藏较差的随机仍然会导致研究结果出现偏倚。

必须详细描述受试者的干预过程。从入组到得出结论的研究随访时长必须报告。应该具体描述所使用的评分评价方法或评分体系。应谨慎选择针对特定疾病或干预措施的结局指标；结局指标应具有良好的可靠性、有效性和敏感性。使用患者自我报告量表时，需要重点报告在随机化试验中是否对受试者实施了盲法，以尽量减少偏倚。研究者应尽量选择客观评估指标（如临床结果、影像学测量等），以及是否对研究人员实施了盲法。此外，还要明确定义主要结局指标和次要结局指标。

科学论文中重要且常被忽视的部分是统计部分。应该报告用于统计计算的软件。在执行统计分析之前，数据要进行正态性验证（如使用 Kolmogorov-Smirnov 检验），由于正态或非正态分布的影响这两种报告测量的方式（正态分布采用均数 ± 标准差，非正态分布采用中位数和四分位间距）和统计检验的选择。当比较两组独立样本时，采用独立样本 t 检验和 Mann-Whitney 检验验证两组连续数据是否正态分布。当同一组患者（如治疗前后比较）类似比较时，采用类似的独立样本 t 检验或 Wilcoxon 检验。应采用卡方检验比较分类变量（如 IKDC 分级）。如果有三组或更多组比较，在这种情况下应采用方差分析或 Kruskal-Wallis 检验正态或非正态分布。对于相关分析，采用 Pearson 或 Spearman 检验分析正态或非正态分布变量。

在 RCT 中，必须进行样本量的计算来确定样本量，因为动力不足的研究将遭受所谓的 β 错误（2 型错误）的风险较大，从而可能错过有统计学意义发现的机会。在研究开始之前就要进行样本量计算；可以借助商业化可用的软件很容易地计算样本量。

> 如果有大量的数据，建议以表格形式展示结果，避免文本重复描述。讨论部分的目的是解释结果的意义，论文对研究领域做出了哪些贡献，以及该结果对研究领域的影响。

（四）结果

结果部分最重要，也是读者感兴趣的主要部分。作者必须仔细报告所有数据，如完成研究的受试者数量、不同组的失访率，甚至失访的原因。注意，失访率超过 20% 的研究被认为是低质量的研究。主要结果必须用统计数据表示。任何阴性结果或意外发现，都必须报告。根据正态分布或非正态分布，分别使用均数和标准差、中位数和四分位数间距展示统计结果。如果研究样本量有限，则需要在表格中展示每位受试者的结果。

如果存在大量数据，建议用表格展示。避免文本重复描述。但是，为了吸引读者，需要对主要结果进行总结。所有详细结果都可以通过表格展示，但要避免重复。

（五）讨论

讨论部分的目的是解释结果的意义，以及论文对研究领域做出了哪些贡献。讨论部分的目的是根据目前已知知识，解释和分析研究的主要发现及意义，并对该结果对研究领域的影响进行说明。按照结果部分展示研究结果的顺序，进行针对每个结果进行讨论。讨论部分是基于结果的解释，这是一个主观叙述的过程。因此，作者必须避免过度解释研究结果，这是最常见的错误之一。另外，讨论部分不是引言或方法学部分的重复。讨论部分必须承认研究的局限性，尤其在方法学以及对结果的解释方面的局限性。可以在讨论的最后，再一次使用结论性语言进行描述或陈述结果，并可以为未来的研究指明方向或提供建议。

（六）参考文献

作者应该引用直接文献，而不要引用二次文献。科学是科学界集体智慧的结晶，科学界共享成果的方法是在科学期刊上发表文章。 近年来，由于互联网的发展，数据库变得越来越丰富。通过文献检索，研究人员可以获得关于某个特定主题的大量信息。每篇论文都要引用以前已发表的文章，进而支持本研究的陈述和背景。这些参考文献放在文章的最后。作者、编辑及审稿人不应该从自身利益角度出发去引用文章。研究人员应为研究目的引用参考文献。考虑到科学总是在发展的，因此期刊的影响是不同的，因此建议更新参考文献。如果可能的话，应该尝试引用期刊中最相关的文章。作者必须按照每本期刊的要求编辑参考文献格式并排序。

三、如何投稿

投稿是发表文章的最后一步。由于投稿系统不同，因此不同期刊的投稿步骤不同且较复杂。我们建议，研究人员在开始投稿前准备好所有的文件。包括伦理证明和临床试验注册信息。如今，越来越多的期刊要求披露财务利益冲突。在投稿之前，从每位作者那里收集利益冲突声明，尤其是多中心研究。此外，行号或行间距之类的小错误，也可能需要返修从而浪费时间。我们的建议是仔细检查投稿系统生成的 PDF 文件。

四、结论

成为一名优秀的学者需要较长的学习曲线。作者认为，要获得良好的写作效果，热衷于临床实践和对分析临床工作结果感兴趣是至关重要的。参与写作并分享研究结果，意味着要参与更多的工作，最终的目的是在患者治疗中获得更好的结果。

祝君好运！

（邢　丹　译）

第 49 章

骨科临床研究中并发症的报告

一、背景

没有人愿意在临床研究中报告并发症。然而，骨科临床试验中的并发症是一种必要信息来源。它们可终止并不成功的治疗措施，帮助确定潜在治疗方法，并形成与患者共享决策的基础。

然而，并发症对于研究中不同对象意义各不相同。对于外科医师来说，首先它们会造成困扰。其次，降低治疗成功率，可能需要再次干预，往往需要增加与患者广泛的沟通，有时会导致法律问题以及增加患者费用等其他问题。鉴于对并发症认识能力的不足，有些外科医师会忽略它，尤其是在报告的时候。而另一些术者则相对严谨，记录并报告了更多的并发症。到目前为止，对并发症的认定还取决于外科医师的理解与认识。对特定适应证所报道的并发症的巨大变异性说明了这一事实。一项在骨科医师中的调研显示对并发症等级的认识程度差异较大。推荐使用一种标准化流程记录、评估以及报告骨科临床试验中的并发症。

二、针对并发症的不同观点

对于法律机构来说，并发症称为不良事件，必须严格按照临床试验管理规范指南进行报告。他们感兴趣的是，例如并发症导致死亡还是延长住院时间（严重不良事件）或者是否与器械相关。报告并发症可能导致研究停止、器械撤市或导致法律后果。

对于患者来说，并发症首先意味着生活质量下降。治疗时间会延长，造成更多的痛苦，可能导致较差的结果和长期后遗症。也可能需要再次干预以纠正并发症或预防长期影响。根本上，患者对于外科医师的观点或者法律观点并不感兴趣。他们只要求功能康复、生活质量提高，患者会将任何有碍于治疗与康复的事件认为并发症。此外，他们应该获得关于预期并发症风险的无偏倚信息，作为共享决策的基础。

结果表明无法同时满足所有的标准。因此，实际的做法是承认相关性。一项严重的并发症可能导致外科医师声誉的降低或者器械退市，并给生产商造成一些经济后果。然而，患者的余生可能会受到并发症的影响，甚至死亡。所以，并发症与患者切身感受密切相关。因此，对于并发症的定义应以患者为中心。

这一现象导致并发症分级方法的出现（图 49-1）。虽然外科医师的观点是基于经验，包括推理与因果关系，患者的观点相当于一个"过滤器"。对于患者未造成伤害或影响的事件均不能称之为并发症。

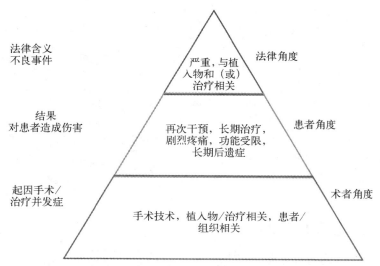

图 49-1 并发症等级表。金字塔结构显示从患者伤害的起因到法律不良事件分级。这与图中显示看待并发症的不同观点相对应

在金字塔层次结构的顶端，从法律观点判断并发症与器械或治疗的关系，并依照已有指南划分严重性。上面提及的是患者并发症的主要亚类。

根据国际协调会议（ICH）[E2A，E6（R2）] 附录关于 GCP 的指南、国际标准化组织 ISO 14155：2011（E）要求，严重不良事件定义为任何不幸的医疗后果：

- 导致死亡。
- 危及生命（备注："严重"定义中的"危及生命"是指在事件发生时患者有死亡危险的事件；它并没有提到在假设情况较严重时可能导致死亡的事件）。
- 需要住院治疗或延长住院时间。
- 导致持续或严重的残疾／功能丧失。
- 需要进行医学或外科治疗以阻止对身体结构或功能造成永久性伤害。
- 导致胎儿痛苦、死亡、先天畸形或出生缺陷。

案例情景 使用动力髋螺钉治疗不稳定转子间骨折时，螺钉被错误放置在离关节面非常近的位置。患者诉负重时疼痛明显。

术者角度：并发症是由于螺钉的切割。原因是螺钉初始位置不良（手术技术）以及局部骨质量差（患者／组织相关）。

患者角度：造成患者严重疼痛与功能减退，若处置不当后果会很严重，或需要再次干预以防止发生。

法律角度：严重性等级取决于可能的再次干预。与植入物有关的原因取决于外科医师的判断，位置不好是否与手术技术或器械不良有关。

本案例说明了几个不同的问题：①无论并发症原因或法律分级，患者在任何情况下都遭受了痛苦。②外科医师可以影响不良事件的分级，例如通过接受差的功能结果或忽略再次干预。

三、愈合的正常过程

若患者认为并发症是任何偏离正常的愈合过程与康复，那么就需要定义何为"正常"。任何组织的愈合，例如骨、软骨或肌腱是因人而异的，取决于患者的一般特征以及采取何种干预。例如：骨折愈合的时间没有明确定义，取决于多种复杂变量以及评估方法。因此，需要用到临界值以区分正常还是病理愈合过程。这种方法同样适用于疼痛与功能康复的评估。

在术后伤口与组织的愈合过程引起的一定程度的疼痛与正常的愈合过程有关，但在大多数情况下，持续疼痛还是另有原因的。这同样适用于日常生活活动与功能的恢复。在干预后的特定时间点，预期会有较大范围的功能改善。然而，术后功能完全丧失或远低于预期，以及日常生活质量受损，则应认为是并发症。

因此，对于疼痛与功能康复，应设定预期正常愈合过程的时间。任何超过这一时间段的都称之为并发症或是并发症的后果。疼痛与功能降低通常是潜在的仅有症状，常导致解剖异常（关节面不平整，外翻畸形）。如患者主诉疼痛剧烈和（或）功能受限，有必要寻找可能的原因。

四、并发症报告的必要性

对于每项研究而言，正常愈合与康复的过程，包括循证的范围，需要有明确的定义。包括每次随访时的疼痛与功能状态，任何研究的组织如骨或软骨的愈合情况。

> 预期的并发症 / 不良事件应在所有研究方案中列出，并有明确和客观的定义，同时附有适当的科学参考文献。
>
> 对于每项并发症，根据规则应记录一组最低限度的信息，以便进行有临床意义的评估和报告。
>
> 在临床研究中，这些变量应以标准不良事件 / 并发症 CRF 呈现，进行记录。

从临床文献中获得量化的标准并发症发生率、常见的处理措施和预期的结果是很重要的。

表 49-1 罗列了临床研究中记录并发症的最低要求。研究者需针对每一种并发症填一份表格；如果并发症同时发生且明确有因果关系（例如植入物失败同时发生复位功能丢失），可以在同一份表格中记录。

表 49-1　对于每项并发症，根据规则需记录一组最低限度的信息，以便进行有临床意义的评估与报告

项目	变量
身份信息	1. 研究人员的姓名，电话号码 2. 研究的名称 3. 患者信息（试验编号，首字母，年龄，性别）

续表

项目	变量
治疗方式	4. 治疗编号（如果适用的话，如在随机对照试验中） 5. 可疑医疗产品的名称与治疗时间 6. 产品序列号（万一发生严重器械不良反应事件发生）
并发症	7. 并发症类型 8. 产生或开始的日期 9. 简短介绍（开放文档）
处理方式	10. 随后的处理方式（例如手术）
结果	11. 报告时（或研究结束时）并发症的结果
评估	12. 事件的严重性 13. 最可能的病因，例如与手术干预或植入物的使用相关，我们推荐使用本章中介绍的四类法。

注：这是根据每个研究的不良事件表 / 并发症 CRF 收集的最低信息。调查人员要求为每一种并发症填写一张表格；但是，如果多个事件同时发生并且有明确的因果关系，则可以在同一表格上记录。

由于并发症是复杂事件链的一部分，需将二者明确的区分：①并发症 / 不良事件本身；②它们最可能的诱因；③针对治疗方法（可能没有采取行动）；④结果或后果。

五、并发症分类

在表 49-2 中，基于最可能的原因，我们提出将并发症分为 2 大分类，每一类随后又分为 2 个亚类。

表 49-2 基于最可能的病因提出并发症的分类

分类	等级	编号	举例
治疗相关	与手术技术相关	1a	螺钉位置不良，错误的操作
	与器械 / 治疗相关	1b	人工关节聚乙烯衬垫由于磨损而松动
患者相关	与局部组织条件相关	2a	由于骨质差，原本位置良好的螺钉发生切割
	与患者整体条件相关，如系统性的	2b	心肌梗死

当然，许多病例的因果关系仍然是有争论的。例如，对于缺血性股骨头坏死是否由股骨头骨折手术治疗引起还是疾病正常过程，目前仍

不清楚。

然而，详细的计划结合并发症前瞻性的定义及它们之间的因果关系可以增加研究质量。该计划阶段可能会产生一份广泛的预期并发症清单，但是有助于在研究之前对并发症进行分类，也有助于在研究结束之后对于并发症进行无偏移分析。

六、随访

● 如果原始的并发症记录表明并发症已经解决或者康复进程已完成（有或无损害），不再需要录入资料。

● 或者，有必要随访并发症直到其解决，相关的治疗、结果、评估方法以及所有新的信息均需记录。

在临床研究中，应将随访的不良事件 / 并发症 CRF 发给研究者，让其获得相关信息直到并发症得到解决或用于研究结束时进行评估。

七、质量控制

积极的监督与质量控制对于避免或减少漏报和错报并发症结果是必须的。为确保并发症记录的完整性与准确性，下面的方法应该在骨科试验中使用。

1. 在现场监查时进行原始数据核准。

2. 积极报告：在每次检查时，系统评估任何可能的并发症（例如：使用标准 CRF 或询问除常规检查外是否找过其他医师）。

3. 报告的动机：促进简化记录过程，在所涉诊所外确保匿名报告并发症统计数据，以避免结果追溯至外科医师个人。

4. 如果有必要，可以从患者的家庭医师那里获得并发症的附加信息。

5. 由项目的主要研究者、独立的有经验的临床医师或任何专门建立的并发症审查委员会对报告的并发症进行评估。

最终并发症审查需基于并发症 / 不良事件表格，以及额外的诊断以完善病历。并发症数据的审查主要针对其临床相关性、分类、严重性以及与研究治疗方法及医疗器械的相关性。所有改变与数据的更正均需要充分的理由与记录。

八、分析

在任何研究中，均需对最小的并发症合集进行分析。然而，需要注意如果规定要求研究者记录在研究中所有发生的并发症，可能仅仅与临床相关的一部分会被分析以满足研究的目标。严格界定哪部分并发症属于这一分类以及明确并发症观察到的时期（例如：术中，术后，还是随访）是非常重要的，以便对结果进行合理解释。在前瞻性临床研究中，对于每位患者的观察起始于治疗开始或初次手术开始，止于研究结束。对于并发症的报告，可计算并发症风险，如表 49-3 所示。

表 49-3 并发症风险示例

并发症类型	数量	风险（%）	95%CI
术后局部内植物 / 骨并发症	18	10.2	（6.1 ~ 15.6）
内植物			
刀片移位	1	0.6	（0.01 ~ 3.1）
植入物断裂	3	1.7	（0.35 ~ 4.9）
切割	2	1.1	（0.14 ~ 4.0）
其他内植物并发症	2	1.1	（0.14 ~ 4.0）
骨 / 骨折			
复位丢失	1	0.6	（0.01 ~ 3.1）
股骨颈短缩	8	4.5	（2.0 ~ 8.7）
其他骨结构并发症	6	3.4	（1.3 ~ 7.2）

患者数量 N=177

并发症风险应基于发生并发症的患者数量而不是记录的并发症总数来呈现。

根据我们的经验，对于大多数外科医师来说，与治疗无关的事件可能不会被认为是并发症，因此也不会记录。另外，临床医师有时可能认为他们无须记录那些对患者没有产生影响或影响有限的事件，以免过度记录。然而，临床试验实施统一标准将并发症定义为与潜在因果关系或严重程度不一定相关的任何不良医疗事件；在临床研究中，即使是轻微的预期并发症，如果其发生率高于任何研究中合理预期的水平，需要正式向主管部门上报。从监管的角度所有并发症均需记录，但初次分析时可以集中在与患者相关的并发症上。

　　对并发症进行独立审查对安全数据的可信度至关重要。文献中的并发症发生率常难以看懂。另外，当被任何外科技术的发明者记录下来时，它们可能被低估了。尽管对于标准化进行了所有努力，对于并发症的评估与报告总是需要临床判断，因此仍带有部分主观性。并发症审查委员会（Complication Review Board，CRB）可以应对上述局限，单中心研究也可以建立。例如，CRB 可以由 2 ~ 4 名骨科医师（其中至少 1 名未参与本研究）、1 名放射科医师和 1 名方法学家组成。CEB 有别于作为大型多中心研究一部分而建立的数据监督委员会（Data Monitoring Committee，DMC）；设立 CRB 用于控制并发症记录的相关性与完整性，DMC 用于审查并发症的发生情况（即评估已验证的数据，决定是否继续进行研究）。建议 CRB 主要于在分析之前进行质量控制和合并并发症数据。

> 在一项临床研究结束时，并发症 / 不良事件应由 CRB 在并发症评估会议上进行评估和讨论。会上应提供相应的并发症病例报告表、补充的文献资料以及患者的所有影像学资料。

要点

　　● 对于每项骨科研究，正常的愈合过程包括应基于循证范畴给出定义。

　　● 在研究之前应该对预期的并发症 / 不良事件进行定义并进行记录。

　　● 对于并发症进行随访是有必要的，直到其得到解决。

　　● 独立的并发症审查委员会应审查与分析关于潜在骨科并发症的所有信息。

（王　斌　译）

第50章
理解并处理研究中的监管问题

一、前言

在临床试验开展过程中，特别是如果对新药或器械进行测试时监管方面的处理非常重要。这些规定通常是为了保护健康人群、患者或动物的健康和安全，但同时也可能是与伦理相关的问题。这些都有助于试验的合理开展。监管要求通常取决于一个药物或者器械已知的安全性和有效性以及被测试的受试者。在人或动物身上进行实验需要满足广泛的要求。在人或动物身上开展研究前需要充分培训，研究方案必须获得审批。

对于器械测试，监管的任务取决于器械的分类。一个完全创新的器械在获批上市之前通常需要通过政府多阶段的监管。方案的制定可能非常昂贵并且需要与监管机构反复进行开会沟通确认。试验必须严格遵照方案执行并且可以接受稽查。

与之前获批的诊断器械基本相似，其他器械可以进行不同的分类，并且相应的监管需求会少很多。

基于不同的分类，新药或新材料也面临着不同监管负担。一种全新的药物通常需要通过多级审批流程，包括安全性和有效性的证明。甚至是一个已上市的药物尝试增加其他适应证也必须经过正式的审批流程。

大量的法规也用于指导细胞疗法和组织的使用。在美国和许多其他国家，非微创的细胞治疗的使用在获批前也需要通过广泛的正式审批流程。这就造成在以上区域开展临床试验的数量较少，因此相比一些其他的国家，美国的干细胞临床试验较少。

伦理方面的原因也可能推动立法。由于与胚胎来源细胞相关的伦理原因，美国禁止联邦资助此类研究的政策大大限制了胚胎干细胞研究。一般来说，许多国家以"人的尊严"为理由，禁止开展克隆人试验。

　　不受管制地使用医疗技术会对患者造成重大伤害，也可能导致研究工作不力。如果临床医师或研究人员不能遵守法律要求可能会导致严重的惩罚，包括禁止从事某些研究或临床活动、承担民事责任或包括罚款甚至监禁在内的刑事处罚。因此，意识到与研究相关的法规问题并且一丝不苟的遵守是至关重要的。

　　遵守法规的成本可能会非常高，并且会阻碍研究的进展速度。保护公众免受未经充分试验的药物或器械伤害以及允许给患者使用加速获批的新疗法之间需要有一个平衡。法规的种类和类型可能会随着政治、社会需求或不同伦理问题的权重有所不同。

ICH 指南分为四类，并且 ICH 代码根据该分别进行划分			
Q. 质量	S. 安全性	E. 有效性	M. 多学科
药物的化学和制药质量（稳定性、验证、杂质检测）	药物的安全性（毒性，致癌性，基因毒性）	人体临床试验（剂量反应、GCP、试验设计、实施、分析、不良事件报告）	其他问题（MedDRA- 不良事件标准化医学编码）

二、临床试验管理规范

　　新的研究人员必须意识到他们在进行研究时的道德和伦理义务，让公众确信人类研究受试者的权利、安全和福祉是受到保护的。

　　临床试验管理规范（Good Clinical Practice，GCP）是由国际协调会议（International Conference on Harmonisation，ICH）制定的一个国际伦理和科学质量标准，旨在设计、实施、记录及报告人体受试者的试验。遵守该标准使公众确信试验受试者的权利、安全和福祉是受到保护的，与起源于《赫尔辛基宣言》的原则一致，并且得到的临床试验数据是可信的。ICH GCP 指南的目的是为欧盟、日本和美国提供统一标准，以促进上述国家的监管部门对临床数据进行互认。该指南的制定考虑了欧盟、日本，美国、澳大利亚、加拿大及北欧国家和 WHO 现行的临床试验管理规范。

　　ICH E6（R1）指南制定于 1996 年，旨在协调欧洲、日本和美国药品注册的需求。因为是国际公认的，这些国家允许接受来自于某个国家的所有的临床试验证据。ICH 的一般原则扩展了《赫尔辛基宣言》，是一套由世界医学协会（WMA）制定的适用于人类研究的伦理原则。

ICH GCP E6（R2）最终定稿于 2016 年，用于解决日益复杂的临床试验和电子数据记录报告问题。新草案是该指南 20 多年来最大的一次修订。

一个新的临床研究人员应该知道赞助方和研究者术语，以明白自己的角色和职责。临床试验可以由赞助方、研究者或两者共同发起。临床试验包括几个特定角色的团队负责。研究者可以将某些角色委派给自己的团队，但需要为整个临床试验负责。

ICH GCP 将研究者定义为在研究中心负责临床试验执行的个人。如果一个试验是由研究中心的一个团队执行的，那么主要研究者就是这个团队的负责人。

ICH GCP 将助理研究者定义为在研究中心被研究者指派并监督开展重要试验相关流程和（或）做出重要试验相关决定的任何个体成员（例如同事、住院医师、研究人员）。

ICH GCP 将赞助方定义为负责发起、管理和（或）资助临床试验的个人、公司、机构或组织。

ICH GCP 将赞助研究者定义为单独或与他人同时发起、实施临床试验并在其指导下让受试者服用、分发或使用临床试验研究产品的个人。该术语不包括除个体以外的任何人（例如，它不包括任何一个公司或机构）。赞助研究者的义务应该同时包含赞助方和研究者两方面。

需要注意的是，企业赞助方可能会要求研究人员在招募临床研究对象之前完成 GCP 培训，以确保研究对象理解其在研究过程中义务。通常这些培训课程可以在网上学习，但需要支付一定的费用。

值得一提的是 ICH GCP 指南清楚地列出了临床试验执行中的必要文件。这些必要文件将用于评估试验的执行以及所产生的数据质量。这些文件用来证明研究者、赞助方和监查员在试验过程中遵守临床试验规范标准以及所有现行法规要求。

试验主控文件（在调查现场通常称为监管文件）用于存放临床试验的必要文件且必须同时被赞助方和研究者保存和维护。研究者需要保存的重要的文件包括试验方案和修订、试验财务，伦理审查委员会

（IRB）或独立伦理委员会（IEC）批准、盲法试验去盲流程、主要研究者和次要研究者简历及其签名。因为这些文件需要在任何时候接受视察或者稽查，因此必须妥善保存且不能毁掉，而且在整个试验开始时就明确保存的时间。

在涉及人类参与的试验时，遵守 GCP 有助于确保科学的高质量数据，因为它能为伦理实施提供框架并保证研究文档的完整性。无论是单中心还是多中心，小样本还是大样本，赞助方或研究者发起的试验，参与临床试验的各方人员都应当遵循 GCP。个别国家或机构可能有额外的或类似的 GCP 框架，因此研究者应参考所在地的现行法规。遵循 ICH GCP 有助于各国之间的监管批准，并且反过来让更多的患者受益于新的治疗方法。

ICH GCP 的 13 个原则
1. 实施临床试验应遵循《赫尔辛基宣言》中提出的伦理原则，并与 GCP 及现行法规要求相符合
2. 在试验开始之前，应权衡可预见的风险和不便与给受试者和社会可能带来的预期获益。只有证明预期的获益高于风险时，才应开始并继续进行试验
3. 受试者的权利、安全和健康是最重要的考虑因素，并且应置于科学和社会利益之上
4. 已有的研究产品的临床前和临床信息应足以支持拟进行的临床试验
5. 临床试验应该是科学合理的，并在试验方案中清晰详细描述
6. 试验的实施应遵循试验方案进行，试验方案须已获得伦理委员会批准／支持的意见
7. 为受试者提供医疗服务及为其作出医疗决策总是有资格的医师或牙医的责任
8. 每个参与临床试验的人员都应具备一定资格，如接受过相关的教育、培训以开展其各自的任务
9. 在参与临床试验前应获得每个受试者自愿的知情同意
10. 需要准确报告、处理和储存所有临床试验信息以保证其准确报告、解释以及核实
11. 按照有关保护隐私和保密的规定，可以辨别受试者身份的记录应妥善保密
12. 试验产品的制备、处置和保存应与适用的药品生产质量管理规范（good manufacturing practice，GMP）相符合；其使用应与被批准的试验方案一致
13. 确保临床试验各方面质量的系统和程序应得到贯彻一致

三、ICMJE：临床试验注册和数据共享

ICMJE 要求在 2015 年 7 月 1 日或之前开始的临床研究，需要在入组开始前在一个注册系统上进行登记公示。ICMJE 没有指定具体的注册系统，但是提供了符合要求的注册系统标准。

ICMJE 将临床试验定义为任何前瞻性地分配个体或群体进行干预的研究项目，有或没有同时进行的比较或对照组，以评估健康相关干预和健康结局的之间的关系。健康有关干预是那些用来改变生物医学或健康相关结局的方法，包括药物、外科手术、器械、行为治疗，教育项目、饮食干预、质量改进干预以及治疗过程改变。健康结局是患者或受试者获得任何生物医学或健康相关措施，包括药代动力学参数和不良事件。ICMJE 没有规定首例受试者入组的时间，但最佳时间建议是在首例受试者签署知情同意书的时候。

ClinicalTrials.gov 和国际标准随机对照试验编号（International Standard Randomized Controlled Trial Number，ISRCTN）符合这些标准并已经成为最广泛使用且满足 ICMJE 要求的注册系统。

这些注册系统中包含临床研究信息，如研究中试验产品、研究目的、研究设计，参与的研究者和机构、资助。

注册临床试验的目的是防止偏倚和选择性报告结果，避免不必要的重复研究，让公众了解计划中或进行中的试验，并给伦理委员会提供一个审阅类似研究的平台。

现在 ICMJE 要求作者将数据共享计划作为临床试验注册的组成部分。这个计划必须包括研究人员将如何储存数据，如果不是公开的存储库，将通过何种机制取得其他数据访问权限，以及在 2015 年医学研究所的报告中提及的其他数据共享计划要素（例如，是否任何人申请就可以免费获得数据，还是只有申请被第三方学术机构批准后才能免费获得数据，是否数据使用协议将被要求）。ClinicalTrials.gov 已提供了数据共享计划。

数据共享报申明必须说明下列事项：是否共享未识别个体参与者数据（包括数据字典）；哪些数据尤其要共享；是否会有附加相关文件（如研究方案、统计分析计划等）；数据何时可以使用并能使用多久，以及基于何种标准共享数据（包括和谁共享、何种分析类型以及共享机制）。

随着临床研究行业的发展越发透明，在登记涉及临床试验数结果及参数的手稿出版时，新的研究人员需要考虑到有这些因素。

ICH GCP E6 (R2) 附录介绍了 26 个新条款覆盖了 临床研究的 3 个主要领域：数据管理、赞助方及研究者的职责		
修订项目的数量	修订部分名称	修正文件的数量以及名称
1	介绍	NA
4	术语	● 认证副本 1.11.1 ● 监查计划 1.38.1 ● 监查报告 1.39 ● 计算机化系统的验证 1.60.1
1	ICH GCP 原则	● ICH GCP 2.10 原则
3	研究者	● 充足资源 4.2.5，4.2.6 ● 记录和报告 4.9.0
16	赞助方	5.0 质量管理，5.0.1，5.0.2，5.0.3 5.0.4， 5.0.5，5.0.6，5.0.7 ● 合同研究组织（CRO）5.2.1，5.2.2 ● 试验管理、数据处理和记录保存 5.5.3 （b），5.5.3（h） ● 监查 5.18.3，5.18.6（e），5.18.7 ● 不依从 5.20.1
1	临床试验实施 的必要文件	● 实施临床试验的必要文件 8.1

四、基本规则，注意事项及任何临床人体研究项目中的基本要求

在开展任何人类临床研究之前，确定研究和假设，理解研究的实验或试验本质，同时理解并能清楚地说明风险，并在整个研究前和研究过程中有针对性的风险管理计划是非常重要的。另外，在进行涉及人体临床研究时，必须知道区域性和联邦政府的要求。大多数机构都有用于评估、批准以及执行人体研究的研究中心或附属机构的标准和其他要求，所以在人类研究项目开始前充分理解这些概念非常重要。

适用于大多数人类研究项目的研究者、研究机构以及从赞助角度涉及的所有相关人员的主要职责都将在下面进行讨论。

GCP 培训资源案例

- CITI 项目在线培训课程。
- Barnett 国际临床试验规范：疑问解答参考指南。
- 临床器械组织 -CD 讲习班。

（一）研究者，机构以及赞助方的职责

参与研究的各方最重要的责任之一是确保研究遵循伦理原则以及相关的机构和政府要求以保护研究中的受试者。

临床研究的伦理是在缺乏法规保护的临床受试者的历史教训中发展起来的。影响当前伦理原则的一些伦理指南包括纽伦堡法典（1947年），《赫尔辛基宣言》（2000 年）和《贝尔蒙宣言》报告（1979 年）。美国国立卫生研究院定义了指导临床研究的 7 项主要原则。我们将在下面回顾这些问题，并举例说明研究人员在制定一个符合伦理且健全的临床项目时需要注意的问题。

1. 社会和临床价值　研究对研究对象、社区、医学的未来和医疗服务的改善有何潜在价值？

2. 科学性验证　何种研究设计能减少偏倚并能够支持和解释恰当的假设检验结果，同时应用于未来研究和（或）临床实践？

3. 客观的受试者选择　采用何种标准确保没有因为偏倚排除了合适的受试者以及错误入组不合适的受试者？针对受试者的入组和排除标准如何记录筛选过程以减少偏倚并保证入选合适的研究受试者？

4. 有利的风险 - 获益原理　哪些临床和方案风险是明显的？研究开始前以及整个研究中如何降低管理风险？受试者在登记前会如何被告知风险？如果发现新风险如何采取措施？

5. 独立审查　研究开始前以及整个研究中如何支持独立审查方案以及知情同意书的要求并确保其执行到位？是否会提供一个独立的数据审查委会以支持安全性和医学监查？研究是否会涉及独立第三方稽查？临床研究开始前是否需要进行 FDA 审查？

6. 知情同意（书面签署）　受试者需要了解研究，研究使用的试验产品（如药物、生物制品、器械、测量应用工具、手术或其他干预），参与试验的时间、受试者的权益以及如何使用他们的数据以及确保其隐私，并且如何处理试验期间他们提出的问题？

7. 对潜在受试者和已入组受试者的尊重　如何确保整个试验中受试者得到合理的治疗并受到应有的尊重？如何控制、限制和维护受试者信息的访问权限？对研究人员进行什么样的培训以确保尊重、隐私保护以及最佳研究实践？

临床研究最重要的两个方面包括：①临床研究获批前，独立审查委员会评估和审查方案；②知情同意文件、流程和知情同意管理参与人员的任务分配/培训。由多人组成的独立评审委员会（例如，通常被称为机构评审委员会或者伦理委员会）将评估临床试验并审查方案以及任何涉及受试者的文件，例如知情同意书、招募电话，以及学会支持性广告。在获得方案批准前不可以启动临床试验。只有获得批准的文件能用于研究，并且如果已获批文件发生变化，独立审查委员会必须对这些材料进行审查批准后方可使用。人体研究中的这些监督支持适当考虑和独立观点，并能够减少受试者隐私保护中的偏倚以及潜在差距。

每个国家都有一个监管机构，例如美国食品药品监督管理局，其职责是监管并批准遵循联邦法律和法规下进行研究。在某些情况下，除了地方/区域 IRB 或伦理委员会审查和批准之外，监管机构可能还需要在研究开始前对研究进行审查和批准。对于监管机构来讲最常见影响研究获批的决定因素是与人体受试者相关方案的风险以及与材料或试验产品相关的风险。介绍了监管机构考量和试验药物、疗法和（或）医疗器械的其他细节。研究者应该对每个特定国家的监管机构的申请要求进行确认，并核实监管机构以及伦理委员会参与研究审查的程度。

（二）研究目的

尽早定义研究的目的和数据使用的意图非常重要。研究者可能为出版、制度质量改进，解决有关新程序安全性和有效性的问题，和（或）评估试验产品安全性和有效性而进行临床研究。至于需要达到何种程度的监督计划和所需文档取决于研究的类型、研究目的以及感兴趣的方面。

此外，临床试验方案应该有发表的文献支持。这些将作为手稿文献的重要基础并支持所提出研究的科学性和研究设计。描述方法，讨论与之前已开展的工作的不同，并提出进一步深入研究的假设。初步研究可以用来支持假设并证明其后续研究是必要的。

（三）试验操作风险管理和支持良好对照试验的文件

在将受试者纳入临床试验之前，应准备好多个临床试验文件，包括一些必要文件。文件包括但不限于试验计划、标准操作流程、试验产品的说明、监查计划、数据管理计划和统计分析计划。监管稽查期间发现的缺陷包括监查不充分，研究者不遵守规定，知情同意缺陷和试验研究产品说明问题。进行风险评估并提供降低风险的结构化方法是至关重要的。研究中心评估、监查频率，以及建立临床事件委员会和（或）数据安全监查委员会对于缺陷处理非常关键。对于试验设计中发现的问题，应采取积极的措施，避免在以后的研究中重复出现。同时，迅速改进问题，以及改进的文件和后续行动是非常重要的，以确保所做的纠正是有效的。

（四）受试者安全

临床试验的伦理行为包括保护整个临床试验期间受试者的权利、利益和获益。许多研究团队成员，如伦理学委员会、监查委员会，赞助方和研究者在受试者安全中发挥着作用。研究者有责任确保伦理委员会合理批准研究、伦理委员会持续审查、方案依从性，以及知情同意过程依从性并签署知情同意书并注明相应的日期，遵守 GCP，不良事件及时报告，试验产品管理并允许有出足够的时间用于监查。研究者职责的完整清单可参见 ICH 综合附录指南 ICH E6（R1）：GCP 指南 E6（R2）。

（五）详细方案

临床试验方案包含研究背景资料和研究设计，并作为研究中心执行研究的指导工具。ICH GCP 提供了试验方案和方案修订的内容指南。方案包括如下部分：

- 基本信息。
- 背景信息。
- 试验目的。
- 试验设计。
- 受试者的选择和退出。

- 受试者的治疗。
- 疗效评估。
- 安全性评估。
- 统计分析。
- 直接访问原始数据 / 文档。
- 质量控制和质量保证。
- 伦理。
- 数据处理和记录保存。
- 财务和保险。
- 出版政策。
- 补充说明。

（六）合格的临床工作人员和经过培训的团队

主要研究者负责在其研究中心进行的临床试验，可授权有资格的工作人员进行试验某些方面的工作，然而主要研究者需要为他们的行动负责。研究中心授权表中需要对执行试验的每个团队成员职责进行概述。ICH GCP 对研究者资质进行了概述，并且概述了研究者需要在教育程度、培训和经验上符合要求，同时他们应该对试验产品很熟悉，并应该遵守 GCP。研究者 / 机构应该允许监查和稽查，并且研究者应该保留一份合格的试验授权人员授权表。

（七）知情同意过程

与潜在受试者恰当地签署知情同意对于保护受试者非常重要。知情同意的过程不仅仅是签字还应该允许与潜在受试者进行对话。潜在的受试者应当有足够的时间审查信息，考虑所有的选择，以确保自己理解为何被要求参与和自愿同意参与研究。ICH GCP 详细描述了试验受试者的知情同意细节。

（八）数据收集和归档

数据可以通过纸质或电子数据采集系统（electronic data capture，EDC）收集，并且每种方式都有自己的优缺点。不管采用纸质还是电子数据采集系统，临床试验应当建立相同的支持性框架以确保最低限度的数据错误。在开发 CRF 的过程中，应确保已经收集了相关数据并进行分析。研究中一些无意义的额外数据会给研究中心带来负担。赞助方或研究中心可以使用源文档工作表来采集那些临床常规操作之外的数据，并和监管当局确认是否能够使用这些工作表。任何首次用来记录的原始数据都是可稽查的，如电子病历（electronic medical records，EMR）、放射学资料，甚至其他用来记录身高、体重和生命体征的各种文件。

确保试验开始前数据管理计划（data management plan，DMP）已到位。恰当的数据质量管理能确保错误降低到最小并支持研究及其假设。

（九）安全性报告

临床方案将定义不良事件和严重不良事件（由于试验产品可能是药物或者器械，因此相应的定义也会不同）。报告安全性事件的规定因国家不同而异，但是对不良事件分类程序相似。

（十）知识产权和发明

临床试验协议（clinical trial agreement，CTA）是研究者与赞助方之间具有法律约束力的文件。包括但不限于出版物、数据所有权、知识产权、赔偿和保险、研究预算。

知识产权的定义由于各国的专利法不同而有所差异。已达成的CTA中会定义发明范围及数据所有权。

五、监管考虑：主管当局和以产品上市为目标的研究

临床研究的目的是保护患者或受试者，同时临床研究贡献或产生的知识也有益于患者或者其他临床医师或研究人员。临床研究的监管要求随着研究类型的不同而有所差异。如果新的研究人员参与到任何涉及以人体为研究对象或可能涉及试验产品上市的研究，需要额外考虑以保证付出的努力能够充分利用其潜力。新研究人员应该从理解法规方面的考虑以及他们可能针对的商业市场的差异开始。新研究人员应该熟悉器械、药物和生物制品法规之间的关系，因为这和产品及监管部门的批准权限范围相关。对许多新药物和生物制品而言，需要通过临床研究证明其安全性和有效性。对于许多市场上的器械而言，情况可能变得更加复杂，因为器械基于安全性风险或安全性和有效性被分为3个监管类别（Ⅰ类，Ⅱ类和Ⅲ类）。随后器械分类定义了不同监管类别（Ⅰ类、Ⅱ类和Ⅲ类）的器械需要满足的监管要求。根据器械分类决定是否需要开展临床研究。

当测试和批准一种新器械，药物或生物制品时，每个国家都有自己的监管机构来批准临床试验方案以及临床研究的开展。下表列出了全球主要监管或主管部门（表 50-1 ～表 50-3）。

表 50-1　全球主要市场的国家主管部门——欧洲药品管理局

欧洲药品管理局		
澳大利亚	Austrian Agency for Health and Food Safety	http：//www.ages.at/
比利时	Federal Agency for Medicines and Health Products	www.fagg-afmps.be/
克罗地亚	Agency for Medicinal Products and Medical Devices（HALMED）	http：//www.halmed.hr/en/
丹麦	Danish Health and Medicines Authority	www.laegemiddelstyrelsen.dk
德国	Federal Office of Consumer Protection and Food Safety	www.bvl.bund.de
希腊	National Organization for Medicines	www.eof.gr
意大利	Ministry of Health	http：//www.salute.gov.it/
荷兰	Healthcare Inspectorate	www.igz.nl
波兰	Office for Registration of Medicinal Products, Medical Devices, and Biocidal Products	www.bip.urpl.gov.pl
西班牙	Spanish Agency for Medicines and Health Products	www.aemps.gob.es
英国	Medicines and Healthcare products Regulatory Agency	https：//www.gov.uk/government/organisations/ medicines-and-healthcare-products-regulatory-agency

表 50-2 拉丁美洲的卫生主管部门

拉丁美洲的卫生主管部门		
巴西	Ministério da Saúde	http：//portalms.saude.gov.br/
墨西哥	Secretaría de Salud	https：//www.gob.mx/salud
阿根廷	Ministerio de Salud	https：//www.argentina.gob.ar/salud

表 50-3 亚太和北美卫生主管部门

亚太的卫生主管部门		
印度	Central Drugs Standard Control Organization	https：//cdscoonline.gov.in/CDSCO/homepage
中国	China Food and Drug Administration	http：//eng.sfda.gov.cn/WS03/CL0755/
日本	Ministry of Health，Labour and Welfare	http：//www.mhlw.go.jp/english/index.html
澳洲	Therapeutic Goods Administration	www.tga.gov.au
北美的卫生主管部门		
加拿大	Health Canada	https：//www.canada.ca/en/health-canada.html
美国	Food and Drug Administration	www.fda.gov

　　这些网站可以提供有关产品各个方面的监管要求、流程、或期望的信息来源。主管部门还可以提供了更为详细的指南文件说明，更明确地描述了确定适应证的开发、临床研究和监管过程的信息和数据要求。指南文件还列出临床研究发展各个阶段的期望（Ⅰ～Ⅲ期）。

　　主管机构，在某些情况下是单个或多个，负责监督各自国家的临床研究。它们最初的职责包括审查和批准临床试验方案，确保临床试验遵循国家法规和国际指南。在临床研究发展和随后获得批准后，它们还有质量保证机构确保新的或现有器械、药物和生物制品的生产、分发、标签和安全监测。

> **临床试验注册资源**
> www.clinicaltrials.gov：clinicaltrials.gov 是美国国家医学图书馆提供的资源。
> http：//www.isrctn.com：ISRCTN 注册系统是一项被世卫组织和 ICMJE 认可的主要临床试验注册系统，该注册系统接受所有的临床研究（无论是计划中的、进行中的或是已经完成的），并提供内容的验证和管理以及发表所必需的唯一注册号码。

http：//www.who.int/ictrp/network/primary/：世卫组织注册网络中的主要注册系统能够满足内容、质量和有效性、可访问性、唯一标识、技术能力和管理的具体标准。该注册系统能够满足 ICMJE 的要求。

赞助方及临床研究组织的角色。

如果研究涉及赞助方，很多时候研究者与主管机关的互动有限。临床试验赞助方可以是个人、研究者、公司、机构或组织。赞助方需要负责临床试验的启动、管理和资助。赞助方可以是器械、制药或生物技术公司、非营利组织如研究基金会、政府组织或开展临床研究的机构，或是单个研究者。赞助方需要负责方案设计、试验资助，以及向主管机构申请启动试验的许可。主管机构会和赞助方沟通并对试验方案进行审批，批准后的试验方案将提供给研究者。赞助方有以下职责：

● 向主管机构递交临床试验计划以获得审批。

● 向临床研究者告知待测试的试验产品及其安全性和使用说明，并对员工进行产品使用和操作培训。

● 确保有充足的试验产品用于研究。

● 确保试验方案已经过伦理委员会审查。

● 监查试验以确保方案有效地执行，准确的数据收集，不良事件的审查和报告，遵守所有法规。

如果研究涉及临床研究组织（clinical research organization，CRO），很多研究者的职责会授权给 CRO。作为独立的公司，CRO 为器械、药品和生物制品产业提供临床试验外包服务。这种外包服务可以包含项目管理、试验监查、数据收集和临床统计工作。当接受赞助方委托后，

CRO 及其指定的临床试验监查员（clinical trial monitor，CTM）或临床试验研究助理（clinical research associate，CRA）会承担全部或者部分赞助方的试验责任。在某些情况下，中心实验室服务作为临床试验一个重要组成部分，用于指导血液样本处理及影像学阅片等工作。赞助方以及有时主管机构可以要求单一来源的样本以确保标准化流程，同时获得可靠并有良好重复的结果，并且集中存储数据。中心实验室服务可视作特别的 CRO。

值得注意的是，无论结局如何，研究者必须报告所有临床试验的结果。在美国，经 FDA 批准产品的试验的结果必须在试验完成后 12个月内发布在 www.clinicaltrials.gov 网站上。

六、技术文档的要素

器械、药物或生物制品在临床研究结束后，接下来可能涉及试验产品上市前的监管批准。技术文件的编制是监管审批流程中关键的一步，包括设计、功能、组成、用途、申明，以及药物、器械或生物制品临床评估的详细信息。通用技术文件（common technical document，CTD）为器械、药物或生物制品在欧洲、美国和日本进行注册申请时提供了一种通用格式。将所有质量、安全性和有效性信息统一并汇集在一起的协议是全球监管机构进行审查的一个重要进步，并有助于审查的良好实施。对设备、药品或生物制品公司，避免了在递交给不同 ICH 主管机构时对信息重新格式化。CTD 是遵循现行监管要求下对产品全面描述的文件。对于欧盟境内的器械，可能需要包含医疗器械指令 93/42/EEC（MDD）[转换到医疗器械条例 2017/745（MDR）]，体外诊断医疗器械指令 98/79/EC（IVDD）和有源植入医疗器械指令 90/385/EEC（AIMDD）。

与 ICMJE 数据共享相关的重要日期

● 2018 年 7 月 1 日，向 ICMJE 杂志所投的临床试验结果稿件必须包含数据共享申明。

● 2019 年 1 月 1 日当天或之后开始受试者招募的临床试验，必须在试验注册中包含数据共享计划。如果注册后数据共享计划发生变化，该变化应反映在提交的报告中，与稿件一起发表，并在注册记录中更新。

ICH GCP 必要文件

必要文件是用来评价临床试验质量和产生的数据质量的文件。各种文件（缩写列表）根据其通常产生的试验阶段被分为三部分。

1. 临床试验开始之前

(a) 研究者手册（Investigator's Brochure，IB）。

(b) 方案。

(c) 知情同意。

(d) CRF。

(e) 与研究者 / 机构、赞助方和 CRO 之间的协议。

(f) IRB/EC/CA 批准。

(g) 实验 / 试验流程。

2. 临床试验期间。

(a) IB 的更新 / 修订，方案。

(b) EC/CA 的批准。

(c) IC 和 CRF。

(d) 不良事件。

(e) 受试者招募。

3. 试验结束或终止后

(a) 研究产品计量。

(b) 受试者名单。

(c) 试验结束。

(d) 最终临床研究报告。

ICH GCP 安全报告

所有严重不良事件应立即向赞助方报告，但方案或其他文件（如研究者手册）确定不需要立即报告的严重不良事件除外。立即报告之后应立即提出详细的书面报告。即时和后续报告应通过分配给试验受试者的唯一编码来识别受试者，而不是通过受试者姓名、个人识别号和（或）地址。研究者还应遵守与向监管机构和 IRB/IEC 报告意外严重药物不良反应相关的适用监管要求。

方案中发现的对安全性评价至关重要的不良事件和（或）实验室异常应按照报告要求和方案中赞助方规定的时间内向赞助方报告。

对于死亡报告，研究者应向赞助方和 IRB/IEC 提供任何额外要求的信息（例如，尸检报告和临终医疗报告）。

七、医疗器械基本要求：MDD 附件 I，93/42/EEC

ER#	范围
第一部分：基本要求	
1	风险降低和可接受的风险 / 获益
2	安全性和风险控制
3	预期性能
4	器械的生命周期
5	运输和存储
6	副作用必须包含在可接受的风险内
6a	临床评价
第二部分：设计和组成要求	
7	化学、物理和生物特性
8	感染和微生物污染
9	组成和环境特性
10	具有测量功能的器械
11	放射防护
12	有能量源的器械
13	生产商信息

　　CTD 分为 5 个模块（图 50-1）。模块 1 是特定区域的要求，模块 2、3、4 和 5 适用于所有地区。请参阅 ICH 行业指南：M4Q CTD，质量；M4S CTD，安全性；以及 M4E CTD 有效性以及其他补充信息。

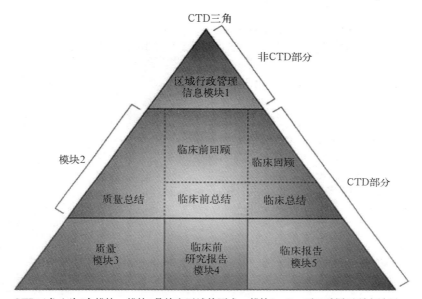

CTD三角分为5个模块。模块1是特定区域的要求，模块2、3、4和5适用于所有地区。

图 50-1　通用技术文件三角包含 5 个模块。模块 1 适用于特定区域的；模块 2 ～ 5 适用所有地区

模块 1：管理信息和处方信息

　　根据 FDA 的指导文件，这个模块应该包含每个区域的特定文档；例如在区域内使用的申请表或建议的标签。本模块的内容和格式可由相关的主管机关进行说明。对于每个具体的市场或主管机构模块的内容都是特定的并可能包括以下信息：

- 介绍信
- 申请表
- 产品信息
- 标签和使用信息
- 已获批产品信息
- 专家信息
- 国家特定的需求
- 环境风险
- 其他

模块 2：模块 3～5 的概述和总结

本模块总结并列出了模块 3～5 的信息。本模块首先对器械、药物或生物制品进行一般性介绍，包括分类、作用机制和提议的临床使用。一般来说，引言应该是一个总结，长度要有限制：

- 目录
- 引言
- 质量总体概述
- 临床前概述
- 临床概述
- 临床前文字和表格概述，包括药理学、药物动力学、毒理学、生物相容性以及病毒灭活
- 临床总结，包括临床药理学研究、临床安全疗效、参考文献和个体研究概要

模块 3：质量（器械、药物或生物制品文档）

此模块提供产品质量的有关信息并且遵循 ICH M4Q 指南中的结构格式进行描述。这个模块包含详细的与产品相关的化学、制药及生物学数据。模块将包括以下项目：

- 目录
- 数据主体
——产品 - 信息及其特性
——生产 - 细节、流程、物料控制、验证
——描述
——控制
——参考标准
——包装
——稳定性
——附录 - 设施、区域信息需求
- 参考文献

模块 4：临床前报告（药理／毒理／生物相容性）

本模块介绍了关于药物、器械或生物制品的药理学，药代动力学和毒理学评价的综合关键信息。模块所包含的报告已在模块 2 中进行了总结，因此所有完成的详细报告会在本模块进行描述。临床前研究报告的顺序应遵循 ICH M4S 指南。模块将包括以下项目。

- 目录
- 药理学
- 药物动力学
- 毒理学
- 参考文献

模块 5：临床研究报告

本模块的目的是从所有现有临床信息中提供完整详细的报告，包括临床研究报告，来自任何荟萃分析或其他交叉研究分析的信息以及已上市产品在其他上市地区的数据。本模块包括的报告已在模块 2 中进行了总结。人体研究报告和相关信息应遵循 ICH M4E 指南顺序进行描述。模块将由以下部分组成：

- 目录
- 所有临床研究的列表
- 临床研究报告 - 安全性、有效性、剂量、上市后情况，个案报告
- 参考文献

临床案例　用于肌肉骨骼损伤的细胞治疗是其中一个一直被法规广泛关注的领域。第一代自体软骨细胞移植技术是美国 20 多年来唯一被批准用于关节软骨损伤的细胞疗法。美国的监管环境限制了其他细胞疗法的使用和评估，导致美国细胞治疗相对于其他国家缺乏进展。在这种情况下，处理围绕新的细胞治疗审批的法规需要花费大量的时间。方案设计和撰写需要和 FDA 开展多次会议并花费数年时间，同时 FDA 的监管指南在这段时间也发生了变化，导致方案也需要进一步更改。最后，数个先进的基于细胞 - 支架的自体软骨细胞移植技术已获得批准，目前正处在各种不同的试验阶段，其中一项技术最近已获批用于临床。

八、总结

法规监管是任何涉及人体或动物研究不可避免的环节。法规监管背后的原因是复杂的，并可能涉及许多问题，包括人体和动物的安全，患者保护以及社会、伦理和政治等因素。法规监管会导致研究设计和执行的复杂性增加。对研究者来说，熟悉研究中涉及的监管问题并遵循法规显得至关重要。违背监管法规可能导致受试者的风险或伤害增加，同时也让研究者面临民事责任或刑事指控。

要点

● 基于受试者健康和安全的考虑,法规监管问题影响临床研究进行,但也可能与伦理问题有关,如出于对"人的尊严"考虑而禁止的克隆人。

● 法规监管的负担通常取决于认知风险;新的药物和器械需要经历一个昂贵、耗时的多级审批流程,以降低风险,而预测相似的药物或器械可能被视为较低风险,通常可以获得加速审批。

● 地方法规通常是存在的,但确实也与包括临床试验管理规范指南(质量、安全、有效性及多学科)在内的文件越发趋于统一。

● 研究应遵循伦理原则进行。

● 违背监管法规可能导致受试者受到损害以及导致民事责任或刑事指控。

(邱 果 付维力 译)

第51章

何谓合作的良方

一、前言：合作的重要性

由于许多医疗问题的复杂性，如果没有合适的合作伙伴，是难以找到合适的解决方案的。基础科学家和临床医师之间的通力合作对于执行高质量、高影响力的转化性研究至关重要，并以此来提升科学知识。通过合作，可以实现更多的目标。除了完成研究之外，合作还为双方提供了许多好处。在个人层面上，合作提供扩展自己的知识和技能的机会，同时培养一个可以发展成终身关系的专业领域人际网络。从专业角度讲，合作提供了获取新资源的途径，并可以通过发表更多有影响力的期刊文章来提高声望，增加科学家们的工作在临床上实施的可能性。实现基础科学家和临床医师之间的成功合作不是一项简单的任务。本章将讨论使基础科学家和临床医师之间的合作成功所需的关键内容。

二、领导力

有效的领导力是任何合作成功的关键。高效率的领导者需要具备很强的沟通和管理能力。领导者必须能够传达研究团队的整体愿景，以及每个团队成员的角色和责任，以此来实现团队目标。如果没有整体愿景，团队成员可能会在工作中没有目标，不知道他们在做什么和为什么要这么做。评估每个团队成员是否理解研究团队愿景的一个好方法是让他们进行"实验室参观"。实验室参观提供了一个机会来解释在实验室进行的各种不同的项目，以及它们对实现研究任务具有什么样的贡献。

许多研究团队都是一个拥有不同经验和专业知识成员的多元化团

队。从本科生到年轻研究者或国际访问学者，每个团队成员都应该知道自己的职责，并由团队领导负责统一协调。虽然领导者应该让每个团队成员都负起责任，但高效率的领导者不需要通过营造一个积极进取的环境就能做到这一点。没有给予团队成员适当的信任或认可是可能导致不健康工作环境的一个重要因素。例如，领导者需要传达如何成为摘要和出版物的作者、作者顺序以及谁负责在会议上发言的标准。在我们的实验室里，每个作者必须至少满足 5 个要求中的 3 个：

1. 写作和提供反馈。
2. 开发和执行实验方案。
3. 数据处理。
4. 产生好的研究想法。
5. 获得项目资金。

获得适当的赞扬和认可对于那些有志于提升自己事业的年轻团队成员来说尤为重要。通过培养一个积极的工作环境和确定团队成员的角色，可以更容易地完成研究团队的目标。最终，合作的领导者应该专注于开发一个支持性和公平的环境，使团队能够进行高质量的研究。

- 沟通和管理技能是有效领导的关键。
- 对科学目标有共同的愿景。
- 给予适当的赞扬和认可。

三、组建团队

在寻求潜在的合作时，重要的是要有选择性，了解你想与之合作的人。我们必须评估他们是否是合适的合作者，合适的合作者应该相信并期望有一个持久的关系，以高水平的研究质量和生产力来实现他们的科学目标。找到合适的合作者耗时且需要一段时间的反复磨合。潜在的合作通常可以从相互认识的人或科学会议上的一对一讨论中找到。当基础科学家专注于进行研究时，临床医师的主要关注点可能是患者的治疗和其他临床责任。因此，基础科学家必须考虑和评估临床医师的承诺和专门的研究时间。一些临床医师可能在研究项目的整个过程中都非常投入，从想法的产生、开发方法、数据分析和写作。有一些临床医师可能在研究过程中偶尔提供支持，而其他人可能对提出项目想法和审阅最终摘要或手稿感兴趣。鉴于临床医师的重要责任，重要的是衡量各方愿意为合作贡献多少时间和精力。例如，临床医师可能只能在周末或清晨或深夜见面。此外，在科学家的实验室或办公场所举行会议可能是最合适的。双方都需要愿意妥协，为合作做出牺牲，才能发挥作用并长久。

建立一个有效的研究团队时要考虑的另一个重要因素是信任（图51-1）。信任意味着理解其他团队成员的抱负、愿望和价值观。了解每个团队成员的动力有助于为团队的目标招募合适的人员。此外，团队内部的信任取决于可靠性。要成为一个高效的团队，每个人都需要依靠自己来完成工作，比如完成最后期限和实现期望。此外，团队成员必须相互信任对方的能力和专长。需要在不浪费时间和资源的情况下，保持彼此对工作负责的平衡。作为一个团队成员，从你的性格和工作的角度来看，相互信任和信任自己是很重要的。没有信任，研究团队的生产力和工作质量可能会受到损害。

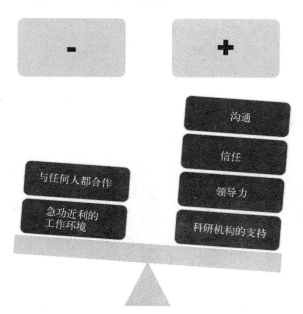

图 51-1　发展积极和成功合作所需的关键组成部分

- 选择合适的合作者，而不仅仅是"任何人"。
- 持久的关系。
- 在团队内部建立信任。

四、沟通

在别人的学科原则范围内与人沟通是很困难的。跨学科的交流更具挑战性，但对于基础科学家和临床医师之间的成功合作至关重要。无效的沟通可能是因为彼此不了解，通常是因为术语不当和过度使用技术术语。在学科之间进行交流时，重要的是使用一致的术语来表示科学界所接受的内容，并限制使用技术性术语。因此，有效的沟通可以在你自己的研究小组，以及整个科学界实现。此外，有效的沟通可以提高研究的效力，以产生高质量的研究。关键是促进团队成员之间意见的多样性。不同的意见可能会导致分歧，但它们可以推动你的合作变得更好（即加强关系和信任、新想法和问题解决方案）。然而，过多的分歧会导致重大冲突，导致合作破裂。建立一个正式的冲突解决机制很重要。在我们的实验室，我们发现每周的实验室会议是发表不同意见的绝佳机会。在实验室会议期间，我们对研究小组内进行的每个项目进行批判性评估，并讨论实验室理念。实验室组会不仅提供了对项目进行批判性评估的机会，而且还向不同受众（即本科生、博士生、医学生、住院医师、研究员、临床医师、工程师、教授等）提供了对项目进行有效沟通的机会。

- 一致的术语和有限的技术术语。
- 在控制冲突的同时促进分歧。

五、科研机构的支持

来自科研机构对研究合作的支持是不能低估的。获得来自机构支持的足够时间、资金、设施、设备和人员，可使你的合作努力能够取得成功。此外，科研机构支持有助于保持长期的合作，并使研究能够在高水平上进行。例如，我们的实验室是在骨科和生物工程系的支持下建立起来的。他们的联合支持为在多学科环境中培训和完成研究项目提供了理想的环境。

六、享受合作

归根结底，让合作发挥作用的是真正享受你正在做的事，以及和谁一起做。和那些和你有同样热情和激情的人一起工作是很有趣的。回答复杂的医疗问题和开创性的科学突破是非常有价值的。因此，不仅要庆祝研究团队的成就，也要庆祝个人的成就。

要点

● 使基础科学家和临床医生有效合作不是一项容易的任务，也不能单独完成。

● 最重要的是，找到合适的合作者，可以与之建立持久的关系，并分享共同的研究愿景。

● 为了实现愿景，建立一个拥有三要素的典范团队：①领导力；②信任；③沟通。

● 此外，科研机构的支持有助于最大限度地提高合作的生产率和寿命。

（付维力　姚立东　毛云鹤　译）

第52章

临床实践指南

一、前言

（一）为什么需要临床实践指南

过去 20 年，我们一直在推动基于循证医学的临床实践指南（clinical practice guidelines，CPG）。与基于个人观点的指南不同，基于循证医学的指南在试验设计上就是为了提高医疗效率，改善医疗成果，并减少医疗操作过程的波动性。2008 年，美国国会要求医学研究所（Institute of Medicine，IOM）制订基于证据的指南标准。作为回应，IOM 为有序可重复的指南制订及基于循证医学的系统评价，制定了一个准则。

（二）将最佳证据转化为最佳实践的新体系

从前，临床实践指南主要是基于医师专家共识、专家组推荐、政府及出资人等的意见。这些来源不一的意见经常互相矛盾，缺乏一致性和可重复性，导致治疗推荐存在差异，从而让人对指南制定过程的有效性和可靠性产生质疑。制定指南还应注意处理利益冲突和相关证据的排序。证据上的差距、低质量评审和基于低水平研究有偏倚的推荐建议均会影响指南的制订。正因为以专家共识和专家意见为基础的指南在许多方面都亟待改进，患者和医疗相关工作人员都呼吁以共识为基础的指南需要向以循证指导的指南转化。

基于循证医学的临床实践指南是用来替代以共识为基础的指南，以提高医疗效率和改善医疗效果。

2001 年，美国 IOM 医疗服务质量委员会对医疗制度质量进行了大量的分析，得出以下 4 个关键质量问题领域。

- 科学技术发展的日趋复杂。

- 慢性疾病的增加。
- 医疗服务系统组织不合理。
- 信息技术革命利用的制约。

这些质量问题，加上共识 / 推荐性指南的可信性以及制订时的合理性问题一起，使 IOM 和其他医疗部门共同呼吁美国医疗机构使用循证医学为基础的指南，这样可以提高医疗质量、医疗效率以及降低医疗服务差距。

虽然经济效益不是循证实践指南的关注点，但它的确也能降低医疗成本。

（三）质量问题领域

1. *科学技术发展的日趋复杂*　医疗领域科学技术的快速发展为促进安全、有效及高效的医疗卫生服务带来了挑战。此外，医师、患者和投资方都希望获得及时简洁的相关信息指导临床治疗，但过多的、甚至近乎无限的医学研究数据库很难达到此要求。目前文献数据库提供的相关科学信息量巨大，从这些数据库中选择质量最高、偏倚最小的信息对于实践循证医学至关重要。

过去 30 年，随机临床试验的论文量从每年 100 多篇增加到每年将近 10 000 篇。仅过去 5 年的论文量占医学论文总量近 50%，且没有任何迹象显示文章发表数量会有所下降。

毫无疑问，该类信息的数据组织和筛选系统迫切需要改造。与其让医疗服务者和患者通过无休止的临床试验来确定最佳的治疗方案，不如求助于可靠的循证指南。

2. *慢性疾病的增加*　疾病预防控制中心（Centers for Disease Control and Prevention，CDC）将慢性疾病定义为持续 3 个月以上且不能自愈的疾病。1996 年慢性疾病是导致美国人患病、残疾及死亡的主要原因。根据 CDC 及国家卫生统计中心 2008 年的一项调查，85.6% 的 65 岁及为 5 岁以上的老年人至少患有以下慢性病中的一种：关节炎、哮喘、癌症、心血管疾病、慢阻肺和糖尿病；到 2030 年时，婴儿潮时期出生的人步入老年，1/5 都在这个高龄组。随着现代医学技术的进步，美国人的平均预期寿命已经超过 76 岁，慢性病的发病率和患病率只会增加。CDC 报告，在 2012 年 50% 美国人（11.7 千万）至少患有一种慢性病；2014 年十大死因中有 7 个是慢性病。2008 年，慢性病的治疗费用占医疗卫生支出的 62%，到 2012 年上升到 83%。更不用说那些患有 5 种及 5 种以上慢性疾病的患者平均每年去看医师的次数接近 15 次，开出 50 多张处方。根据 CDC 的数据，2014 年 5.4 千万美国人罹患骨关节炎退变性关节疾病，2025 年预计会增加到 6.7 千万人。

2008 年，慢性病的治疗费用占医疗卫生支出的 62%，到 2012 年上升为 83%。

未来人口变化将会对医疗卫生服务系统产生重要影响。患者的自我管理、家庭成员的支持、患者对治疗的依从性，以及持续的随访对于患者的康复过程如同初次正确的诊断一样重要。医疗卫生服务提供者及其团队与患者及其家属之间的合作关系，为临床指南的制定增加了必须考虑在内的一些复杂问题。这也是需要普遍适用、清晰、简洁、成文的医疗指南的另一个原因。

今后几年的人口变化将会对医疗卫生服务系统产生重要影响。

3. 医疗服务系统组织不合理 目前的医疗卫生系统好似一个迷宫和一张无法解开的网。患者及家属认为是"噩梦之路"。临床医师也认为系统只会严重浪费时间。医师、专家、医院、保险公司、第三方和其他相关人员之间的一系列交接工作，会降低对患者的照护效率。同时治疗多种慢性疾病时，专科医师之间的交接是必要的，但目前的协调机制不健全，急需重新配置以提高效率、确保安全和处理得当，这样才能达到帮助患者的终极目标。协调工作应尽可能舒适，尽量减少交接次数，以最大限度减少等待医疗服务的时间。

4. 革命性信息技术使用的制约 目前的网络医疗信息给很多医疗工作者带来了较大的困扰，其中最主要的是患者常会错误地理解从网络上获取的自我诊断及相应专业治疗信息，而不愿花时间面诊一位专业的、训练有素的医师。疾病往往因此得不到妥善的处理，甚至带来严重的后果。

然而，如果患者应用得当，信息技术也是一个很好的工具。患者可以通过邮件与医师之间进行有效的沟通。网络知识可以帮助患者获得相关知识，进行自我教育及管理，加快康复进程。在线论坛可以为罹患罕见病患者建立患者群，让不同地域的罕见病患者相互依靠，共同努力面对疾病。信息技术还可以加强患者与医务工作者之间的沟通，消除他们之间沟通障碍，从而提升医疗系统效率。

这些 IOM 论述的存在问题仅仅是更新医疗卫生系统和指南制订的附加理由。

二、什么是以循证为基础的临床实践指南

CPG 制订手册对 CPG 的定义，是对已发表的证据进行系统评价，评估各种替代治疗选项的利弊，旨在优化患者诊疗服务的推荐建议。

这些以循证为基础的推荐是通过对已发表的医学文献进行评估分析，最大限度地降低偏倚，并保证方法透明、可重复。循证 CPG 可以经受同行的严格审查，而其前身专家共识为基础的 CPG 则不能。这种对庞大的文献数据库进行整合分析的方法，为我们对现有知识进行总结提供全面简洁的概述，可以为我们提供相关临床疾病的详细诊疗计划。经过严格程序的"以循证为基础的指南"，在保证患者安全同时使患者诊疗成功，为患者提供最佳的治疗方案和流程化医疗程序。随着最新基础研究和临床研究的发表，CPG 也不断更新。CPG 不仅为最佳诊疗提供了有效的信息，也为临床医师的诊疗提供了灵活性和便利性。

值得信赖的 CPG。

临床需要值得信赖的指南是制订新指南的主要驱动因素之一，指南必须由一个合格的多元化队伍来制定。制订过程必须批判性地分析数据、数据来源和相关研究人员资质，以达到偏倚最小化。偏倚和利益冲突会影响研究结果对相应患者群体的作用效果。偏倚需要控制到最小化，以获得最值得公众信赖的指南。偏倚和利益冲突一旦突破好坏研究之间的界限，将会带来不利的影响。

例如，某些药物研究不像是为了提高药物效能而进行的临床研究，更像是制药公司为了增加销量进行的促销活动。2008 年，《新英格兰医学杂志》发表了一项研究，该研究回顾了抗抑郁药物的选择性发表过程以及这些选择性发表对药物疗效的影响。该研究分析了某种抗抑郁药的 74 项临床研究报导，其中 38 项研究证明药物有效，而 36 项研究发现该药"可疑或无效"；然而，这些"可疑或无效"的研究中，只有 8% 得以发表，而在药物有效的研究中，94% 得以发表，此外，在已发表的 8%"可疑或无效"研究中，有 15% 的研究是以有效的形式发表。

这种由制药公司"精心"挑选自己想要呈现的数据的文章，会让医务人员很容易对药物选择产生偏倚，对临床实践及开处方的习惯产生影响。不足为奇的是，其他研究发现，与联邦政府资助的研究相比，由商业资助的研究更可能报告有利的结果，而不报告不利的结果。这导致很多药物临床使用后出现严重不良反应。

因此，指南制定人员必须认真探寻研究证据，以可信、可重复和透明的方式制订临床实践指南。指南制订人员不仅要考虑研究结果，还要考虑研究赞助方。必须严格审查研究结果的可靠性。这样才能保证制订出来的指南偏移最小、可信度最高。

三、临床实践指南的制订

IOM 为响应国会的要求并制订可信的指南，制定以下 8 项标准：
1. 透明。
2. 利益冲突的管理。
3. 制订团队的多元化。
4. 系统评价。
5. 证据及推荐等级。
6. 推荐意见的表述。
7. 外部评审。
8. 持续更新。

每一条标准都是为了制订最充分、最值得信赖和最具临床相关性的指南。这些标准，或者说"指南的指南"，对于确保指南制定过程的可重复性和透明是必不可少的，这也正是以前的指南在制订过程中所缺乏的。

（一）透明

透明的指南主要有两个目的：

一是确保明确的、可重复的指南；透明可确保指南清晰易懂，而诊治路径亦须表述清晰明了。

二是充分公开作者信息、利益冲突和指南相关资助资金。

透明使医师和患者可以自己评估指南可靠性和可能存在的偏倚。理想情况下，指南制订过程的透明性还可降低制订过程中产生的偏倚，进一步巩固指南的可靠性。

（二）利益冲突的管理

撰写者和指南之间的任何可疑利益关联都可能导致潜在的利益冲突，包括学术利益、专业收益、个人收益或经济相关利益等。无论有意还是无意，利益冲突带来的偏倚都会影响指南的可信度，因此必须防止利益冲突的产生。

为了将利益冲突管理到位，每个参与指南制订的人都必须公开一切与指南有关的医疗及经济利益信息。理想情况下，信息公开可以最大限度地减少制订过程中的偏倚，确保指南的制订不是为了满足某些利益而损害其他利益。

（三）制订团队的多元化

指南的可信度很大程度依赖于制订团队。为了提供一个全面保障各方利益的指南，需要一个多元化的团队，该团队应该包括指南制订相关的所有学科专业的人员以及指南执行过程中所有的相关利益的人员，如基层医师、专家、护士、其他医疗人员及任何可能使用该指南的人员，尤其是患者或者为患者发声的利益代理方也需包括在内；患者及其代理人只需要为患者发声，并不需要专业的医学知识。

多元化团队确保了患者的需求和关切得到认可和尊重。

（四）系统综述

系统综述首先确定文献检索的纳入和排除标准。然后进行医学文献的全面检索，对文章进行收集、分析和解读，并对相关数据进行总结；最后形成指南的初步草案。

（五）证据及推荐等级

证据质量等级和研究强度进行排名，以权重每项建议。撰写人员聚焦高质量证据来形成指南推荐。专家不一定掌握了所有相关信息，也不一定全面掌握了相关经验，所以避免过度依赖专家意见很重要。将指南建立在设计薄弱或方法有缺陷的研究上，会使指南产生偏倚或有缺陷。因此，为确保可靠的证据，对指南制订过程中纳入的所有研究都要进行质量评估。

另一个必须考虑的因素是，有统计学意义并不代表有临床意义。为解决这个矛盾，AAOS 开始应用最小临床意义变化值（minimal clinically important improvement, MCII）来确定研究的临床意义，该指标与最小重要差异（minimally important difference, MID）或患者可区分的最小变化量相似。确定治疗是否存在临床意义非常重要，否则很可能出现一项临床研究具有统计学差异，但对患者的治疗作用不大。因此，某些研究结果可能没有足够的临床分量来促使临床治疗发生改变。

> 一项有统计学意义的临床研究发现并不代表就有临床意义。

举个例子，一个制药公司有 A 和 B 两种抗焦虑药物。就有效率来说，药物 A 是 95%，药物 B 是 89%，统计学上药物 A 有显著的有效率。但药物 A 的价格是 B 的 5 倍，且有更多严重不良反应。在统计学上，药物 A 有更显著的有效率；但在临床上对于临床医师和患者来说，药物 B 在几乎相同的临床治疗结果前提下，节省了患者的花费并减少了不良反应，是更优的选择。这种情况下，因为患者无法区分哪种药物更好，所以具有统计学意义的发现并不适用于临床应用。

根据研究设计的质量对医学文献进行分析和分级—研究质量证据等级越高，偏倚风险越低。

AAOS 制定了一个可靠的"临床实践指南推荐强度"评估准则（表52-1），已被证明可以提高指南制定的可信度。指南中推荐的治疗方法的强度是基于其支持证据的质量（表52-2）。证据质量基于以下研究设计层次：

- 高质量：研究设计缺陷< 2。
- 一般质量：2 ≤研究设计缺陷≤ 4。
- 低质量：4 ≤研究设计缺陷< 6。
- 极低质量：研究设计缺陷≥ 6。

两项或两项以上的高质量研究是高等级强推荐。一项高质量或两项及以上中等质量研究是中等级强度推荐。一项中等级质量和（或）两项以上低等级质量研究是有限强度推荐。如果存在相互矛盾的证据，则被认为是有限推荐。如果是专家团队提出的推荐且没有证据支持，则将其标记为"共识"（相当于之前提到的以共识为基础的指南推荐），并单独在一份附件共识声明文件中发布，以区分基于循证的推荐和基于共识的推荐。

"强""中等""有限"和"共识"等术语，是用来表达指南的推荐强度。在进行证据分析和推荐分级之后，完成指南初稿。

大部分指南会提出一个以上的建议。这时流程图可能是传递信息的最好办法。即使存在多个变量，它们还是简洁明了，易读易懂。指南中包含了多种推荐以应对多种可能出现的情况。没有两个临床病例是完全相同的，因此指南提供了很多推荐供使用，医师就可以根据病情需要来选择相应的治疗方式。

表 52-1　AAOS 提出的"临床实践指南推荐强度"

强度等级	证据的综合强度	证据强度描述	强度可视化
高等强度	强烈推荐	来自两项及以上"高"强度研究的一致性证据支持或反对干预	★★★★
中等强度	中等推荐	来自两个或以上"中等"强度研究的一致性证据，或一个"高"质量研究的证据支持或反对干预	★★★☆
有限强度	低等强度证据或相互矛盾的证据	来自一个或以上"低"强度研究的一致性证据或一个"中等"强度研究支持或反对干预，或诊断检查或证据不足或相互矛盾，不允许支持或反对干预	★★☆☆
共识	没有证据	没有支持证据；可靠证据缺乏，团队依靠临床经验做推荐；只有在缺乏推荐时可能会产生灾难性后果时才使用"共识"推荐	★☆☆☆

表 52-2　AAOS 推荐语言表

指南语言	推荐强度
强有力的证据支持应该做 / 不应该做……因为……	强烈
中等证据支持能做 / 不能做……因为……	中等
有限的证据支持可能做 / 可能不做……因为……	有限
因为缺乏证据，本专家团队认为……	共识

（六）推荐意见的表述

推荐一定要写的清晰易懂。推荐内容必须以标准化格式呈现，包括每一条推荐意见所适用的各种场景和详细治疗过程。撰写团队使用特定的词汇语言表达推荐强度和可信度是非常重要的，因为这些词汇可以让读者摸清指南使用的方法。

（七）外部评审

指南发布之前还需要外部同行评审小组进行独立的、无偏见的外部评审。该小组由专业领域人员、医学协会人员及社会人士组成，并需要像指南撰写人员的利益冲突公开化一样公开同行评审小组人员的相关信息。

评审人员审查指南证据，并对相关建议的措辞进行评审，以确保指南具备有效性、可靠性和可行性 3 个主要条件。

1. 有效的指南清楚地陈述其推荐条目的科学证据。如支持推荐意见的证据为群体共识和专家意见，则予以公正的列出。

2. 可靠的指南是可以复制的。其他同行评审与焦点小组也能够得出同样结论。

3. 可行的指南很容易被患者和医师所理解，并允许常规使用和个性化治疗。

评审小组的书面意见汇集成单一的回复形式，然后由指南撰写小组主席进行审核。撰写团队成员对所有修改意见进行投票，多票同意方可修改。评审过程在指南相关文件中记录并进行报告，直至终极指南获批。

（八）更新

随着新内容的提出或时间的推移，临床实践指南将接受例行更新和修改。美国骨科医师学会和美国耳鼻喉头颈外协会（American Academy of Orthopaedic Surgeons and American Association of Otolaryngology-Head and Neck Surgery，AAO-HNS）等医学学会分会，常在出版后 5 年内至少更新一次。需要更新指南的情况可能包括但不限于以下情况：

- 现有治疗或干预方法的变化或改进。
- 影响当前治疗的新证据出现。
- 医疗服务的实用性、可负担性或可获得性等方面发生变化。

除了更新外指南还会进行修订，有以下三类修订。

1. 重申 是一个简单的表示组织承认当前指南的声明。这种情况发生在虽然指南发表已有几年，但没有新的研究发现来对其进行较大的调整时。

2. **小修改** 包括所有没有影响总体治疗方案，但改变了其中一些小改变。原因可能是一项新的研究发现。

3. **重大修改** 包括任何治疗方案、做法或指南的主要结论改变。

新的指南经过独立评审和投票通过后，会发出修订或更新公告。

每份指南都附有介绍声明。这份简短的声明揭示整个决策过程中撰写团队的价值、证据质量、利弊评估以及团队对证据可信度的描述。团队制订指南时的局限性也需表达出来。指南必须随着新研究成果的发表而随时修订，所以它永远不会是完美无缺的，更不可能不存在任何偏倚。IOM 概述的指南制订过程旨在尽可能控制指南制订过程中的偏倚，并增加患者治疗的连贯性和简化医疗卫生服务流程。

指南摘要的开头通常会有一个简短的免责声明，例如美国耳鼻喉头颈外基金会（AAO-HNSF）的免责声明如下：

本临床实践指南不是治疗 [此处指定的疾病] 的唯一指导来源。它旨在通过提供一个基于循证的框架来协助临床医师作出决策。该指南不能取代临床决断，也不能列出所有特殊情况，更不是诊断和治疗疾病的唯一方法。

AAOS 在指南前言中也有类似声明如下：

本指南不应被认为包括所有的治疗方法，或排除了所有能获得相同结果的治疗方法。采取何种特定操作或治疗，必须考虑患者的所有情况以及当地机构持有的资源和相应需求。

（九）实施

指南的有效性只取决于执行者。美国国立临床诊疗指南数据库（National Guideline Clearinghouse，NGC）负责指南的发表、推广和分发。一旦指南准备好实施，最重要的是医师和所有医疗服务者应使用该指南为患者提供最高质量的服务。

（十）结果评估

结果评估是确定治疗是否成功的重要措施。与所有治疗措施一样，临床实践指南也需要进行"结果评估"。通常像国家质量指标交流中心及其他参与结果评估的组织并不参与临床实践指南的结果评估，因为在指南制订中将推荐条目进行分级就是一种结果评估，所以美国医学研究所医疗质量委员会认为对临床实践指南进行质量评估是多余的。此外，由于一些 CPG 制定者也制定了相关的结果评估规则，所以也可能会产生不必要的利益冲突。

> **临床案例**　ACL 损伤的处理：截至 2017 年，AAOS 已经完成 18 个临床实践指南。2015 年，AAOS 发布了一份"ACL 损伤处理"的指南，为医生提供了一份能够准确及时处理 ACL 损伤的详细概要。
>
> 选择该主题是由于当时在最佳治疗方案上存在争议并影响了美国相当数量的患者。海量临床文献没有被分类整理和分析整合，对于一些病例何种治疗方式最佳尚不明确。根据前面所述的指南标准对文献进行了系统评价。指南推荐系数排名时，为了方便区分推荐强度，使用了星标来表示（如表 52-1 所示，4 星表示强烈推荐，3 星表示中等强度推荐等）。星标对应 IOM 术语则是"强烈""中等""有限"和"共识"。
>
> 在本 ACL 损伤处理指南提出的 20 项推荐中，5 项是高等级证据支持（4 星），6 项是中等级证据支持（3 星），7 项是有限的证据支持（2 星），以及仅 2 项是"共识"。这个指南的产生，不仅表现了现在骨科研究强度的提高，而且体现了指南质量的提升。就在该指南发表的 6 年前—2009 年，AAOS 发表了第一份关于小儿股骨干骨折的临床实践指南。这一指南虽然比其以共识为基础的前身严谨多了，但在 14 项推荐内容中只有 1 项 4 星、2 项 3 星推荐。所以 2015 年发表的 ACL 损伤治疗的临床实践指南，无论是从骨科研究的角度还是从临床实践指南的角度来看，都表现出了巨大的进步。

以下是几个 ACL 损伤管理指南中强推荐的例子：

1. "强有力的证据支持医师获得相关病史并进行肌肉骨骼体格检查是 ACL 损伤的有效诊断工具。"（四星 / 强推荐）。

2. "强有力的证据支持 MRI 可以确认 ACL 损伤诊断，并可发现膝关节内其他损伤，如其他韧带、半月板或关节软骨损伤。"（四星 / 强推荐）。

3. "当需要进行 ACL 重建时，中等证据支持在损伤后 5 个月内进行重建，以保护关节软骨和半月板"（三星 / 中等强度推荐）。

随着 AAOS 在指南过程中获得越来越多的经验以及骨科文献整体质量的提高，近期发表的指南包含患者全程治疗和康复的相关问题。推荐项目的语言表达反映临床研究的证据质量。最近发表的关于老年髋部骨折和 ACL 损伤处理指南是高水平指南推荐的例子。

四、临床实践指南转化为诊疗流程图

临床实践指南为许多问题提供临床指导和具体管理流程，也可以用来制作诊疗流程图，以帮助地方医疗团体和卫生系统建立诊疗路径。简单并易于实施的流程图可以帮助医者快速决定病例的最佳治疗方法。

2014 年 AAOS 发布的髋关节发育不良（DDH）的临床实践指南被用来制作爱达荷州圣卢克医疗系统（St. Luke's Health System in Idaho）的诊疗流程图。这个指南总结了 DDH 评价的最新研究和临床诊疗方案，为 DDH 的不同临床表现制定了循证医学诊疗方案。将指南推荐意见以一个易于遵循的诊疗流程图展示出来后，给相关医疗人员提供了每个具体病例诊疗的分步指导，针对患者年龄和髋关节发育不良分级确定相应的治疗方法，同时为不能获得满意影像学资料的诊所修正了相应治疗方案。此外，通过智能手机、平板电脑、iPad 或其他便携式屏幕都可以很方便的获得诊疗流程图，为医务人员和患者家庭提供了方便。

DDH 治疗流程图（图 52-1）也在圣卢克卫生系统的临床实践中使用，同时定期评估及更新。临床医师及近期文献的反馈内容是更新治疗流程图的动力。

AAOS 的 CPG 项目推动了其他卫生系统和临床实践的治疗流程图进展，如腕管综合征和老年髋部骨折治疗等。

五、临床实践指南的局限性

与骨科类似，许多医学领域都有大量的医学文献数据库。在广泛的数据库中对文章进行分类和证据分级可以制定相应的 CPG，但这需要相当大的付出和充足的专业知识。CPG 虽然有很多优点，但也存在一定的缺陷：

1. 制定过程耗时又昂贵。

2. 最好能获得患者的反馈，但很难从发表的文献中获得反馈。

3. 指南容易被误解。

4. 随着文献的更新，指南也必须随时更新。

5. 需要足够的文献量来制定，因此文献产出量低的地区将缺乏资格制定 CPG。

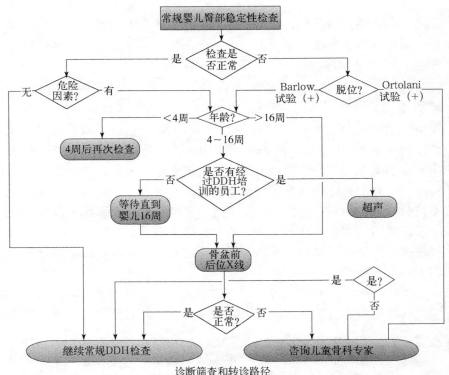

诊断筛查和转诊路径

在6月龄之前，超声是首选检查手段。此后建议行X线片检查。如果
没有超声，则最早在3个月时行X线片检查

图 52-1 DDH 治疗流程

6. 只有严格遵守并执行才可能有效。

7. 没有足够的研究文献量来制定不常见病的 CPG。

对于缺乏相关研究数据的相关治疗措施，临床实践指南工作组成员可以制定相应的共识声明。这些基于专家意见的陈述需要与 CPG 分开发布，以确保将基于专家共识的推荐与基于循证的推荐分开。

六、展望

尽管指南有局限性，但它能够推动很多方面的进步。指南制定过程可以发现缺乏高水平研究的医疗领域，并指明未来研究方向。在许多医学专业，缺乏循证依据来制定强有力证据支持的指南很常见。一篇综述文章评估了美国心脏病学院（American College of Cardiology）

和美国心脏协会（American Heart Association）提出的 2700 项推荐的证据强度，发现其中只有 11% 是 A 级或"强有力"证据支持。由于某些主题缺乏足够的数据，CPG 的制定并不总是可行的，但其也有作用，强调了研究和重要临床问题之间的重要差距。我们只有解决这些差距，才能为患者提供最佳治疗措施。

要点

● IOM 和其他相关组织已经呼吁对美国卫生系统最高医疗标准的发展进行修订。

● 循证为基础的临床实践指南已经开始取代以共识为基础的指南以提高医疗效率和患者医疗成功率。

● 指南有局限性，但它们为患者治疗带来了积极影响。

● 指南制定的目的是为了使患者治疗更合理，可能有助于对逐渐增加的慢性疾病提供治疗方案。

● CPG 是现有循证依据的总结，那些缺乏临床研究数据的领域将会成为未来研究重点。

● 通过对高质量医学文献的广泛深入分析，CPG 为医师和患者提供具有证据支持的医疗保健计划。

● 最终，CPG 指南与旧版指南不同，它可以减少医疗实践活动的波动性，提高医疗质量、经得起相应的审查过程。

（黄添隆　译）

第53章
年轻骨科医师参加学术会议的指南

一、前言

"当不同的思想邂逅时，不只是交换客观事实，而是转化、重塑这些事实，并从中得到多样的隐藏意义，进而将它们融入到新的思想中去。谈话也不只是重新洗牌，而是产生新牌。"——西奥多·泽尔丁

学术会议对于一个人的个人素养和职业领域的提高都有巨大的潜在帮助。学术会议常常作为繁忙的临床工作中的短暂歇息和调剂，不仅可以提供与同行交流、保持联络、建立新关系的契机，还能帮助我们更多的关注到基于循证的临床实践。鉴于科学文献数量呈指数级增长，以及近期证据显示不少会议中的壁报和台上汇报内容的短期公开发表率很低，参加这些学术会议可以获得各自领域最前沿的信息。就算以上原因都不考虑，参加会议也是一个探索其他国家地区文化的绝佳机会，这也能重燃我们的热情，避免工作操劳过度，最终能让我们更好地提供医疗服务。为了更好地利用学术会议的机会，首先要保证做好充足的准备，因为参加会议经历的成功与否取决于是否有一个预先设想、反复演练并经得起各种突发情况考验的严格"术前计划"。本章以"术前计划"为模型，阐释参加学术会议的一些关键要素，并给出关于会前、会中、会后能最大化个人和职业影响的一些有用指导。

"明智的目标"应该有以下要素：具体、可衡量、可实现、注重结果以及有时限。优秀的目标制定是提高效率和任务彻底完成的方法。如果在准备学术会议时使用这种方法，可以帮助与会者充分利用参会经历。

二、"病史"

在一个人踏入会场之前,通常需要至少提前 2～3 个月充分的准备。绝大多数时候,关键的第一步是在众多会议中确定参加一个与自己专业最相关的会议,以达到时间价值效率的最大化。明智的做法是多向同事和导师咨询建议,检查以前的会议计划,避免为了合群或因为自己身份而参加会议(例如,"每个人都在参加"),或因为它的规模(即,"越大并不总是越好")。这样的择优对参加任何会议都很重要,但对于首次参会的与会者来说,合理筛选对于达成与会目的的重要性更是不言而喻(例如学习、社交、宣传产品,或者了解、尝试厂商的新产品等)。了解会议的科学计划及其目标受众,并以此为基础,为当前的会议和会后的短期时间制定"明智的目标",即具体的、可衡量的、可实现的、注重结果的、有时限的目标。请记住,根据会议的规模,其各个组成部分可以非常广泛,包括但不限于:说教式演讲、小组讨论/研讨会、多个较小议题的分组会议、各种学术和供应商展览,以及大量的社交活动。注意,每项活动都参加是没有必要而且不太可能实现的。

在选择感兴趣的会议时,要知道重要的日期(如:"早鸟"注册、摘要提交节点、奖项申请截止日期、住宿预订日期、会前课程或补充活动登记截止日期等)。参加会议时只要有可能,就考虑提交内容,无论是摘要、教学课程讲座(ICL)、视频演示,还是类似的内容,尽可能的抓住机会成为积极的参与者。这将最好地确保不仅能获得资料,而且还能进一步保留这些资料,使其更有可能得到实际应用。至少,争取让主办方把你的名字添加到会议邮件列表中,这样可以及时了解最新的信息。

参会的经济问题也应该引起大家的注意。为此目的,寻找机构和会议特定的资金来源,以支持旅行和参会,并认识到"提前"注册和住宿预订是能够节省费用的。虽然初级学习者经常受到个人机构层面的影响,但他们获得资助的机会往往有限,因此早期的安排对这一群人特别有益。无论如何,强烈建议与旅行社合作,咨询关于会议的安排,以确保安排的成本效益并省力。如果你带着家人来,建议你不仅要咨询会议计划,还要咨询会议地点的游客中心,制定一个旅游景点和餐馆的行程,让自己和同伴在会议之余都能好好放松一下。

三、"查体"

提前了解会议内容。这是一个机会，可以看看会议的各个组成部分是否与自己对其预期目标和受众的理解一致。认真深入复习会议学术日程、下载会议指定的应用程序并注明感兴趣的日期（即欢迎酒会、开幕典礼、嘉宾/主讲嘉宾、会议集锦）。了解会议期间的不同活动是很重要的，这有助于收拾行李时准备在任何场合都着装舒适、得体：台上汇报、参加主题讨论、参加"黑领结"筹款活动或"鸡尾酒会"等。此外，随着会议有更多活跃的观众参与（通常通过智能手机应用程序进行调节），提前获取和测试智能手机应用程序将能够在整个会议中灵活安排并及时参与。尽管这可能让人望而生畏，但可以考虑阅读个人有意向的被接受的汇报和壁报摘要，记下作者，查看作者和研究单位的简介，并在提前准备好 1 ~ 2 个重要问题，以便有机会时提出。准备工作是关键，这种提前准备的方式无疑将增进对会议内容的了解，并促进与同行进行社交。为此目的，在充分了解会议内容的情况下，明智的做法是在会议日期之前的相当一段时间内与有关人员提前联系并安排见面交流，因为在会场上商量见面事宜的机会实在渺茫。对会议大纲和内容的深入了解也将有助于为技术提升和最大程度的学习做好准备。它将使与会者能够聚焦感兴趣的部分，并在与他人的交流中获益。

四、影像学检查

对于大型学会年会，审查会议和住宿场地的布局是很重要的。不仅要关注大局，获得主会场讲座的会议信息，同时也要兼顾座谈会、分会场汇报、壁报展示、手术演示、教程讲座、小组讨论/辩论、技术/供应商展台、实践工作坊、职业发展/实践管理展台等。这样兼顾主会场和各部分内容能更好地帮助与会者深思熟虑的制定个性化的时间表。注意劳逸结合。不要把一天中的每一刻都安排在与会议相关的活动上，有意识地尝试在各种不同场合进行交流，同时平衡安排好个人时间，注意疲劳管理和睡眠卫生。

五、方法

早到，休息好，不受外界干扰。不要将未完成的工作带到会议中去（如任务、审稿等）。在出席的时候，一个人应该全身心地专注于会议中。如果有必要，在会议前进行一次"暂停"，再次回顾个人的目标、时间安排和执行计划，以保持专注。然而，会前计划也不是固定不变的，真正在会议中受益最多的人，往往会在一天议程结束后，反思总结自己的收获和既定计划的出入，并调整剩余的日常安排，以便获得最大的收获，并巩固新建立的联系。再次强调，会前对这次会议的内容和潜在的机会了解的越详细、计划制订的可行性越高，后续需要做调整的就越少。通常情况下，在会场登记注册过程中，与会者会收到包括完整日程计划、参会胸牌和手提袋在内的材料。在这个关键时刻，确定资源中心、展览大厅、演讲厅、食物和洗手间等关键位置，并获得会议地点 WiFi 连接是非常重要的。

（一）教育

在参加研讨会、口头汇报、壁报展示等会议活动时，参与是至关重要的。然而，积极参会并不代表着你能记住会议上所有所学的知识。事实上，在会议结束后 3 天和 90 天，知识在脑海中的平均保留率分别只有 14.9% 和 11.3%。一种解决方案是有目的的选择性报名进行壁报展示或口头汇报。其次，提前获得会议资料并为有意义的交流做准备，可以促进和加强"翻转会议"的形式，这是一种当代的学习模式，演讲者和观众通过提问和回答相互交流，以帮助学习和记忆。随着越来越多的会议采用这种形式，为会议做准备可以大大增加会议经验。也就是说，把个人自大的态度丢弃，以虚心学习者的身份参加会议。

会议具有重要意义，因为该领域的专家讨论当前最新的概念。在会议中，倾听"流行语"或"主题"可能有助于为未来的研究方向提供思路，因为它们提供了该领域的前沿缩影。同样，了解正在进行的、有影响力的研究项目会产生新的研究思路和创新。在这些会议上骨科医师间交流往往会产生新的思想火花。

随着学术会议概念的发展，技术也在发展，互联网也极大地改变了会议参与者的互动方式。越来越多的会议正在利用社交媒体，如手机会议应用程序，来吸引会议与会者更好地参与。例如，有些时候传统的壁报展示不能引出吸引人的问题和吸引热情的观众。传统的口头报告在很大程度上是讲座式的，交互性较差。因此，一些会议利用社交媒体来鼓励与会者和感兴趣的场外人员之间进行交流。例如，在泌尿外科协会的一项研究中，使用 Twitter 的与会者发现它有助于建立社交网络（97%）、传播信息（96%）、研究（75%）、宣传（74%）和职业发展（62%）。随着骨科医师越来越多的出现在社交媒体上，利用互联网平台促进对话和交流的重要性不容忽视。

然而，互联网可能是一把"双刃剑"，尽管它给与会者带来了巨大的益处，但同时需要引起重视的是，要避免因为使用网络而导致会议中分神，如回复工作邮件等。这只会违背会议的目的，浪费机会。此外，我们可以将与工作相关、会议无关的材料统一安排到一天结束的时候全神贯注地处理，这是一种提高效率和效果的策略。

> 翻转课堂旨在课前让学习者接触内容，这样一来，学习者就有了更充分的准备，课堂可以专注于互动活动和讨论学习者可能提出的问题。该模型同样适用于学术会议，因为参会者有不同层次的经验，所以学习者可以根据自己的需要各取所需。然后，会议的主持人可以组织大家思考讨论，而不是作为讲师。

（二）如果要进行汇报

准备工作对于在学术会议上成功地进行汇报展示是至关重要的。在开始阶段，研究有效的演讲策略和技巧是非常重要的。在准备构思的过程中，演讲者要时刻记住，尽量以观众容易接受的格式来制作可读性强、简洁的幻灯片。格式和配色方案需要与一起完成该报告内容的工作单位或实验室的其他幻灯片一致。此外，格式设置应遵循会议中列出的指导原则。标准内容包括简要的背景、假设和目的、方法、结果、结论和讨论。每一张幻灯片都应该是有目的的，有一个容易传达的"关键信息"。注意图文并茂。最后，幻灯片和材料必须针对目标受众进行调整。与会者可能包括科学家、临床医师、厂商、数学家、统计学家、工程师、住院医师、研究人员或者他们的任何组合。演讲的重点和主题可能会根据目标听众的不同而有所不同。

在演讲者准备并编辑好幻灯片且和导师确认之后，非常重要的一点是进行预汇报以掌握演讲的时间和内容，并预测可能出现的听众提问。要遵守演讲指南中规定的时间限制。如果做不到这一点，说明缺乏准备，而且会分散听众的注意力，以至于忘记演讲内容和"关键信息"。为避免不必要的停顿或失误，标注演讲内容是有帮助的。实验室会议和教育会议是在观众面前非常有益的形式来练习模拟学术会议。控制时间，收集反馈，并根据需要进行最后的编辑以充分展示想表达的内容。记住，你不仅代表了你自己，也代表了你所在的机构——这一点不容忽视。

在学术会议上，首先要找到准备室来上传演讲材料。大多数会议都会指定一个地点，由技术助理负责上传合适的材料。按照所列的提示来操作以避免出现问题。要提前在移动硬盘（或 U 盘）和（或）电子邮件收件箱中备份演示文稿，预防上传时出现问题。

最后，在演讲前参观会议室、熟悉场地和可用的技术工具。确保所有指示器、遥控器或其他用于演讲的工具能正常工作。自己进行演讲前，尽量在同一会议地点参加其他人的演讲，可以观察是否有技术缺陷或错误，以提前知晓并防范，这样还可以很大程度上缓解一部分公开演讲导致的焦虑。

1. 如何在圆桌讨论中收获最多　圆桌会议为一小部分参与者（通常为 10 ~ 12 人）提供交流机会，一般在 60 ~ 90 分钟内就感兴趣的特定话题进行小组讨论。鉴于其学术性质，圆桌会议包含了同行之间高层次信息的快速交流，其成功与否取决于所有与会者分享的信息。通常，这是一个讨论清楚当前问题的机会，并提供一个表达和权衡所有观点的途径。因此，在选择自己的第一次圆桌讨论时，要注意选择自己感兴趣且有比较充足的背景知识可以提供的圆桌会议，最好参与的人都是自己的同行和同级别的人，如果可能有熟人参加更好，这样能帮助你有所贡献，至少能更加精力充沛和收集相同的见解。虽然常常有一个主持人来领导讨论以保证讨论贴合大方向，但要记住圆桌会议是团队集思广益的性质，因此，要确保在场的所有成员都被兼顾到，并提供了参与的机会。提出问题时应采用适当的语气，以传达一种开放的思想，时刻注意传达信息的过程中表达是否得体。应该注意的是，讨论结束后并不一定能解决所有的问题，所以在讨论时要明确重点，充分讨论清楚，而不是为了赶进度一个接着一个问题讨论的模棱两可，或者强行达成共识。

2. 如何在专家小组讨论中收获最多　与圆桌讨论相反，在专家小组讨论中，观众要倾听预先选定的专家的观点。每个专家提出的关注点可能不同，作为观众，重要的是要认识到小组成员具有适合该会议目的的不同角色。并不是所有的专家小组成员都同意对方的观点。专家小组成员可预先选定，可以是提出与自己实践得到的相同观点，或提出与他们的实践过程相悖的观点，或与其他小组成员辩论等。因此，为了最大程度地提高参加专家小组讨论的收获，应该记住专家观点之间的可能关系，并做好准备进行知识输入学习。所以，这要求我们不仅要提前准备主题和预期的观点，而且要研究每个专家小组成员的背景信息，提前熟悉他们的权威级别。这将进一步使我们能够确定一些有争议的关键领域和可能解决的领域。向专家组提问的机会是有的，但要合理明智的使用。要注意，在场的听众不是你一个人，所以注意不要浪费别人的时间，不要把这个提问的机会当作长篇大论阐述个人观点的机会，或者和专家组辩论，或提很长的冗杂的问题，也不要把这个环节变成和某个专家的一对一讨论。

3. 如何在分组会议期间或实践工作坊环节收获最多　分组会议，特别是那些注重实践操作的会议，提供了一个独特的机会来整合学习、挑战自我并向组织操作工作坊的专家学习。提前做好准备是获得最大回报的关键因素。提前复习解剖、设备使用、操作流程等。要充分进行自我认识，并选择那些适合自己水平和能力的有针对性的操作工作坊。除非是全新技术的介绍和演示，否则我们应提前做好与这次操作相关的准备，以便于通过这次培训在自己原有的基础上有所提高。实践工作坊提供了一个很好的机会来完善基础技能，学习解决类似问题的新方法，交流技巧，并在一个安全的环境中体验新技术。熟能生巧是一定没错的，因此，虽然这些通常是模拟的人造环境，但重要的是要将应用技能的临床环境可视化，以尽可能多地模拟现实世界的环境。不充分的准备将会成为提升水平的阻碍，而且对你自己和指导者都毫无意义。

4. 如何最好地利用网上资源和在线工具　先进的科学技术不仅在骨科手术中愈发重要，在学术会议中也是。越来越多的在线工具可以帮助与会者更好地参加会议。首先，会议网站是用来注册、介绍会议、更新通知和发布信息的主要工具。科学日程、相关的学术资料、演讲者、地图、展览、讲座和其他特别活动都将列在网站上。一定要在会议之前访问网站进行注册并支付费用。这将加快到会议现场时的登记注册流程，并可能避免在会议临近时注册价格上涨。该网站还将包含特定注册人群的信息，这些信息可能用于奖学金申请或给特定人群注册会议一定折扣。本地酒店、餐厅或其他地方场所的价格也可能会降低。

有些会议可能有互动议程，会列出最新的日程安排。为了最大限度地提高参会的时效性，记住即将到来的日常议程，提前计划好一天的安排，以避免错过个人感兴趣的相关讲座或展览。在同时举行多个活动的大型会议上，网站和在线议程可能是帮助计划个人每日行程的最佳工具。按主题或演讲者对日程分类了解，可以方便的找出自己感兴趣的活动。

许多学术会议会为移动设备发布专门的应用程序。根据会议情况，此应用程序可以作为会议反馈、日常活动登记、投票或在最后一刻宣布地点或演讲者更改的主要工具。相关的视频讲座、学习模块、摘要、壁报和参考手册也可以通过移动应用程序获得。在参加活动之前简要地回顾一下这些材料，可以极大地帮助理解演讲内容并记住一些关键信息。在会议之前，查看网站上关于可用应用程序的公告，并将其下载到移动设备上。

（三）社交

虽然社交策略已经在其他专业中得到了充分的分析和发展，但医学团体在面对这个主题时，似乎缺乏相关的文献，而导致这样的原因是多因素的。然而，社交是所有医师都应该掌握的一项重要技能。就像所有的技能一样，社交能力既有天生的成分，也有后天习得的成分，可以随着时间的推移而得到改善，但也可以做好准备并加以训练。由于医学很大程度上是建立在团队合作的基础上的，所以社交能力在医师的职业发展和培训中是非常必要的。从这个意义上来说，会议是与其他志趣相投的医师见面和联系的重要机会。

如今，名片已经不那么重要了，有无数的方法可以在网上建立联系，比如 LinkedIn、ResearchGate，Facebook，Twitter 和 Instagram 等。例如，在北美近 1000 名儿科骨科学会会员中，95% 的会员拥有专业网页，36.8% 的会员拥有 LinkedIn 网页，33% 的会员至少有一个 YouTube 视频，25.8% 的会员拥有 ResearchGate 网页，14.8% 的会员拥有 Facebook 专业网页，2.2% 的会员拥有 Twitter 专业网页。在该学会会员中，私人执业医师对社交媒体的使用率是普通医师的 2 倍。在会议之前进行互联网上的互动能为后续的社交活动提供便捷。

如前所述，进一步的社交准备包括确定你感兴趣的汇报者，或有兴趣参加的专业协会。对该兴趣领域进行必要的研究，并为潜在的合作找到切入口，可以增加成功建立关系网的可能性。准备一个简短的自我介绍然后进行练习、排练并自信地表达。最近的趋势表明，这些"电梯演讲"的内容已经转向用最简短的话描述自己是做什么的，而且，也许是由于智能手机的出现，成年人的平均注意力持续时间目前只有 8 秒。抓住会议期间出现的短暂机会，与该领域受人尊敬的专业人士一起交谈并相互认识，会极大地影响你的职业生涯。因此，要重视参加社交活动、校友和专业学会会议及与人交往的重要性。除了满足一个人的营养需求外，注意早餐和午餐的时间安排也是建立人际关系的宝贵机会。在这个时候，主动参加到一个热烈讨论的桌子上，与大家讨论，在此过程中避免心不在焉（一边说话一边使用电脑或手机）。尽量在结识新朋友和与自己所在机构的成员或其他机构的前同事相处的时间之间取得平衡，因为后者能帮助你在一个不那么挑剔和（或）容易引起焦虑的环境中重新建立联系、加强关系和分享经验。

对于参加会议的初学者来说，可以社交的对象有很多：来自其他机构的同行、同事和潜在的导师。导师对学习者来说是无价的资源，可以提供无形的好处，如推荐信、工作职位、职业生涯的建议和指导。初学者可以利用这次会议作为一个机会，花时间与导师在工作环境之外，建立一个更私人的关系。此外，通过跟随资深的同事或上级，初学者也有机会与学会的资深学者见面并相互认识。对于处于职业生涯中期和高层的领导者来说，担任导师时与被指导者互惠互利。虽然建立人际网络对初学者来说会有一点恐惧，但同时初学者也必须抓住机会向更有经验的医师学习，并有足够的时间与该领域的领导者面对面交流。考虑到"互联网时代"，这一点尤其重要，因为年轻一代更有可能在网上而缺少面对面交流的机会。初学者也应该注意更多的经验丰富的与会者是如何参会的，以便学习和寻求有关"适当会议礼仪的潜规则"的建议。此外，与住院医师和主治医师类似，初学者可以通过他们在会议上的言行在该领域建立自己的声誉。最后，找到与初学者同行之间的真诚的联系是很有帮助的，因为这些同行很有可能在未来继续成为该领域的同僚和领导者。

（四）厂商／赞助商

赞助商、厂商、设备供应商和许多医疗公司在学术会议中占据着重要的中心位置。许多与会者回避这些领域和与这些代表的互动，以避免被贴上"商业资助的医师"的污名。由于一些医师和一些厂商过去的不道德行为，厂商和医师之间的关系最近受到了更多的审查和监管。然而，与会者不应该因为厂商代表在医院提供医疗服务和协助医师方面扮演着重要角色而对参加这些学术会议感到不安。建立和发展与厂商的关系对提高手术技术和加强患者诊疗都有好处。因为掌握各种外科设备的使用技巧并认识它们的优缺点并不是一件容易的事。厂商和来自设备供应商的代表具有丰富的技术设备和产品的知识，可以帮助我们加速掌握技术的学习曲线。他们可以分享来自其他外科医师的"提示和技巧"，并提供学习机会的折扣费用，如尸体实验室、外科医师会议和比较产品的研究机会。最后，这些联系可能会增加外科医师接触其他技术和设备的机会，有可能可以用更低成本的新技术来替换自己医院现有的设备和技术。随着医疗领域追求更高性价比过渡和医疗付费制度的改变，降低功效类似设备的成本可以发挥关键作用。

六、结束会议

在学术会议结束时，如果参会效果理想，与会者应该在选择的领域里重新找到灵感和方向，并拥有一种成就感。刚结束时，对于反思和跟进会议期间建立的联系都是至关重要的。虽然不是必须的，但是要重新阅读笔记，以巩固关键的思想，更深入地阅读材料 / 资源，并计划自己下一步的行动。批判性地回归参会经历，评估什么内容和会议形式是最令人愉快 / 最有成效的，以及什么形式会导致参与度低下。这对于未来的会议规划是很重要的。但不能因噎废食，因为一种形式的糟糕体验可能是由于多种因素造成的偶然结果。通常，会议结束后有手册、视频、演示文稿等进行回顾和复习，应该获取这些副本以备将来参考。

七、后续跟进

重要的是要找机会与他人分享从会议中获得的知识，因为这将扩大会议的影响力，进而更好地整合关键概念。最好是在离开前召开总结会议，每个实验室成员会前分派特定主题，分工合作，然后在总结会议上将该部分的内容给大家分享。这样，没有参加会议的成员也可以从会议中扩展他们的知识。

会后一定要对会议期间建立的关键联系跟进。不要犹豫，使用社交媒体、电子邮件等方式向新伙伴发送消息——这不仅会增强个人联系的价值，而且可能会进一步带来未来的合作和交流。最后，如果还没有加入办会的协会，这是最后的机会可以提供一些会议反馈，并确认拿到"继续医学教育"的证书和状态更新。

八、总结

总之，学术会议是继续医学教育的绝佳途径。为了充分利用这些会议，在到达之前，一个全面的研究策略可以大大提高参会体验，并让与会者充分利用时间。像厂商展示、技术演示和社交活动这样的"课外活动"也能帮助我们通过社交和建立工作上的关系来丰富我们的会议体验。有多种在线工具，如网站和应用程序，以一种便携、易用的方式简化会议信息的传播。会后分析会议有助于与会者将学术会议上共享的信息带回各自的圈子和自己的临床实践中去。

要点

1. 参与学术会议需要在参会前进行研究从而制订明确的"术前计划"，并严格执行。

2. 了解会议的各个板块，并提前确定感兴趣的特定领域，有助于与会者有效地利用时间和精力。

3. 除了众多的教育活动，还有很多机会可以用来建立人际关系、参观设备展示以及参加社交活动。

4. 参加会议的所有活动是不必要的，且往往也是不现实的。

5. 在会议结束时，为了进一步的研究和合作，花时间总结经验和知识是至关重要的。

6. 在这些会议中形成的联系促进了骨科医师之间的交流和新思想的产生，最终改善了患者的医疗体验，也同时扩展了研究的视野。

7. 最后，初学者能有机会学习到传统授课模式之外的技能专长，并开始建立自己的人脉。

会议相关的术语

1. Scientific meeting：学术会议。学术界的专业人士参会讨论最新研究和该领域相关的问题。

2. Networking：专业人士之间社交网络的建立有助于为将来合作创造机会。

3. Junior learner：初学者，专业领域的新人。参加会议的学生或年轻医生，希望在会议中学习知识并结交其他同行。

4. Roundtable：圆桌讨论，圆桌会议。相关领域的专业人士就一个问题开放式进行讨论，人人参与。

5. Breakout session：分组讨论。指与会人员形成小组，就各自的话题展开短时间的讨论。

6. Panel discussions：专家小组讨论。相关领域的几个专家在台上进行对话讨论，供台下的观众学习。除指定专家外，其他人一般不发言。

7. Symposium：研讨会。相关领域专家就一个话题展开正式的讨论或辩论。

8. Podium presentation：上台汇报。对有价值的内容进行正式的上台汇报，在观众面前进行展示。

9. Instructional course lecture（ICL）：指导性课程讲座。由专家组就一个话题或一个术式的最新进展，进行一系列教育性的讲座。

10. Vendor：厂商。医药器材的供应商，在科学会议上宣传自己的产品并期望和医师及科研人员达成合作。

（赵廷崴　陈　伟　王　娟　译）

第54章

如何撰写科学论文

一、前言

迈向未知领域的第一步往往是最艰难但也是最重要的一步。骨科住院医师培训是一个漫长的过程，住院医师需要一步一步学会使用未知的方法解决未知的问题来最终掌握未知的领域。这一阶段是一个稳健地追寻进步的时期。我们需要知道的是如果文章中的展示和图表质量很一般的话，即使最激动人心的原创结果也可能不会被同行评审杂志接收发表。因此，研究者们要掌握很好的科学写作技巧变得极为重要。

撰写第一篇科研论文似乎是需要克服这些困难的步骤之一。没有人是天生的大师。实际上，和天分相比，科研写作与忍耐和自制力的关系更大。一个好消息就是由于科研写作遵循清晰的结构和写作过程，所以是可以学会的。

写科学论文与写小说不同。写一篇好的小说时，作者理想化地处在一个创作的过程中，并且用许多比喻全面讲述一个故事。小说一般以核心冲突为开端，直到小说最后这个冲突才会结束。它给予读者一些想象的空间，使读者产生必要的紧张。这种模棱两可和缺乏清晰的设定是小说的一个基本成分。另外，小说不一定是直线型的，它可以从现在跳到过去再跳回来。小说通常是以主动语态写作，用第一人称或第三人称。

和小说不同，准确和清晰是优秀科学论文最重要的支撑。对研究结果准确、清晰、不含糊的表达是非常重要的。不要使用例如"据我们所知""多达""大约"等表达。通常使用的短语和他们可能给读者留下的印象阐明了精确写作风格的重要性。

另外，科学论文通常是以被动语态和过去时态写作。

> **请注意**：没有人是天生的大师！科学写作是可以学会的。忍耐和自律对改善写作技巧极其重要。
>
> 科学论文 ≠ 小说。
>
> 精确和清晰是科学写作的关键！

一篇科学论文通常包含以下结构：

1. 清晰简要的题目：总结主要内容和研究发现。

2. 简洁的结构式或非结构式摘要：全面总结所做的研究。

3. 必要的背景信息：使读者了解研究目的和研究假设。

4. 简洁全面地描述研究的实施。

5. 准确、完整地提炼所得结果。

6. 恰当而简洁的讨论：把研究结果放到目前文献和未来研究的背景中。

7. 简要但全面的结论：论述结果的临床相关性。

8. 表格的使用应该会给文章增色而不是简单重复结果。

9. 图片应该展示结果和方法，而且只有在对读者非常有价值的时候使用。

10. 需要用最新的参考文献，并且参考文献的格式需要遵从作者指南里的规定。

本章的目的是指导年轻的住院医师发表他们的第一篇科学论文。本章会通过以病例为基础的方法全程指导读者完成写作一篇科学论文。在读完本章之后，读者应该可以遵照这个指南去开始写作此类文章并且享受科学写作的过程。

二、总体意见

首先，你不应该对你面前一个字都没有的白纸感到害怕。你应该知道第一稿并不应该是完美的，这个草稿还需要进行多次润色和修改。这需要你极大的忍耐力。

> **结构清单**：题目、摘要、前言、方法、结果、讨论、结论。

在开始写作之前，你需要详细复习与研究主题有关的当前文献。如果你不熟悉这个主题，这对一个年轻的研究者来说很正常，全面综述你的研究主题是很值得的。对高一级别的研究者来说，他们通常都非常熟悉研究主题和发表文章，这会加快前言的写作。另外，这也会使你清晰地了解到以前的研究及和你所做研究的相似之处，这样使你能够把你的文章和这些研究区分开来。

开始论文写作是很艰难的，所以建议大家从准备提纲开始。

不要担心句法、语法或语言问题，因为除了你不会有其他人读到这个草稿。在完成了第一稿之后，把它放在一边，等几天或几周之后再修改。不要过于爱护你的写作成果，批判地审视每一句、每一段的内容，一丝不苟地修改。另一个建议是把你的草稿给一个之前和这个项目无关的优秀同事或合作者审阅。理想情况下，这个人对这个主题或项目本身都没有任何倾向性，所以可以对这个草稿进行公正的审阅。

撰写科学论文需要遵循一个清晰的结构。作为作者，你在写作内容和形式上并没有太多自由，然而，这对初学者来说是一个胜出的好机会。很明显，科学写作的这一特点帮你迈出第一步。

一般来说，科学论文遵循 IMRAD 结构。IMRAD 是前言（Introduction）、方法（Methods）、结果（Results）和（And）讨论（Discussion）的首字母缩写。

在准备好合适的研究大纲之后，就可以开始写作前言和方法部分，然后是结果和讨论部分。前言和方法可以在研究大纲完成之后写作，但可能晚些时候还需要调整。

> 第一步＝详细复习现有文献。
> 从写草稿开始！一开始不用理会正确的句法、语法或完美的语言！
> 前言、方法、结果、讨论。

有关前瞻性随机对照试验的临床论文应该使用 CONSORT 声明。CONSORT 包含一些以证据为基础的为随机试验准备最少的一组建议。这些建议给作者提供了一个报告试验结果的标准，使报告更完整、更透明，并且促进了报告的批判性评估和解释。CONSORT 声明包括一个 25 项清单和一个流程图。清单项注重报告试验的设计、分析和解释。流程图显示筛选和纳入过程。

三、如何写一个好的题目

尽管许多作者相信很容易找到好题目，但反过来也一样。好的题目是简洁的，但还应该简要面地总结你的研究和最重要的研究发现。Letchford 等调查了较简短题目的优势，并发现那些发表有较短题目的文章的杂志被引用率更高。

题目中不能有行话或口头表达、不能使用缩写词或首字母缩写、不能有问句或使用感叹号。为了在搜索引擎中更容易识别，建议作者在题目中使用在医学主题词表（Medical Subject Headings，MeSH）中索引到的单词。

（一）实例

前瞻性随机对照研究调查单纯 ACL 早期重建和晚期重建后关节僵硬情况。

（二）差的题目

ACL 早期重建和晚期重建的区别——单中心的随机对照试验。

> 使用 CONSORT 声明做前瞻性随机对照试验！
> 题目清单：①简明扼要；②全面总结；③重要发现；④不用行话；⑤不用缩写词；⑥不用首字母缩写；⑦不用问句；⑧不用感叹号。

（三）好的题目

早期单纯 ACL 重建增加关节粘连的风险———一项前瞻性随机对照研究。

四、如何写一篇好的摘要

和题目一样，摘要经常是其他科研工作者首先阅读并仅阅读的内容。因此，写一篇好的摘要会直接影响到你研究的渗透力和科学性。它可以决定你的研究是否会被你的学术同行承认和引用。

然而，在实践中，经常只有有限的时间用来准备写摘要。尽管摘要是科学论文写作的最后一部分，作者还是应该拿出充足的时间去准备。

摘要应该是科学论文的一个全面总结。因此，在提交摘要之前，你应该仔细核对目标杂志的作者指南。

大多数杂志要求结构化格式而不是非结构化格式。字数通常限制在 150 ～ 350 字，并强调简明扼要的重要性。

（一）实例

通过三维 CT 调查全膝关节置换术入路对假体旋转影响的前瞻性

研究。

（二）差的摘要

目的：全膝关节置换术（TKA）是成功治疗终末期膝骨关节炎的一个成功选择，它的治疗效果受许多手术及患者相关因素影响。本研究的目的是调查哪些因素会影响全膝关节置换假体的位置。

方法：本研究纳入了 200 例接受髌旁内侧或髌旁外侧入路行胫骨结节截骨术的 TKA 患者。三维 CT 评估 TKA 假体位置和整个下肢力线（矢状、冠状和旋转位）。对比两组的 TKA 假体位置和下肢力线的均值。胫骨和股骨假体分为内旋、中立、外旋 3 个等级。

> 摘要清单：①全面的总结。②避免缩写。③不用被动语态。④报告百分比时要有样本量。⑤效应量和可信区间。⑥摘要可以独立于正文阅读。⑦目的 / 前言 / 背景：哪些已知信息？为什么需要这个研究。⑧方法：我做了什么。⑨结果：我发现了什么。⑩讨论：这是什么意思。

结果：两组患者接受内侧髌旁入路（MPA）组和髌旁外侧入路（LPA）行胫骨结节截骨术。胫骨假体旋转均值是 2.7323° ER ± 6.12323（MPA）和 7.62323° ER ± 5.4232（LPA）。LPA 组患者胫骨假体的内旋明显较少（LPA，18.43%；MPA，48.83%），而外旋明显较多（LPA，52.63%；MPA，22.83%）（$P < 0.001$）。在股骨假体位置、胫骨外翻 / 内翻和胫骨倾斜方面均没有显著差异。

结论：LPA 组的胫骨假体内旋较少而外旋较多。LPA 组 TKA 胫骨假体倾向于外旋。

（三）好的摘要

目的：本研究的目的是调查手术入路（MPA 和 LPA 胫骨结节截骨术）是否会影响 TKA 中股骨和（或）胫骨假体的旋转。研究假说是 MPA 会导致胫骨假体内旋。

方法：本研究共纳入 200 例连续行 TKA 的患者，依据手术方式的不同分为两组，其中 MPA 组纳入 162 例，LPA 组纳入 38 例。所有患者都接受了临床随访、标准 X 线和 CT 检查。假体位置和下肢力线都用三维重建 CT 扫描评估（矢状、冠状和旋转位）。两组的假体位置和下肢力线用 t 检验进行对比。胫骨假体分为以下几个等级：内旋 [外旋（ER）< 3°]、中立位（3° ≤ ER ≤ 6°）或外旋（ER > 6°）。

股骨假体分为以下几个等级：内旋 [内旋（IR） > 3°]、中立位（- 3°≤ IR ≤ 3°）和外旋（ER > 3°）。

结果：TKA 术后两组之间的下肢力线没有明显差异（MPA，0.2° 外翻 ± 3.4；LPA，0.0° 外翻 ± 3.5）。胫骨假体旋转均值为 2.7° ER ± 6.1（MPA）以及 7.6° ER ± 5.4（LPA）。LPA 组的患者胫骨假体显示内旋明显较少（LPA，18.4%；MPA，48.8%）和外旋较多（LPA，52.6%；MPA，22.8%）（$P < 0.001$）。股骨假体位置、胫骨外翻 / 内翻和胫骨倾斜方面则没有显著差异。

结论：手术入路类型（内侧和外侧）显著影响胫骨假体旋转。MPA 倾向于使胫骨假体内旋，LPA 倾向于使胫骨假体外旋。在使用外侧入路进行胫骨结节截骨术时，前方骨皮质不应该被用作胫骨假体置换的标志。

五、如何写一个好的前言

这是一个向读者介绍你主题的部分。通常情况下，前言部分有一页篇幅，引导读者进入论文的主题。前言应该回答两个关键问题：论文是关于什么的？文章为什么值得一读和发表？从基础到复杂的顺序组织你的论文。论文的第一段应该提供主题的背景信息。如果把前言的结构看作是一个漏斗，那么背景信息代表上部最广阔的部分，然后渐渐缩减为研究主题的具体信息。然而，这一段应单刀直入切入主题，不要离题太远。

（一）实例

前瞻性随机对照研究调查单纯 ACL 早期和晚期重建后患者关节僵硬情况。

> 前言清单：
> ① 从基础到复杂的背景信息；② 有关这个主题有哪些已知和未知信息；③ 为什么需要这个研究；④ 假说（我们想要知道什么）；⑤ 研究目标（我们如何回答研究问题）。
> 一定要按照顺序和切题写作前言！

（二）差的前言

"ACL 撕裂是很常见的损伤。ACL 重建是骨科常见手术。文献中描述了许多种方法。可以使用以下 ACL 移植物,本研究的目的是……"。

（三）好的前言

ACL 损伤患者需要解决的一个问题是 ACL 重建的时机（然后开始描述已知信息！）。僵硬是和早期 ACL 重建有关的一个问题……我们的假说是……（最后以"本研究的目的是……"结束）。

下面接着解释已知信息,描述和此主题相关的开放性问题。读者应该能够跟上你的前言的思路。

和一篇好小说一样,你应该按照从基础到复杂的顺序引导读者,高潮是你的研究假说和研究目的。

最后一段应该清晰描述你的假说和研究目的。这一部分需要回答你为什么做这个研究以及需要回答哪个开放式的研究问题。

要想写好前言请考虑以下提示（表 54-1）:

表 54-1　前言包括的内容和读者可能的理解

前言	
你写的内容	读者的理解
大家都知道— 众所周知— 就我们所知—	我没有费劲去查原文献,但是—
有很大的理论和实践意义	很有趣
虽然不可能对这些问题给出确切的答案— 未来需要做进一步的研究来澄清这些结果的 意义—	这个实验没有解决,但我认为至 少可以发一篇文章……

1. 对当前文献做一个详细、彻底的复习。

2. 不要加入不必要的背景信息！不要包含众所周知的信息！（"不要从很远的话题开始写！"）

3. 尽量简短,只加入必要信息。简明扼要！

4. 不要夸大你所做工作的临床价值和重要性。

5. 问自己理解这个研究主题和研究目的需要知道哪些信息。试着从读者的角度出发。

6. 向读者解释你所作研究的有哪些新颖之处值得阅读或发表。因此,你需要做一个彻底的文献综述。

7. 最后是清晰的假说和研究目的。越清晰越简单越好。一个或最多两个研究问题是最好的。

8. 清晰地把主要研究问题和次要研究问题分开。

9. 在讨论部分与其他研究进行比较。

六、如何写好方法部分

科学论文的这一部分可以在完成了研究大纲之后写（参照第 8 章），但在研究完成之后这一部分可能还需要调整。

> 问自己："我的前言是否可以把我们文章推销给读者、评审者或编辑们？"
> 方法部分清单：①研究设计；②设置和研究对象；③数据收集；④数据分析；⑤伦理批准。

方法部分应该非常仔细地描述研究设计，并且在理想情况下，可以指导读者重复这个研究。如果你的研究是一盘菜，那么你的方法部分就是菜谱。你需要列出所有的原料，并详细描述烹饪的过程。只有这样，这盘菜才能被重复准备，并且可以得到重复的结果。

试着创建一个清晰的故事线索。方法部分把前言和结果联系起来。因此，方法部分应该是按照从基础到复杂的结构顺序。通常情况下，先从研究设计开始写，在这里，作者需要阐明研究的类型（表 54-2）。

接下来，你需要对你的研究样本进行清晰描述。研究样本描述应该包括所纳的患者或研究对象的准确数字。在患者的基本人口统计学特征平均年龄 ± 标准差、性别、BMI、基线信息和其他重要变量都应该在此描述。

（一）实例 1

三维 CT 评估全膝关节置换术（TKA）手术入路假体旋转影响的前瞻性研究。

对研究样本的糟糕描述：本研究分析了连续接受初次全膝关节置换术后或大学附属医院膝关节疼痛的患者。根据所用的手术入路，患者分为两组。

对研究样本较好的描述：本研究前瞻性地收集并回顾性地分析了

表 54-2　科研论文的大概类型

研究类型						
原始研究					二次研究	
基础研究（实验研究）应用型	临床研究 实验型（干预型）	临床研究 观察型（非干预型）	流行病学研究 实验型（干预型）	流行病学研究 观察型（非干预型）	meta 分析	综述
理论型	临床研究	治疗方法研究	干预研究	队列研究		系统评价
动物研究（方法开发）	I 期研究	预后研究	实地研究	前瞻性		简单叙述性
细胞研究（分析测量程序）	II 期研究	诊断研究	群体研究	回顾性		综述
基因工程 基因测序（影像程序）	III 期研究	和药物有关的观察研究	生物统计过程	病例对照研究		
生物化学（生物统计程序）	IV 期研究	二次数据分析	测试开发评估程序	横断面研究		
材料开发（测试开发评估程序）		病例系列		监控，监视		
基因研究		单个病例报告		注册表数据说明		

2013—2016 年连续接受初次全膝关节置换术后行 CT 检查作为临床常规随访或大学附属医院膝关节疼痛的 200 名患者。根据所用的手术入路的不同，患者分为两组。A 组 [髌旁外侧入路（LPA）] 包括 38 例患者（男性 / 女性年龄 =14 ：24 ；67.5 岁 ± 10.4 岁），B 组 [髌旁内侧入路（MPA）] 包括 162 例患者（男性 / 女性年龄 = 56 ：106 ；67.2 岁 ± 9.8 岁）。

一个清晰的流程图应该可以让读者了解筛选了多少患者，排除了多少患者，研究最后纳入了多少患者，这里需要给出准确的数字。除了对纳入和排除标准进行准确描述之外，文章还需要让读者在患者选择上对可能的偏倚做出判断。

（二）实例 2

三维 CT 评估全膝关节置换术手术入路假体旋转影响的前瞻性研究。

纳入和排除标准的糟糕描述：本研究分析了连续接受初次全膝关节置换术行 CT 检查常规随访或大学附属医院膝关节疼痛的患者。根据所用的手术入路，患者分为两组。

纳入和排除标准较好的描述：本研究前瞻性地收集并回顾性地分析了 2013—2016 年连续接受初次全膝关节置换术后行 CT 检查作为临床常规随访或大学附属医院膝关节疼痛的 200 名患者。接受全膝关节置换术的指征为终末期骨关节炎。只有初次接受全膝关节置换术的患者被纳入。排除标准包括感染史和肿瘤史。由两名高年资外科医师采用植入交叉韧带保留型或后向稳定型假体的全膝关节置换术。采用保留交叉韧带还是后向稳定型假体取决于后交叉韧带的完整性和下肢力线（膝内翻或膝外翻）。根据所用的手术入路的不同，患者分为两组。

按照常规，这一部分应该足够详细，使独立研究员能够重复结果和确认研究发现。

许多作者所犯的一个错误就是在结果部分描述研究样本，但很明显研究样本属于材料和方法部分，应该在这一部分进行描述。这一点对综述文章也是适用的。

样本量的描述之后是对实验研究的测试描述和实验的详细描述及用于临床研究的结果测量的描述。如果应用了新的方法学，那就需要更详细的描述。 如果应用了标准方法如固定的结局量表，那么很有必要参考。

对于所有的测量而言，观察者间和观察者自身信度需要进行测试和呈现。所有的测量，尤其是对影像的测量例如 X 线片、CT、MRI 或其他的检测方式，都应该由至少两个独立的盲测者实施 2 次，间隔为 6 周时间。

需要呈现观察者间和观察者自身信度和准确值，这一点可以通过例如组内相关系数（ICC），K 值或 Bland-Altman 图实现。

文章中应该包括该研究已经得到当地伦理委员会或机构伦理审查委员会批准。越来越多的杂志要求提交论文时同时提交伦理审查批件。如果是临床研究，还需要说明已经获得了参加研究的每位患者或研究对象的知情同意。

一些杂志要求说明此研究的实施与机构和（或）国家研究委员会、1964 年《赫尔辛基声明》以及后来的修订版或类似的伦理标准一致。

尽量详细地描述你的研究样本！

应该参照标准方法！

提交给同行评审杂志的每篇论文都需要通过伦理审查！

最后一段需要对所用的统计方法进行合理、完整的描述。

首先，你需要声明呈现的是哪些数据，是如何得到的。例如："用均值、标准差和中位数描述连续变量。分类变量用绝对频率和相对频率制成表格。"

其次，统计方法中另一个相关的部分是准确描述所用的测试，你需要把参数测试和非参数测试区分开。如使用参数测试，你需要测试数据的正态性。请在文章中报告是否做了这个测试以及测试的结果。每一个统计测试都需要在这里进行介绍。统计显著性的水平也应该以 P 值报告。通常情况下，显著性被认为是 $P < 0.05$。

样本量计算需要在所有临床研究中呈现。样本量是为能在一个研究中检测到显著差异而估计出的研究对象的数目。如果样本量太小，那么一个真正的差异尽管差异显著，可能最后显示并没有显著性。如果样本量太大，这可能意味着你白白浪费了科研资源，而且还可能甚至使小的差异呈现出显著性（表 54-3）。

表 54-3 你所写的方法以及读者所理解的你的方法

方法部分	
你所写的	读者所理解的
选择了 3 个样本进行详细研究	其他结果毫无意义.
安装期间意外拉紧	掉在地上了
在整个实验过程中要格外小心	没有掉在地上

只描述也在结果中呈现的方法！
报告你所用的统计测试，并解释用了哪个测试去比较哪个计量方式以及比较的内容！
临床研究需要样本量计算！

七、如何写一个好的结果部分

这一部分应该是简明扼要的。这一部分只显示结果，不应该包含任何对方法学的描述。不要解释结果：仅仅描述你的发现。请按照之前在材料和方法部分的逻辑顺序和结构组织结果。这样做可以使读者更容易理解（表 54-4）。

表 54-4 你在结果部分所写的及读者所理解的

结果	
你所写的	读者理解的
显示了典型结果	显示了最佳结果
与预测曲线一致：优异 良好 满意 一般	一般 很差 值得怀疑 凭空想象

实例

通过影像学方法（SPECT 和传统的 CT）前瞻性地研究膝内翻畸形行胫骨高位截骨（HTO）后体内骨示踪剂（BTU）摄取的变化和临床效果。

研究假说是胫骨高位截骨术后的骨示踪剂摄取在内侧间室和临床结果中都有下降，并且当胫骨高位截骨术显示内侧软骨下骨中的骨显像剂摄取显著降低，其和骨显像剂摄取及无症状患者相关。

我们使用 Tc-99 m-HDP-SPECT / CT（包括 4D-SPECT / CT）在术

前和术后 12/24 个月评估了 22 例（23 个膝关节）因为内侧间室高负荷而行内侧楔形 HTO 患者，BTU 定量化并定位到特定的生物力学相关关节区域，记录每个区域的最大绝对值和相对值（平均值 ± 标准偏差，中位数和范围），测量术前和术后的下肢力线，HTO 后 24 个月，使用 WOMAC 进行评分。

> 结果清单：①简明扼要；②过去时态；③只展示结果，不解释；④使这一部分和方法部分相匹配；⑤使用表格和图形强调研究发现。

结果部分写得差的例子：

HTO 术后内侧软骨下骨区域的 BTU 有下降。BTU 在所有无症状患者中恢复正常。BTU 的减少部分可见于外侧间室，但在去除负重的胫骨内侧和股骨关节间室中，BTU 的降低明显增多。HTO 对胫股角的平均外翻矫正为 $5.9° \pm 2.8°$。无不良反应，如假性关节、感染、矫正失败或皮肤坏死。WOMAC 平均疼痛评分为 6.2 ± 5.6，WOMAC 僵硬评分为 2.8 ± 2.4，WOMAC 日常活动（$0 \sim 68$）为 17.4 ± 16.4，HTO 后的平均总得分为 25.4 ± 22.00。WOMAC 较低僵硬度的评分与 SPECT / CT BTU 显著相关。术后较高的骨示踪剂摄取量与更多的疼痛显著相关。有趣的是，未发现 SPECT / CT BTU 与 HTO 校正之间的显著统计学关联。

结果部分写得好的例子如下：

从术前到术后 12 个月和 24 个月，发现 HTO 后内侧软骨下骨的 BTU 显著降低（$P < 0.01$）。所有无症状患者的 BTU 在 24 个月内恢复正常。结局指标显示 SPECT / CT 在每个解剖区域的定位方案的 BTU 的标准化评分（数值代表术前和术后测量的差异）。BTU 的减少部分可见于外侧间室，但在去除负重的胫骨内侧和股骨关节间室中，BTU 的降低明显增多（$P < 0.0001$）。HTO 对胫股角的平均外翻矫正为 $5.9° \pm 2.8°$，WOMAC 平均疼痛评分（$0 \sim 20$）为 6.2 ± 5.6，WOMAC 僵硬评分（$0 \sim 8$）为 2.8 ± 2.4，WOMAC 日常活动（$0 \sim 68$）为 17.4 ± 16.4，HTO 后平均总分（$0 \sim 96$）为 25.4 ± 22.00。WOMAC 较低僵硬度的评分与 SPECT / CT BTU 显著下降相关（$P < 0.05$）。

术后较高的骨示踪剂摄取量与更多的疼痛显著相关（$P < 0.05$）。

Spearman 相关分析显示 SPECT / CT BTU 与 HTO 力线校正之间无显著的统计学关联。

你应该知道所有数据都应该报告，而不仅仅是支持你的假说的数据。不要报告材料和方法中未提及的数据。结果部分不应该有参考文献。

有时看起来很难决定哪些才是结果。例如，在测量 X 线照片时，为了证实你的测量方法，需要测试观察者间和观察者内部的可变性。然而，这并不是主要的研究问题而是放射学结果，那么观察者间和观察者内部信度的测量就不应该在结果部分报告而应该在材料和方法部分报告。

图形、表格和曲线图可能会帮助读者更好地理解。不要在正文、图形、表格或曲线图中重复结果。 通常这里不需要很多的文字解释。

八、如何写一个好的讨论

讨论部分应该把所得结果放到当前文献之中。和科学论文之前的部分相比，在这一部分作者需要解释和讨论研究发现。

需要回答的关键问题有：和其他已发表研究相比，此研究有哪些相似之处？有哪些不同之处？你的研究发现对回答提出的问题有何帮助？一般来说，讨论部分开始的时候应该说"本研究的最重要发现是……"，但你不能简单重复你的结果。接下来需要讨论和研究问题相关的当前证据。讨论部分的一个常见的陷阱就是呈现一个有大量已发表文献的综述而不解释这些文献和你的研究问题有任何关系。

讨论部分清单：①总结主要发现；②比较和解释当前文献；③优势和局限性。

最后，需要详细讨论研究优势和更为重要的研究局限性。

实例

人工半月板（胶原半月板移植）替代稳定膝关节的部分半月板随访 1 年的临床与 MRI 结果。

糟糕的讨论：本研究的目的是评估接受内侧或外侧胶原半月板移植术（CMI）的临床和放射学结果，我们的假设取得良好的功能结果，可保持运动能力和活动水平，我们进一步假设 MRI 显示 CMI 的大小和信号强度没有变化。损伤前 Tegner 评分中位数为 7（范围 2 ～ 10）；术前降低到 3（范围 0 ～ 123）。在 1 年随访 Tegner 评分中位数为 6（范围 2 ～ 10），术前和术后一年的平均 Lysholm 评分分别为 68±20 和 93±9，1 年随访的平均屈伸角度分别为 140°±5° 和 5°±1°。在高度活跃的患者组中，1 年随访 CMI 半月板替代显示了优良的结果。至少一年随访所有评分显示有明显的疼痛缓解及功能改善。在大多数患者中，CMI 经历明显的组织重塑、降解和挤压，内侧和外侧 CMI 结局无明显差异。

写的好的讨论（精简过的）：这项研究最重要的发现是双倍的：首先，在这个大型患者系列研究中，1 年随访 CMI 半月板替代显示优良的结果，其中大多数患者还接受了 ACL 重建。至少一年的随访发现，所有评分有明显的疼痛缓解及功能改善。

多项研究报道 CMI 的短期到长期临床经验。与本研究一致，大多数作者报告，从术前到术后，平均 Tegner 活动评分、Lysholm 评分及疼痛明显改善，植入内侧或外侧 CMI 并没有明显的临床差异。Monllau 等随访了 25 例接受 CMI 的非连续患者至少 10 年，他们包括几乎相同数量的患者接受 ACL 重建，发现在 1 年的随访中 Lysholm 和 VAS 疼痛评分显著改善。

其次，MRI 结果显示，CMI 经历了明显的组织重塑、降解和挤压，新的半月板组织很好地整合。与正常的半月板相比，半月板组织的大小减小了，部分原因可能是关节压力负荷导致，此发现与Monllau 等报道一致，他发现 CMI 术后至少 10 年半月板体积小于预期。

本研究一个主要的缺陷是没有设立对照组，这项研究仅介绍了在稳定和不稳定的膝关节进行 CMI 替代的连续系列患者的临床和影像学结果，但是，这是 CMI 术后 1 年后的临床和 MRI 结果的最大病例系列报道之一。

另一个弱点是，所包括的患者还接受了各种伴随手术。在这项研究中，大多数 CMI 患者由于预防原因，目前可将其视为可疑适应证。尽管没有进行统计，这可能影响研究结果（表 54-5）。

表 54-5　你在讨论中写的内容和读者可能的理解

讨论	
你写的内容	读者的理解
一般认为……	几个其他的人也这样认为
在一个等级内是正确的	错的！
很明显，在完全的理解之前，还需要做一些附加工作…… 需要进一步的研究	我不明白！ 结果不足以让我们明白这个问题

九、如何写一个好的结论

结论部分应该最多有一到两句话，并给读者提供一个结果和讨论的总结。另外，尤其需要强调研究发现的临床意义。你需要解释你的研究为什么对学术界有意义。这一部分需要提供你认为和你的研究相关的最关键信息。除此之外，你还可以提出一个未来的研究方向，但不要仅仅说需要做进一步的研究，也不要提及不可能完成的未来研究。

实例

一项前瞻性、纵向的单一队列研究调查了 104 例连续接受全膝关节置换术（TKA）的患者的抑郁症状、控制欲、焦虑和各种其他心理因素与手术结果的相关性。

结论部分清单

1 ～ 2 句话。

总结结果和讨论。

临床意义。

我的研究为什么有意义？

糟糕的结论：自我效能感并不会影响临床评分。更多的抑郁症患者显示更高的术前和术后 WOMAC 评分，但在病情改善方面没有差异。

写得好的结论：抑郁、焦虑、躯体化倾向和心理压力是预测 TKA 术前和（或）术后较差临床结果的重要因素。标准化的术前筛查和之后的治疗应该成为骨科术前病情检查的一部分。

十、表格使用的技巧和窍门

表格可以整齐地列出大量的数据，这对大的数据集特别有用，因为数据集几乎不可能以文字形式描述。表格可以帮助结果部分保持简明扼要。你可以请你的一位同事检查一下你的表格是否不解自明。表格应该在文字中提及并按照引用的顺序编号。避免任何表格中的数据和文字中的信息出现不一致的情况。

十一、图片使用的技巧和窍门

要用高质量图片说明你的文章，例如照片或图画。每当加入一个图形，你需要问自己是否这个图片能够给这篇文章增色。经常作者会对照片过于喜欢以至于不能对这个问题采取客观的看法，因此，采取一个不同的、独立的角度会更好。

所接受的图片数和各个杂志的规定有关。你会发现每个杂志的作者指南里介绍分辨率和图像质量要求的部分有实际的数量限制。图片经常需要重新剪裁或扩大以便突出所用图片中的重要部分，另外，还可以使用箭头标识。

最后，在文本中提到图片中的内容也很重要。

> **表格清单**：①题目反映内容；②题目放在最上面；③可以自我解释；④清楚、易读；⑤使用正确的顺序；⑥检查你是否遵循了作者指南。
> **图片清单**：①题目反映内容；②题目放在最下面；③使用高质量图形；④图形给文章增色了吗；⑤杂志接受多少张图片；⑥杂志接受那种文件格式；⑦遵循杂志的作者指南了吗。

十二、参考文献部分的技巧和窍门

参考文献的格式需要一丝不苟地遵循目标杂志的作者指南。格式错误不会增加审稿人对你的工作质量和所付出努力的信心。一些杂志甚至很快拒稿，并且不会给你再次提交的机会。所以，完全遵循作者指南是非常重要的。如果使用参考文献管理软件如 Endnote，Reference Manager 或 Mendeley，在提交之前也要检查你的所有文献格式是否都正确。

你需要考虑以下原则：

1. 只引用你读过全文的文章。不要仅仅阅读摘要。

2. 引用文献越少越好。如果一篇文献只被引用了一次，那它必须非常特别。否则的话，删除这篇文献。

3. 总是引用原始文献。

4. 检查是否有重复并删除重复部分。

5. 请为你的每条陈述提供参考文献。

6. 请避免过多自我引用。只有当你的文章确实有用时再引用。一些作者倾向于尽可能多地引用自己的文章。

7. 在文章中使用最新的文献。文章提交之前需再次核对。

8. 尽量引用和目标杂志相关的文献，因为编辑们会很欣赏这一点，他们会认为你对他们的杂志感兴趣并且这样做会增加引用率。

参考文献清单：①使用参考文献管理软件；②使用规定的输出样式；③引用原始文献；④再次检查最终的参考文献。

要点

写第一篇科学论文似乎是很难完成的一步。但是，科学写作需要遵照清晰的格式。首先，你需要完成和研究主题有关的当前文献的详细复习。之后，建议从列一个大纲开始。现在，你就可以受益于之前完成的综合研究大纲了。

精确、清晰和不含糊地表达研究发现是非常关键的，这样可以提高文章的质量。尽管你拥有令人兴奋的原创结果，但如果表达和图示质量一般，那么你的文章也有可能不会被同行评审的杂志接收发表。所以，为了你的研究，掌握出色的科学写作技巧是非常重要的。

最后，在提交之前你需要确认你的论文严格地遵循了目标杂志所规定的指南。

（田冬梅　译）

第55章

论文撰写过程中的常见错误及如何避免

一、前言

实施一个高质量研究是有挑战性的，需要努力和自制力。这个过程可能需要数年时间。然而，当某一天你终于得到了研究结果，你当然急切地想把它公布于众，让这些科研成果对当前医疗实践和循证医学产生影响。

那么只剩下一件事情：需要写论文。考虑到你在实施研究的时候所付出的努力和时间，你很可能会非常有信心用最好的方式展示你的研究并且发表在高影响因子的杂志上。 另外，许多研究者感到论文的最后一稿在将要完成之前就好像要攀登一座高山，写作并不是一些研究者和临床工作者自然而然就能掌握的，然而，经过训练并且使用一些明确的写作工具，论文写作就会变得没那么复杂了。当你开始掌握这一技巧后，你可能就会发现这并不像你开始想象的那么难。 最后，你甚至可能发现论文写作的乐趣。

献身精神

成功的关键是要全身心投入到工作中。如果你确实想成为一个成功的研究者，那么你需要对你的研究课题充满热情，并且要做好准备为之投入时间和努力。高度的积极性和着眼于目的的能力会帮助你赢得最严酷的斗争。 拥有献身精神还意味着你有学习的意愿，并且能够承认你的缺点。在你前面的许多研究者已经经历了你现在可能感受到的抗争，所以你应该把每一个挑战都看作是一个可以向这些有经验的研究者学习的机会。是创建新阵地的时候了。 你现在正在写的论文有可能会被收录到课本中供你将来的同行使用。 学习写作技巧的时候，如果有人能和你分享准备论文的时候的一些经验和技巧是非常珍贵的。 但是，关键是你要利用这样的机会以开放的心态虚心接受别人的建议。

二、常见错误

尽管你的研究质量很高，但有些常见错误可能会使你的文章最后被拒稿。有意思的是，有些错误可能听起来很明显，但从编辑的经验来讲，以下列出的错误总是在不停地出现。

1. 文稿过于复杂　论文文稿应该简明扼要。在这里作者想要发表文章过高的积极性实际可能导致最后的失败。你在实施研究中所付出的努力，可以理解你为什么想要在文稿中呈现每个部分，包括所有的数据，所有之前和主题相关的文献以及讨论研究的所有可能的发现。 换句话说，你会倾向于把所有你知道的都写出来。 然而，问问你自己——本研究的主要目的和假说是什么? 有哪些新发现? 本研究的最重要发现是什么? 如今科学论文的产出率是非常高的，在一篇文章中包含太多的结果可能会使最重要的结果淹没在文字和数据当中。 另外，文稿过长可能会导致更少的读者能够坐下来阅读和思考你的研究结果。 所以，一定选择和坚持这些要点。有的时候，少就是多。 实际上，大多数文章都太长了，这些文章重复一些众所周知的信息，这几乎没有必要。有人说"……文稿应该按需所长，但尽可能短。"事实就是这样。 文稿绝不应该长到令人厌倦。

2. 没有清晰的论证线索　一篇文章应该让人读起来很享受。要实现这一点，你的写作思路很重要。在组织你的论证之前你需要确定这个思路并且让你的论证有逻辑性。逻辑性会增强文稿的可读性并增加发表的机会。

3. 不必要地重复一些话　已发表的文章使你可以理论上永久地重复无关的结果和既定事实。 再次强调，一定要让你的文稿中心突出、简明扼要。没必要再一次重复你自己的发现或来自和主题相关的文献发现。有时需要假定读者应该早就知晓这个领域的一些基本知识，给感兴趣的读者一些空间去对文献本身进行更深入地回顾。因此，利用这个机会让读者去参照其他研究，使读者可以发现他们想要的进一步信息，而不是在参考文献里把每个研究的结果一一详细列出。

4. 作者指南　一个实用的方法就是去阅读和遵循"作者指南"。在阅读"作者指南"中所花的时间总是很值得的。很明显，作者们经常不去读这些指南。另一个让编辑非常恼火的错误就是有的作者把其他杂志拒稿的文章直接提交给这个杂志，但没有回答所提出的问题，没有修改格式、也没有阅读目前所选杂志自己的指南。

每一篇论文手稿都有几个基本部分值得细致评阅以达到最好的呈现效果。系统地写作论文的每一部分通常可以加快写作进程，因为这可以让作者们感受到论文是如何在不断地评阅当中一步步形成的。因此，让我们逐一关注以下这些部分。

论文写作中的常见错误

论文太长，想覆盖的话题太广；

没有论证线索，文字的组织没有逻辑性；

不停地重复相似的发现和说法；

手稿详细地描述基本知识而不是利用这一机会给读者指出一些他们可以独立发现更多信息的研究；

作者没有花时间彻底阅读杂志的指导原则；

把文章另投其他杂志前没有回答审稿人提出的问题。

（一）题目

题目应该立即提起读者的兴趣。题目应该越短越好，并且告诉读者这是个什么研究以及研究结果。常见错误就是题目太中立，只是映射研究领域。因此，应该让题目说话，让题目清晰、大声地说出此研究的直接发现。另外，题目应该是陈述句而不是一个问句。

（二）摘要

总的来说，所有杂志摘要的主体结构都一样。但是不同杂志间的小标题和字数限制可能会略有不同。摘要应该包括研究目的、方法的简要展示、主要结果和结论。请注意，读者必须能够通过应用的材料和方法才能理解摘要中所呈现的结果。这也就意味着虽然在摘要中没必要描述方法学的细节，但在论文正文中要有详细的介绍。摘要的另一个功能是可以引起读者对这个研究的兴趣。所以，花点时间尽可能直接地阐述结论部分，最好是有点争议性的。摘要的最终目的是让读者好奇地想知道你是如何做出这个结论的，并且想阅读论文全文。摘要中的结论最好和正文中的相同。许多临床杂志要求提供证据等级，如果有要求，这一信息应该加在摘要的最后。

（三）前言

前言，顾名思义，就是向读者介绍研究主体。然而，一些作者写的前言过于详尽，甚至可能会在接近结果前读者已经丧失了一些兴趣。另一个常见错误是在前言中开始讨论结果。前言应该是用来提出一些有趣的讨论主题以及强调和主题相关的问题。这些问题会接下来在讨论部分进行回答和讨论。前言的最后应该是把焦点转向你的研究。在这里应该清晰地论述此研究的目的和假说。读者将在阅读之后的文章各个部分时刻记着这些基本要素。根据经验，前言部分的长度应该不超过一页。

（四）材料和方法

你可能之前听说过，但在这里还值得再次强调：应该详尽地描述方法使读者能够重复你的研究，就像毫不费力地重复烹饪书中的烹饪方法一样。这也就是说方法部分应该详细、清晰和实事求是。文字应该流畅、可读性强。方法部分的写作应该简单、扼要，而不是试图创作一篇文学佳作。需要关注的最重要部分是纳入和排除标准、干预措施或实验的描述及结果测定的清晰呈现。可以考虑使用流程图或表格来阐释你的实验设置。有很多已发表的报告指导原则可以帮助你按照研究类型安排方法部分的结构，例如 CONSORT、PRISMA 声明。数据分析应该另起一个小标题，所有的计算应该在此处清晰地报告，包括效能、样本量、敏感度分析和失访分析。实际上，样本量计算通常是必要的，目的是确保充分的统计效能。统计本身就是一门独立的科学，所以一定积极寻求专业人士的帮助，以确保统计分析正确呈现。两个常见错误包括遗漏样本量计算信息和伦理委员会的批准信息。几乎所有的研究都需要伦理审查委员会的批准，这样说一点都不为过。

（五）结果

现在终于可以展示研究结果了。在这一部分最重要的就是客观地展示结果。你最好在进行试验之前就已经准备好了一个详尽的研究大纲，这个大纲中包含结果部分的大纲。在结果部分不应该有任何主观影响，把主观的部分放到后面的讨论。花时间去"了解数据"并且决定如何最好地去展示这些数据。不需要在文本中展示所有的发现，只需要选择那些重要的在文本中详述。为了展示所有数据，表格和图表反过来又会对文本有所补充。结果部分要简短，并且不能在文字、表格或图表中重复结果。根据经验，结果部分的长度不应该多于一页。

　　（六）讨论

　　开始讨论的方式很重要。在最初的几个句子里，你最好总结研究中最重要的发现，这一总结可以作为其余部分讨论的基础。讨论应该基于结果并且把结果和以往文献做比较和对照，而不是相反。

　　因此，讨论部分不是一个综合讨论、展示其他研究的平台。主要问自己以下问题：你的研究展示了什么？然后讨论这些发现并和先前文献作比较。你的结果是真实的吗？对比其他研究时哪些支持你的发现？根据先前文献，哪些发现是矛盾的？在讨论中还应该关注研究的临床相关性。如果你所作的是临床前期研究并且目标是投临床相关杂志，那么这一点非常重要。最后所有的研究者都应该知道没有研究是完美的，总有一些局限性和影响研究结果的干扰因素。对待这些要有诚实、谦虚的态度，总有一些潜在的因素会增加研究的可靠性。另外，对研究局限性的了解可以产生对未来研究的新思路以及鼓励实事求是的研究。所以，思考你的研究的局限性，在文章最后清晰呈现和讨论它们。根据经验，作者们经常都不能很好地报告局限性。

　　（七）结论

　　结论应该基于有统计显著性的研究发现。在这一部分可以有少许推测，但推测主要是在讨论部分而不是在结论部分。结论应该简要、真实、具体地表述研究所得出的证据。在某些杂志中，你还可以简要评价研究的临床相关性，尤其是当你所作的是实验研究时。一个常见错误就是结论是一个扩展的讨论。

论文大纲和每部分内容	
前言	提出一些有趣的讨论主题，强调和主题相关的问题。论述清晰的目的和假说。篇幅简短，约 1 页的长度
材料和方法	读者应该能够通过阅读这一部分重复你的研究。保持简明扼要。把它当成一本烹饪书
结果	客观地呈现结果。关注最重要发现的细节。用表格和图片展示数据，尽量缩短这一部分的篇幅
讨论	开头总结最重要的发现。把你的结果和前人的文献进行比较和对照
结论	简要、真实、具体地论述你的研究得出的证据。结论部分不应该是扩展的讨论

（八）参考文献

准备论文手稿的时候最容易和最直接的工作之一就是修正参考文献。然而，这是投稿中最常出现问题的地方。最常见的解释可能就是作者在写论文参考文献部分之前没有详尽地阅读投稿指南。最常见错误是参考文献格式不对或者参考文献不是最新的。每个杂志都对参考文献的顺序和格式有各自的具体要求。仔细阅读指南——在这上面花时间总是有用的——了解参考文献的系统以便能够对参考文献做相应地调整。为了避免提交不是最新参考文献的论文手稿，向杂志提交你的手稿之前更新参考文献。这也是很符合逻辑的做法，因为可能你几年前就已经开始做这项研究了，在之后的几年可能有很多更新。总的来说，两个常见的错误就是格式错误和没有使用最新参考文献。

（九）图表

和前面的部分一样，各个杂志对这个部分的提交和在手稿中所放的位置有不同的偏好。因此，避免错误的最主要方式就是阅读杂志的投稿指南。另外一个需要考虑的方面就是图表的设计应该是能够独立于文章其他部分之外也可以看得懂的。图表还需要有可以自我解释的描述性图示。每个图都可以独立存在。例如，这包括缩略语和核心概念的展示。如使用正确，图表在展示大量数据、形象化展示结果和缩短结果部分的篇幅中都会起到巨大作用。图表要避免重复，虽然应该提供结果的细节，但不能重复。另一个错误是图片质量。图片应该是由专业人士而不是业余人员制作。

要点

- 撰写论文是一个需要花费时间和努力的过程。
- 目标是写短小、简要的论文手稿，有清晰的论证逻辑线索。
- 详尽地阅读杂志投稿指南，并严格遵守。
- 如果有指导老师可以分享他们准备论文手稿的经验和窍门，那么这会是你提高写作技巧的一笔珍贵财富。

（田冬梅　译）

主要参考文献